기능적 인지와 작업치료

Functional Cognition and Occupational Therapy

A Practical Approach to Treating Individuals With Cognitive Loss

Functional Cognition and Occupational Therapy: A Practice Approach to Treating Individuals With Cognitive Loss
by American Occupational Therapy Association

Edited by Timothy J. Wolf, OTD, PhD, OTR/L, FAOTA; Dorothy Farrar Edwards, PhD;
and Gordon Muir Giles, PhD, OTR/L, FAOTA

ISBN: 978-1-56900-601-6

기능적 인지와 작업치료

Functional Cognition and Occupational Therapy

A Practice Approach to Treating Individuals With Cognitive Loss

2023년 8월 1일 1판 1쇄 인쇄
2023년 8월 10일 1판 1쇄 발행

지은이 | Timothy J. Wolf, Dorothy Farrar Edwards, Gordon Muir Giles
옮긴이 | 공명자 외
펴낸이 | 김진환
펴낸곳 | 학지사메디컬
04031 서울특별시 마포구 양화로 15길 20 마인드월드빌딩
대표전화_ 02-330-5188 팩스_ 02-326-0338
등 록 | 2010년 2월 8일 제313-2010-36호
메 일 | hakjisamd@hakjisamd.co.kr
홈페이지 | http://www.hakjisamd.co.kr

ISBN 979-11-92867-61-8 93510

가 격 | 28,000원

기능적 인지와 작업치료

Timothy J. Wolf, Dorothy Farrar Edwards, Gordon Muir Giles 공저
대표역자 **공명자**

Functional Cognition and Occupational Therapy

A Practical Approach to Treating Individuals With Cognitive Loss

Timothy J. Wolf, OTD, PhD, OTR/L, FAOTA

Dorothy Farrar Edwards, PhD

Gordon Muir Giles, PhD, OTR/L, FAOTA

A-ONE KOREA

학지사메디컬 HAKJISA MEDICAL

역자소개

대표역자

공명자 혜전대학교, 연세뇌인지심리센터

역자

김 희 건양대학교

남소영 가톨릭대학교인천성모병원

백현희 광주대학교

오윤택 세브란스재활병원

이주현 백석대학교

정주희 순천향대학교부속부천병원

주유미 동국대학교인간발달재활대학원

최유임 원광대학교

임상편집위원

강진주 순천향대학교부속부천병원

김충만 가톨릭대학교인천성모병원

손상원 근로복지공단대구병원

유용관 강원특별자치도재활병원

이진백 인천라이온요양병원

편미주 한림대학교성심병원

역자서문

신경 행동 분석 A-ONE을 개발하신 Guðrún 교수님께서 작업기반 중재의 평가 및 중재 그리고 생태학적 타당도가 높은 작업치료를 위해 이 책을 소개해 주셨다. 또한 미국 작업치료협회에서도 한국에서 번역 출판하는 것을 허락해 주었다. 역자는 2006년부터 한국 작업기반 연구회를 시작하였고, 임상 선생님들과 Top-down 접근을 클라이언트에게 적용시키면서 작업치료 선후배들과도 열띤 토론과 연구들을 했다. 우리는 작업기반 접근법을 통해 작업치료사로서 정체성을 더 높이기 위해 노력했다. 어떤 때는 선배 교수님들과 작업기반 중재에 대한 격렬한 토론을 밤늦게까지 하였고 그 덕분에 선배 교수님들께서 작업기반 논문도 쓰고 학회 발표도 하였다. 최근에는 많은 후배 작업치료사들이 작업기반 중재의 평가와 중재를 훌륭하게 임상 적용하고 세미나를 통해 알리고 있다. 앞으로도 작업치료 분야에서 세미나가 많이 열릴 것을 기대하며 이러한 과정에서 이 책이 도움이 되기를 바란다.

이 책을 번역하고 7번의 교정을 거치면서 정말 힘든 여정이었지만 저와 함께 해준 작업치료사 선생님들, 특히 임상에서 작업 정체성을 고민하며 클라이언트의 작업회복과 지역사회 복귀를 위해 전문가의 양심을 가지고 일하는 많은 작업기반 연구회 선생님들을 생각하면서 재능 기부하는 마음으로 작업할 수 있었다. 작업기반의 평가 도구의 한국 임상 적용을 위해 학문적 열정으로 지난 10여 년 동안 포기하지 않고 헌신하신 A-ONE Korea를 함께 이끌어주신 박지혁 회장님, 김 희, 주유미 교수님과 세브란스 오윤택 선생님께 감사드린다. 특히 인천성모병원 남소영 선생님은 대한작업치료 경기인천지부장으로서 임상가들이 임상 사례를 연구할 수 있도록 지원해주셨으며, 정주희 선생님은 이 책이 출판되기 전부터 남소영 선생님과 함께 북 리뷰를 통해 임상 적용을 해주셨다.

이 책을 한국 임상에서 사용해 본 결과, 다음과 같은 장점이 있었다.

1. ADL 및 IADL 작업수행의 평가법을 통해 수행 오류를 평가할 수 있는 방법을 알 수 있다. 인지문제로 인한 작업치료 문제를 추론하는 것이 아니라 작업수행을 위한 인지적 접근을 함으로써 실제 작업수행과 삶의 질을 향상시켜줄 수 있는 인지 치료법을 제시하고 있다.
2. 클라이언트의 작업을 정의하고 중재하며 객관적인 계획을 수립하고 중재할 수 있다.
3. 실제 생활에서의 작업수행을 분석하고 임상적 추론을 할 수 있다. 사람의 신체기능 특히 신경학적 문제뿐만 아니라 환경적 측면과 작업적 측면을 종합적으로 추론할 수 있다. 또한 현실적인 작업치료를 제공할 수 있다(작업기반 중재, PEO 모델, A-ONE, AMPS, COPM, CO-OP, 알렌 인지 모델, 실제 상황 중재법 등).
4. 작업치료사로서 타 전문영역과 다른 독특한 생활적인 작업을 과학적인 근거중심의 추론으로 설명하고 접근함으로써 작업치료의 정체성과 탁월성을 가질 수 있다.
5. 돌봄자에게 교육모델로 접근할 수 있는 방법을 제시해 준다. 클라이언트 및 돌봄자들의 애로 사항을 현실적이고 실제적으로 해결해 줄 수 있다.

최근 온라인 강의의 발달로 인해 책 판매가 어려운 상황에서도 임상가들을 위해 이 책을 출판해 주시고 인력과 기술을 지원해 주신 학지사메디컬 김진환 사장님과 이병진 이사님께서 감사드린다. 밤늦게까지 원서와 대조하면서 꼼꼼하게 편집해 준 김하영 선생님의 노력에도 감사드린다. 작업치료사들이 이 책을 통해 임상적용 아이디어를 메모하면서 스터디하고 토론하기에 유용한 자료가 될 것이라 기대한다.

대표역자 **공명자**

기여자

Muhammad O. Al-Heizan, MS, OT
Assistant Professor, Department of Rehabilitation Sciences
King Saud University
Riyadh, Saudi Arabia

Caroline Thompson Fellow
Department of Kinesiology–Occupational Therapy
University of Wisconsin–Madison
Madison

Peggy P. Barco, OTD, OTR/L, SCDCM, CDRS, FAOTA
Assistant Professor
Program in Occupational Therapy
Washington University School of Medicine in St. Louis
St. Louis

Carolyn M. Baum, PhD, OTR/L, FAOTA
Elias Michael Director, Program in Occupational Therapy
Professor of Occupational Therapy, Neurology, and Social Work
Washington University in St. Louis
St. Louis

Anna E. Boone, MSOT, PhD, OTR/L
Assistant Professor
Department of Occupational Therapy
University of Missouri
Columbia

Kari C. Burch, OTD, OTR/L
Occupational Therapist
Memory Care Home Solutions
St. Louis

Theressa Burns, OTR
Clinical Occupational Therapist Specialist
Geriatric Research, Education, and Clinical Center
Minneapolis Veterans Affairs Medical Center
Minneapolis

Denise Chisholm, PhD, OTR/L, FAOTA
Professor
University of Pittsburgh
Pittsburgh

John DeLuca, PhD
Senior Vice President for Research
Kessler Foundation
West Orange, NJ

Katherine Dittmann, BSc, MKin, MPT
Physiotherapist
St. John's Rehab
Sunnybrook Health Sciences Centre
Toronto

Physiotherapist
Princess Margaret Hospital
Toronto

Physiotherapist
The Ottawa Hospital
Ottawa

Meghan Doherty, OTD, OTR/L
Assistant Professor
Saint Louis University
St. Louis

Dorothy Farrar Edwards, PhD
Professor of Kinesiology–Occupational Therapy
University of Wisconsin–Madison
Madison

Jeremy Furniss, OTD, MS, OTR/L, BCG
Director of Quality
American Occupational Therapy Association
Bethesda, MD

Gordon Muir Giles, PhD, OTR/L, FAOTA
Professor
Samuel Merritt University
Oakland, CA

Director of Neurobehavioral Services
Crestwood Behavioral Health, Inc.
Sacramento, CA

Glen Gillen, EdD, OTR, FAOTA
Professor and Program Director
Columbia University Programs in Occupational Therapy
New York

Hortensia Gimeno, Dip (OT), MSc, PhD
Clinical Research Fellow
King's College London
London

Clinical Research Fellow
Evelina London Children's Hospital
London

Yael Goverover, PhD, OTR/L
Associate Professor
New York University
New York

Lou Ann Griswold, PhD, OTR/L, FAOTA
Associate Professor and Department Chair
Department of Occupational Therapy
University of New Hampshire
Durham

Margo B. Holm, PhD, OTR/L, FAOTA, ABDA
Professor Emerita
University of Pittsburgh
Pittsburgh

Alexis Lussier, MS, OTR/L
Mercy College
Dobbs Ferry, NY

Adina Maeir, PhD, OT
School Chair and Director of Graduate Studies
School of Occupational Therapy
The Hebrew University
Jerusalem

Sara McEwen, BSc (PT), MSc, PhD
Affiliate Scientist
St. John's Rehab Research Program
Sunnybrook Research Institute
Toronto

Assistant Professor
Department of Physical Therapy and Rehabilitation Science Institute
University of Toronto
Toronto

M. Tracy Morrison, OTD, OTR/L
President
Engage Health and Wellness Center, PLLC

Research Faculty
Occupational Therapy Program
University of Minnesota
Minneapolis

Helene Polatajko, BOT, MED, PhD, OT Reg. (Ont.), OT(C), FCAOT, FCAHS
Professor
Department of Occupational Science and Occupational Therapy
University of Toronto
Toronto

Joan C. Rogers, PhD, OTR, FAOTA
Professor Emerita
University of Pittsburgh
Pittsburgh

Shlomit Rotenberg, PhD, OT
Postdoctoral Fellow
Rotman Research Institute
Baycrest Health Sciences
Toronto

Sharmila Sandhu, JD
Counsel and Director of Regulatory Affairs
American Occupational Therapy Association
Bethesda, MD

Chelsea J. Steinberg, MS, OTR/L
Occupational Therapist
New York–Presbyterian/Weill Cornell
New York

Joan Toglia, PhD, OTR/L, FAOTA
Dean and Professor
Mercy College
Dobbs Ferry, NY

Jacqueline Wesson, BAppSc (OT), MA, PhD
Dementia Specialist and Research Coordinator
Montefiore Residential Care
Randwick, New South Wales, Australia

Honorary Postdoctoral Research Fellow
Ageing Work and Health Research Unit
Faculty of Health Sciences
University of Sydney
Sydney, Australia

Timothy J. Wolf, OTD, PhD, OTR/L, FAOTA
Associate Professor and Chair
Department of Occupational Therapy
University of Missouri
Columbia

Sharon Zlotnik, PhD, OTR/L
Occupational Therapist
University of Haifa
Haifa, Israel

감사의 말

우선 기능적 인지 분야에서 수년 동안 일하면서 이 책이 나오기까지 도움을 주신 모든 분들께 감사드립니다. 제가 작업치료사로서 이 자리에 올 수 있도록 도와주신 저희 멘토, 동료, 친구라 부를 수 있는 많은 분들이 계셔서 기쁩니다. 특별히 Carolyn Baum, Glen Gillen, Joan Toglia, Gordon Muir Giles, Dorothy Farrar Edwards, Leonard Matheson, Tracy Morrison, Helene Polatajko에게 감사의 말을 전합니다. 다음으로, Missouri 대학의 교수 및 학생들에게 감사드립니다. 이 프로젝트를 할 때 여러분께서 결정적인 도움을 주셨습니다.

마지막으로, 아내 Angie와 세 아들 William, Henry, Benjamin 그리고 모든 가족에게 감사합니다. 당신들이 없었으면 나도 없었다는 말이 상투적으로 들리겠지만 이 자리를 빌려 말하고 싶습니다. 내가 가끔씩 의외의 행동을 할 때에도 항상 나를 지지해 주어 감사하고 사랑합니다.

TIMOTHY J. WOLF

저는 작업치료사로 일하면서 많은 훌륭한 작업치료사 선생님들과 일해 온 것이 큰 기쁨이었습니다. 그들은 일과 연구를 지지하고 많은 도움을 주었습니다. 특히 제가 작업치료사 그룹에 참여할 수 있도록 도와준 동료이자 연구 파트너인 Carolyn Baum에게 감사드립니다. 또한 제가 일하면서 신경 심리학적 관점과 작업치료적 관점의 간격을 이어나가도록 안내해 주었던 동료 Joan Rogers, Florence Clark, Winnie Dunn, Helene Polatajko, Elizabeth Skidmore, Noomi Katz, Gordon Muir Giles에게도 깊이 감사드립니다.

또한 제 연구 결과물이 나올 수 있었던 것은 Tracy Morrison, Michelle Hahn, Hui Chun Chen과 같은 학생 및 동료들의 도움 덕분이었습니다. Wisconsin 대학교에서 작업치료 박사과정 중인 Madison, 특히 Muhammad Al–Heizan, Timothy Marks의 도움이 컸습니다. 마지막으로 2006년 Wisconsin 대학에 합류하도록 불러준 파트너 Jan Greenberg에게 감사합니다. 그는 여러 가지 면에서 일과 개인적 생활 모두를 풍요롭게 해주었습니다.

DOROTHY FARRAR EDWARDS

저에게 교육적으로 도움을 주시고 통찰력을 제공하며 함께 작업해 온 클라이언트들에게 우선 감사의 말씀을 드립니다. 그리고 연구 환경을 끊임없이 흥미로운 곳으로 만들어 준 Crestwood 치료센터, Idylwood 돌봄 센터의 동료들 그리고 Lillian Fong, Karen Scott 및 Samuel Merritt 대학교 교수진 여러분들에게 감사드립니다. 특히 Jo Clark–Wilson은 지난 30년간 신경 기능적 접근을 발전시켜오는데 저와 협력해 온 조력자이자 친구이자 연구 파트너였습니다.

Dorothy Farrar Edwards, Timothy J. Wolf 교수님과 공동 편집자로 일할 수 있어 매우 즐거웠습니다. 각자의 전문 분야와 관련된 장을 잘 정리해 주셔서 어렵지 않게 편집을 마칠 수 있었습니다. 집필하는 동안 사무실을 잘 정리하지 못하고 다른 집안일을 제대로 하지 못함을 이해해 준 친구들과 사랑하는 이들에게도 감사를 전합니다.

GORDON MUIR GILES

목차

SECTION I 기본개념

SECTION II.A 평가 원칙 소개

SECTION II.B 지역사회 및 IADL에서의 기능적 인지: 수행기반 평가 도구

SECTION II.C 가정 및 ADL에서의 기능적 인지: 수행기반 평가 도구

SECTION III 중재

서론

TIMOTHY J. WOLF, OTD, PhD, OTR/L, FAOTA, DOROTHY FARRAR EDWARDS, PhD,
GORDON MUIR GILES, PhD, OTR/L, FAOTA

인지 재활은 항상 명확하게 정의된 내용 영역이 없는 광범위한 윤곽만을 그려왔다(American Occupational Therapy Association, AOTA, 2019). 그러나 임상 신경 심리학에 기반을 둔 인지 재활은 손상기반 접근법이 지배적이었다. 이러한 접근법은 인지 기능들을 분석하여 손상을 평가한 다음, 신체기능 회복기반 접근법(remediation-based approaches)을 사용하여 이러한 손상을 해결하려고 한다.

신체기능 회복기반 접근법은 인지 기능들을 계층 시스템적 관점으로 보고, 이 수직적 개념에서 인지력은 난이도를 점진적으로 높이는 활동으로 훈련할 때 향상되어야 할 정신 근육처럼 취급된다. 이러한 접근법의 목표는 각각의 인지 기능이 향상된다면, 그에 따른 ADL 참여 능력도 향상될 것이라고 광범위하게 해석하였다(Giles, 2010).

신체기능 회복기반 접근법이 일반 대중을 위한 수단으로서 대중화되고 진단 그룹(예: 외상성 뇌손상, 뇌졸중, 조현병) 전반에 걸쳐 임상 현장에서 수년간 사용되는 것을 보았지만, 그 한계는 헬스케어와 과학적 측면에서 점점 더 분명해졌다(das Nair, Cogger, et al., 2016; das Nair, Martin, & Lincoln, 2016). 이론적으로는 매력적이지만, 인지 기능 회복치료 프로그램은 ADL의 수행을 향상시키는 것으로 나타나지 않았다(Kumar et al., 2017). 그러나 작업수행에 의미 있는 영향을 줄 수 있는 전략 훈련, 습관 및 일상 훈련, 환경 수정(AOTA, 2019)과 같은 보완적 인지 재활 방법과 다양한 중재 방법에 대한 인식이 높아지고 있다(Giles & Clark-Wilson, 1993).

연구가와 치료사의 중재에 대한 사고 방식의 변화와 함께 작업수행에 필요한 기술 평가에 접근하는 방식의 변화도 있었다. 특정 인지 기능을 분석 평가하여 ADL 및 IADL 역량을 예측하려고 하기보다 치료사는 클라이언트의 능력을 평가하고 작업수행에 필요한 역량을 확인하기 위해 보다 종합적인 접근법을 사용하고 있다. 특히, 기능적 인지 구조의 수행기반 평가(1장에서 정의됨)는 자가보고 또는 보호자 보고와 같은 다른 접근법보다 우수한 것으로 확인되었다.

일반적으로 기능적 인지(functional cognition)는 사람들이 실제 상황에서 활동을 수행에 필요한 인지 능력을 통합하는 방법으로 생각한다. 이 글이 강조하는 것처럼 기능적 인지의 개념은 새로운 것이 아니며 오래전부터 작업치료 역사 속에서 적용되고 있었다. 작업치료사는 100년 전 작업(occupation)이 생긴 이래로 기능적 인지를 평가하고 다루었다.

그러나 현장은 기능적 인지를 평가하기 위한 측정의 표준화가 부족했으며, 잘 적용할 수 있는 방식으로 지식을 전문 분야에 보급하기 위해 여러 체계, 평가 및 중재를 잘 통합하려는 시도가 필요하다. 이 목표를 달성하는 것은 인지 문제가 있는 클라이언트를 가장 잘 도울 뿐만 아니라, 기능적 인지를 다루는 의료 시스템에서 작업치료의 역할 정체성을 확립하는 데 필수적이다. 이 책은 이 목표를 해결하기 위해 특별히 개정되었다.

*Functional Cognition and Occupational Therapy: A Practical Approach to Treating Individuals With Cognitive Loss*라는 제목이 암시하듯이, 이 책은 인지 손상이 있는 개인에게 기능적 인지 접근법 사용에 대한 실용적인 가이드 역할을 하기 위한 것이다. 섹션 I(1장과 2장)에서는 다른 널리 알려진 인지 기능 이론 및 개념과 관련하여 기능적 인지 개념을 소개한다. 건강 관리 정책 관련 문제와 기능적 인지가 빠르게 진화하는 건강 관리 시스템에 어떻게 부합하는지에 대한 논의도 담고 있으며 미국의 예도 추가하였다. 가장 중요한 것은 섹션 I이 기존 근거를 사용하여 작업치료사가 실제로 기능적 인지 접근법을 채택하는 것이 왜 필수적인지 확립하는 것이다.

섹션 II(3~16장)는 평가에 중점을 둔다. 섹션 II.A(3~6장)는 기능적 인지 평가의 핵심 원리와 기능적 인지를 위한 체계를 소개한다. 이 장에서는 다양한 형태의 판별 평가[인지 판별 도구(예: Montreal Cognitive Assessment, MoCA; Nasreddine et al., 2005) 및 기능적 인지 판별 도구]에 대한 맥락과 인지 기능을 평가하는 기술, 그것들을 어떻게 조합하여 사용할 것인지 그리고 기능적 인지 접근법을 사용하여 치료 계획을 수립하는 방법을 제공한다.

섹션 II.B 및 II.C는 작업치료사가 실제로 사용할 수 있는 특정 평가 도구를 설명한다. 섹션 II.B(7~12장)는 지역사회와 IADL에 초점을 맞추고, 섹션 II.C(13~16장)는 가정과 ADL에 중점을 둔다. 이 섹션의 모든 장에서는 평가 도구의 실제 적용에 중점을 둔다(평가 도구의 출처, 사용 방법, 점수 매기기 방법, 해석 방법, 인지 평가 체계에 맞는 방법, 도구 또는 추가 정보를 얻는 방법 등). 거의 모든 장에는 관련 영상을 볼 수 있는 URL이 있고, 실제 평가 사용에 대한 지침을 제공하는 데 도움이 된다.

섹션 III(17~21장)는 중재에 중점을 둔다. 17장은 치료 계획에 대한 정보를 제공하기 위해 기능적 인지 평가 결과를 적용하는 방법에 대한 체계를 제공한다. 중재를 안내하는 핵심 개념이 소개되고 인식, 학습 이론 및 전이와 관련된 개념을 설명한다. 18~21장에서는 특정 중재 접근법을 설명한다. 다시 말하지만, 이 섹션에서는 평가가 어디에서 왔는지, 누구에게 적합할지, 어떻게 사용하는지, 훈련을 받거나 추가 정보를 얻는 방법 등의 실제 적용에 중점을 둔다. 또한 이 섹션에서는 접근법을 보여주는 데 도움이 되는 영상을 볼 수 있는 URL도 있다.

마지막으로 실제 클라이언트에 기초한 이론의 틀, 작업치료 과정, 측정 도구, 중재계획을 적용한 두 가지 사례가 포함된 부록을 소개하면서 이 책을 마무리한다.

이 책을 사용하여 얻을 수 있는 이점을 극대화하기 위해 독자는 몇 가지 사항을 알고 있어야 한다. 첫째, 기능적 인지 접근에서는 작업치료사가 활동 수행 수준에 중점을 두려는 노력을 할 것을 요구한다. 치료사가 이 수준에 초점을 맞추면 클라이언트의 건강 상태에 관계없이 활동에 참여하기 위해 남아있는 기능적 인지 능력을 사용한 증거기반 평가 및 중재로 연결하게 된다.

결과적으로 이 책에서 설명한 평가 및 중재는 진단명 중심으로 설명되지 않았다. 예를 들어, 독자들은 '외상성 뇌손상을 가진 사람을 위한 치료'라는 제목의 장이 없다는 것을 알게 될 것이다. 클라이언트의 잔여 인지 기능이 어느 정도이고 기능적 인지가 질병의 원인과 예후의 특성상 시간이 지남에 따라 어떻게 개선 또는 악화될 수 있는지만큼 동반되는 질환, 동시 발생하는 건강 문제 등은 이 접근법에서 중요하다.

둘째, 장에 일관된 용어를 유지하려고 했다. 지식 실천 장벽 중 하나는 전문분야 내에서 그리고 전문영역 간 일관성 없는 용어 사용이다. 예를 들어, 인식(awareness)과 같은 용어는 신경 심리학에서와 작업치료에서 다르게 사용된다. 따라서 저자가 이 용어를 사용하여 평가를 설명할 때, 그들이 언급하는 행동이 때때로 불분명할 수 있다. 이 책의 편집자로서 일반적인 용어를 사용하여 행동을 설명하고 AOTA Press의 프로덕션 팀과 함께 작업을 수행했다. 장의 주요 용어에 대한 정의를 최대한 많이 사용했다. 언어가 일관성이 없는 경우가 여전히 있을 수 있지만, 독자가 맥락 안에서 용어가 어떻게 사용되는지를 평가하고 특정 정의를 공통 핵심 용어와 다시 연결할 것을 권장한다.

셋째, 이 책은 주로 성인에 초점을 맞추고 있다. 대체로 표준화된 기능적 인지는 대부분 새로운 영역에서 평가 및 중재를 성인 대상으로 개발하였기 때문이다. 이것은 아동들에게 기능적 인지 접근이 별로 도움이 안 된다는 것을 뜻하지는 않으며, 많은 면에서 기능적 인지 접근법은 이미 아동 대상에서 더 널리 사용되고 높이 평가된다. 이 책에서 사용된 체계, 개념 및 일반적인 기능적 인지 접근법은 여전히 아동에게 적용되지만 일부 특정 평가는 그렇지 않을 수도 있다. 설명된 중재 접근법은 아동 치료에서도 실제로 사용되었거나 현재 사용되고 있다.

마지막으로 편집자로서 출판사와 협력하여 책에 설명된 특정 평가 및 개입 접근법을 선별했다. 이러한 선택을 할 때 근거기반, 임상가에 대한 접근성 및 선호도를 포함하여 많은 사항을 고려했다. 작업치료사가 개발한 도구와 접근법을 제공한다. 이 책은 실제로 사용할 수 있는 모든 평가 및 중재 접근법을 전부 포함하지 않았음을 인정한다. 목표는 책에 광범위한 영역들에서 적용된 것을 파악하여 독자가 다양한 평가 및 중재를 적용할 수 있는 체계를 설명한다.

모든 작업치료 임상처럼 기능적 인지 영역은 지속적으로 발전하고 있다. 이 책이 임상가에게 실천적 열정을 불태우는 데 도움이 되고 미래 비전을 알리는 데 도움이 되도록 과학적 측면에서도 발전을 계속하기를 바란다.

References

American Occupational Therapy Association. (2019). Cognition, cognitive rehabilitation, and occupational performance. *American Journal of Occupational Therapy*.

das Nair, R., Cogger, H., Worthington, E., & Lincoln, N. B. (2016). Cognitive rehabilitation for memory deficits after stroke. *Cochrane Database of Systematic Reviews, 9,* CD002293. https://doi.org/ 10.1002/14651858.CD002293.pub3

das Nair, R., Martin, K. J., & Lincoln, N. B. (2016). Memory rehabilitation for people with multiple sclerosis. *Cochrane Database of Systematic Reviews, 23,* CD008754. https://doi.org/10.1002/14651858. CD008754.pub3

Giles, G. M. (2010). Cognitive versus functional approaches to rehabilitation after traumatic brain injury: Commentary on a randomized controlled trial. *American Journal of Occupational Therapy, 64,* 182–185. https://doi.org/10.5014/ajot.64.1.182

Giles, G. M., & Clark-Wilson, J. (Eds.). (1993). *Brain injury rehabilitation: A neurofunctional approach*. San Diego: Singular.

Kumar, K. S., Samuelkamaleshkumar, S., Viswanathan, A., & Macaden, A. S. (2017). Cognitive rehabilitation for adults with traumatic brain injury to improve occupational outcomes. *Cochrane Database of Systematic Reviews, 20,* CD007935. https://doi.org/10.1002/ 14651858.CD007935.pub2

Nasreddine, Z. S., Phillips, N. A., Bédirian, V., Charbonneau, S., Whitehead, V., Collin, I., . . . Chertkow, H. (2005). The Montreal Cognitive Assessment, MoCA: A brief screening tool for mild cognitive impairment. *Journal of the American Geriatrics Society, 53,* 695– 699. https://doi.org/10.1111/j.1532-5415.2005.53221.x

SECTION I

기본개념 Foundations

1

기능적 인지 이해하기

Understanding Functional Cognition

JACQUELINE WESSON, BAppSc (OT), MA, PhD,
GORDON MUIR GILES, PhD, OTR/L, FAOTA
** OTR/L(작업치료 및 레크리에이션 지도사)*

학습목표

- 기능적 인지의 전반적 개념과 작업치료에서의 중요성에 대해 이해한다.
- 기능적 인지가 일반적으로 정의되는 인지와 어떤 차이가 있는지, 기능적 인지의 평가가 다른 유형의 인지 평가와 어떻게 다른지를 이해한다.
- 표준화된 수행기반 검사가 왜 기능적 인지 평가의 핵심이 되는지를 파악한다.
- 기능적 인지 관련 수행기반 검사의 특징을 파악한다.
- 기능적 인지 장애를 보여주는 일반적인 수행패턴의 유형을 파악한다.
- 수행기반 검사 결과가 중재 방식을 결정하는데 어떤 영향을 주는지를 파악한다.

주요 용어 및 개념

- 인지 장애(Cognitive impairment)
- 인지 부하(Cognitive load)
- 복잡성(Complexity)
- 역동적 상호작용 평가(Dynamic-interactive assessment)
- 생태학적 타당도(Ecological validity)
- 기능적 인지(Functional cognition)
- 지적 자기인식(Intellectual self-awareness)
- 생애 역할(Life role)
- 메타인지(Metacognition)
- 자연주의적 관찰(Naturalistic observation)
- 작업수행(Occupational performance)
- 온라인 자기인식(Online self-awareness)
- 수행기반 검사(Performance-based test)
- 수행 효율성(Performance efficiency)
- 하향식 방식(Top-down measure)
- 보편적 인지 접근(Universal cognitive access)

기능적 인지는 무엇이며, 어떤 점에서 유익한가?

기능적 인지(functional cognition)는 '기능'과 '인지'를 접목시킨 것으로서, 인지 행동을 가장 광범위하게(일상적인 활동이나 여러 가지 작업 활동을 모두 포함) 사용하는 과정이다. 전통적으로, 인지와 기능은 별도의 학문으로 연구되어 각자의 이론, 개념화, 측정 기술 등이 연구되어 왔다(Streiner et al., 2015).

또한 작업치료사들은 개인의 기능을 평가할 때 일상생활활동(Activities of Daily Living, ADL)이나 복합 일상생활활동(Instrumental Activities of Daily Living, IADL) 수행에 필요한 인지 능력을 통합적으로 평가하기보다는 금전 관리, 약 복용 등 별도의 특정하게 정의된 기술을 중점적으로 평가해왔다. 기능과 인지를 조합한 개념은 '인지 기능은 작업수행의 맥락으로서만 충분히 이해하고 향상시킬 수 있다'라고 믿는 작업치료사들에게 시의적절하고 자연스러운 진보라고 할 수 있다(American Occupational Therapy Association, AOTA, 2019). '기능적 인지(functional cognition)'라는 용어는 기존의 기능 중심 개념에서 벗어나 인간이 환경 변화에 적응하기 위해서는 다양한 과제를 수행하는 능력에 중점을 두어야 한다는 것으로 의미를 발전시켰다는 것에 의의가 있다. 이와 같이 기능적 인지 능력을 평가하는 것은 작업치료사 및 전문가들이 클라이언트 중심 평가 실습을 하는데 매우 중요하다.

작업치료에서 기능적 인지를 평가하는 것은 신경 심리학이나 언어치료 등 다른 분야에서 행해지는 별도의 인지 기능 평가로 대체하고자 하는 것이 아니다. 작업치료의 기능적 인지 평가는 '작업수행' 과정에서 발생하는 평가를 수행한다는 것이 다른 평가 과정과 다른 점으로서, 작업치료사들이 일상생활에서 요구되는 활동을 수행하는데 지원을 어느 정도 및 어떻게 해주어야 할지를 평가하는 것이 목적이다.

기능적 인지는 모든 생애 역할과 관련이 있다. 이것은 과제에 국한되지 않은 전 세계적으로 통용되는 '하향식(top–down)' 개념이다. 기능적 인지는 다음의 개념을 모두 포괄한다.

- 메타인지(metacognition)
- 집행능력(Executive Function, EF)
- 기타 인지 영역
- 수행기술(예: 운동 기술)
- 수행패턴(예: 습관, 루틴)

기능적 인지 평가의 목적은 인지적 기술을 종류별로 따로 평가하기보다 클라이언트의 능력치를 총괄적으로 고려하여(전략, 습관, 루틴 및 환경적 자원을 사용하는 능력 등) 핵심 과제를 수행하는 능력을 말한다. 따라서, 이는 특정한 인지 기술을 종류별로 평가하여 종합하는 과정이 아니다. 대신, 특정한 인지 기술에 결함이 있어도 개인이 기능을 할 수 있는지를 평가한다. 기능적 인지는 부분을 종합하는 것 이상의 개념이다. 즉 능력, 강점과 약점을 포괄적으로 개념화하여 평가하는 것이다.

기능적 인지의 평가는 일상생활의 과제를 수행하는데 어려움이 있는 개인을 파악하는 과정이다. 따라서, 이 접근법은 다양한 클라이언트군에 보편적으로 적용될 수 있다(특정 진단그룹에만 제한되지 않음, Chaytor & Schmitter–Edgecombe, 2003; Chaytor et al., 2006).

기능적 인지(functional cognition)라는 용어를 현재의 의미로 처음 사용한 것은 지적 장애가 있는 아이들을 가르칠 때였다. 이론적으로 교육에 접근하기보다 실질적인 과제를 활용한 아동 교육을 설명하는 용어로 사용되었다(Tunure, 1985). 초창기 기능적 인지 연구자들은 **'인지 장애**(cognitive impairment, 정상적 기대수치 이하로 기능하거나 특정 인지 기능에서 능력을 상실한 상태)'가 있는 상태에서 과제를 수행하는 개인들의 능력을 가리켜 "잔존하는 '기능적' 인지"라고 하였다(Labi et al., 1998, p.46). 어떤 연구자들은 유사한 개념으로 적용 인지라고도 불렀다(Coster et al., 2004).

Pollard와 Olin(2005)은 Allen(1985)의 인지 장애 모델(cognitive disabilities model)의 관점에서 이 용어를 사용했는데, Olin의 모델 및 평가 도구로 평가하는 핵심적 결과물이 기능적 인지라고 밝혔다(Allen et al., 2007). Allen 및 후속 저자들(Earhart et al., 2006)은 이 개념에 대해 논의하였지만, 구체적인 정의를 내리지는 않았다.

Donovan과 그의 동료들(2008)은 기능적 인지를 다음과 같이 정의하였다. "기능적 인지란, 열쇠를 찾고, 정보를 전달하고, 활동을 계획하는 등의 인지 능력에 의존하는 일상적인 활동을 달성하는 능력이다(p.122)." 그러나 이는 능력을 정의하는데 요구되는 과제에 초점이 맞춰져 있으며, 운동 및 인지 기술, 능력에 영향을 미치는 과제의 복잡성이나 과제 수행 환경의 본질 등 추가적인 요소들, 즉 과제 수행 관련 통합적인 요소들은 반영하지 못했다. 초창기 논의는 현재의 기능적 인지 개념을 충분히 반영하지 못했다고 볼 수 있다.

문헌에서 정의한 내용은 인지적 과정과 작업수행 간의 역동적 관계를 잘 나타내고 있다. 여기에서 정의한 기능적 인지란 '복잡 일상생활활동을 달성하기 위해 사고와 수행 기술을 활용하고 통합하는 능력'이었다(Giles et al., 2017 p.1).

Wesson의 보다 확장된 개념화(2016)에 따르면, 작업수행에 보다 비중을 강화한 것으로서, 기능적 인지란 '인지 능력이 이끄는 운동능력, 활동 요구사항 및 과제 수행 환경 사이의 상호작용을 통해 발생하는 관찰가능한 일상적인 활동 수행'이라고 정의하였다(p. 336). Wesson 등은 활동과 환경이 과제 수행에 함께 영향을 미친다고 정의하고 있다. 이는 작업치료사들이 개인에만 집중하는 대신, 환경 및 과제 등으로까지 치료 중재를 더 광범위하게 제공하도록 했다.

작업치료사들은 기능적 인지를 평가함으로써 작업치료의 특성을 다음과 같이 다양한 측면에서 고려해 볼 수 있었다(Bottari, Iliopoulos et al., 2014; Giles et al., 2017).

- 개인능력–과제 수행 동안 다양한 인지 과정을 사용하는 능력
- 환경적 요구사항
- 과제의 복잡성
- 자연 환경의 역동적인 특성
- 역동적 활동을 수행하는 동안, 개인이 이러한 요소들에 한 개 이상 적응하는지 여부

이러한 요소들을 어떻게 종합하여 반응하는지는 개인별로 다르다. 기능적 인지 능력이 떨어지는 사람은 즉시 결정을 요구하는 새로운 활동을 수행하기 어려울 수 있다. 반면, 기능적 인지 능력이 높은 사람들은 새로운 문제 해결, 추론 및 기타 집행능력 등 보다 복잡한 과제 요구사항에 적절하게 대처할 수 있다(Gold, 2012; McAlister et al., 2016; Willis, 1996).

기능적 인지 능력을 이해하는 것은 개인이 자신의 능력을 평가함으로써(메타인지 등) 과제 수행이 가능한지 또는 어려운지를 판단할 수 있도록 도와준다. 자가진단을 적절하게 하면 개인이 어떤 전략을 사용할지를 선택하고, 다음의 사항들을 결정하는데 도움이 된다.

- 잘못을 인지하여 정정할지 여부
- 활동을 수행할 때, 구체적 목표를 정할지 또는 추상적 목표를 정할지 여부
- 과제를 수행하면서 기술을 일관성 있게 적용할지 여부

치료사들은 중재를 지도하기 위해 이러한 정보를 활용할 수 있다. 예를 들어, 사람들은 자기인식 능력 훈련 또는 전략 개발 및 수행기반 접근법과 같이 인지적으로 장애가 있는 부분을 보완할 수 있는 접근법을 필요로 한다. 어떤 사람들은 투약 도구, 체크 리스트, 단서를 주는 시스템 등 보완적 기술을 통해 과제 수행을 도와주는 등의 특정한 활동에 집중한 치료법이 필요할 때도 있다. 어떤 사람들은 최소한의 직접적 중재를 받는데, 중재의 주안점은 돌봄자의 지원 기술을 향상시키는 것이다(17장, '중재 선택' 부분에서 평가를 통해 어떤 중재 형식을 선택할 것인지를 다룸).

작업치료에서 작업이란 치료의 수단인 동시에 목적이다. 작업을 통해 평가 과정에 개입하는 것은 분명한 이점이 있다. 동기부여가 더 잘 되고, 안면 타당도가 더 높은 검사를 할 가능성도 높아진다. 이렇게 평가에 접근하면 평가 결과 해석을 작업치료 중재 유형 선정에 직접 적용할 수 있어 임상적 유용성이 극대화된다(Schutz & Wanlass, 2009). 또한 '기능적 인지'라는 용어를 중립적으로 사용하여 장애나 손상에 초점을 맞추는 것을 피할 수도 있다.

기능적 인지는 누구는 있고 누구는 전혀 없는 현상이 아니다. 인지적 손상이 있는 상태에서도 개인차가 심한 것이 특성이다. 이는 지역사회에서 인지적 손상이 있는 사람들에게 **보편적 인지 접근**(universal cognitive access)이라는 개념을 적용하도록 하는 효과가 있다(보편적 인지 접근이란, 생애 환경의 자연스럽고 직관적인 부분으로서 인지적 지원을 제공하는 것을 의미함). 이것은 1980년대 후반에 나온 보편적 · 신체적 접근(universal physical access)의 확장된 개념이다. 이렇게 평가 과정이 일반적으로 수용되고, 중재 유형 선정에 도움을 주고 중립적 언어를 사용하는 이점들로 인해 치료사들은 기능적 인지를 작업치료 평가 과정의 실습과 임상 중재에서 광범위하게 활용할 수 있는 이론적 근거를 마련하게 된다.

기능적 인지 평가 접근법

작업치료 행위는 클라이언트가 문화적으로 용인된 스스로 선택한 **생애 역할**(life role, 사회가 기대하고 문화를 통해 형성되며, 클라이언트가 여기에 추가적으로 개념화하고 정의한 행동들; AOTA, 2014, p. S27) 참여에 집중하는

것이다. 작업치료사들은 사람들이 어떻게 활동을 시도하는지와 활동 수행의 실질적 결과 사이의 관계를 이해하고자 한다.

작업치료사들은 클라이언트의 양상에 따라서 일상 활동을 자연스럽게 관찰하거나, 일반적 능력을 평가할 수 있는 행동 유형 표본을 사용하여 클라이언트의 능력을 평가하는데 유용한 작업수행을 하기도 한다. 치료사들은 '기능이란 사람들이 하는 일'임을 이해하고, 일반적으로 개인별 맞춤 도전 과제로 시나리오를 만들고, 그에 맞는 과제 수행을 관찰함으로써 특정한 능력을 평가해야 한다(Allen et al., 1992, p. 4).

작업치료의 중요한 점은 개인의 일상생활과 밀접한 관련이 있는 활동을 위주로 평가 방식을 정할 수 있다는 것이다. 즉, 평가 방식이 안면 타당도(클라이언트가 자신의 문제와 관련있다고 인지할 가능성이 높은 활동)가 높고, 결과의 적용 가능성(클라이언트가 결과를 일상생활의 과제 수행에 잘 적용할 수 있다고 인지하는 것; Brown & Finlayson, 2013; Chaytor & Schmitter-Edgecombe, 2003; Douglas et al., 2013)도 높게 하는 것이다. 클라이언트와 치료사는 작업 중심 평가를 통해 인지와 기능 사이의 상호작용을 인지할 수 있다.

그러나 이러한 임시 시나리오는 특정한 개인을 위해 만들어졌기에 평가 과정을 표준화할 수 없다는 특징이 있어, 결과를 판단하는 외부의 객관적 수치로 비교 · 판단할 수 없다는 한계가 있다. 즉 클라이언트가 결과를 객관적 표준으로 판단하고 비교할 수 있는 방법이 없어, 작업치료사들은 결과를 해석할 때 몇 가지 편견이 존재할 수 있음을 인지해야 한다. 예를 들어, 치료사들은 개인의 손상 정도를 판단할 때, 자신들만의 주관적 의견에 의존할 수 있고(Douglas et al., 2007), 과제 수행을 인지적 과정과 연결하는 클라이언트의 개별적 능력에 대한 의견이 다양할 수 있다(Belchior, Korner-Bitensky et al., 2015). 치료사들이 항상 결과를 정확하게 해석하기 어려우며, 특히 경도 인지 손상 클라이언트의 경우, 더욱 어려운 점이 있다(Belchior, Korner-Bitensky et al., 2015; Bottari & Dawson, 2011; Bottari, Iliopoulos et al., 2014). 따라서 평가 결과가 표준화되지 않은 상태에서 클라이언트의 능력에 대한 결론을 내리는 데 한계가 있을 수 밖에 없다. 또한, 이렇게 임의의 평가 방식에 대해 정신 인지 능력 측정 방법이 확립되지 않은 상황이 다른 분야에서 통용되는 데에도 한계가 있다.

클라이언트가 퇴원 절차 중에 작업치료사들에게 자주 질문하는 것은 인지 손상 클라이언트가 집에서도 '안전'할 수 있을까 하는 것이다(Douglas et al., 2013). 또한 안전하지 않은 행동을 할 가능성 및 위험에 대처할 수 있는 능력이 있는지 예측해달라는 요청도 받는다. 전통적으로 이 질문은 표준화되지 않은 관찰 과정에서도 제기된다. 개인별 특성에 따른 평가 방식으로 핵심적인 미래 예후를 예측할 수 있을 것이라고 생각되지만, 표준화되지 않은 접근법에는 정형화된 예측 타당성이 없다(Giles et al., 2017). 게다가 이러한 이분법적인 분류는 작업수행 범위를 반영하지 못하고 지나치게 단순화된 분류법이다.

작업치료사들은 종종 익숙하고(계속 익혀왔던 간단한 방법들) 표준화되지 않은 방법을 사용하여 '기계적인' 평가 과정을 거치는데, 이는 클라이언트의 새로운 환경 적응능력과 같은 기능적 인지 기술 관련 정보를 충분히 제공하지 못하는 결과를 초래하게 된다. 작업치료사들은 고도의 교육을 받았고 경험이 많지만 주관적인 판단을 통해 '안전하거나 안전하지 않은' 평가를 진행하기 때문에, 타분야와 소통하기가 어렵다.

일상적인 활동을 평가하는 표준화된 방법은 많지만, 현재 제대로 된 기준을 제공하는 도구는 없는 실정이다(Desai et al., 2004; Royall et al., 2007; Sikkes et al., 2009). 대부분의 방법은 과제 수행 중심 또는 설문지 중심 방법을 사용하여 기본적인 ADL, IADL을 평가한다(Gold, 2012). 많은 사람들이 기본적인 ADL과 IADL을 함께 적용하는데, 이렇게 하면 복잡 일상적인 활동과 인지 사이에 자세한 관련성을 파악하기가 어려워진다(Loewenstein & Acevedo, 2010). 또한, 평가 방식에 따라 인지 영역의 범위가 다양하고, 영역 내의 심층 조사 범위도 매우 다양하다. 무엇을 평가해야 하는지에 대한 정확한 기준에 대해 합의된 사항은 거의 없는 실정이다(Gold, 2012).

작업치료사들은 설문지를 가장 많이 사용한다. 진행

시간도 비교적 적게 걸리고, 많은 기능적 영역을 다룰 수 있고, 비용도 저렴한 편이며, 자가작성 또는 대리 작성도 가능하기 때문이다(Gold, 2012; Sikkes et al., 2009). 그러나 자가진단을 통해 작성하는 경우, 작성자의 통찰력 부족 및 다양한 형태의 편견 가능성도 있어 과잉 정보 또는 과소 정보의 오류 가능성이 있다(Doble et al., 1999; Farias et al., 2005; Jonas et al., 2011; Martyr & Clare, 2018).

작업치료사들은 신경 심리 검사 결과를 사용하여 클라이언트의 일상적인 활동 수행능력을 유추해 볼 수 있지만, 인지와 기능 간의 관계는 기껏해야 보통 수준으로 밖에 설명하지 못하는 것이 현실이다(Marcotte et al., 2010; McAlister et al., 2016; Royall et al., 2007). 신경 심리학적 방법과 ADL, IADL 기능 간 관계의 강도 또한 비교 평가 방법에 따라 다양하게 나타나므로, 방법의 차이(설문지 또는 과제 수행 방식)에 따라 관련성의 정도가 판이하게 다른 결과로 나타날 수 있다(Burton et al., 2009; Martyr & Clare, 2018; Schmitter-Edgecombe & Parsey, 2014).

마지막으로, 많은 신경 심리학적 검사의 안면 타당성이 낮아서 개인의 일상생활과 유의미한 관련성을 보여주지 못한다. 따라서 피검자들이 참여하지 않을 가능성도 높다. 그럼에도 불구하고, 신경 심리 검사는 인지에 관한 특정한 정보와 필수적인 진단 정보를 제공할 수 있다. 또한 작업치료사들이 클라이언트의 능력치를 이해하고 작업치료 중재를 발전시키는 데에도 도움을 준다. 하지만 기능적 측면에서의 수행능력을 예측하기 위한 활용도는 떨어지는 편이다.

기능적 인지 평가는 검사자가 '피검자의 실생활에서 과제 수행 과정을 직접 관찰하고'(Belchior, Holmes, et al., 2015, p.2) '기능적 기술에 대해 객관적인 행동 평가를 제공'(Loewenstein & Acevedo, 2010, p.98)하는 것으로, 개념적으로는 수행기반 평가 방식이다. 낮은 인지 손상의 경우, 표준화된 과제 수행 중심방식이 가장 좋은 평가임이 널리 합의되고 있다(Jekel et al. 2015; Puente et al., 2014; Wesson et al., 2016). 또한 이러한 방법은 설문지 방식으로는 파악할 수 없는 '전임상단계 손상(preclinical disability)[1]'을 감지할 수도 있다(Puente et al., 2014; Rodakowski et al., 2014). 최근 여러 분야에서 **생태학적 타당도**(ecological validity, 일상적인 활동 기능을 예측하거나 모의 작업수행화를 예측할 수 있는 타당도)을 높이기 위해 일상적인 활동을 포함하는 평가 방법들을 새롭게 개발하고 있는 추세이다(Marcotte et al., 2010). 따라서 작업치료사들은 기능적 인지 수행기반 평가 방식을 발전시키고 타당성을 확보하는데 주력하고 있다.

[1]진단 기준을 충족하지 못하지만 삶에 질에 영향을 미치는 손상

수행기반 기능적 인지 검사의 역사적 발전

수행기반 기능적 인지 검사 방식은 여러 가지 요인을 반영한 평가하는 방법들이 개발되고 있다. 언급한 바와 같이, 작업치료사들은 주로 자연스러운 상황을 관찰하는 방식을 사용해왔으며, Claudia Allen(1985)은 인지 평가를 관찰하는 방식으로 표준화할 필요성을 제기한 초창기 치료사들 중 한 명이었다. 1960년대 후반 동부 Pennsylvania 심리학 연구소에서 그녀와 동료들은 당시 사용되던 평가 방식이 잘 통하지 않는 중증 정신질환 환자들을 대상으로 연구를 진행하였다(Allen et al., 2007; McCraith et al., 2011).

Allen(1982)은 개인의 인지 능력이 자발적으로 몸을 움직이는 행동이나 유의미한 활동 수행을 위해 물건을 사용하는 것을 관찰하여 추론할 수 있다고 가정하였다. 체계적인 행동 관찰 및 행동패턴을 분석하는 '알렌 인지 기능 평가(Allen cognitive level scale)'를 사용하여 인지 능력 측정 체계를 만들었다(Allen, 1985; Allen & Allen, 1987; Allen et al., 1992).

Allen은 동료들과 함께 기능적 인지의 표준된 알렌 인지 기능 평가(Allen Cognitive Level Screen, ACLS; Allen et al., 2007)를 개발 및 검사하였다. 이 도구는 중재에 사용되지 않은 활동인 가죽 공예로 기능적 인지를 측정하고 평가하였다. ACLS에서 얻은 정보는 알렌 인지 기능으로 해석되며, 점수는 Allen의 인지 장애 모델 및 기타 일상적인 활동 수행 측정치를 통해 타당성을 검증하였다.

ACLS와 인지 장애 모델은 계속 발전을 거듭하여 1970년대 후반에서 80년대 초반에 도입된 이래로 여러 국가의 치료사들에게 널리 사용되어 왔다(Burns et al., 2004; Gitlin et al., 2008; Mayer, 1988; Penny et al., 1995; Rojo-Mota et al., 2017; Scanlan & Still, 2013; Secrest et al., 2000). 기타 평가 도구로는 알렌 인지 평가 모듈(Allen Diagnostic Module, ADM; Earhart, 2006)과 일상 과제 척도(Routine Task Inventory-Expanded, RTI-E; Katz, 2006) 등이 있다. 이러한 평가 방식에서 얻은 정보로 작업치료사들은 클라이언트가 어떻게 '최상의 기능'(Allen, 1985, p.8)을 수행할 수 있는지 이해하고 작업을 효과적으로 수행하는 데 필요한 중재 및 기능적 인지 치료를 제공할 수 있다.

10년 후, 신경학자인 Tim Shallice와 Paul Burgess (1991)는 영국의 국립신경학과 전문병원의 클라이언트들을 대상으로 신경 정신학적 검사를 한 결과, 심각한 장애가 없거나 경미한 장애만 있는데도 일상적인 활동을 영위하는데 심각한 어려움을 겪고 있었다(Shallice & Burgess, 1991). 그들은 다양한 일상적인 활동 수행능력의 손상을 측정할 수 있는 다중 과제 테스트(Multiple Errands Test, MET)라는 평가 도구를 개발하였다.

MET는 자연스러운 환경에서 일상적인 활동을 수행하는 사람들의 행동을 평가하는 생태학적 심리학에 기반을 둔 것이다. 이는 당시의 전통적인 신경 심리학적 평가를 이끌던 이론과는 매우 달랐다. MET는 피검자로 하여금 돌아다니면서 장을 보는 등 간단해 보이는 과제를 실제로 수행하도록 하고, 익숙하지 않은 규칙이 주어진 상황에서 과제를 수행하면서 스스로 답을 찾으라고 한다(Shallice & Burgess, 1991).

MET에서의 적절한 수행은 일상적인 사회적 환경에서 계획, 문제 해결 및 억제반응 등의 집행능력을 잘 적용할 수 있다고 가정한다. 그러나 작업치료사들은 행동 수행에 중점을 둔 수정된 채점 방식을 개발하였다. 이는 과제 완료 및 수행 효율성에 집중한 것으로 기능적 인지 이론의 틀과 좀 더 일치하는 접근 방식이다(7장 참조).

MET는 표준화된 신경 심리학적 방식으로는 찾아낼 수 없는 행동 장애를 평가하는데 효과적이었다. 그러나 과학적 관점에서는 생태학적 타당성에 치중하다 보니 표준화된 검사 환경을 배제했다는 점에서 비판받고 있다. 즉, 평가를 할 때, 실생활 과제를 더 많이 사용한 결과(실생활 과제 수행 예측을 더 정확히 하기 위해), 검사 수행에 있어서 환경적 영향 측면을 명확히 밝히지 못하였다. 따라서, 무엇을 평가하는지에 대한 명확성도 낮아졌다(Marcotte et al., 2010; Rabin et al., 2007). MET를 발전시키려는 작업은 계속 진행 중이지만(Alderman et al., 2003; Dawson et al., 2009), 이 평가 방식이 대부분의 임상 심리학자나 신경 심리학자들에게 널리 적용되기에는 자연과학 및 실험실기반인 전통적 신경 심리학적 접근법과는 너무 동떨어져 있다(Rabin et al., 2007).

이에 대해, Barbara Wilson(1987, 1991, 2003), Paul Burgess (Wilson et al., 1996) 등의 학자들(Robertson et al., 1994)이 생태학적 타당성을 유지하되, 표준화되고 치료실기반에서 진행 가능하여 심리학자들에게 더욱 수용될 만한 검사를 개발하였다. 이 방식은 구체적인 인지 기능을 평가할 수 있는 실생활을 재현한 시나리오를 사용한 것으로, 전통적 신경 심리 실험과 수행기반 검사를 접목한 하이브리드 접근법이라고도 부른다('클라이언트의 특정한 활동을 검사자가 관찰하여 평가하는 접근법'; Loewenstein & Acevedo, 2010, p.98). 예를 들어, 실행 장애 증후군의 행동 평가(behavioral assessment of the dysexecutive syndrome)에서는 '실생활의 시나리오'를 제시해 주고 종이와 연필에 과제 수행 계획을 적어보게 하는 평가를 한다(예: 밖에서 열쇠를 잃어버렸을 때, 어떻게 할 것인지 종이에 행동 계획을 그리거나 적어보도록 하기).

작업치료사들은 원래의 MET를 발전시켜 사용해왔으며(Clark et al., 2017; Dawson et al., 2009; Morrison et al., 2013), 근거 부족 등 임상적 유용성의 한계에도 불구하고 계속 사용하고 있다. 이는 기능적 인지 장애의 세세한 부분을 평가하기에 가장 알맞은 섬세한 **수행기반 검사**(performance-based test) 방식이라고 볼 수 있다(Dawson et al., 2009; Morrison et al., 2015).

일부 작업치료사들은 ADL과 IADL의 전반적인 능력을 평가할 때, 치료실에서 종이와 연필로 수행하는 검사 방식의 한계를 느끼게 되면서 실생활 활동 중심 평가 방식을 발전시키기도 했다. 1990년대에는 작업치료사들이 타분야에서 발전시켜 온 평가 방식을 그대로 사용하던 방식에서 벗어나 본격적으로 인지에 대해 많은 관심을 갖게 된 기간이라고 볼 수 있다(Gillien, 2013). 그러나 시대가 지나면서 몇몇 치료사들은 작업 중심 기능적 인지 평가 방식을 발전시키고 검사하였다. 즉, 특정한 인지 손상에 집중하는 신경 심리학적 관점에서 벗어나, 수행기술('소단위의 목표 지향적 행동들, 관찰 가능한 일상생활의 작업들')에 초점을 맞추기 시작한 것이다(AOTA, 2014, p.S7). 평가 방식은 다음과 같이 발전되었다.

- 자기관리 기술 수행 평가(Performance Assessment of Self-Care Skills, PASS)
- 작업기반 신경 행동학적 분석 평가(ADL-focused Occupation-based Neurobehavioral Evaluation, A-ONE)
- 주방 과제 평가(kitchen task assessment)
- 집행능력 수행 검사(Executive Function Performance Test, EFPT)

위 연구자들과 같은 기간에 Joan Toglia (dynamic interactional model of cognition, 1998), Anne kisher (Fisher & Jones, 2010a, 2010b; assessment of motor and process skill, AMPS) 또한 작업수행 및 인지에 대한 작업치료사들의 관점을 전환시키는데 많은 영향을 끼쳤다. 개인별 환경에서 수행하는 데 필요한 지원의 유형 및 정도에 대한 후속적인 연구는 사람들이 일상 활동에 참여할 때, 잔존 인지 과정을 어떻게 사용하는지 이해하는 것에 중점을 두고 진행되었다.

심리학자 및 작업치료사들 모두 수행기반 검사를 추가적으로 발전시켜왔다. 신경 심리학자들의 연구 사례는 다음과 같다.

- Day-out task
- Naturalistic Action Test (NAT)

최근에 나온 수행기반 작업치료 방식은 다음과 같다.

- Kettle test
- 복합 일상생활활동 프로파일(IADL profile)
- 과제 분석의 지각, 회상, 계획, 수행 시스템(perceive, recall, plan, and perform system of task analysis)

많은 추가적 방식들은 다음 장에서 다루어지는데, 각각 다른 대상을 중심으로 개발 및 타당성이 검증되어 왔다.

다른 임상 상황과 마찬가지로, 전문가의 역할이 모호한 상황에서, 작업치료사의 정체성은 다른 학문과는 다르게 명확한 전문가의 시각과 초점에 의해 결정되기 때문에 차별화된다(AOTA, 2019). 임상 신경 심리학자들은 일반적으로 특정한 인지 손상을 별도로 다루며 멀티태스킹과 전략 적용 장애 등 특정한 신경 심리학적 메커니즘을 이해하고자 하거나, 수행과 뇌구조를 연관시키려고 한다(Lezak et al., 2012). 예를 들어, Burgess와 동료들(Marcotte et al., 2006, 2010)은 MET와 접목시켜서 '기능에서 개념으로' 연구하였다. 즉, 기능적 수행 측면에서 과제 수행과 관련된 신경학적 메커니즘을 역추적하고자 하였다(Burgess et al., 2006).

이에 반해, 작업치료사들은 기능적 수행을 돕기 위한 방안을 찾기 위해 실생활의 수행 과제들을 어떻게 분석해야 하는지를 결정하는, 수행기반 검사를 사용하고, 보다 관찰이 용이한 보편적인 과정들(예: 계획 수립, 자발적 착수, 정리, 순서화하기 등)을 사용한다. 이렇게 실생활 수행 중심 관점은 작업치료사들이 개발한 기능적 인지 개념의 핵심이다.

기능적 인지 수행기반 검사의 특징

기능적 인지 수행기반 검사는 단순하고 복잡한 모든 일상적인 활동의 수행을 인지 능력 측면에서 살펴보는 것을 목적으로 한다. 표준화된 방식은 **하향식**(top-down) **방식**이다. 이는 개인의 과제 수행능력을 직접 관찰하고 특정한 수행능력을 추론해 보는 것이다. 이는 특정한 인지 능력과도 관련될 수 있다(Al-Heizen et al., 2018; Baum & Katz, 2010; Douglas et al., 2007; Gillen, 2009). 이 평가에 들어가는 작업은 활동의 난이도를 다양하게 조정할 수 있는 것이다.

평가 과제는 전반적인 인지 과정(자발적 추진, 계획수립, 멀티태스킹 등)과 전략 사용을 평가할 수 있도록 구성되었다. 후자의 경우에는 기억력을 향상시키기 위한 암기법을 사용하는 등의 구체적인 인지 단계와 관련될 수도 있고, 보상 기술 등 전반적인 수행과 관련될 수도 있다. 새로운 문제 해결능력에 집중할 때도 종종 있는데, 일반적으로 만족스러운 수행에 이르는 데에는 한 가지 방법 이상이 동원되기도 한다. 기능적 인지 평가는 신체적 기술보다 인지적 기술에 더 중점을 두며, 목표 달성을 위해서는 다양한 정보의 통합 또는 다양한 행동의 순서화 및 두 가지 모두를 요구하기도 한다(Giles et al., 2017).

기능적 인지 능력은 사람들이 경험을 통해 쌓아가는 습관 및 루틴(스스로 만든 루틴 등)의 영향을 받는다. 특정 과제나 구성요소에 친숙도 및 비친숙도는 평가 방식마다 다르다. 많은 경우에 사용되는 특정 과제는 새로운 것일 수 있지만, 어떤 활동은 친숙할 수도 있다. 검사 결과를 해석할 때는 반드시 과제 친숙도를 고려해야 한다. 어떤 검사는 피검자로 하여금 해당 과제나 검사 환경에 얼마나 친숙한지 점수로 표시하라고 하기도 한다.

예를 들어, MET 검사를 하는 사람이 특정 검사 환경에 대한 친숙도에 점수를 매기라고 할 수 있다(병원, 쇼핑몰 등). ACLS 피검자의 경우, 유사한 과제를 수행한 경험을 물어볼 수도 있다. 어떤 사람은 재봉 기술에 익숙하지만, 바느질에 익숙하지 않은 사람들도 있다. EFPT 피검자(Baum et al., 2008)들은 파스타 요리를 해본 사람도 있지만, 관련 도구와 지시에 익숙하지 않은 사람들도 있다.

모든 경우에 있어서, 검사를 해석할 때 피검자들의 사전 경험이 독립성 수준의 결과에 영향을 줄 수 있으므로 고려되어야 한다(Morrison et al., 2013). 과제나 검사 환경에 보다 친숙한 경우, 실제 능력보다 더 좋은 결과가 나올 수도 있다. 어떤 피검자는 특정 과제를 지나치게 많이 알거나 친숙하거나 자주 접한 경우, 과제를 잘 수행할 수 있다고 과신하는 것을 자제해야 할 때도 있다(Reason, 1990). 이때 친숙함은 방해가 될 수도 있다. 이 때문에 대상 작업 유형 구성은 기능적 인지 평가의 핵심 요소라 할 수 있다. 적절한 검사 방법을 선정하고 수행 결과를 잘 해석하는 것이 중요하다(5장 참조).

메타인지(metacognition), 자기인식 또는 인지적 강점의 규정 또한, 수행할 작업 내용을 구성하는데 중요한 요소로 여겨진다. 사전 경험을 통해 개인 인지 부문의 강점(또는 부족한 점)에 대한 자기인식을 **지적 자기인식**(intellectual self-awareness)이라고 한다(Toglia, 2018b; Toglia & Kirk, 2000). 이는 전반적인 기능과 관련된 보편적인 인식이며, 개인의 전략 사용에 기여하는 것이라 볼 수 있다. 평가 과제가 요구하는 것을 정확하게 파악하는 능력이나 진행 중인 과제 수행을 예측, 모니터링 및 통제하는 능력을 **온라인 자기인식**(online self-awareness)이라고 한다(Toglia, 2018b; Toglia & Kirk, 2000). 많은 기능적 인지 수행기반 검사는 인지에 대한 자기인식 및 수행 오류에 대한 실제 생활에서 자기인식 모두를 그려낸다.

작업치료사들은 피검자들로 하여금 평가 과제를 수행하기 전과 후에 과제의 난이도를 점수로 매겨서 지적 및 온라인 자기인식을 평가할 수 있다. 피검자들이 강점이 있는 과제를 쉽다고 여길 때, 전략을 덜 사용하는 경향이 있다. 어떤 기능적 인지 방법은 전략 사용에 대한 점수를 부여하기도 하고, 어떤 방법은 전략 사용 여부를 인터뷰를 통해 추후 확인하되 점수에 반영하지 않는 경우도 있다.

복잡성(complexity) 또한 검사 도구를 사용하거나 심층 평가를 할 경우, 기능적 인지 방법의 핵심 요소이다. 복잡한 과제란 다양한 정보원을 통합하고, 익숙하지 않은 여러 단계의 행동을 거쳐 문제 해결능력을 발휘해야 하는 과제를 말한다. 치료사들은 평가 척도를 조정하거나 진행 요건을 변경시켜서 난이도를 조정할 수 있다. 평가 척도에는 다음과 같은 것이 포함된다.

- 과제와 하위 과제 수의 증가 및 감소
- 피검자와 검사자 사이의 상호작용 여부(지시 및 규칙 조정)
- 검사 자극들
- 검사 환경들

이러한 척도를 어느 정도로 변화시켜 줄 것인지는 검

사의 목적과 맥락, 임상적 설정, 피검자의 특징 등에 따라 다르다. 평가가 복잡해지면 과제를 수행할 때의 정보처리 과정, 즉 **인지 부하**(cognitive load)에 영향을 미친다. 과제의 복잡성 및 인지 부하(과제에 필요한 인지적 요구량)는 개인이 전략을 효과적으로 사용하는 능력에 영향을 미친다(Toglia, 2018a). 인지 과부하가 걸리면 전략 사용에 차질이 생길 수 있다.

검사자가 지시사항이나 순서화, 구조 등을 수정함으로써 난이도 및 인지 부하를 어떻게 변화시키는지에 따라 다양한 수행기반 검사를 비교할 수 있다. 검사를 더 복잡하게 하려면, 초기에 제공하는 정보 유형이나 양을 조정할 수 있는데, 이렇게 하면 피검자가 해당 정보의 과제를 수행하는 동안 새롭게 들어오는 정보와 함께 초기 정보를 계속 기억하고 있어야 한다(멀티태스킹). 예를 들어, PASS(자기관리 기술 수행 평가) 약 복용 관련 지시는 순차적으로 제공되므로 인지 부하가 비교적 적고 덜 복잡한 과제인 반면, 주간 계획 활동(Weekly Calendar Planning Activity, WCPA; Toglia, 2015)이나 MET (Chisholm et al., 2014) 검사의 경우는 보다 복잡한 과제라고 할 수 있다.

WCPA와 MET 모두 과제의 요구사항이 초기에 주어져서 피검자가 반복적으로 기억해야 하고, 어떤 경우에는 또 다른 과제와 함께 해야 할 때도 있다(Morrison et al., 2013; Toglia, 2015). 이 경우, 피검자가 스스로 계획해야 하는 요구가 더 커진다. 예를 들어, WCPA 과제 수행을 잘 하려면 '정해진' 일정을 수행해야 하는데, 이때 검사 지시사항의 안내 없이 전략을 기억하고 적용시켜야 한다.

이러한 '구성'의 연속선상에서 어떤 수행기반 검사는 대부분의 서면 검사에 있는 일관된 구성을 줄여서 만들기도 한다. 그 결과 정형화가 덜 된 검사는 실제 생활의 기능적 측면을 더 고차원적으로 평가할 수 있다(Chaytor et al., 2006). 정형화가 최소화된 수행기반 검사는 피검자가 스스로 계획하고 구성해야 하는 부분이 많은 검사로서, IADL 유형(Bottari et al., 2009, 2010), MET (Morrison et al., 2013; Shallice & Burgess, 1991) 등이 있다. 근거에 따르면, 몇몇 대상군이 과제를 수행할 때, 고차원적 과제 수행 시 전략 사용도 증가된다고 나타났다(Bottari, Wai Shun, et al., 2014; Tomaszewski Farias et al., 2018).

또한 치료사들은 평가 규칙을 조정하여 과제 수행에 제한을 가하고 더 어렵게 만듦으로써 인지 부하를 늘릴 수도 있다. 대부분의 검사 규칙은 익숙하고 자연발생적이며 검사 활동 내 암묵적으로 합의된 요건이 있어, 특정 행동을 억지로 하도록 요구하지는 않는다. 하지만, 어떤 규칙에 제한적 요소를 추가하거나(예: 검사자에게 말을 걸지 말 것), 억제가 필요한 익숙하지 않은 규칙을 추가함으로써 검사 수행을 어렵게 할 수도 있다(예: MET 과제에서 여러 가지 물건을 구입하되 같은 상점에 두 번 들어가지 못하게 하는 등; Morrison et al., 2013; Shallice & Burgess, 1991). 이러한 경우 과제를 잘 수행하려면 피검자는 검사 활동 동안 의식적으로 규칙에 따라 억제 행위 및 여러 가지 규칙을 통합적으로 잘 적용해야 하므로, 인지 부하가 늘어나게 된다.

수행기반 검사에서 과제의 복잡성에 영향을 주는 또 다른 요인은 검사자가 피검자와 상호작용하는 정도를 조정하는 것이다. 과제가 순차적으로 주어지면 검사 자와 많은 상호작용을 할 수 있지만, 좀 더 복잡한 평가 방식이 되려면 검사자와의 소통을 제한할 수도 있으며, 심지어 검사자에게 말을 거는 것을 금지하는 특정 조항을 만들 수도 있다(예: WCPA, MET). 이 규칙을 어길 경우, 감점하기도 한다. 검사자가 피검자에게 질문을 하는 등 의도를 가지고 말을 걸어서 규칙을 어기게 유도할 수도 있다. 이 전략의 의도는 피검자가 억제할 행동을 얼마만큼 잘 기억해서 규칙을 어기는 모습을 보이는지를 평가하는 것이다(예: WCPA).

평가에 사용하는 재료를 이용하여 검사의 복잡성을 높이거나 낮출 수도 있다. 피검자에게 매일 사용하는 장비를 일상생활과 연결된 활동으로 하라고 한다(예: AMPS). 대부분의 검사가 검사 배터리나 키트에 포함된 표준화된 재료를 사용하지만, 어떤 경우 표준화된 평가 도구와 일상생활 도구를 조합하기도 한다(예: PASS 약 복용 관련 과제의 경우, 본인이 복용하는 약을 사용하기도 하고, 임상용으로 검사 시 주어지는 약을 복용하기도 한다).

특정 도구에 익숙한 지 여부는 기존의 지식 체계(자주 접한 패턴과의 유사성, 수행 빈도 등)가 환경과 상호작용을 하기에 과제 수행에 방해가 되기도 하고 도움이 되기도 한다. 예를 들어, 익숙하지 않은 조리 도구, 장소 및 기구로 요리 과제를 수행하면 기능적 인지력이 낮은 사람의 경우, 본인의 주방에서 익숙한 도구로 같은 요리 과제를 수행할 때보다 인지 부하가 증가된다. 이렇게 익숙한 정도에 따라 과제 수행에 많은 영향을 받을 수 있다(Toglia, 2018a).

기능적 인지 평가는 인지 부하를 늘리기 위한 환경 조정을 얼마나 하는지에 따라 다양해질 수 있다. 안정적인 검사 환경을 만들면 부하를 줄일 수 있다. 예를 들어, 어떤 검사는 피검자가 기존의 신경 심리 검사처럼 계속 앉은 자세로 과제를 수행하도록 한다. 이렇게 하면 인지처리 능력의 요구사항이 줄어들 수 있다.

어떤 방식은 방이나 주방 등(예: PASS cooking task, EFPT cooking task) 정해진 장소에서 약간의 움직임을 요구하기도 한다. 어떤 검사는 병원 로비나 쇼핑센터 등 좀 더 범위가 넓은 장소(아는 곳 또는 모르는 곳)를 선정해서 피검자가 움직이면서 상점 직원 등(MET 검사의 경우 물건을 살 때, IADL 유형의 경우 슈퍼에 가는 것) 타인과 소통을 하도록 한다. 이러한 경우 예측 불가능한 사회적 요소가 검사의 일부가 되어 이에 적응해야 하는 과정이 포함된다. 이러한 새롭고 예측 불가능한 상황에 대처하는 능력은 지역사회에서 독립적으로 살아가는데 매우 필요한 것이다(Toglia, 2018a).

시의적절한 수행은 대부분의 심리학 평가에서 반영되는 변수지만, 대부분의 수행기반 기능적 인지 검사에서는 과제를 늦게 한다고 벌점을 주지는 않는다. 평가의 목적은 처리 속도 자체보다는 안전성이나 독립적 수행능력을 평가하는 경우가 많다. 과제 수행의 효율성을 측정하는 과정에서 과제 수행 시간을 기록하고 포함시킬 수는 있지만, 이것은 부차적 요소로 수행능력의 주된 평가 척도가 되지는 않는다[**수행 효율성**(performance efficiency)이란 검사 완료 시간과 함께 시간 내에 몇 가지 활동을 정확하게 수행했는지를 측정하는 것이다. MET의 경우 방문한 장소, 횟수(수정됨), 적절한 또는 우수한 수행을 측정하는데 두 가지 요소를 통합하여 고려함; Toglia, 2015].

그러나 어떤 기능적 인지 평가는 진단 그룹의 특성에 따라 시간을 기록하기도 한다. 예를 들어, 경미한 신경 인지 장애가 있는 사람의 경우, 수행 속도가 느려지는 문제가 발생한다(Tuokko et al., 2005; Wadley et al., 2008). 즉 치료사가 특정 기능을 수행할 때 '구체적인 기능적 장애 요소'가 시간이 지나치게 걸리는 유형임을 밝힐 수 있다(Belchior, Holmes, et al., 2015, p.7).

많은 수행기반 기능적 인지 검사의 변수로서 수행 기술의 평가가 있다. 수행기반 검사의 역동적인 특성으로 인해 피검자는 최상의 수행 결과를 얻으려면 자주 동작과 인지 과정을 동시에 적용해야 한다. 계획을 수립하는 등의 인지 습관 및 루틴 또한 수행 기술 평가의 일부분을 이룬다. 예를 들어, 어떤 사람은 평생 동안 특정한 일을 완료하기 전에 늘 확인하는 습관을 길러왔을 수도 있다.

능력을 평가함에 있어 수행기반 기능적 인지 검사에 사용하는 접근법 두 가지는 종류별 접근법과 정도 차이로의 접근법이 있다(Streiner et al, 2015). 종류별 접근법은 과제 수행별로 측정치에 따라 정확히 수행했는지 여부를 답하여 총수를 체크하는 비교적 간단한 방법이다. 수행을 했는지 안했는지, 틀렸는지 맞았는지를 취합하는 것이다.

정도 차이로의 접근법은 이와는 다른 정보를 제공하는데, 이는 러시아의 심리학자인 Lev Vygotsky가 1900년대 제시한 교육 및 발달 심리학 이론에서 기원을 찾을 수 있다(Holm & Rogers, 2008; Vygotsky, 2000). 정도 차이로의 접근법은 검사자가 상호작용을 하도록 요청한다. 즉, 검사자가 역동적-상호작용 평가 접근법을 사용하는데, 과제 수행이 막히는 경우, 피검자에게 표준화된 단서를 제공하여 성공적으로 과제를 완수하도록 돕는 것이다. 작업치료사들은 **역동적-상호작용 평가**(dynamic-interactive assessment)를 수행할 때, 클라이언트가 도움 없이 수행할 수 있는 현재의 능력을 측정하고, 수행능력을 높이기 위해 단계적으로 필요한 도움을 제공한다. 따라서 현재의 인지 손상 현황을 감안하여 최상의 수행 결과를 이끌어낼 수 있는 도움의 요건과 유형을 정할 수 있다(Chisholm et al., 2014; Holm & Rogers, 2008).

이러한 정도 차이로의 접근법은 손상의 정도와 적절한 수행을 위해 필요한 지원의 정도에 관해 더 많은 정보를 제공한다(Chisholm et al., 2014; Holm & Rogers, 2008). 그러나 이 접근법은 기능적 수행능력이 계속적으로 발전하는 것이라는 견해를 가졌으며 검사자의 뛰어난 기술을 요구한다(7장 참조). 또한 종류별 접근법보다 점수를 측정하는 과정이 더욱 복잡하다.

어떤 평가는 이러한 역동적 평가 접근 방식에서 한걸음 더 나아가 개인의 효과적인 피드백 사용능력을 평가하기도 한다. 예를 들어, PASS 약 복용 관련 과제 검사 시 피검자가 알약통에서 알약을 분류하는 과정을 두 번 실시하도록 한다. 첫 번째 분류 과정 이후 검사자가 단서를 제시하고, 두 번째 분류 과정에서 어떤 진전이 있었는지를 관찰하는 것이다.

Toglia(2015)는 WCPA 검사에서 다른 방법을 사용하였다. 평가는 표준 양식으로 제시된다. 그리고 평가 이후 인터뷰를 하여 추가적인 발견(전략 사용이나 자기인식에 대해 조사)을 이끌어내거나, 피검자가 검사 요건을 완수하기 위해 사용했을 다양한 전략에 대해 알아보는 방법을 취한다. 치료사는 이후 추가 검사를 시행하여 종전의 경험 및 인터뷰를 통해 이끌어낸 지식의 결과와 수행 결과에 어떤 변화가 있는지를 조사할 수 있다. Morrison(2013)은 MET 검사 수행과 관련하여 열린 질문을 통해 새로운 사실들이 평가 이후에 어떤 치료 효과가 있는지를 밝히고 있다. 추가적 형식의 평가를 반복하면, 대응 전략을 어떻게 수정하고 통합하는지를 평가할 수 있다(Toglia, 2018a).

수행기반 기능적 인지 측정 방법은 검사 또는 심층 평가에 사용될 수 있다(6장 참조). 수행기반 검사 도구는 특정 개인이 작업수행에 심각한 저해가 되는 기능적 인지 손상 위험이 낮은지 높은지를 알아보기 위한 것이다(Sedgwick, 2014). 이는 평가 대상군 및 평가 목적에 따라 방법을 선정하고(5장 참조), 이것이 검사의 난이도나 평가 접근 전반에 반영되는 것이다.

Hartman–Maeir, Katz, Baum(2009)의 연구는 인지 손상 클라이언트에 대해 실질적이고 복합적인 접근법을 제공한다. 인지–기능 평가(Bar–Haim Erez & Katz, 2018; HartmanMaeir, Katz, & Baum, 2009; 4장 참조) 방식은 작업치료사가 여러 가지 평가 과정을 합하여 개인의 일상생활 전반의 기능–인지 수행 능력을 포괄적으로 평가하고자 하는 것이다.

많은 수행기반 측정 방식은 작업수행의 특정한 이론적 개념화 과정을 거쳤으며, 평가의 결과는 이 이론의 틀 내에서 해석되고, 그에 따라 중재를 하게 된다. 예를 들어, 인지 수행 검사(Burns, 2018; 14장 참조)는 작업수행의 맥락에서 인지 저하에 관한 이론적 정보를 제공하고, 능력의 측정 단계가 검사 결과를 해석하는데 사용된다.

기능적 인지에서 중재 과정은 활동 요구사항 및 평가 대상자의 생애적 맥락을 반영하여 결정된다. 그리고 지원의 필요성을 결정할 때, 자기인식 정도 및 학습과 변화의 가능성이 주된 영향을 준다. 클라이언트의 세계에서도 다른 사람이 도움을 제공할 수 있다(예: 치매 클라이언트와 동거하는 사람이 환경을 바꾸고 과제를 설정할 수 있는 협업을 제공). 중재를 할 때, 기능적 인지 손상을 입은 클라이언트에게 항상 직접하는 것은 아니다(Jensen & Padilla, 2017).

기능적 인지 평가 시 주요 관찰사항들

기능적 인지는 모든 사람들이 가지고 있는 요소이다. 다른 기술과 요인에서 관찰되는 능력의 범위처럼 기능적 인지에는 지속성이 있다. 어떤 사람들은 진단 및 발달과정에 따라 루틴 활동에서 벗어난 상황이나 변화에 대처하는 능력이 떨어지는 문제를 보인다. 또 어떤 사람들은 자기인식이 강하고 스스로 계획하고 적응하는 능력이 뛰어나며, 새로운 요구사항이나 인지 부하가 높은 과제도 잘 수행하는 능력이 있다. 기능적 인지를 평가하는 동안 사람들이 보여주는 행동 양상에 대해 다음과 같이 논의하고자 한다.

수행기반 기능적 인지 검사는 목표 지향적 행동을 평가한다. 가장 기본적인 수준의 평가 방식은 목표가 무엇인지 설명하고, 피검자로 하여금 목표 달성을 위해 어떤 행동을 수행하도록 요구하는 것이다. 이렇게 제시된 추상적 · 구체적 목표나 결과에 대해 이해하는 능력이 필요하다. 목표 달성을 위해 필요한 인지 과정은 추상적 개념화 과정에서 명확한 일련의 행동을 발전시킨다.

작업치료사는 피검자가 목표를 포함한 과제의 요구사항 범위를 이해하는지를 관찰한다. 피검자가 계획을 수립하여 따라가는지, 계획은 적절히 수립되었는지 평가할 수도 있다. 기존 학습된 행동으로 인해 새로 의도한 행동을 하지 못하는 '경로이탈'의 상황은 없는지도 관찰한다. 또한 피검자가 수행 오류를 범하면 검사자는 피검자가 오류를 인지하고 주어진 단서에 반응하여 정정하는 능력이 있는지를 평가한다.

검사 동안 기능적 인지 손상 클라이언트들은 다음과 같은 특징을 보일 수 있다.

- 목표 이해 실패: 피검자가 의도한 목표를 잘 이해하지 못하면 작업을 수행하는 과정도 이해하지 못하는 상황이 발생한다. 이때 피검자는 목표 지향적 행동을 보이지 못하고 행동 자체에만 치중하는 경향을 보인다.
- 계획 수립 실패: 피검자가 여러 가지 행동에 참여할 때 계획을 수립하지 않은 채 충동적으로 한다. 지시를 듣고 따르지 못했기 때문에 과제 수행 결과와 관련된 과제 매개 변수를 이해하지 못한다.
- 과제의 지나친 단순화: 피검자가 과제의 핵심 요소를 단순, 누락, 생략하여 적절히 대응하지 못한다. 따라서 적절한 과제 수행에 필요한 과제 매개 변수를 무시하게 된다.
- 오류 인지 및 모니터링 실패: 피검자가 행동을 하면서 의도한 과제 결과를 위해 잘 따라가고 있는지 자가점검하지 않는다. 즉, 목표에 부합하지 않은 행동을 지속하거나 원래 본인이 수립한 계획에서 이탈하면서도 오류를 인지하거나 수정하지 않은 채 과제가 완료되었다고 간주한다.
- 오류를 인지하나 스스로 교정 실패: 피검자가 오류를 범했다는 단서를 받고서도 정정하기를 '거부'할 때가 있다(주로 정정할 능력이 부족해서). 정정을 위한 도움을 받고서도 저항할 때도 있다.
- 계획은 잘 세우나 집행능력 부족으로 인한 과정이탈(주로 미리 학습된 행동패턴 유지): 피검자가 과제의 주요 과정을 따라가지 못하고 필요한 정보 및 단계를 놓치거나 첫 번째 단계에서 다음 단계로 넘어가지 않고 순서가 뒤죽박죽이 되는 경우 등이 있다. 이것은 목표에 대해 꾸준히 인지하는 능력이 부족함을 보여주는 것이다.
- 과제 복잡성에 대한 거부반응: 과제의 요구사항에 압도되어 과제 결과 및 수행의 정확성에 충분히 주의를 기울이지 않은 채 성급하고 꼼꼼하지 못한 접근을 하게 된다(인지 부하에 압도되어 과제 수행을 거부하는 형태).

가끔 정확한 수행을 위해 새로운 자극이나 정보를 이용해야 한다. 어떤 사람들은 이러한 새로운 상황에 적절하게 대처하지 못하거나 기존에 학습한 것이나 몸에 배인 루틴으로 모면하려고 한다. 또한 자신만의 자원을 검사 환경에 추가하기도 한다(예: 피검자가 본인의 스케줄을 WCPA에 임의로 넣거나, ACLS 검사에서 코르도반 가죽 바느질을 일반 이불 바느질로 바꾸어 진행하는 등). 이는 일상적인 활동에 참여할 경우, 기존에 학습된 기술과 습관에 의존할 수 있다. 또한 새로운 환경과 상황에서 직면하는 변화에 적응하는 능력이 부족하다.

평가 과제를 잘 수행하는 행동을 보면 메타인지, 적절한 계획 수립, 특정한 목표 달성에 요구되는 행동 및 이행을 위해 지속적으로 전략을 사용하고 있는지를 알 수 있다(Toglia, 2018b). 과제 수행을 잘하는 사람들에서 관찰되는 특징은 다음과 같다.

- 질문을 명료하게 한다.
- 대처를 하기 전에 계획을 수립하는 시간을 갖는다.
- 지시사항을 확인하고 재확인한다.
- 과제 수행을 하면서 중간에 요구사항 달성 현황을 점검한다.

새로운 과제 요구 및 새로운 환경에 적응하는 능력이 손상되었음에도 불구하고, 기능적 인지가 손상된 사람들은 어느 정도 일상적인 활동에 참여할 수 있다. 사람들은 매우 비효율적이지만 여전히 과제에 직면하면 '무엇인가 하는' 모습을 보인다. 어떤 사람들은 자신의 한계로 인한 문제점을 인지하지 못한다. 사실 경도 손상을 정상으로 간주하는 사람들도 있다. 개인의 생애 역할과 기대치에 따라 약간의 손상은 본인과 가족에게 사회 생활하는데 장애 요소로 여겨지지 않을 수도 있다. 개인에게 요구되는 기능적 인지 수준은 생애 역할에 따라 크게 좌우된다. 따라서, 작업치료사들은 기능적 인지 평가의 맥락과 목적이 무엇인지 파악하는 것이 중요하며, 그에 따라 선택되는 평가 방식은 달라져야 한다.

예를 들어, 이동에 도움이 필요한 사람에게 MET 검사는 요구사항을 이해하기 적절하지 않을 수 있다. 평가 방식은 관련 작업수행이 피검자에게 맞는 것인지 알아야 한다. 음식을 스스로 만들 수 있는지 또는 약을 복용할 때 도움이 필요한지 등을 고려해야 한다. 이러한 기술을 수행하는데 필요한 기능적 인지를 평가하려면, PASS 또는 EFPT 등이 적절하다.

기능적 인지의 미래

기능적 인지는 연령적으로 충분히 발달한 구조를 뜻하며, 작업치료의 내적 · 외적 요소를 융합하여 기능적 인지가 손상된 개인의 작업 수행을 강화하기 위한 작업의 독특한 접근을 뒷받침한다. 국제적으로, 정부 기관은 점점 더 클라이언트 중심 관리를 시행하고 있으며, 기능적 인지를 이해하는 것은 이러한 개인을 지원하기 위한 복지의 정당성을 지지해 줄 것이다. 의료서비스 보험급여 지급 관행이 점차 바뀌고 있다. 변화의 방향은 개인별로 양질의 결과를 얻도록 지원하고, 치료사가 치료를 해주는 기존 모델에서 벗어나는 쪽으로 가고 있다.

연구를 통해 밝혀진 것은 기능적 인지 접근을 사용해 온 작업치료사들이 개인별 치료 결과를 향상시키는데 성공적이었다는 것이다. 예를 들어, Gitlin과 동료들(2010, 2018)은 치매 노인 클라이언트 및 돌봄자와 협력하여 특정 기능적 인지 접근법으로 여러 가지 활동을 독려하고, 돌봄자의 심신건강 향상을 위한 치료 활동을 하였다. 피검자들은 요양원에 의지할 수밖에 없도록 하는 행동 양상이 줄어들었고, ADL 및 IADL 수행이 개선되었으며, 돌봄자의 심신 건강도 향상되었다. 미국의 보고서에 따르면, 비용 측면에서 병원 재입원이 줄어든 의료서비스 분야는 작업치료가 유일하였다(Rogers et al., 2017).

2014년 미국에서는 급성기 이후 치료 관련 사회보장제도법(Medicare Post-Acute Care Transformation Act)을 개선하고자 힘썼고, 미국보험청(Centers for Medicare and Medicaid Services, CMS)에서는 데이터 수집 과정을 개선하려고 노력했다. 또한 AOTA(미국작업치료협회)는 CMS와 협력하여 경도 손상 클라이언트 중 병원 재입원 가능성이 높은 사람들을 파악하는 도구를 개발하려고 한다. 주요 목적은 작업치료사들이 이들에게 필요한 의료서비스를 제공하는 것이다(Giles et al., 2017; 3장 참조).

AOTA는 2015년 이래로 기능적 인지를 연구의 우선순위로 정해 놓고 있으며(AOTA, 2017), 미국의 작업치료 교육인증위원회(Accreditation Council for Occupational Therapy Education; 2012, 2018)에서는 기능적 인지를 교육 표준에 추가하여 작업치료 훈련 프로그램에서 기능적 인지를 교과목으로 다룰 것을 의무화하고자 했다. 국내 및 국제 작업치료 관련 회의에서도 기능적 인지를 주제로 많은 발표가 이루어지고 있으며, 최근 작업치료사들을 대상으로 한 설문조사에서는 기능적 인지 평가가 치료사들의 평가 능력을 측정한다는 것을 시사하고 있다(J. Furniss, personal communication, August 13, 2018).

결론

기능적 인지는 작업치료라는 전문적 분야에서 깊은 역사적 뿌리가 있는 여러 가지 개념을 종합한 결과라고 할 수 있다. 이 책에서 다루는 많은 원칙과 실습들은 다른 분야에서도 적용되고 있으나, 이들의 종합적인 결과물은 평가와 중재에 대한 작업치료만의 독특한 접근 방식을 대표한다. 평가는 사람들이 기능적 과제에 어떻게 접근하는지를 관찰하는 방식으로 진행되며, 중재는 개인의 요구에 맞게 제공하기 위해 ADL과 IADL 수행을 직접 다루게 된다.

기능적 인지의 핵심은 작업수행 장애는 인지 재활이

라는 간접적 방식이 아닌 직접적 접근이 필요하다는 것이다. 인지 재활이란 인지 과정이 정신적인 근육과 유사하다는 가정하에 실시되는 간접적인 방식이다. 인지를 직접 다루는 중재를 하면, 뇌영상 촬영 방법과 치료실 기반의 검사에서 치료 효과를 평가할 수 있음에도 불구하고 근거 자료에 따르면 이러한 접근법의 작업수행 개선의 효과는 크지 않았다(AOTA, 2019; Bahar-Fuchs et al., 2013; Toglia, 2018b). 전문의료인들 사이에서는 이보다는 전략과 훈련 기술을 가르치고 환경을 바꾸면서 작업수행을 개선하는 중재 방식이 보다 많은 관심을 받고 있다 (AOTA, 2019; Padilla, 2011).

마지막으로, 기능적 인지 접근을 사용하는 것은 인지 손상 클라이언트를 폄하하는 현상을 감소시킬 수 있다. 인지 손상 클라이언트도 신체 손상 클라이언트와 마찬가지로 적절한 작업수행을 할 수 있도록 전략을 세우고 환경 지원을 해주면 수행이 가능하다는 것이다. 이는 치료사들이 모든 사람을 위한 '보편적 인지 접근'을 제공하는 방법을 보다 잘 이해할 수 있게 도와준다. 기능적 인지 접근은 활동에 참여를 하려는 모든 사람들에게 타당한 접근 방법이다.

References

Accreditation Council for Occupational Therapy Education. (2012). 2011 Accreditation Council for Occupational Therapy Education (ACOTE®) standards. *American Journal of Occupational Therapy, 66*(6, Suppl.), S6–S74. https://doi.org/10.5014/ajot.2012.66S6

Accreditation Council for Occupational Therapy Education. (2018). 2018 Accreditation Council for Occupational Therapy Education (ACOTE®) standards and interpretative guide (effective July 31, 2020). *American Journal of Occupational Therapy, 72*(Suppl.2), 7212410005. https://doi.org/10.5014/ajot.2018.72S217

Alderman, N., Burgess, P. W., Knight, C., & Henman, C. (2003). Ecological validity of a simplified version of the Multiple Errands Shopping Test. *Journal of the International Neuropsychological Society, 9*, 31–44. https://doi.org/10.1017/S1355617703910046

Al-Heizen, M. O., Giles, G. M., Wolf, T. J., & Edwards, D. F. (2018). The construct validity of a new screening measure of functional cognitive ability: The Menu Task. *Neuropsychological Rehabilitation*, e-published ahead of print. https://doi.org/10.1080/09602011.2018.1531767

Allen, C. K. (1982). Independence through activity: The practice of occupational therapy (psychiatry). *American Journal of Occupational Therapy, 36*, 731–739. https://doi.org/10.5014/ajot.36.11.731

Allen, C. K. (1985). Occupational therapy for psychiatric diseases: Measurement and management of cognitive disabilities. Boston: Little, Brown.

Allen, C. K., & Allen, R. E. (1987). Cognitive disabilities: *Measuring the social consequences of mental disorders. Journal of Clinical Psychiatry, 48*, 185–190.

Allen, C. K., Austin, S. L., David, S. K., Earhart, C. A., McCraith, D. B., & Riska-Williams, L. (2007). *Manual for the Allen Cognitive Level Screen-5 (ACLS-5) and Large Allen Cognitive Level Screen-5 (LACLS-5)*. Camarillo, CA: ACLS & LACLS Committee.

Allen, C. K., Earhart, C. A., & Blue, T. (1992). *Occupational therapy treatment goals for the physically and cognitively disabled*. Rockville, MD: AOTA Press.

American Occupational Therapy Association. (2014). Occupational therapy practice framework: Domain and process (3rd ed.). *American Journal of Occupational Therapy, 68*(Suppl. 1), S1–S48. https://doi.org/10.5014/ajot.2014.682006

American Occupational Therapy Association. (2017). *Role of occupational therapy in assessing functional cognition*. Retrieved from https://www.aota.org/Advocacy-Policy/Federal-Reg-Affairs/Medicare/Guidance/role-OT-assessing-functional-cognition.aspx

American Occupational Therapy Association. (2019). Cognition, cognitive rehabilitation, and occupational performance. *American Journal of Occupational Therapy.*

Arnadottir, G. (1990). *Brain and behavior: Assessing cortical dysfunction through activities of daily living (ADL)*. St. Louis: Mosby.

Arnadottir, G. (2011). Impact of neurobehavioral deficits on activities of daily living. In G. Gillen (Ed.), *Stroke rehabilitation: A function-based approach* (3rd ed., pp. 456–500). St. Louis: Elsevier/Mosby.

Aubin, G., Chapparo, C., Gelinas, I., Stip, E., & Rainville, C. (2009). Use of the Perceive, Recall, Plan and Perform System of Task Analysis for persons with schizophrenia: A preliminary study. *Australian Occupational Therapy Journal, 56*, 189–199. https://doi.org/10.1111/ j.1440-1630.2007.00725.x

Bahar-Fuchs, A., Clare, L., & Woods, B. (2013). Cognitive training and cognitive rehabilitation for mild to moderate Alzheimer's disease and vascular dementia. *Cochrane Database of Systematic Reviews, 6*, CD003260. https://doi.org/10.1002/14651858. CD003260.pub2

Bar-Haim Erez, A., & Katz, N. (2018). Cognitive Functional Evaluation. In N. Katz & J. Toglia (Eds.), *Cognition, occupation, and participation across the lifespan: Neuroscience, neurorehabilitation, and models of intervention in occupational therapy* (4th ed., pp. 69–85). Bethesda, MD: AOTA Press.

Baum, C. M., Connor, L. T., Morrison, T., Hahn, M., Dromerick, A. W., & Edwards, D. F. (2008). Reliability, validity, and clinical utility of the Executive Function Performance Test: A measure of executive function in a sample of people with stroke. *American Journal of Occupational Therapy, 62*, 446–455. https://doi.org/10.5014/ajot.62.4.446

Baum, C., & Edwards, D. F. (1993). Cognitive performance in senile dementia of the Alzheimer's type: The Kitchen Task Assessment. *American Journal of Occupational Therapy, 47*, 431–436. https://doi.org/10.5014/ajot.47.5.431

Baum, C. M., & Katz, N. (2010). Occupational therapy approach to assessing the relationship between cognition and function. In T. D. Marcotte & I. Grant (Eds.), *Neuropsychology of everyday functioning* (pp. 63–90). New York: Guilford.

Baum, C. M., Morrison, T., Hahn, M., & Edwards, D. F. (2003). *Executive Function Performance Test: Test protocol booklet*. St Louis: Washington University School of Medicine.

Belchior, P., Holmes, M., Bier, N., Bottari, C., Mazer, B., Robert, A., & Kaur, N. (2015). Performance-based tools for assessing functional performance in individuals with mild cognitive impairment. *Open Journal of Occupational Therapy, 3*(3). https://doi.org/10.15453/2168-6408.1173

Belchior, P., Korner-Bitensky, N., Holmes, M., & Robert, A. (2015). Identification and assessment of functional performance in mild cognitive impairment: A survey of occupational therapy practices. *Australian Occupational Therapy Journal, 62*, 187–196. https://doi.org/10.1111/1440-1630.12201

Bier, N., Belchior, P. C., Paquette, G., Beauchemin, E., Lacasse-Champagne, A., Messier, C., . . . Bottari, C. (2016). The Instrumental Activity of Daily Living Profile in aging: A feasibility study. *Journal of Alzheimer's Disease, 52*, 1361–1371. https://doi.org/10.3233/JAD-150957

Bottari, C., Dassa, C., Rainville, C., & Dutil, E. (2009). The factorial validity and internal consistency of the Instrumental Activities of Daily Living Profile in individuals with a traumatic brain injury. *Neuropsychological Rehabilitation, 19*, 177–207. https://doi.org/10.1080/09602010802188435

Bottari, C., Dassa, C., Rainville, C., & Dutil, E. (2010). A generalizability study of the Instrumental Activities of Daily Living Profile. *Archives of Physical Medicine and Rehabilitation, 91*, 734–742. https://doi. org/10.1016/j.apmr.2009.12.023

Bottari, C., & Dawson, D. R. (2011). Executive functions and real-world performance: How good are we at distinguishing people with acquired brain injury from healthy controls? *OTJR: Occupation, Participation and Health, 31*(Suppl.), S61–S68. https://doi.org/10.3928/15394492-20101108-10

Bottari, C., Iliopoulos, G., Wai Shun, P. L., & Dawson, D. R. (2014). The clinical reasoning that guides therapists in interpreting errors in real-world performance. *Journal of Head Trauma Rehabilitation, 29*, E18–E30. https://doi.org/10.1097/HTR.0000000000000029

Bottari, C., Wai Shun, P. L., Dorze, G. L., Gosselin, N., & Dawson, D. (2014). Self-generated strategic behavior in an ecological shopping task. *American Journal of Occupational Therapy, 68*, 67–76. https://doi.org/10.5014/ajot.2014.008987

Brown, C. L., & Finlayson, M. L. (2013). Performance measures rather than self-report measures of functional status predict home care use in community-dwelling older adults. *Canadian Journal of Occupational Therapy, 80*, 284–294. https://doi.org/10.1177/0008417413501467

Burgess, P. W., Alderman, N., Forbes, C., Costello, A., Coates, L. M., Dawson, D. R., . . . Channon, S. (2006). The case for the development and use of "ecologically valid" measures of executive function in experimental and clinical neuropsychology. *Journal of the International Neuropsychological Society, 12*, 194–209. https://doi.org/10.1017/S1355617706060310

Burns, T. (2018). *Cognitive Performance Test (revised manual)*. Pequannock, NJ: Maddak.

Burns, T., McCarten, J. R., Adler, G., Bauer, M., & Kuskowski, M. A. (2004). Effects of repetitive work on maintaining function in Alzheimer's disease patients. *American Journal of Alzheimer's Disease and Other Dementias, 19*, 39–44. https://doi.org/10.1177/153331750401900109

Burton, C. L., Strauss, E., Bunce, D., Hunter, M. A., & Hultsch, D. F. (2009). Functional abilities in older adults with mild cognitive impairment. *Gerontology, 55*, 570–581. https://doi.org/ 10.1159/000228918

Chaytor, N., & Schmitter-Edgecombe, M. (2003). The ecological validity of neuropsychological tests: A review of the literature on everyday cognitive skills. *Neuropsychology Review, 13*, 181–197. https:// doi.org/10.1023/B:NERV.0000009483.91468.fb

Chaytor, N., Schmitter-Edgecombe, M., & Burr, R. (2006). Improving the ecological validity of executive functioning assessment. *Archives of Clinical Neuropsychology, 21*, 217–227. https://doi.org/ 10.1016/j.acn.2005.12.002

Chisholm, D., Toto, P., Raina, K., Holm, M., & Rogers, J. (2014). Evaluating capacity to live independently and safely in the community: Performance Assessment of Self-Care Skills. *British Journal of Occupational Therapy, 77*, 59–63. https://doi.org/10.4276/030802214X13916969447038

Clark, A. J., Anderson, N. D., Nalder, E., Arshad, S., & Dawson, D. R. (2017). Reliability and construct validity of a revised Baycrest Multiple Errands Test. *Neuropsychological Rehabilitation, 27*, 667–684. https://doi.org/10.1080/09602011.2015.1117981

Coster, W. J., Haley, S. M., Ludlow, L. H., Andres, P. L., & Ni, P. S. (2004). Development of an applied cognition scale to measure rehabilitation outcomes. *Archives of Physical Medicine and Rehabilitation, 85*, 2030–2035. https://doi.org/10.1016/j.apmr.2004.05.002

Dawson, D. R., Anderson, N. D., Burgess, P., Cooper, E., Krpan, K. M., & Stuss, D. T. (2009). Further development of the Multiple Errands Test: Standardized scoring, reliability, and ecological validity for the Baycrest version. *Archives of Physical Medicine and Rehabilitation, 90*(Suppl.), S41–S51. https://doi.org/10.1016/j.apmr.2009.07.012

Desai, A. K., Grossberg, G. T., & Sheth, D. N. (2004). Activities of daily living in patients with dementia: Clinical relevance, methods of assessment and effects of treatment. *CNS Drugs, 18*, 853–875. https://doi.org/10.2165/00023210-200418130-00003

Doble, S. E., Fisk, J. D., & Rockwood, K. (1999). Assessing the ADL functioning of persons with Alzheimer's disease: Comparison of family informants' ratings and performance-based assessment findings. *International Psychogeriatrics, 11*, 399–409. https://doi.org/10.1017/S1041610299006018

Donovan, N. J., Kendall, D. L., Heaton, S. C., Kwon, S., Velozo, C. A., & Duncan, P. W. (2008). Conceptualizing functional cognition in stroke. *Neurorehabilitation and Neural Repair, 22*, 122–135. https://doi.org/10.1177/1545968307306239

Douglas, A. M., Letts, L. J., Richardson, J. A., & Eva, K. W. (2013). Validity of predischarge measures for predicting time to harm in older adults. *Canadian Journal of Occupational Therapy, 80*, 19–27. https://doi.org/10.1177/0008417412473577

Douglas, A., Liu, L., Warren, S., & Hopper, T. (2007). Cognitive assessments for older adults: Which ones are used by Canadian therapists and why. *Canadian Journal of Occupational Therapy, 74*, 370–381. https://doi.org/10.2182/cjot.07.010

Earhart, C. A. (2006). *Allen Diagnostic Module: Manual* (2nd ed.). Colchester, CT: S&S Worldwide.

Farias, S. T., Mungas, D., & Jagust, W. (2005). Degree of discrepancy between self and other-reported everyday functioning by cognitive status: Dementia, mild cognitive impairment, and healthy elders. *International Journal of Geriatric Psychiatry, 20*, 827–834. https:// doi.org/10.1002/gps.1367

Fisher, A. G., & Jones, K. B. (2010a). Assessment of Motor and Process Skills: Vol. 1: *Development, standardization, and administration manual* (7th ed.). Ft. Collins, CO: Three Star Press.

Fisher, A. G., & Jones, K. B. (2010b). *Assessment of Motor and Process Skills: Vol. 2: User manual* (7th ed.). Ft. Collins, CO: Three Star Press.

Giles, G. M., Edwards, D. F., Morrison, M. T., Baum, C., & Wolf, T. J. (2017). Screening for functional cognition in postacute care and the Improving Medicare Post-Acute Care Transformation (IMPACT) Act of 2014. *American Journal of Occupational Therapy, 71*, 7105090010. https://doi.org/10.5014/ajot.2017.715001

Gillen, G. (2009). *Cognitive and perceptual rehabilitation: Optimizing function*. St. Louis: Elsevier/Mosby.

Gillen, G. (2013). A fork in the road: An occupational hazard? *American Journal of Occupational Therapy, 67*, 641–652. https://doi.org/10.5014/ajot.2013.676002

Giovannetti, T., Bettcher, B. M., Brennan, L., Libon, D. J., Burke, M., Duey, K., . . . Wambach, D. (2008). Characterization of everyday functioning in mild cognitive impairment: A direct assessment approach. *Dementia and Geriatric Cognitive Disorders, 25*, 359–365. https:// doi.org/10.1159/000121005

Gitlin, L. N., Arthur, P., Piersol, C., Hessels, V., Wu, S. S., Dai, Y., & Mann, W. C. (2018). Targeting behavioral symptoms and functional decline in dementia: A randomized clinical trial. *Journal of the American Geriatrics Society, 66*, 339–345. https://doi.org/10.1111/jgs.15194

Gitlin, L. N., Winter, L., Burke, J., Chernett, N., Dennis, M. P., & Hauck, W. W. (2008). Tailored activities to manage neuropsychiatric behaviors in persons with dementia and reduce caregiver burden: A randomized pilot study. *American Journal of Geriatric Psychiatry, 16*, 229–239. https://doi.org/10.1097/01.JGP.0000300629.35408.94

Gitlin, L. N., Winter, L., Dennis, M. P., Hodgson, N., & Hauck, W. W. (2010). Targeting and managing behavioral symptoms in individuals with dementia: A randomized trial of a nonpharmacological intervention. *Journal of the American Geriatrics Society, 58*, 1465–1474. https://doi.org/10.1111/j.1532-5415.2010.02971.x

Gold, D. A. (2012). An examination of instrumental activities of daily living assessment in older adults and mild cognitive impairment. *Journal of Clinical and Experimental Neuropsychology, 34*, 11–34. https://doi.org/10.1080/13803395.2011.614598

Hartman-Maeir, A., Harel, H., & Katz, N. (2009). Kettle Test-A brief measure of cognitive functional performance: Reliability and validity in stroke rehabilitation. *American Journal of Occupational Therapy, 63*, 592–599. https://doi.org/10.5014/ajot.63.5.592

Hartman-Maeir, A., Katz, N., & Baum, C. M. (2009). Cognitive Functional Evaluation (CFE) process for individuals with suspected cognitive disabilities. *Occupational Therapy in Health Care, 23*, 1–23. https://doi.org/10.1080/07380570802455516

Holm, M. B., & Rogers, J. C. (2008). The Performance Assessment of Self-Care Skills (PASS). In B. Hemphill-Pearson (Ed.), *Assessments in occupational therapy mental health* (2nd ed., pp. 101–110). Thorofare, NJ: Slack.

Improving Medicare Post-Acute Care Transformation Act of 2014, Pub. L. 113-185, 42 U.S.C. § 1305 et seq.

Jekel, K., Damian, M., Wattmo, C., Hausner, L., Bullock, R., Connelly, P. J., . . . Frolich, L. (2015). Mild cognitive impairment and deficits in instrumental activities of daily living: A systematic review. *Alzheimer's Research and Therapy, 7*, 17. https://doi.org/10.1186/s13195-015-0099-0

Jensen, L., & Padilla, R. (2017). Effectiveness of environment-based interventions that address behavior, perception, and falls in people with Alzheimer's disease and related major neurocognitive disorders: A systematic review. *American Journal of Occupational Therapy, 71*, 7105180030. https://doi.org/10.5014/ajot.2017.027409

Jonas, C., Schiffczyk, C., Lahmeyer, C., Mueller, F., & Riepe, M. W. (2011). Staging dementia using proxy-reported activities of daily living. *Dementia and Geriatric Cognitive Disorders, 32*, 111–117. https://doi.org/10.1159/000331420

Katz, N. (2006). *Routine Task Inventory-Expanded (RTI-E) manual*. Retrieved from http://www.allen-cognitive-network.org/images/stories/pdf_files/rtimanual2006.pdf

Labi, M. L. C., Brentjens, M., Shaffer, K., Weiss, C., & Zielezny, M. A. (1998). Functional Cognition Index©: A new instrument to assess cognitive disability after traumatic brain injury. *Journal of Neurologic Rehabilitation, 12*, 45–51. https://doi.org/ 10.1177/154596839801200201

Lezak, M. D., Howieson, D. B., Bigler, E. D., & Tranel, D. (2012). *Neuropsychological assessment* (5th ed.). New York: Oxford University Press.

Loewenstein, D., & Acevedo, A. (2010). The relationship between instrumental activities of daily living and neuropsychological performance. In T. D. Marcotte & I. Grant (Eds.), *Neuropsychology of everyday functioning* (pp. 93–112). New York: Guilford.

Marcotte, T. D., Scott, J. C., Kamat, R., & Heaton, R. K. (2010). Neuropsychology and the prediction of everyday functioning. In T. D. Marcotte & I. Grant (Eds.), *Neuropsychology of everyday functioning* (pp. 5–38). New York: Guilford.

Martyr, A., & Clare, L. (2018). Awareness of functional ability in people with early-stage dementia. *International Journal of Geriatric Psychiatry, 33*, 31–38. https://doi.org/10.1002/gps.4664

Mayer, M. A. (1988). Analysis of information processing and cognitive disability theory. *American Journal of Occupational Therapy, 42*, 176–183. https://doi.org/10.5014/ajot.42.3.176

McAlister, C., Schmitter-Edgecombe, M., & Lamb, R. (2016). Examination of variables that may affect the relationship between cognition and functional status in individuals with mild cognitive impairment: A meta-analysis. *Archives of Clinical Neuropsychology, 31*, 123–147. https://doi.org/10.1093/arclin/acv089

McCraith, D., Austin, S., & Earhart, C. (2011). The cognitive disabilities model in 2011. In N. Katz (Ed.), Cognition, occupation, and participation across the lifespan: *Neuroscience, neurorehabilitation, and models of intervention in occupational therapy* (3rd ed., pp. 383–406). Bethesda, MD: AOTA Press.

Morrison, M. T., Edwards, D. F., & Giles, G. M. (2015). Performance-based testing in mild stroke: Identification of unmet opportunity for occupational therapy. *American Journal of Occupational Therapy, 69*, 6901360010. https://doi.org/10.5014/ajot.2015.011528

Morrison, M. T., Giles, G. M., Ryan, J. D., Baum, C. M., Dromerick, A. W., Polatajko, H. J., & Edwards, D. F. (2013). Multiple Errands Test-Revised (MET-R): A performance-based measure of executive function in people with mild cerebrovascular accident. *American Journal of Occupational Therapy, 67*, 460–468. https://doi.org/10.5014/ajot.2013.007880

Nott, M. T., & Chapparo, C. (2012). Exploring the validity of the Perceive, Recall, Plan and Perform System of Task Analysis: Cognitive strategy use in adults with brain injury. *British Journal of Occupational Therapy, 75*, 256–263. https://doi.org/10.4276/030802212X13383757345067

Padilla, R. (2011). Effectiveness of interventions designed to modify the activity demands of the occupations of self-care and leisure for people with Alzheimer's disease and related dementias. *American Journal of Occupational Therapy, 65*, 523–531. https:// doi.org/10.5014/ajot.2011.002618

Penny, N. H., Mueser, K. T., & North, C. T. (1995). The Allen Cognitive Level Test and social competence in adult psychiatric patients. *American Journal of Occupational Therapy, 49*, 420–427. https://doi.org/10.5014/ajot.49.5.420

Pollard, D., & Olin, D. W. (2005). *Allen's cognitive levels: Meeting the challenges of client focused services: A guide for health care professionals working in acute care, skilled nursing facilities and home care settings* (2nd ed.). Monona, WI: SelectOne Rehab.

Puente, A. N., Terry, D. P., Faraco, C. C., Brown, C. L., & Miller, L. S. (2014). Functional impairment in mild cognitive impairment evidenced using performance-based measurement. *Journal of Geriatric Psychiatry and Neurology, 27*, 253–258. https://doi.org/ 10.1177/0891988714532016

Rabin, L. A., Burton, L. A., & Barr, W. B. (2007). Utilization rates of ecologically oriented instruments among clinical neuropsychologists. *Clinical Neuropsychologist, 21*, 727–743. https://doi.org/10.1080/13854040600888776

Reason, J. T. (1990). *Human error*. Cambridge, England: Cambridge University Press. https://doi.org/10.1017/CBO9781139062367

Robertson, I. H., Ward, T., Ridgeway, V., & Nimmo-Smith, I. (1994). *The Test of Everyday Attention*. Bury St. Edmunds, England: Thames Valley Test Company.

Rodakowski, J., Skidmore, E. R., Reynolds, C. F., III, Dew, M. A., Butters, M. A., Holm, M. B., . . . Rogers, J. C. (2014). Can performance on daily activities discriminate between older adults with normal cognitive function and those with mild cognitive impairment? *Journal of the American Geriatrics Society, 62*, 1347–1352. https://doi.org/ 10.1111/jgs.12878

Rogers, A. T., Bai, G., Lavin, R. A., & Anderson, G. F. (2017). Higher hospital spending on occupational therapy is associated with lower readmission rates. *Medical Care Research and Review, 74*, 668–686. https://doi.org/10.1177/1077558716666981

Rogers, J. C., & Holm, M. B. (1989). Performance Assessment of Self-Care Skills. Pittsburgh: University of Pittsburgh.

Rogers, J. C., Holm, M. B., & Chisholm, D. (2016). *Performance Assessment of Self-Care Skills (PASS-Clinic; Version 4.1)*. Pittsburgh: University of Pittsburgh.

Rojo-Mota, G., Pedrero-Perez, E. J., Huertas-Hoyas, E., Merritt, B., & MacKenzie, D. (2017). Allen Cognitive Level Screen for the classification of subjects treated for addiction. *Scandinavian Journal of Occupational Therapy, 24*, 290–298. https://doi.org/10.3109/11038128.2016.1161071

Royall, D. R., Lauterbach, E. C., Kaufer, D., Malloy, P., Coburn, K. L., & Black, K. J. (2007). The cognitive correlates of functional status: A review from the Committee on Research of the American Neuropsychiatric Association. *Journal of Neuropsychiatry and Clinical Neurosciences, 19*, 249–265. https://doi.org/10.1176/jnp. 2007.19.3.249

Scanlan, J. N., & Still, M. (2013). Functional profile of mental health consumers assessed by occupational therapists: Level of independence and associations with functional cognition. *Psychiatry Research, 208*, 29–32. https://doi.org/10.1016/j.psychres.2013.02.032

Schmitter-Edgecombe, M., McAlister, C., & Weakley, A. (2012). Naturalistic assessment of everyday functioning in individuals with mild cognitive impairment: The Day-Out Task. *Neuropsychology, 26*, 631–641. https://doi.org/10.1037/a0029352

Schmitter-Edgecombe, M., & Parsey, C. M. (2014). Cognitive correlates of functional abilities in individuals with mild cognitive impairment: Comparison of questionnaire, direct observation, and performance-based measures. *Clinical Neuropsychologist, 28*, 726–746. https://doi.org/10.1080/13854046.2014.911964

Schutz, L. E., & Wanlass, R. L. (2009). Interdisciplinary assessment strategies for capturing the elusive executive. *American Journal of Physical Medicine and Rehabilitation, 88*, 419–422. https://doi.org/10.1097/PHM.0b013e3181a0e2d3

Schwartz, M. F., Buxbaum, L. J., Ferraro, M., Veramonti, T., & Segal, M. (2003). *The Naturalistic Action Test*. Bury St. Edmunds, England: Thames Valley Test Company.

Secrest, L., Wood, A. E., & Tapp, A. (2000). A comparison of the Allen Cognitive Level Test and the Wisconsin Card Sorting Test in adults with schizophrenia. *American Journal of Occupational Therapy, 54*, 129–133. https://doi.org/10.5014/ajot.54.2.129

Sedgwick, P. (2014). Measuring the perfomance of screening tests. *BMJ, 348*, g4438. https://doi.org/10.1136/bmj.g4438

Seidel, G. A., Giovannetti, T., Price, C. C., Tanner, J., Mitchell, S., Eppig, J., & Libon, D. J. (2013). Neuroimaging correlates of everyday action in dementia. *Journal of Clinical and Experimental Neuropsychology, 35*, 993–1005. https://doi.org/10.1080/13803395.2013.844773

Shallice, T., & Burgess, P. W. (1991). Deficits in strategy application following frontal lobe damage in man. *Brain, 114*, 727–741. https://doi.org/10.1093/brain/114.2.727

Sikkes, S. A., De Lange-de Klerk, E. S., Pijnenburg, Y. A., Scheltens, P., & Uitdehaag, B. M. (2009). A systematic review of instrumental activities of daily living scales in dementia: Room for improvement. *Journal of Neurology, Neurosurgery, and Psychiatry, 80*, 7–12. https://doi.org/10.1136/jnnp.2008.155838

Streiner, D. L., Norman, G. R., & Cairney, J. (2015). *Health measurement scales: A practical guide to their development and use* (5th ed.). Oxford, England: Oxford University Press. https://doi.org/10.1093/ med/9780199685219.001.0001

Toglia, J. P. (1998). A dynamic interactional model to cognitive rehabilitation. In N. Katz (Ed.), *Cognition and occupation in rehabilitation: Cognitive models for intervention in occupational therapy* (pp. 5–50). Bethesda, MD: American Occupational Therapy Association.

Toglia, J. (2015). *Weekly Calendar Planning Activity (WCPA): A performance test of executive function*. Bethesda, MD: AOTA Press.

Toglia, J. (2018a). The Dynamic Interactional Model and the Multicontext Approach. In N. Katz & J. Toglia (Eds.), *Cognition, occupation, and participation across the lifespan: Neuroscience, neurorehabilitation, and models of intervention in occupational therapy* (4th ed., pp. 355–385). Bethesda, MD: AOTA Press.

Toglia, J. (2018b). Self-awareness and metacognition: Effect on occupational performance and outcome across the lifespan. In N. Katz & J. Toglia (Eds.), *Cognition, occupation, and participation across the lifespan: Neuroscience, neurorehabilitation, and models of intervention in occupational therapy* (4th ed., pp. 143–163). Bethesda, MD: AOTA Press.

Toglia, J., & Kirk, U. (2000). Understanding awareness deficits following brain injury. *NeuroRehabilitation, 15*, 57–70.

Tomaszewski Farias, S., Schmitter-Edgecombe, M., Weakley, A., Harvey, D., Denny, K. G., Barba, C., . . . Willis, S. (2018). Compensation strategies in older adults: Association with cognition and everyday function. *American Journal of Alzheimer's Disease and Other Dementias, 33*, 184–191. https://doi.org/10.1177/1533317517753361

Tuokko, H., Morris, C., & Ebert, P. (2005). Mild cognitive impairment and everyday functioning in older adults. *Neurocase, 11*, 40–47. https:// doi.org/10.1080/13554790490896802

Turnure, J. E. (1985). Communication and cues in the functional cognition of the mentally retarded. *International Review of Research in Mental Retardation, 13*, 43–77. https://doi.org/10.1016/S00747750(08)60232-3

Vygotsky, L. S. (2000). *Thought and language. Cambridge*, MA: MIT Press.

Wadley, V. G., Okonkwo, O., Crowe, M., & Ross-Meadows, L. A. (2008). Mild cognitive impairment and everyday function: Evidence of reduced speed in performing instrumental activities of daily living. *American Journal of Geriatric Psychiatry, 16*, 416–424. https://doi. org/10.1097/01.JGP.0000310780.04465.13

Wesson, J., Clemson, L., Brodaty, H., & Reppermund, S. (2016). Estimating functional cognition in older adults using observational assessments of task performance in complex everyday activities: A systematic review and evaluation of measurement properties. *Neuroscience and Biobehavioral Reviews, 68*, 335–360. https:// doi.org/10.1016/j.neubiorev.2016.05.024

Willis, S. L. (1996). Everyday cognitive competence in elderly persons: Conceptual issues and empirical findings. *Gerontologist, 36*, 595–601. https://doi.org/10.1093/geront/36.5.595

Wilson, B. A., Alderman, N., Burgess, A. W., Emslie, H., & Evans, J. J. (1996). *Behavioural Assessment of the Dysexecutive Syndrome*. Bury St. Edmunds, England: Thames Valley Test Company.

Wilson, B. A., Cockburn, J., & Baddeley, A. (1991). *The Rivermead Behavioural Memory Test*. Bury St. Edmunds, England: Thames Valley Test Company.

Wilson, B. A., Cockburn, J., & Baddeley, A. D. (2003). *The Rivermead Behavioural Memory Test* (2nd ed.). London: Pearson Assessment.

Wilson, B. A., Cockburn, J., & Halligan, P. W. (1987). *Behavioural Inattention Test: Manual*. London: Thames Valley Test Company.

2

의료 서비스 시스템에서의 기능적 인지

Functional Cognition in the Health Care System

SHARMILA SANDHU, JD,
JEREMY FURNISS, OTD, MS, OTR/L, BCG

학습목표

- 환자 보호 및 적정부담 보험법(Patient Protection and Affordable Care Act) 그리고 미국의료보험(Medicare, 미국의 의료보험제도)의 보험급여정책을 이해한다.
- 기능적 인지가 작업치료 평가 및 중재의 질적 측면에 미치는 영향에 대해 이해한다.
- 인지와 관련된 의료보험의 표준화된 데이터 요소를 파악한다.

주요 용어 및 개념

- 포괄수가제(Bundled payment)
- 급성기 이후 치료 관련 보험 개선법(Improving Medicare Post-Acute Care Transformation Act, IMPACT)
- 미국의료보험 지불 보상 및 아동보험 개선법(Medicare Access and CHIP Reauthorization Act, MACRA)
- 의료 품질향상 전략(National Quality Strategy, NQS)
- 환자-중심 분류 모델(Patient-Driven Groupings Model, PDGM)
- 환자-중심 지불 모델(Patient-Driven Payment Model)
- 환자 보호 및 적정부담 보험법(Patient Protection and Affordable Care Act)
- 전향적 지불 제도(Prospective payment system)
- 4가지 목적(Quadruple aim)
- 3가지 목적(Triple aim)

개괄

미국의료서비스체계는 보험급여 정책에 있어서 서비스 양에서 질 중심으로 지급하는 방향으로 전환되고 있다. 20년 전부터 의학연구소의 2가지 주요 보고서(Institute of Medicine, IOM, 2000, 2002)에 따르면 서비스 양보다 질에 보다 더 주안점을 두어야 한다를 강조하고 있다. 이 보고서에서, IOM은 미국의료서비스 개편 및 서비스 질을 향상시키기 위한 근본적인 변화를 요구하고 있다. 이러한 목적을 달성하기 위해 사용할 수 있는 중요한 원칙과 특징적인 전략을 다음과 같이 설명하고 있다.

서비스 품질 중심 지불이라는 개념은 간단히 말해서 높은 수준의 서비스를 제공하면, 그에 상응하는 보험급여를 제공한다는 것인데, 미국의 세분화된 의료서비스 체계에서 이것을 실행하는 것은 매우 어려운 도전 과제이다. 서비스 제공자, 구매자, 의료보험사 모두 서비스 질을 높이고자 하는 여러 가지 시도를 하고 있다. 품질이 높은 서비스에 더 많은 비용을 지급하고, 품질이 낮은 서비스에 낮은 비용을 지급하려고 하는 것이다(Conrad et al., 2014).

Medicare, Medicaid 및 보험사들은 의료서비스의 질적 향상을 위해 인센티브를 제공하고자, 2가지 측면에서 보험급여정책을 개편하고자 한다.

1. 클라이언트의 성향에 따른 포괄수가제 및 고정 수수료(flat fee) 지급
2. 작업치료사 개인 또는 기관 단위로 서비스 품질을 측정한 보고서를 바탕으로 차별화된 보험급여 지급

포괄수가제(bundled payment, 묶음수가)란, 기관에서 제공되는 모든 서비스에 대하여 일괄적으로 지급하는 제도를 말한다. 이 두 가지 전략은 서비스 품질은 향상시키고 서비스의 과도한 사용은 지양하고자 하는 것이다.

보험급여제의 이와 같은 변화는 작업치료사들에게 새로운 기회를 제공한다. 작업치료사들은 기능적 인지 손상을 중재하고 대처하여 클라이언트의 기능 수행의 독립성 향상을 도와줌으로써 클라이언트의 치료 결과에 따른 가치를 증명할 수 있다. 또한 작업치료사들은 다음과 같은 조치를 취함으로써 전문서비스의 가치를 전방위적으로 보여줄 수 있다.

- 비용면에서 효율적인 서비스 제공
- 돌봄자 부담 경감
- 전반적 자원 활용 경감

본 장에서는 미국의료보험 급여정책의 측면에서 기능적 인지에 대해 살펴볼 것이다.

주요 고려사항

미국의료보험 수혜자들이 품질이 좋고 가치있는 의료서비스를 받도록 하기 위해 의회는 3개의 법안을 통과시켰다. 이 법안은 미국의료보험 정책 및 임상 과정에서 중대한 변화를 가져왔다. **환자 보호 및 적정부담 보험법**(Patient Protection and Affordable Care Act, ACA, 2010)은 의료서비스 보험 운영, 제공 및 수용방식을 재편성하여 의료서비스 품질에 주안점을 두기 위해 체계적으로 접근하고자 하였다.

급성기 이후(Post-Acute Care, PAC) **치료 관련 보험 개선법**(Improving Medicare Post-Acute Care Transformation Act, IMPACT Act, 2014; Pub. L. 113-185)은 미국의료보험 파트 A 서비스의 급성기 이후에 제공되는 서비스(좋은 요양기관, 가정방문의료센터, 입원재활시설, 장기요양병원 등)의 제공 방식을 바꾸었다. 이 법은 미국의료보험 파트 A의 PAC 서비스를 크게 변화시켰다. IMPACT 법에서 요구되는 변화를 이행하는 동시에 미국의료보험청(Centers for Medicare and Medicaid services, CMS)은 **지불 보상 시스템**(prospective payment systems) 구축을 통해 변화를 시도하고 있는데, 이는 특정한 평가 방식을 바탕으로 클라이언트가 서비스를 받기 전에 PAC 상태에서의 서비스에 대한 보험급여를 결정하는 것이다.

또한 **미국의료보험 지불 보상 및 아동보험 개선법**[Medicare Access and CHIP (Children's Health Insurance Program) Reauthorization Act, MACRA, 2015; Pub. L. 114-10]은 의사의 품질 보고 시스템(Physician Quality Reporting System, PQRS)이라 부르는 초창기 미국의료보험 프로그램의 효과를 더욱 높이고, 미국의료보험 파트 B의 보험급여를 개선하기 위해 고안된 것이다(Leland et al., 2015). 이러한 각각의 법과 그에 따른 규정들은 작업치료사들로 하여금 기능적 인지 분야의 참여를 높이고 가치를 증명하는 기회를 창출하고 있다.

ACA(환자 보호 및 적정부담 보험법): 가치를 위한 단계 수립하기

2010년 ACA 법 통과는 미국정부의 의료서비스 품질 개선에 대한 강력한 의지를 보여주었다. 미국 보건복지부 장관은 미국의 **의료 품질향상 전략**[National Quality Strategy, NQS; Agency for Healthcare Research and Quality (AHRQ), 2016] 정책을 확립하여, 민관이 합동하여 모든 미국인들에게 양질의 의료서비스를 제공해야 한다고 강조하였다.

NQS는 다음과 같은 '**3가지 목적**(triple aim)'을 추구하고 있다.

1. 보다 나은 서비스: 보다 클라이언트 중심적이고 신뢰할 만하며 접근 가능하고 안전한 의료서비스를 제공

2. 건강한 사람과 건강한 지역사회: 양질의 의료서비스 제공과 더불어 건강에 영향을 미치는 행동적 · 사회적 · 환경적 요인을 다루는 검증된 중재를 지원함으로써 미국 사람의 건강 증진
3. 합리적 비용 서비스: 개인과 가족, 직장인, 정부 모두를 위해 양질의 서비스 제공 및 비용 경감

그러나 많은 기관들이 이렇게 하면 의료서비스 제공자에게 부담을 줄 것으로 예상하고, 여기에 네 번째 목적을 추가하여 **4가지 목적**(quadruple aim)을 주장하였다. 네 번째 목적은 의료서비스 제공자의 여건 개선(Sikka et al., 2015)이다.

NQS는 급성기 이후(PAC) 치료 관련 보험 개선법(IMPACT), 미국의료보험 지불 보상 및 아동보험 개선법(MACRA) 그리고 많은 보험급여와 의료서비스 제공자의 변화를 이끄는 이론의 틀을 만들어냈다. 특히, NQS는 3가지 목적을 향상시키는 데 사용 가능한 '촉진제(lever)'로서 다음과 같은 요소를 들고 있다.

- 측정 가능
- 공식적인 보고
- 지불

각각의 촉진제는 아래 논의된 법안 및 규정을 시행함으로써 현실화된다.

ACA는 책임의료기관(Accountable Care Organizations, ACOs)을 설립하여 의사 및 서비스 제공자들에게 인센티브를 제공함으로써 협력을 통해 클라이언트들에게 좋은 서비스를 제공하고자 한다.

ACO 기관들은 다음과 같은 사항에 합의했다.

- 클라이언트를 중재하는 데 적정한 비용과 양질의 서비스에 대한 책임
- 서비스 협력 및 안전 향상
- 예방적 의료서비스의 적절한 사용을 촉진하고, 그 후 절감된 금액을 ACO와 공유

미국보험청의 발표에 따르면, ACO 기관과의 초창기 시험 단계 모델에서는 긍정적 · 부정적 결과가 모두 나왔다. 작업치료사들에게 영향을 줄 만할 기타 대체 지불 모델은 다음과 같다.

- 에피소드 중심의 포괄수가제
- 절감분 공유 프로그램
- 성과 보상 지불제
- 메디컬 홈
- 포괄적 1차 의료 시범사업

이러한 모델은 계속 개발 중이며 작업치료사들에게 많은 가능성을 열어줄 것이다. 각 모델의 정의는 박스 2.1을 참조한다.

박스 2.1 의료서비스를 위한 대체 지불 모델

- **포괄수가제(Bundled payment):** 클라이언트의 질병 종류에 따라 제공되는 모든 서비스에 대한 중재비를 일괄 지불하는 제도. 에피소드기반 지불 제도의 한 유형으로 의료시스템 운영 효율을 높이기 위해 관련 질병의 서비스들을 하나로 묶어서 중재비를 지급하는 제도
- **포괄적 1차 의료 시범사업(Comprehensive primary care initiative):** 가장 대규모의 초기 검사용 APM 모델. CMS가 민간 지급기관과 협력하여 1차 의료서비스 기관에 중재비를 지급하고 지급자와 서비스제공자 간에 절감액을 공유
- **에피소드기반 지불 제도(Episode-based payment):** 일정 기간 동안 제공하는 모든 서비스에 고정비용 지급(예: 90일, 120일 기준)
- **메디컬 홈(Medical homes):** 클라이언트 중심 메디컬 홈이란 클라이언트가 여러 전문 제공자의 지원을 받는 주치의가 이끄는 팀기반 의료 제공 모델로서, 환자 중심 통합 서비스 제공 메커니즘을 지원하고, 서비스 품질, 안전 및 접근성 향상, 부가가치에 대한 중재비 지원 등이 가능
- **성과 보상 지불제(Pay for performance):** 서비스 품질 향상이 인정되는 기관에 추가 지급을 하고, 품질 향상 기준에 미치지 못하는 기관에는 패널티를 부과
- **절감분 공유 프로그램(Shared savings program):** 서비스 제공자와 보험급여 지급기관 간의 합의하에 이루어지는 프로그램. 서비스 제공자는 질에 대한 모니터링을 허용하고 지급이 감소될 수 있음에 합의함. 성공할 경우 서비스 제공자는 추가적 지급 형태로 절감액을 수령

급성기 이후(PAC) 치료 관련 보험 개선법(IMPACT): 클라이언트의 특징 강조

2014년 9월 18일 미국의회는 IMPACT 특별법을 통과시켰는데, 이 법은 NQS를 통해 측정 방법 개선에 집중한 것이다. 급성기 이후 제공 서비스와 기능적 인지를 포함한 여러 가지 방식을 표준화하는 노력의 일환으로 본 법안은 다음과 같은 기관들로 하여금 표준화된 데이터를 제시하는 것을 의무화하고 있다.

- 장기요양병원(Long-Term Care Hospitals, LTCH)
- 전문간호시설(Skilled Nursing Facilities, SNF)
- 가정방문의료센터(home health agencies)
- 입원재활시설(Inpatient Rehabilitation Facilities, IRF)

IMPACT 법이 의무화한 주요 활동은 무엇보다도 품질 측정, 자원 사용 및 기타 측정과 관련하여 표준화된 클라이언트의 평가 자료를 제출하도록 한다.

'기능, 인지 기능, 기능 및 인지 기능의 변화'와 함께, IMPACT 특별법은 미국보험청에서 표준화한 7개 영역을 명시하고 있다.

1. 피부 또는 피부 변화
2. 약물조화
3. 주요 낙상 경험
4. 개인이 시설을 옮기거나 퇴원할 때, 의료정보 전달 및 돌봄 선호조건
5. 수혜자별 의료보험 지급 예상금액 등 자원의 사용 내역
6. 퇴원 내역
7. 모든 조건의 위험을 감안한 재입원 예방 가능 여부

각 PAC 서비스 제공자들은 입원과 퇴원 시 CMS에 표준화된 클라이언트 기록을 보고해야 한다. 7개 표준화 영역을 정의하는 것 외에 IMPACT 법안은 다음과 같다.

- PAC 서비스 제공자들로 하여금 기존 또는 새로운 평가 도구를 사용하여 공통적이고 일관된 데이터로 기록된 자료 제출을 의무화한다. 이 자료들은 클라이언트 평가 보고, 품질 비교, 비용 측정 및 지불 개선 등에 필요하다.
- 퇴원 계획을 세울 때 양질의 데이터를 활용할 것을 권고하되 클라이언트의 선택권과 서비스에 접근성을 보호한다.
- 장소 중립적인 통합 지불 모델을 포함한 향후 PAC 보험지급 개혁을 위하여 새로운 지불 모델에 대한 자세한 정보를 의회에 제공한다.

현재 CMS는 작업치료 분야와 관련된 기능적 측면을 측정하는 데 많은 진전을 보이고 있다. 현재 연속성 평가 기록 및 평가(Continuity Assessment Record and Evaluation, CARE) 도구의 항목을 바탕으로 각 PAC 평가 도구의 GG 분야에서 표준화된 기록 요소를 도입하였다. 평가 도구는 다음과 같은 항목을 포함한다.

- 입원재활 시설 클라이언트 평가 도구
- 전문간호시설에서 최소한 요구되는 기록사항(CMS, 2018b)
- 가정방문기관에 요구되는 결과 및 평가 정보사항(Outcome and Assessment Information Set, OASIS; CMS, 2018a)
- 장기요양병원의 지속성 평가 기록 및 평가(Sandhu et al., 2018)

이와 같은 자가관리 및 동작 수행 항목과 미국작업치료협회 참여 관련 자료는 www.aota.org/care를 참조한다.

CMS는 원래 급성후 관리 지급정책 개정 프로젝트의 일환으로 개발되었던 CARE 항목 세트(CMS, n.d.)라고 부르는 평가 항목과 기록 요소의 사용에 주목하였다. 그러나 미국작업치료협회(American Occupational Therapy Association, AOTA)는 CMS 및 CMS 계약업체인 RAND와 수차례 회의를 하면서, CARE 항목 세트에 상당한 한계점이 있음을 지적하였다. CARE 항목에는 경미하지만, 기능적으로 심각한 장애가 있고 IADL 손상이 있는 클라이언트 관련 기록이 여전히 부족하다는 것이다.

AOTA는 전문가 그룹 회원들과 함께 2015년 5월

CMS와 RAND 관계자들을 만났다. 본 협회는 CMS와 7차례 기술 전문가 패널 회의를 통해 작업치료의 임상적·운영적 이행사항 관련 우려점에 대해 적극적으로 의견을 피력하였다.

미국의료보험 평가는 현재 섬망 증상을 측정하는 데 혼동 평가 방법(Confusion Assessment Method, CAM)을 포함시켰고, 경미 혹은 중증의 기억 장애에는 정신 상태 관련 간략 인터뷰(Brief Interview for Mental Status, BIMS)를 포함시켰다. CAM은 SNF에서 최소한 요구되는 기록사항의 C1310 항목이자 장기요양병원의 지속성 평가 기록 및 평가의 C1610 항목이다. CAM과 BIMS는 이러한 목표에 잘 부합한다고 볼 수 있다.

BIMS와 CAM 기록만으로는 IADL 등 사람이 독립적으로 살아가는 데 필요한 과제를 수행하는 인지 능력을 사용할 수 있는지를 이해하는데 충분하지 않다(Giles et al., 2017). AOTA와 전문가 회원들은 이러한 정책적 이슈와 관련하여 CMS와 지속적인 대화를 진행하고 있다(Giles et al., 2017).

CMS는 인지 관련 공통 기록도 수립하였다. IMPACT법은 인지 관련 사항을 몇 가지 주요 영역에서 클라이언트를 평가하는 표준화된 기록 수집 요청사항에 포함시킬 것을 명시하고 있다. 섹션 2(b)[B](ii)는, 인지 기능을 '생각을 표현하고 이해하는 능력'이라고 설명하였고 같은 문단에 '치매와 우울증'의 사례를 들어 정신 상태에 관해 설명했다.

작업치료사들은 인지와 관련하여 CMS에서 수집하는 기록이 무엇인지 이해하고 가능한 부분에 기여하는 것이 중요하다. GG 섹션에서, 본 장의 발행일 현재, 기능적 인지를 위한 기존의 발달사항 평가 내용을 문서화할 것을 의무화하고 있다. 작업치료사들은 간과하기 쉬운 문제일 수 있으나, 이는 위험을 감안한 보험급여 및 품질 측정에 사용되는 매우 중요한 요소가 될 수 있다.

CMS는 기능적 인지에 대해 '장 보기나 약 복용을 기억하는 등 일상의 과제를 계획하는 데 도움을 받을 개인의 필요'라는 비교적 제한된 정의를 하고 있다(ID No. GG0100D; CMS, 2018b, p. 17). 본 항목은 그 사람의 '현재 질병, 급성 악화, 부상 이전'의 능력을 기준으로 점수를 부여한다(CMS, 2018b, p. 17). 즉, '독립적 생활 가능', '도움이 필요', '매우 의존적 상태', '불확실함', '해당 없음' 등으로 표기한다.

CMS가 사용하는 용어는 해를 거듭할수록 바뀔 가능성이 있으므로 본 장에서는 CMS 평가 항목에 대해 언급할 때, 항목 번호도 함께 기재하였다. 독자들은 CMS 기록을 미국의 웹사이트에서 ID로 검색하여 찾아볼 수 있다(https://cms.gov). 이번 사례 관련 ID는 GG0100D이다.

각 PAC 평가 도구는 인지적 기능 평가를 위해 고유한 변수가 포함된다. 이러한 중요 기록 요소는 아래에서 논의할 것이다. 기능적 인지는 CMS 도구로 완벽하게 이해하지 못한 핵심 요소이다. 작업치료사들은 인지 관련 기록 요소에 익숙해져야 하지만, 기능적 인지가 개인의 의미 있는 활동 참여에 얼마나 중요한 영향을 미치는지 여부를 깊이 이해해야 한다. 기능적 인지 분야에서 적시에 필요한 사람에게 적절한 중재를 제공하는 것은 높은 가치가 있는 일이다.

지불 보상 시스템(prospective payment systems): PAC의 새로운 보험급여 모델

품질향상 전략의 중요한 촉진제는 지불 방법 체계이다. 미국 의료서비스의 가장 큰 보험 급여기관인 미국의료보험(Medicare)은 파트 A(입원서비스)에서 보험급여 제공 방식을 획기적으로 개선하고 있다. 클라이언트의 인지 관련 기록은 급여율을 결정하는 데 점점 더 중요한 역할을 수행하고 있다. CMS에서 가장 많은 개선을 보인 분야는 SNF 및 가정방문의료센터에 대한 보험급여 체계의 개선 사례이다.

전문간호시설

전문간호시설(SNF)에 대한 보험급여는 수혜자가 파트 A SNF 입원 기간동안 서비스를 받는데 사용한 자원을 기준으로 계산하여 결정한다. 클라이언트가 SNF에서 작업치료 등의 재활치료를 받은 기간이 길어질수록 보험급여도 올라간다.

SNF는 지불을 결정하는 데 클라이언트의 특성만을 고려하는 새로운 **환자 중심 지불 모델**로 전환되었다

(Acumen, 2018). 새로운 모델에서는 작업치료를 포함하여 클라이언트가 받는 모든 치료의 양만을 적용한 보험급여를 정하지는 않는다. 이는 SNF를 허위 사용 또는 남용한 몇 가지 사례에 의해 개선되고 있다.

SNF 보험급여 책정이 가장 높게 될 경우, 클라이언트가 의학적으로 불필요한 치료 서비스를 받을 수도 있다는 의견이 제기되었다. 또한 높은 보험수가를 적용받기 위해 클라이언트에게 제공하지도 않은 치료 서비스를 기재하여 미국의료보험에게 청구할 우려도 있었다. 미국 보건복지부 주도로 이와 같은 몇 건의 조사가 착수되었고, SNF와 관련하여 상당수의 소송이 진행된 바 있다.

환자-중심 지불 모델에서 보험 급여는 다음과 같은 요소로 인해 결정된다.

- 수혜자가 본래 입원한 사유가 된 주요 증상
- 인지적 상태
- 기능적 능력

미국의료보험 파트 A의 SNF 지급방식을 서비스 중심에서 클라이언트의 임상적 상태 중심으로 전환한 것은 작업치료사를 포함한 의료서비스 제공자가 클라이언트에게 높은 품질의 서비스를 제공할 수 있어야 함을 의미한다. 그러려면 높은 서비스 품질 측정 점수를 획득하고(자기관리, 운동능력 등), 클라이언트가 목적에 부합하는 성과를 달성할 수 있는 서비스를 제공해야 할 것이다.

가정방문의료센터

미국의료보험 파트 A 가정방문의료센터(home health agencies) 보험급여 수혜자가 되려면, 클라이언트는 다음과 같은 요건을 충족해야 한다.

- 자가 거주
- 전문의 서비스를 제공받음
- 전문의가 인정한 전문간호시설 및 치료서비스 필요

가정방문의료센터 지불 보상 시스템의 품질 정보 검색 및 지급률 계산을 위한 자료는 OASIS를 참고한다. OASIS는 클라이언트의 다음과 같은 정보를 수집한다.

- 퇴원 필요성
- 일상생활활동
- 생활 방식
- 지원시스템
- 장비 관리
- 약 복용
- 진단 내용
- 사회심리학적 상태
- 신체적 상태

OASIS에서 수집한 기록을 바탕으로 서비스 제공자는 CMS에서 제공하는 소프트웨어로 가정방문의료센터의 적정 보험급여를 계산한다. 일부 보험급여는 수혜자가 방문 치료를 받은 횟수에 의해 결정된다.

가정의료는 서비스 제공 내용 중심에서 수혜자의 특성에 따라 정의되는 지불 방식인 **환자-중심 분류모델**(Patient-Driven Groupings Model, PDGM)로 전환될 것이다. PDGM은 SNF의 경우와 같이 클라이언트의 특성을 중심으로 보험급여를 결정하며, 미국의료보험 수혜자가 작업치료를 포함한 치료 서비스를 받을 필요성과 연관시키지는 않는다. PDGM을 실행하기 전에는 수혜자의 치료 방문 횟수를 중심으로 보험급여의 상당부분이 결정되었는데, 클라이언트의 방문 횟수가 일정 숫자를 초과하면 보험급여를 올리는 식이었다. PDGM 이후에는 치료 방문 횟수가 보험급여에 영향을 미치지 않는다. 의료센터는 작업치료 방문 횟수와 상관없이 같은 보험급여가 적용된다.

입원재활시설

입원재활시설(IRF)의 지불 보상 시스템은 몇 가지 변수를 감안하고 표준화된 기본 비율을 적용한다. 본 시스템은 재활 클라이언트 분류군을 기준으로 보험급여율을 정하기 위해 의학적 진단소견을 적용한다. 심리학적 진단 내용 및 연령, 2가지 이상의 질병을 가진 클라이언트 등에는 지급비율을 수정한다. 입원 기간이 길어짐에 따라 지불액이 조정되기도 한다. IRF 입원 클라이언트는 최소한 주 5회 5시간 이상의 치료를 받아야 한다. 보험급여 수준은 치료를 많이 받는다고 바뀌지는 않는다.

장기요양병원

장기요양병원(LTCH)은 임상적으로 심각한 증상이 있고 25일 이상의 숙련된 서비스를 받아야 할 필요가 있는 환자를 대상으로 한다. 이 클라이언트들은 재활, 호흡 치료, 통증 관리, 외상성 뇌손상(Traumatic Brain Injury, TBI), 근접 의료 서비스 등 다양한 서비스를 필요로 하는 급성 또는 만성 클라이언트들이다. 보험 급여는 클라이언트 퇴원 시 미국의료보험 중증 질병 포괄수가제(Medicare severity diagnosis related group system)에 근거하여 정해진다. LTCH 지불 보상 시스템(prospective payment systems)의 기타 고려사항은 다음과 같다.

- 클라이언트군 특징
- 퇴원 요건
- 주요 진단내용
- 추가 진단 및 의료 조치

위 고려사항을 토대로 보험급여율을 결정한다. 작업치료 또한 LTCH 보험급여 대상이어야 하나, 미국에서는 IRF와 달리 수혜자가 치료를 받는 것에 대한 보험적용은 되지 않고 있다.

MACRA(미국의료보험 지불 보상 및 아동보험 개선법): 품질 지불 보상 프로그램 및 지역사회기반 관행

CMS의 MACRA 이행은 작업치료 외래클라이언트의 보험지급에 상당히 의미있는 점을 시사한다. MACRA는 미국의료보험 파트 B 품질 지불 보상 프로그램(Quality Payment Program, QPP)을 발표하였다. 작업치료사들은 본 프로그램의 첫 해에는 QPP 적용대상이 되지 않았으나(2017), 2019년 1월 1일을 기점으로 작업 및 심리학치료 전문가들도 보고를 의무화하게 되었다. 2019년부터 프로그램에 대한 수행 보고 시 작업치료사들에게도 2021년부터 보험급여가 적용되었다. QPP는 파트 B 보험급여에 다음과 같은 2가지 방향을 포함한다.

1. 가치기반 성과 지불 제도(Merit-Based Incentive Payment System, MIPS) 사용
2. 발전된 대체 지불 모델(Advanced alternative Payment Model, APM) 참여

가치기반 성과 지불 제도

가치기반 성과 지불 제도(MIPS)는 기존의 품질 보고 시스템(PQRS)을 대체한 것이다. PQRS는 보험급여가 줄어드는 것을 막기 위해 미국의료보험 파트 B 서비스 제공자가 품질 평가 내역을 CMS에 보고해야 했다. 품질 지불 보상 프로그램(QPP)은 PQRS와 기타 전문의 중심 품질 프로그램을 포함한 총 4가지 영역을 종합하여 총 점수 100%를 산출한다.

1. 품질
2. 고도화된 의료정보 기술
3. 임상 치료 개선 활동
4. 자원 사용 측정

대체 지불 모델과 발전된 APM

대체 지불 모델(APM)은 고품질, 고효율의 서비스를 제공할 때 인센티브를 적용하여 지급하는 지불 제도이다. APM은 특정 임상 요건, 서비스 사례 또는 치료군에 적용한다. APM 사례는 미국의료보험 절감액 공유 프로그램 ACO (TRACK1) 또는 관절치환술 포괄적 돌봄 모델(comprehensive care for joint replacement model) 등이 있다.

개선된 APM은 클라이언트의 치료 결과와 관련하여 위험성이 수반될 때, 보험급여를 더 높게 책정받도록 하는 방안을 기존의 APM에 추가하였다(Halpern et al., 2017). 작업치료사들은 개선된 APM을 통해 중재 서비스를 개선하면서 재정적 부담이 늘어나는 것을 인센티브 지급을 통해 보상받을 수 있다. 개선된 APM은 APM 해당 기관의 추가적 재정부담을 위해 추가한 것으로 품질 및 적용 대상군이 다르게 적용된다.

적용대상이 되려면, 해당 기관은 다음과 같은 요건을 충족시켜야 한다.

- 인증된 전자 의료기록관리 시스템을 사용할 것
- MIPS에서 의무화한 평가 방식에 맞는 품질 평가 보고 개발
- 추가적 재정 부담이나 금전적 손실이 일반적인 수준을 초과할 때 또는 사회보장법에서 정의한 의료기관 모델로 지정된 경우

개선된 APM 기관 요건이 되면, 작업치료사들은 MIPS의 보상을 받는다. APM 또는 개선된 APM 관련 작업치료사 및 그룹은 보험급여 정책 개선의 수혜자가 될 수 있다.

작업치료에 실질적인 적용

새로운 지불 모델은 작업치료사들에게 도전과 기회를 동시에 제공한다. 작업치료는 변화하는 의료서비스 제도에서 새로운 역할을 잘 이해하고 수호함으로써, 의료제도, 보험급여 결정기관 및 클라이언트에게 의료서비스의 높은 가치를 증명해야 한다. 작업치료사들은 적합한 서비스 제공 클라이언트를 찾고 적절한 서비스는 무엇인지 파악하는 데 힘써야 한다. 기능적 인지를 검사하고 평가하는 방법 및 재참여(participation)하는 것에 미치는 영향을 잘 이해하는 것이 이 과정의 핵심이 될 것이다.

왜 작업치료가 인지를 다루어야 하는가?

인지에 관한 2019년 AOTA의 보고서에 따르면, 인지 재활, 작업수행, 인지 평가란 클라이언트의 기능을 평가하는 것으로 단편적인 인지적 과제들을 기억하거나 수행하는 것이 아니라고 정의하였다. 따라서, IMPACT 법 통과 이후, AOTA는 CMS에 PAC 환경에서 인지 평가 범위를 넓혀야 한다고 권고하였다. 인지 및 기능 평가 방식은 IMPACT 법에서 설명하였듯이 법에서 인정하는 목적에 부합하지는 않는다.

AOTA는 이 분야 전문가들과 긴밀히 협조하여 기능적 인지 측정을 CMS의 IMPACT 기록 관리 대상에 포함시키고, PAC 환경에서 사용하도록 제안하였다. 이렇게 하면 작업치료가 PAC 치료 결과 향상에 크게 기여할 수 있는 초석이 마련될 것이다.

기능적 인지란 '치료실 및 지역사회 생활 환경에서 일상생활을 수행하기 위하여 사고 및 처리 기술을 사용하고 통합하는 방법'이다(Giles et al., 2017, p.2). Giles와 동료들은 작업치료사들이 인지를 평가하고 치료할 때 개별적 또는 특정한 인지적 개념을 따로 떼어 보는 대신, 통합적인 수행능력을 살펴보아야 한다고 설명하였다. 작업치료사들은 수행기반 검사를 사용함으로써 피검자가 독립적 생활을 할 수 있는 기능적 인지 능력을 평가하는 것이다(Moore et al., 2007; Poulin et al., 2013; Wesson et al., 2016).

PAC 환경에서의 작업치료 기회

작업치료사들은 수행적 맥락에서 기능적 인지를 다룸으로써 고유한 가치를 증명할 수 있다. 작업치료사들은 기능과 기능적 인지와 관련하여 CMS에서 어떤 기록을 수집해야 하는지, 수집된 기록들이 작업치료와 어떤 관련이 있는지를 알아야 한다. 가능하면 작업치료사들은 이 자료 요소 수집에 적극 참여할 수 있으며, 작업치료의 어떤 부분이 CMS의 품질 측정과 연결될 수 있는지를 밝혀야 한다.

작업치료사들은 기록 요소 및 평가 자료의 어느 부분이 부족한지를 이해해야 한다. 현재 인지를 이해하는데 사용되는 기록 요소들은 기능적 인지의 난이도와 변화를 파악하는 데 충분하지 않다. 특히, 경미하지만 기능적으로 중요한 인지 손상을 겪는 사람들을 파악하는 데 많이 부족하다. 작업치료사들은 이 책에서 밝히고 있는 전략을 사용하여 클라이언트가 지역사회에서 독립적으로 살아갈 수 있는 능력을 갖기 위해 기능적 인지를 향상 및 관리하는 것이 얼마나 중요한지를 규명해야 한다.

작업치료사들이 적절한 클라이언트에게 적절한 치료를 적시에 제공하는 것은 매우 중요하다. 작업수행의 손상 요인 및 클라이언트의 특징을 밝히는 것이 적절한 대상자를 찾고 적절한 서비스를 제공하는 첫 번째 과정이다. 클라이언트의 인지를 이해하는 것은 향후 발생가능한 낙상, 병원 재입원 등의 부정적인 사건을 예방할 수 있다(Leland et al, 2012; Roberts & Robinson, 2014).

작업치료사들은 가능한 한 클라이언트의 요구사항과 의미 있는 목표의 진전을 증명하기 위해 보다 세밀하고 포괄적인 평가 방식과 함께 본 장에 설명된 CMS 기록 요소를 사용해야 한다. 서비스 효과를 증명하기 위하여 작업치료 기술, 원리 및 효과를 꼼꼼하게 문서화하는 것이 무엇보다 중요하다.

미국의 새로운 지불 모델은 이제 형태를 갖추어 가는 초기 단계에 있다. 그러나 현재 제3자 지불 정책은 외상성 뇌손상, 뇌졸중, 알츠하이머, 치매 등 주요 인지 장애와 관련된 작업치료 서비스에 일관성 있는 보험 적용을 받지 못하고 있는 실정이다.

AOTA 직원 및 전문가 회원들은 많은 시간과 자원을 들여 미국의료보험 관리기관을 대상으로 미국의료보험 관리 치료 프로그램에 작업치료의 역할을 포함시키는 것을 요청하는 등, 지역별(지역별로 보험정책이 상이하므로) 보험적용 범위의 문제점에 대해 이의를 제기해왔다. AOTA는 기능적 인지를 위한 보험 정책이 더욱 개선되고 의미있는 기록이 포함되도록 계속 노력하고 있다. 이 책에 나와있는 전략을 사용하여 기능 수행 맥락에서 기능적 인지를 평가하며 치료하고 문서화하는 것은 작업수행과 관련된 클라이언트의 인지 상태를 보다 정확하게 알려주는 기록 및 측정방법을 수립하는 데 기여할 것이다.

지역사회기반 임상 및 외래 중재 기회

QPP(품질 지불 보상 프로그램)는 외래 중재 및 지역사회기반 중재 활동에서 작업치료사들에게 새로운 기회를 제공한다. QPP는 여전히 전통적인 서비스별 수수료를 받는 작업치료를 허용하고 있으나, 질적 측면에도 관심을 기울이고 있다. 미국의료보험 파트 B에 서비스별로 수가를 청구하는 작업치료사들은 품질 평가 및 개선 활동에 대한 정보도 제출함으로써 그들이 MIPS를 통해 보다 양질의 효과적인 의료서비스를 제공하기 위해 힘쓰고 있음을 보여주고 있다.

미국신경학회 및 PCPI는 인지와 관련된 품질 평가방식을 개발하였는데 작업치료사들도 품질 평가 개발에 참여하였다. 평가 대상은 신경 인지 손상 및 치매 클라이언트 등에 국한되어 있지만, 치료사들은 인지와 관련된 보고를 위해 다음과 같은 항목의 품질 평가 항목에 등록하였다.

- MIPS 281 치매: 인지 평가
- MIPS 282 치매: 기능적 상태 평가
- MIPS 283 치매: 행동 및 심리 장애 증상 조사 및 관리
- MIPS 286 치매: 안전 문제 검사 및 클라이언트의 상태 완화를 위한 권고 및 참고사항

기타 자세한 사항은 웹사이트 https://qpp.cms.gov.를 참고한다.

APM(대체 지불 모델)은 더 효과적인 서비스를 더 저렴한 비용으로 증명 가능한 기록 중심 결과로써 제공하는 것을 목적으로 한다. 개선된 APM은 QPP에 참여하기 위한 또 다른 통로를 제공한다. 작업치료사들은 APM의 주요 피검자가 되기 위해서는 서비스의 가치를 분명하게 밝혀 이를 증명할 수 있어야 한다(Halle et al., 2018; Miller, 2018).

요약

의료서비스 제도는 서비스의 양에서 질적인 서비스를 구매하는 방향으로 진화하고 있다. 이러한 양상은 작업치료사들이 적절한 서비스를 적절한 클라이언트에게 적시에 제공함으로써 새로운 기회가 될 수 있다. 기능적 인지와 그것이 작업수행에 미치는 영향을 평가하고 다루는 것이 이 과정에서 중요한 부분이다.

작업치료사들은 기능적 인지가 작업수행에 손상을 야기하는 시점이 언제인지 파악해야 한다. 기능적 인지를 평가하는 것은 작업치료 중재가 필요한 적합한 사람을 밝혀낼 수 있다. 증상은 경미하지만 기능적으로 심각한 인지 손상 문제가 있는 사람들은 CMS에서 사용하는 메커니즘으로 밝혀내기는 어려울 수 있으므로 더욱 신경써야 한다.

기능적 인지가 언제 손상되는지를 밝힘으로써 적절한 중재를 선택할 수 있다. 서비스 및 중재 전략을 계획하는 것은 기능적 인지 손상 클라이언트와 기능적 손상이 없는 클라이언트를 다르게 접근해야 한다. 이 책에 나온 전략들은 작업치료 분야의 고유한 가치를 증명할 수 있는 도구로써 기여할 수 있을 것이다.

References

Acumen. (2018). *Skilled nursing facilities patient-driven payment model technical report*. Baltimore: Centers for Medicare & Medicaid Services.

Agency for Healthcare Research and Quality. (2016). *The National Quality Strategy*: Fact sheet. Rockville, MD: Author.

American Occupational Therapy Association. (2019). Cognition, cognitive rehabilitation, and occupational performance. *American Journal of Occupational Therapy*.

Anglin, G., Tu, H., Liao, K., Sessums, L., & Taylor, E. F. (2017). Strengthening multipayer collaboration: Lessons from the Comprehensive Primary Care Initiative. *Milbank Quarterly, 95*, 602–633. https://doi. org /10.1111/1468-0009.12280

Centers for Medicare & Medicaid Services. (2016). *Pioneer ACO final report*. Baltimore: Author.

Centers for Medicare & Medicaid Services. (2018a). *Home Health Agency Outcome and Assessment Information Set Version D (OASIS-D)*. Retrieved from https://www.cms.gov/Medicare/Quality-Initiatives-Patient-Assessment-Instruments/HomeHealthQualityInits/ OASIS-Data-Sets.html

Centers for Medicare & Medicaid Services. (2018b). Minimum Data Set (MDS) Version 3.0: *Resident Assessment and Care Screening Nursing Home Comprehensive (NC) Item Set*. Retrieved from https://www.cms. gov/Medicare/Quality-Initiatives-Patient-Assessment-Instruments/ NursingHomeQualityInits/MDS30RAIManual.html

Centers for Medicare & Medicaid Services. (n.d.). *Continuity Assessment Record and Evaluation (CARE) Item Set* (developed as part of the Medicare Post-Acute Care Payment Reform Demonstration (PAC-PRD). Retrieved from https://www.cms.gov/Medicare/Quality- Initiatives-Patient-Assessment-Instruments/Post-Acute-Care-Quality- Initiatives/CARE-Item-Set-and-B-CARE.html

Conrad, D. A., Grembowski, D., Hernandez, S. E., Lau, D., & Marcus- Smith, M. (2014). Emerging lessons from regional and state innovation in value-based payment reform: Balancing collaboration and disruptive innovation. *Milbank Quarterly, 92*, 568–623. https:// doi. org/10.1111/1468-0009.12078

Crabtree, B. F., Nutting, P. A., Miller, W. L., Stange, K. C., Stewart, E. E., & Jaen, C. J. (2010). Summary of the National Demonstration Project and recommendations for the patient-centered medical home. *Annals of Family Medicine, 8*(Suppl. 1), S80–S90. https:// doi. org/10.1370/afm.1107

Finkelstein, A., Ji, Y., Mahoney, N., & Skinner, J. (2018). Mandatory Medicare bundled payment program for lower extremity joint replacement and discharge to institutional postacute care: Interim analysis of the first year of a 5-year randomized trial. *JAMA, 320*, 892–900. https://doi.org/10.1001/jama.2018.12346

Gage, B., Deutsch, A., Smith, L., Schwartz, C., Ross, J., Coots, L., . . . Mallinson, T. (2012). *The development and testing of the Continuity Assessment Record and Evaluation (CARE) Item Set: Final report on CARE Item Set and current assessment comparisons* (Vol. 3). Washington, DC: George Washington University.

Giles, G. M., Edwards, D. F., Morrison, M. T., Baum, C., & Wolf, T. J. (2017). Screening for functional cognition in postacute care and the Improving Medicare Post-Acute Care Transformation (IMPACT) Act of 2014. *American Journal of Occupational Therapy, 71*, 7105090010. https://doi.org/10.5014/ajot.2017.715001

Halle, A. D., Mroz, T. M., Fogelberg, D. J., & Leland, N. E. (2018). Occupational therapy and primary care: Updates and trends. *American Journal of Occupational Therapy, 72*, 7203090010. https://doi. org/10.5014/ajot.2018.723001

Halpern, V. J., Shireman, P. K., Woo, K., Rathbun, J., & Johnson, B. (2017). What is an advanced alternative payment model? *Journal of Vascular Surgery, 66*, 1299. https://doi.org/10.1016/j.jvs. 2017. 07. 099

Improving Medicare Post-Acute Care Transformation Act of 2014, Pub. L. 113-185, 42 U.S.C. §§ 1305 et seq.

Institute of Medicine. (2000). *To err is human: Building a safer health system*. Washington, DC: National Academies Press.

Institute of Medicine. (2001). *Crossing the quality chasm: A new health system for the 21st century*. Washington, DC: National Academies Press.

Leland, N. E., Crum, K., Phipps, S., Roberts, P., & Gage, B. (2015). Advancing the value and quality of occupational therapy in health service delivery. *American Journal of Occupational Therapy, 69*, 6901090010. https://doi.org/10.5014/ajot.2015.691001

Leland, N. E., Elliott, S. J., O'Malley, L., & Murphy, S. L. (2012). Occupational therapy in fall prevention: Current evidence and future directions. *American Journal of Occupational Therapy, 66*, 149–160. https://doi.org/10.5014/ajot.2012.002733

McWilliams, J. M., Hatfield, L. A., Landon, B. E., Hamed, P., & Chernew, M. E. (2018). Medicare spending after 3 years of the Medicare Shared Savings Program. *New England Journal of Medicine, 379*, 1139–1149. https://doi.org/10.1056/NEJMsa1803388

Medicare Access and CHIP Reauthorization Act of 2015, Pub. L. 114-10, 42 U.S.C. § 1305 et seq.

Miller, C. (2018). Accountable care organizations and occupational therapy. *American Journal of Occupational Therapy, 72*, 7205090010. https:// doi.org/10.5014/ajot.2018.725003.

Moore, D. J., Palmer, B. W., Patterson, T. L., & Jeste, D. V. (2007). A review of performance-based measures of functional living skills. *Journal of Psychiatric Research, 42*, 97–118. https://doi. org/10.1016/j. jpsychires.2005.10.008

Navathe, A. S., Song, Z., & Emanuel, E. J. (2017). The next generation of episode-based payments. *JAMA, 317*, 2371–2372. https://doi. org / 10.1001/jama.2017.5902

Patient Protection and Affordable Care Act, Pub. L. 111-148, 42 U.S.C. §§ 1800-18121 (2010).

Poulin, V., Korner-Bitensky, N., & Dawson, D. R. (2013). Stroke-Specific Executive Function Assessment: A literature review of performancebased tools. *Australian Occupational Therapy Journal, 60*, 3–19. https://doi.org/10.1111/1440-1630.12024

Roberts, P. S., & Robinson, M. R. (2014). Occupational therapy's role in preventing acute readmissions. *American Journal of Occupational Therapy, 68*, 254–259. https://doi.org/10.5014/ajot.2014.683001

Ryan, A., Sutton, M., & Doran, T. (2014). Does winning a pay-forperformance bonus improve subsequent quality performance? Evidence from the Hospital Quality Incentive Demonstration. *Health Services Research, 49*, 568–587. https://doi.org/10.1111/1475-6773. 12097

Saliba, D., Buchanan, J., Edelen, M. O., Streim, J., Ouslander, J., Berlowitz, D., & Chodosh, J. (2012). MDS 3.0: Brief Interview for Mental Status. *Journal of Post-Acute and Long-Term Care Medicine, 13*, 611–617. https://doi.org/10.1016/j.jamda.2012.06.004

Sandhu, S., Furniss, J., & Metzler, C. (2018). Using the new postacute care quality measures to demonstrate the value of occupational therapy. *American Journal of Occupational Therapy, 72*, 7202090010. https://doi.org/10.5014/ajot.2018.722002

Sikka, R., Morath, J. M., & Leape, L. (2015). The Quadruple Aim: Care, health, cost and meaning in work. *BMJ Quality and Safety, 24*, 608–610. http://doi.org/10.1136/bmjqs-2015-004160

Wei, L. A., Fearing, M. A., Sternberg, E. J., & Inouye, S. K. (2008). The Confusion Assessment Method: A systematic review of current usage. *Journal of the American Geriatrics Society, 56*, 823–830. https://doi.org/10.1111/j.1532-5415.2008.01674.x

Wesson, J., Clemson, L., Brodaty, H., & Reppermund, S. (2016). Estimating functional cognition in older adults using observational assessments of task performance in complex everyday activities: A systematic review and evaluation of measurement properties. *Neuroscience and Biobehavioral Reviews, 68*, 335–360. https://doi.org/ 10.1016/j.neubiorev.2016.05.024

SECTION II.A

평가 Assessment

평가 원칙 소개

작업치료사들은 많은 경우에 독립적인 사회 일원으로 기능하는데 필요한 전체 범위의 기능 수행을 자연스럽게 관찰하기는 어렵다. 또한 평가를 진행할 물리적 시간에도 한계가 있다. 이러한 이유로 작업치료사들은 가능한 작업 프로파일을 작성하고 프로파일과 간단한 선별 검사를 통해 얻은 정보를 사용하여 평가 시 어떤 점에 중점을 둘 것인지 결정한다.

섹션II 부분에서는 기능적 인지를 평가할 때 적용되는 원칙을 개괄적으로 살펴본다(3장). 이러한 원칙들은 모든 작업치료 평가에 적용된다. 하지만 본 섹션의 핵심 주제는 기능적 인지를 평가하는 주된 방법인 수행기반 평가이다. 4장에서는 기능적 인지 평가의 기본 틀이 되는 인지 기능 평가(Cognitive-Functional Evaluation, C-FE)에 대해 검토한다. C-FE는 인지 평가 방식을 부르는 가장 보편적인 용어로서, 작업치료사들에게 유용한 정보를 제공하는 여러 가지 평가 방식 중 가장 적합한 방식으로 치료 계획을 수립하기 위한 목적이 있다.

섹션 II의 나머지 장(5~16장)에서는 C-FE의 여러 단계들을 살펴보고, 각 단계에서 사용되는 평가 사례를 제공한다. 대부분의 장(7~15장)에서 수행기반 평가 방식을 구체적으로 설명하는 것이 핵심 내용이다. 각 장은 유사한 포맷을 따라, 각 평가를 실제로 어떻게 활용하는지에 대한 사례를 중심으로 논의할 것이다. 또한 각 평가 방식마다 개발된 경위에 대해 소개하고, 해당 평가 방식이 어떤 클라이언트에게 적절한지, 어떻게 진행하는지, 평가를 진행하는데 필요한 훈련 과정(필요 시)에 대해 설명한다. 각 장마다 일부 평가의 진행에 도움이 되는 영상 자료를 첨부하였다.

3

기능적 인지 평가의 원칙

Principles of Functional–Cognitive Assessment

GORDON MUIR GILES, PhD, OTR/L, FAOTA, TIMOTHY J. WOLF, OTD, PhD, OTR/L, FAOTA, DOROTHY FARRAR EDWARDS, PhD

학습목표

- 기능적 인지 수행기반 검사의 목적을 전반적으로 이해한다.
- 관찰만으로 평가가 불충분한 이유에 대해 설명한다.
- 기능적 인지 수행기반 검사의 심리측정적 특성을 평가하기 위한 주요 척도에 대해 설명한다.

주요 용어 및 개념

- 대체 형식 신뢰도(Alternate form reliability)
- 천장효과(Ceiling effect)
- 임상적 유용성(Clinical utility)
- 동시 타당도(Concurrent validity)
- 구성 타당도(Construct validity)
- 내용 타당도(Content validity)
- 수렴 타당도(Convergent validity)
- 기준 타당도(Criterion validity)
- 분산 타당도(Divergent validity)
- 안면 타당도(Face validity)
- 바닥효과(Floor effect)
- 내적 일관성(Internal consistency)
- 검사자 간 신뢰도(Interrater reliability)
- 수행기반 검사(Performance-based test)
- 예측 타당도(Predictive validity)
- 라쉬분석(Rasch analysis)
- 신뢰도(Reliability)
- 민감도(Sensitivity)
- 특이도(Specificity)
- 검사-재검사 신뢰도(Test-retest reliability)
- 타당도(Validity)

서론

인지는 여러 전문 영역의 실행 범위가 복합된 복잡한 개념이다. 각 분야마다 고유한 중점사항에 따라 다양한 방식으로 인지 기능을 평가한다. 작업치료 분야에서는 수행기반 검사를 사용하여 기능적 인지를 설명하고 있다.

기능적 인지의 **수행기반 검사**(performance-based test)는 수행을 '어떻게' 하는지를 평가하지만, 신경 심리학적 검사와 달리 뇌 기능 손상(뇌손상의 전반적 결과 및 특정 신경 심리학적 손상 부분)을 밝히고자 하는 목적은 아니다. 기능적 인지의 수행기반 검사는 의심이 되는 뇌 손상이나 행동 장애 원인을 밝히는 진단 내용보다는 피검자의 행위 자체를 검사하는 것이다(Fava et al., 2012; Feinstein, 1983).

ADL과 IADL의 유능함을 평가할 때, 기능적 인지가 강조되는 것은 많은 요인이 적절한 수행에 영향을 줄 수 있고, 다양한 능력들이 기능적인 활동의 적절한 실행에 기여하기 때문이다. 수행기반 검사 목적은 병명을 밝히는 것이 아니라, 기능적 인지와 작업수행을 정의하고 특징을 평가하는 것이다.

작업치료사들은 다른 분야의 전문가와 매우 다른 관점으로 평가에 접근한다. 작업치료 분야의 검사는 심리학 및 신경 심리와는 다른 역할을 한다. 뇌영상 기법이 개발되기 전까지는, 뇌손상 부위를 알기 위해서 임상 신경 심리 검사를 주로 사용하였다(Lezak et al., 2012). 검사에 상당한 시간을 할애하고 인지 기능의 강점과 약점을 자세히 밝히는 검사 결과 보고서를 만드는 것이 클라이언트를 진료하는 주된 이유가 되었다(Lezak et al., 2012). 신경 심리학자들의 보고서에는 손상에 대한 요약 설명 및 다른 학문 분야에서 수행되어야 할 치료 권고사항이 포함되어 있다.

그러나, 뇌손상 부위를 밝히고, 인지 기능의 강점 및 약점을 아는 것만으로 개인의 ADL 및 IADL 수행 능력을 예측하기는 어렵다. 인지와 기능은 서로 연관성이 많으나, 분리된 개념으로서, 한 가지 개념으로 다른 쪽을 유추해 내기는 어렵다(Giles, 2010). 작업치료사들은 작업수행 목표를 달성하기 위해서, 특정한 인지 기능(주의력, 기억력 등)을 분리해서 고려하기보다는 작업목표 달성을 위해 개인의 메타인지 능력(인지 능력에 대한 자기인식 등), 인지 및 수행기반 능력 또는 기술을 종합적으로 활용하는 능력을 평가하고자 한다(Giles et al., 2017).

역설적으로, 신경 심리 평가 방식은 실생활 과제 수행 가능성을 예측할 때, 특정한 인지 손상을 분리한 접근을 시도하지만, 통합적인 측정(다양한 검사의 종합 또는 여러 가지 인지 영역의 평가 내용을 바탕으로 산출한 포괄적인 종합 지수 등)이 과제 수행과 가장 밀접한 연관성을 보여준다. 즉, 통합적인 측정이 기능적 인지 및 IADL 수행치를 가장 잘 예측할 수 있다는 것이다(Chelune & Moehle, 1986; Heaton & Pendleton, 1981).

기능적 인지를 평가할 때, 신경 심리학적 평가에서 밝혀진 손상된 인지 부분 및 치료 중재 관련 정보가 전혀 필요하지 않은 것은 아니다. 여러 가지 요인이 개인의 기능 인지 능력에 기여할 수 있으며, 여러 가지 유형의 기능적 인지 수행기반 검사를 하여 수행이 미완료된 부분을 통해 피검자의 수행기반 오류 유형을 식별할 수도 있다. 신경 심리학적 검사로 얻은 정보와 함께, 이같은 오류를 평가함으로써 어떻게 재활 및 지원을 수행할 것인지에 대한 통찰력을 얻을 수 있다.

ADL 및 IADL의 유능함을 평가하는 방법은 자가 및 대리인 보고서 작성, 신경 심리학적 검사를 통한 평가 등 여러 가지가 있다. 그러나 수행기반 검사 방식으로 IADL 수행을 측정하는 것이 지역사회 일원으로 기능하는 개인의 능력을 예측하는 가장 좋은 평가 방식으로 부상하고 있다. 기능적 인지 수행기반 검사는 새롭고 복잡한 심리학적 과제 수행 표본을 활용하여 피검자의 또 다른 새로운 심리학적 과제 수행능력도 평가할 수 있다는 개념에 근거하고 있다(즉 보다 광범위한 작업수행 관련 추론을 가능하게 함).

기능적 인지 평가는 피검자가 일상생활에서 인지적 요구가 있을 때 통상적으로 어떻게 반응하는지에 관한 정보를 얻고자 한다. 또한 기능적 인지 수행기반 검사는 개인이 과제를 시도하는 방법을 보여준다. 수행에 문제가 있는 경우, 이러한 평가는 수행을 향상시킬 수 있는 방안을 제시할 수 있다.

검사 결과는 다음과 같은 작업 프로파일에서 정보를 수집하여 해석한다.

- 수행 오류의 특성
- 피검자 오류에 대한 인식 및 그에 대한 반응
- 수행 오류가 일상생활 기능 및 사회적 관계에 미치는 영향

또한 작업치료사가 확보한 결과를 다른 분야에서 얻은 결과와 함께 취합하여 살펴봄으로써 작업치료 분야의 고유 역할을 유지함과 동시에 클라이언트와 그들의 필요에 대한 학문 간의 이해를 풍부하게 해야 한다.

체계 필요성

작업치료 임상에서의 검사는 클라이언트 중심의 목표 설정을 선호하며(American Occupational Therapy Association, AOTA, 2014), 보통 작업 프로파일 개발 범위 내에서 진행한다. 인지 기능 평가(C-FE) 체계(4장 참조)는 작업치료에서의 평가를 위한 체계적인 과정을 제공한

다. 이 체계는 나머지 장의 평가 관련 내용의 뼈대가 된다. C-FE 체계는 여러 가지 출처(선별 검사, 수행기반 검사, 신경 심리학적 검사)에서 나온 인지 평가 정보를 어떻게 작업치료 계획에 통합하는지에 대한 내용을 제공한다.

수행기반 검사의 중요성: 관찰만으로 불충분한 이유

작업치료사들은 클라이언트가 일상 활동을 수행하는 것을 관찰하는데 많은 시간을 할애함으로써 작업수행 능력에 대한 정보를 많이 파악할 수 있다. 그러나 시간 및 환경(중증 장애 병동)의 한계로 인해 기본적인 ADL 및 IADL을 오랜 시간 자연스럽게 관찰하기 어려운 경우가 있다(Morrison et al., 2015). 마찬가지로, 병원에 입원한 클라이언트의 자가보고 경우, 질환 및 손상으로 인한 자기 인식능력 부족 및 손상에 대한 인지 부족 등으로 정확성을 보장할 수 없다는 한계가 있다(Morrison et al., 2015). 이러한 상황에서, ADL의 정성 평가(주로 병원 환경에서 가능)만으로 다양한 형태의 기능적 인지 손상을 평가하거나, IADL 손상의 심각성을 판단하기에는 충분하지 않다.

많은 작업치료사들이 클라이언트를 보면 인지 손상을 알 수 있다고 가정하지만 근거에 따르면 항상 그렇지는 않다(Bottari & Dawson, 2011; Edwards et al., 2006). 결과적으로 치료사들은 작업치료 중재가 필요한 인지 손상 클라이언트를 가려내지 못할 수도 있다. 그러나 표준화된 평가 방식에는 자연적 관찰 또는 기타 유형의 검사에서 발견할 수 없는 장점들이 있다(Giles et al., 2017). 그 결과, 치료사들이 표준화된 평가 방식을 채택해야 하는 강력하고 이론적으로 타당한 이유이며, 그 결과 작업수행 에러 가능성을 추론할 수 있다.

평가 고려사항

기능적 인지 평가 방식은 다양하므로, 작업치료사는 검사의 목적과 피검자의 필요에 따라 평가 방식을 선택할 수 있다. 보다 포괄적인 평가가 필요한지 알아보기 위해 선별 검사(screening)를 하기도 한다. 선별 검사는 신속하게 모집단에 적용할 수 있다. 포괄적인 검사 방식은 다음 요소들을 고려하여 선정한다.

- 작업 프로파일
- 피검자의 예상 안면 타당도
- 검사의 구체적인 목적

수행기반 검사는 친숙도 및 인지 부하 등에서 다양한 차이를 보이며, 집행능력(Executive Functions, EF) 요구도가 다르다(Toglia, 2015, 2018). Morrison(2013)은 뇌졸중 이후 사회에서 기능을 수행하기 어렵다고 자가 보고서를 작성한 사람들을 연구하였다. FIM (Functional Independence Measure; Hamilton et al., 1987)이 뇌졸중 후 어려움을 겪는다고 자가진단한 클라이언트를 알아내는 데 민감도가 낮은 평가라고 하였다. 집행능력 수행 검사(Executive Function Performance Test, EFPT; Baum et al, 2008)가 FIM보다 자가진단으로 손상을 알아내야 할 경우에 더 효과적이었으며, MET-R (Multiple Errands Test-Revised)은 경도 뇌졸중 이후 자가진단 손상 보고 방식에서 가장 민감한 것으로 나타났다(Morrison et al., 2013).

작업치료사들은 ADL, IADL 및 근무 환경에서 독립적 기능이 가능한지 여부에 관한 여러 가지 질문을 받는다. 클라이언트의 다양한 성향(관심분야, 목표, 질문의 다양성 등)을 고려할 때, 검사의 요구를 충족시키기 위해 다양한 형식 및 난이도의 평가 방식이 요구된다. 예를 들어, 사회적 맥락에서 새로운 정보를 습득해야 하는 강도 높은 직업에 복귀해야 하는 피검자라면, 작업치료사들은 이러한 요소를 포함한 수행기반 검사를 선택한다(예: Multiple Errands Test-Revised, MET-R). 반면, 익숙한 환경에서 무난하게 적응하기만 하면 되는 피검자에게는 EFPT, PASS (Performance Assessment of Self-care Skills; Rogers et al., 2016) 등 자기인식에 중점을 둔 검사 방식을 선택할 수 있다.

기능적 인지 수행기반 검사의 일반적인 사용 사례는 다음과 같다.

- 기능적 인지 손상 유무 확인(간단한 선별 검사 또는 포괄적 평가)

- 특정한 생활 환경을 영위하는데 필요한 안전과 도움의 정도와 관련된 질문들(장기 돌봄이 필요한지 여부 등)
- 지속적인 지원 비용 산출을 위한 법적 보상 신청 등
- 과제 수행 동안 자기인식 능력 평가
- 피검사자가 중재에 대한 영향과 과제에서 요구되는 사항을 어떻게 해결하려고 하는지에 대한 추론 판단
- 중재에 대한 반응 평가
- 전략 사용에 대한 평가
- 기능적 인지가 특정 IADL 기능을 지지하거나 지지하지 못하는 방법에 대한 구체적인 질문들
- 기능적 인지가 업무 복귀에 대한 문제를 지지하거나 지지하지 못하는지에 대한 구체적인 질문들

수행기반 검사의 심리적 특성

기능적 인지 수행기반 피검자들은 검사에 참여할 때 각성 상태를 유지할 수 있어야 한다(즉, 검사에 필요한 감각적 정보를 적극 활용해야 한다). 그들은 활동에 참여해야 하므로 이를 위해서는 자신의 문제를 인지하고, 현재와 다른 상태로 바뀔 수 있는 미래를 위한 목표를 달성하기 위해 필요한 과정임을 이해해야 한다.

많은 인지 손상 클라이언트들이 검사 참여 중에 검사 상황임을 잊어버리는 경우가 있다. 검사 상황임을 계속적으로 인지하는 것이 검사의 필수요건은 아니다. 기능적 인지에 대한 대부분의 수행기반 검사에서는 피검자가 언어를 이해하는 것이 중요하다. 대부분의 검사에 읽고 쓰기가 포함되므로 중증의 인지 손상 클라이언트에게는 기능적 인지 수행기반 검사가 필요하지 않을 수도 있다. 손상 정도가 심각하면 보다 간단한 검사를 사용할 수 있기 때문이다.

급성 및 아급성 클라이언트의 돌봄 환경에서 인지적 기능을 평가하기 위해서는 단계별 과정을 수립해야 한다(Giles et al., 2017; Morrison et al., 2015). 섬망 진단 도구 평가(confusion assessment method scale)는 섬망을 밝히기 위해 사용된다(Inouye et al., 1990; Wei et al., 2008). 섬망 클라이언트 외 중증 인지 손상 클라이언트에게는 정신상태 관련 간단 인터뷰(brief interview for mental status; Saliba et al., 2012), Mini-Cog 평가(Borson et al., 2000) 또는 기타 인지 검사 방식 등이 사용된다.

반면, 대부분의 인지 손상 선별 검사를 통해 손상 정도가 발견되지 않는 경도 손상 클라이언트에게는 기능적 인지 수행기반 검사 방식을 사용할 것을 제안한다. 표준 인지 선별 검사를 통해 손상되지 않았다고 판정을 받는(예: Montreal cognitive assessment; Nasreddine 등의 평가에서 26점 이상이 나오면 정상으로 봄, 2005) 경우에도 기능적으로 손상된 경우가 있다는 근거가 있다(Toglia et al., 2017). 따라서, 인지 손상이 없어 보이는 사람이라도 퇴원 전에 최소한 간단한 인지 결손 관련 선별 검사를 받아야 한다.

기능적 인지 장애로 인한 영향을 예측하는 것은 부상 발생율에 근거한다. 위험하고 부정적인 사건을 예측할 수는 없으나, 합리적으로 예상 가능한 부정적 결과를 피하기 위해 적절한 대처능력을 갖고 있는지에 관한 질문 및 답변을 할 수 있다. 부정적 결과는 다음 사항들을 바탕으로 유추해 볼 수 있다.

- 클라이언트의 구체적인 특성
- 클라이언트가 직면하게 될 과제의 요구도
- 클라이언트가 대처해야 하는 환경

검사에서 제시하는 난이도 및 평가 유형에 따라 검사 결과를 해석한다.

표준화된 기능적 인지 수행기반 검사는 비교적 최근이기는 하지만, 지난 100년 간 교육 및 임상 심리학 검사 개발 부분에서 이룬 많은 발전의 수혜를 입었다고 볼 수 있다(Anastasi & Urbina, 1997). 이 책에서 설명하는 측정은 모두 표준화된 방식으로 진행한다. 하지만 많은 평가 방식의 정상 데이터가 부족한 편이다(피검자나 진단 그룹의 수적 부족 등). 검사 개발자들은 무료나 매우 낮은 가격으로 검사를 개발해왔다. 그 결과, 다른 분야의 검사들과 마찬가지로, 폭넓은 검사 데이터가 필요한 대규모 검사 프로그램을 만들 수 있는 재정적 지원이 부족하였다.

개인 및 그룹 클라이언트를 대상으로 검사를 하기로

결정할 때, 치료사들은 평가 관련 심리적 특징을 살펴보아야 한다. 6~16장에 나온 기능적 인지 수행기반 검사 대부분에 관한 검사 선정 및 이와 관련된 정보는 다음과 같다.

- 신뢰도 및 타당도 유형
- 내적 일치도
- 천장효과 및 바닥효과
- 민감도 및 특이도
- 특정 대상군에 대한 검사 사용 관련 데이터

신뢰도

평가의 **신뢰도**(reliability)는 피검자가 유사한 검사 조건에서 얻은 점수의 일관성 여부를 말한다. 검사를 반복하여 시행했을 때 획득한 검사 점수가 정확하고, 비슷하게 나오면 신뢰할 만하다고 간주한다(같은 피검자 그룹에 검사를 반복했을 때 비슷한 결과가 나오는 등). 어떤 평가 방식도 완벽할 수는 없기 때문에 모든 평가 방식에서 임의 오류가 발생할 수 있다.

검사 요건이 바뀌거나, 임의 오류 발생이 결과에 얼마나 영향을 주는지 등도 신뢰도의 척도가 된다. 임의 오류의 요인에는 다음과 같은 것이 있다.

- 피검자의 돌발상황(피로도, 불편함, 주의산만 등)
- 검사 항목의 불명확성
- 검사 규칙 적용에 대한 검사자의 엄격성
- 검사 환경의 다양성

반복 측정 오류나 평가의 일관성 문제로, 피검자들과 기대치가 다르게 나왔을 때, 그것이 위의 임의 오류와 관계 없는 피검자 고유 점수로 해석할 수 있는지가 신뢰도 척도가 된다. 측정을 신뢰할 수 없는 경우, 피검자 간 또는 시간에 따른 차이에서 일어난 차이점이 아닌, 평가와 관련된 오류로 인해 점수가 다르게 나타날 수도 있다.

오류로 인해 검사 결과가 어느 정도 차이가 나는지를 측정하는 표준오차 측정(Standard Error of Measurement, SEM; Anastasi & Urbina, 1997)이 있다. SEM은 표준편차 및 검사 신뢰도를 고려하여 계산한다. 이러한 표준적 차이를 감안하여 피검자가 획득한 점수의 변동이 이 범주 안에 있는지를 평가할 수 있다.

검사자 간 신뢰도

검사자 간 신뢰도(intrarater reliability)란 같은 피검자를 대상으로 같은 평가를 시행했을 때 점수의 일치 여부를 관찰하는 것이다(같은 검사자가 같은 피검자에게 동일한 방법의 검사를 시행했을 때 점수가 일관성 있게 나오는지 여부를 평가). 검사자 간 신뢰도란 다른 검사자가 동일한 피검자를 대상으로 동일한 평가 방식을 적용했을 때, 점수가 일치하는지를 관찰하는 것이다(검사자가 달라도 같은 평가 방식을 취했을 때, 결과가 일정한지 여부를 평가).

검사자 간 신뢰도는 여러 가지 방식으로 통계를 내서 평가할 수 있으나, 주로 검사자를 두 팀으로 나누어 관련성을 관찰하는 방법으로 종종 진행한다. 평가 척도(모수) 데이터에 대해 피어슨 상관계수(Pearson product-moment correlation)를 비척도(비모수) 데이터에 대해 스피어만 상관계수(Spearman rank order correlation)를 사용하며, .80~.90대 수치의 신뢰도가 나오면 수용 가능하다고 본다(Anastasi & Urbina, 1997). 대상 응답 수가 적은 경우, 기회 합의가 통제 가능하다는 점에서 Cohen 계수(kappa)를 사용하기도 한다.

검사-재검사 신뢰도

검사-재검사 신뢰도(test-retest reliability)란 같은 피검자에게 여러 번 평가를 시행했을 때 일관성이 있는지 여부를 측정한 것이다. 보통 일정한 간격(성숙도 증가 효과를 감안하여 되도록 짧은 기간을 두고 시행)을 두고 두 차례 평가를 실시하고, 각각 어떤 점수가 나오는지 측정한다. 검사-재검사 신뢰도는 검사를 두 차례 진행한 것 사이의 상관관계 계수로 보고한다.

검사-재검사 신뢰도(검사의 반복 실시와 마찬가지로)란 잠재적으로 학습효과를 받는다. 어떤 사례에서는 반복 시행하는 과정에서 평가 내용이 달라진다. 이것은 많은 기능적 인지 평가의 경우에서 보듯 새로운 문제를 관찰하는 검사에서는 문제가 될 수 있다. 피검자는 미리 습득한 정보나 앞서 진행한 검사에서 개발한 전략을 다음 검사에 그대로 사용할 수 있다. 따라서 검사-재검사 신뢰도는 낮아지고, 검사 개발자들은 이와 같은 결과를 잘못된 것으로 간주하여 보고하지 않을 수도 있다.

대체 형식 신뢰도

대체 형식 신뢰도(alternate form reliability)란 같은 검사를 반복 시행할 때, 신규성 감소 또는 학습효과가 떨어지는 문제를 피하고자 사용되는 방법이다(Anastasi & Urbina, 1997). 동일한 검사를 대체 형식을 통해 시행하면, 피검자가 검사를 미리 학습하지 않고도 새롭게 보는 효과를 볼 수 있다.

그러나 단어 및 단어 리스트 학습 같은 검사 형식은 대체 형식을 만들기가 비교적 수월하지만, IADL과 관련된 기능적 인지 평가는 대체 형식을 만들기가 어려울 수 있다. 하위 검사 간의 상관관계가 나타난 EFPT나 PASS 등의 검사는 대체 형식으로 사용될 수 있다. 그럼에도 불구하고, 중재 효과를 평가하는 목적으로 기능적 인지 수행기반 검사 영역에서도 반복 검사를 수행할 때가 있다(주간 달력 계획 수립 활동의 경우, 반복적인 검사로 전략 사용의 변화를 평가할 수 있다; Toglia, 2015).

내적 일치도

연구자들은 평가항목 간의 상관관계를 평가함으로써 **내적 일치도**(internal consistency)를 측정한다(또는 다양한 검사 항목이 있을 때 각 항목의 상관관계 측정). 내적 일치도란 한 가지 평가 방식에 여러 가지 검사 항목이 있을 때, 각 항목이 측정 대상을 얼마나 일관성 있게 측정하였는지를 평가하는 것이다. 예를 들어, 한 피검자가 처방약 배분 검사에서 높은 점수를 받아 해당 부분에서 독립성이 있다는 평가를 받았지만, 알약의 수를 세는 검사를 통과하지 못했다면, 이는 검사 측정의 특성이 달랐음을 시사한다. 검사의 특성이 다른 항목들로 이루어진 검사를 내적 일치도가 낮다고 볼 수 있으며, 이는 돌발적 오류 변수와는 크게 관련이 없다.

크론바흐의 알파계수(Cronbach's alpha)는 내적 일치도를 측정하는데 자주 사용된다. 측정대상 범위가 좁을 때 크론바흐 알파계수가 높고, 측정 대상 범위가 넓을 때 계수가 낮다. 내적 일치도가 매우 높은 평가의 경우 평가 항목이 정확히 동일한 구조를 측정한다는 것을 나타낸다. 이는 검사 본연의 목적을 상실하지 않는 선에서 항목을 줄이거나 검사 길이를 짧게 할 필요가 있음을 시사한다. 검사 항목 수 또한 내적 일치도에 영향을 준다. 검사 항목이 적으면 크론바흐 알파계수는 낮게 나오는데, 그럼에도 피검자나 검사자 부담이 줄어든다는 점에서 짧은 검사가 선호되는 경우도 있다.

타당도

타당도(validity)란 검사가 의도한 것을 잘 측정했는지 또는 피검자의 수행 결과를 통해 평가하고자 하는 내용을 잘 추론할 수 있는지 여부를 말한다. 작업치료사들은 무엇을 측정하는 검사인지를 알 수 있도록 검사 이름과 활동명을 신중하게 정해야 한다. 시계 그리기 검사는 피검자가 시계를 그릴 수 있는지 여부를 알아보는 것 이상의 정보를 제공할 수 있다.

기능적 인지 평가는 검사가 요구하는 목적을 달성하기 위해 피검자가 사용하는 과정을 평가하는 것이고, 검사에 사용되는 활동은 피검자가 수행하는 능력 이상과 관련이 있다. 타당도는 피검자의 검사 과제 수행과 다른 과제 수행의 특징 간 관계를 살펴보는 것으로, 종종 검사의 표면적 특성과 일부 관련이 있다. 타당도를 검증받은 검사를 사용할 때 좋은 점은 검사 수행 결과를 바탕으로 일상생활에서의 수행능력(예: IADL)과의 관계를 잘 알 수 있다는 것이다.

구성 타당도

구성 타당도(construct validity)란 검사가 특정 이론 및 특성에 부합하는 정도와 관련된다(예: 특정 기능적 인지를 측정하기 위한 검사가 실제 어느 정도 개념적인 기능적 인지를 측정하는지 정도).

수렴 타당도 및 분산 타당도

수렴 타당도 및 분산 타당도는 서로 연관된 개념이다. **수렴 타당도**(convergent validity)란 검사 결과가 이론적으로 관련이 있는 다른 검사와 연관성이 있는지 정도를 말하며(기능적 인지 측정이 IADL와 관련됨), **분산 타당도**(divergent validity)란 이론적으로는 관련 없는 개념이 관심 측정 분야와 제한적인 상관관계가 있는지 여부를 의미한다.

내용 타당도

내용 타당도(content validity)란 검사 내용이 관심 분야를 잘 보여주는지의 여부를 판단한다. 내용 타당도는 검사 내용이 개념과 연관된 영역에 얼마나 부합하는지를 평가한다. 작업치료 시 검사 시간이 제한되어 있어, 기능적 인지 수행기반 검사는 한 개 또는 소수의 기능 과제일 수 밖에 없으므로, ADL 또는 IADL 자가진단 평가로 달성 가능한 내용 타당성은 없다. 자가보고 ADL 및 IADL 평가 방식은 보다 포괄적인 영역을 커버할 수는 있으나(Gold, 2012), 추후 기능적 능력을 정확히 예측하는 능력은 떨어진다.

기능적 인지 수행기반 검사는 같은 검사에 응답할 때 여러 가지 기술 및 전략을 사용하는 다양한 피검자가 여러 가지 방법으로 접근할 수 있다. 따라서 동일한 검사를 여러 사람이 실시할 경우, 다양한 기술과 전략을 사용할 수 있다. 따라서 검사 과제만을 보고 피검자가 어떤 기술을 사용할지 판단할 수는 없다(Anastasi & Urbina, 1997).

안면 타당도

피검자가 적극적으로 참여하고 노력하여 효과를 극대화하려면, 검사의 표면적인 특성이 피검자가 직면한 문제와 관련이 있어야만 한다. **안면 타당도**(face validity)란 검사가 실제로 어떤 상황을 측정하는 것인지의 본질적 문제보다는 어떤 범주를 측정하는 것인지 추정해보는 것이다. 평가 방식이 예측 타당도가 높아도 검사 내용이 피검자와 관련 없어 보이거나 잘 모르거나 무안해 한다면, 안면 타당도가 낮다고 볼 수 있다.

실질적인 문제로, 안면 타당도는 내용 타당도와 밀접한 관련이 있다. 예를 들어, 6장 '기본 인지 선별 도구'에서는 처방약 관리 과제와 관련한 기능적 인지 평가를 설명하고 있다. 이 과제들은 처방약 관리능력을 평가한다는 점에서 내용 타당도와 안면 타당도가 높다. 그러나 내용 및 안면 타당도와 실질적인 의약품 관리능력 사이에는 특별한 연관성을 필요로 하지는 않는다. 예를 들어, 참가자의 복잡한 처방약 관련 스케줄 관리능력을 예측하는 데에는 단순한 처방약 관리를 하도록 하는 것보다 시간 약속 정하기 또는 돈 관리 과제를 해보는 것이 더 유용한 방법이 될 수 있다. 안면 타당도는 사법 및 법률 분야 등 기타 전문 분야의 측정 적용에도 영향을 미친다(Anastasi & Urbina, 1997).

기준 타당도

기준 타당도(criterion validity)란 피검자가 검사의 효과로 다른 특정한 활동능력 발달에 효과가 있는지를 평가하는 것이다. 검사 수행 후 이미 타당성이 검증된 다른 평가나 결과와 비교한다.

동시 타당도와 예측 타당도

동시 타당도(concurrent validity)란 새로운 검사 자료 및 기준 변수 또는 평가 자료를 동시에 수집하는 것이다. 예측 타당도란 검사 기록을 특정 시점에서 수집하고, 다른 기준 변수 및 평가 자료를 다른 시점에서 수집하는 경우이다. **예측 타당도**(predictive validity)로 판단한 사례로서, PASS 검사를 통해 심각한 손상 환자로 판명된 경우, 경도 손상 클라이언트보다 퇴원 후 30개월의 추가적인 가정 의료서비스를 더 받아야 한다고 판단하는 경우이다(Brown & Finlayson, 2013).

임상적 유용성

임상적 유용성은 검사의 심리적 특성은 없으나, 평가 방식을 선정할 때 중요한 고려사항이다(Hand et al., 2018). **임상적 유용성**(clinical utility)이란 평가 자료의 가치를 일상생활에 잘 반영시키고 활용할 수 있는지 여부를 말하며(Smart, 2006), 고려사항은 다음과 같다.

- 필요한 훈련의 양은 어느 정도인지
- 검사 진행 시간은 어떠한지
- 분명하고 구체적인 매뉴얼이 있는지
- 채점 및 해석 방법이 간단한지

천장효과 및 바닥효과

천장효과(ceiling effect)란 피검자가 검사로 인해 능력을 측정 받을 수 있는 상한선에 닿았음을 의미한다. 예를 들어, 외상성 뇌 손상에서 회복 중인 ADL이 독립적인 클라이언트의 경우, 상당 부분 개선되고 나서도 FIM (uniform data system for medical rehabilitation, 1997)이나 바텔 일상 활동 지표(Barthel index; Mahoney & Barthel, 1965) 점수는 올라가지 않는다. 이는 두 가지 측정방법 모두 IADL 측정을 하지 않기 때문이다. 이 평가 방식은 피검자의 ADL 이상의 능력을 평가할 측정 항목은 없다. 바닥 효과란 검사 측정치의 하한선이 높아서 마찬가지로 검사 효과가 없는 경우로 측정치 이하 부분을 측정할 수 없어 바닥 이하의 능력 차별성을 측정할 수 없는 경우를 말한다(Portney & Watkins, 2009).

민감도와 특이도

민감도와 특이도는 검사가 특정한 증상과 요건의 양성 및 음성을 어느 정도 정확하게 가려내는지를 살피는 통계적 측정 방식이다. **민감도**(sensitivity)는 검사가 양성 비율을 어느 정도 정확하게 평가하는지(인지 손상 클라이언트의 몇 퍼센트를 정확하게 가려내는지 등)를 살펴보는 것이다. **특이도**(specificity)는 측정 대상이 음성인 비율을 어느 정도 정확하게 선별하는지를 살펴본다(인지 손상이 없는 클라이언트의 몇 퍼센트가 제대로 가려졌는지).

검사 민감도는 특이도와 반대의 상관관계를 가진다(즉, 민감도가 올라가면 특이도는 내려간다). 민감도와 특이도 중 어느 것이 중요한지는 검사 목적에 따라 달라진다. 선별 검사(screening test)는 특이도보다 민감도를 더 중요시하는 경향이 있다. 특정 증상이 있는 개인을 가려내는 것을 놓치지 않는 것이 중요하다. 왜냐하면 민감도가 높은 검사를 하고 나서 특이도가 높은 검사를 추가로 진행할 수도 있기 때문이다.

민감도와 특이도는 기준율과도 관련이 있다. 어떤 증상이 특정 대상군에서 자주 나타난다면(예: 해당 집단의 50%에서 발병), 민감도가 높은 측정 도구는 증상이 없는 사람을 증상이 있다고 판명할 확률이 비교적 낮다. 그러나 특정 증상 발병빈도가 낮은 집단인 경우, 특이도가 높은 검사일지라도 음성 클라이언트를 양성 클라이언트로 판단할 확률이 높을 수 있다.

라쉬분석

라쉬분석(rasch analysis)이란 검사를 개발할 때, 각 검사 항목의 난이도가 같다고 가정하는 통계적 접근법이다. 이 가정하에 검사 개발자는 각 항목에서 획득한 점수를 단순 합산하여 총 검사 점수를 낸다. 만약 검사 항목의 난이도가 모두 같다는 가정이 틀리고, 어떤 항목이 다른 항목보다 어렵기도 하다면 단순 합산하는 방법이 피검자의 수행능력을 정확하게 반영하지 못할 수 있다.

라쉬분석은 검사의 측정 대상과 관련하여 각 항목의 응답을 분석할 때, 항목을 난이도의 연속체에 놓는 특수 사례이다. 그 결과를 검사 난이도, 피검자 능력, 검사자의 통제 정도에 대해 눈금으로 표시하도록 한다. 운동 및 처리 기술 평가(AMPS)와 작업기반 신경 행동학적 분석 평가(A-ONE)는 라쉬분석을 사용한 기능적 인지 평가 방식이다.

표본 집단

검사 결과를 실제 클라이언트 및 인구 집단에 적용하고자 할 때, 검사의 측정 특성(신뢰도, 타당도 등)이 검사 모집단의 측정 결과와 관련이 있는지를 기억하는 것이 중요하다. 이 때문에 검사자는 연구 자료를 읽을 때 연구 자료에 나온 표본 집단과 피검자들 간에 유사한 특징이 있는지 평가하는 것이 중요하다. 또한, 검사 신뢰성은 검사 모집단의 이질성에 의해 좌우된다. 예를 들어, 특정한 측정방식이 다양한 특성을 가진 모집단을 대상으로 표준화했다면, 신뢰도를 측정하기 위해 검사 모집단을 대상으로 할 때보다 신뢰도가 낮게 나타날 수도 있다(Anastasi & Urbina, 1997).

결론

평가는 작업치료 과정의 핵심적인 요소이다. 본 장에서는 IADL을 안전하고 효과적으로 수행하는 능력을 평가할 수 있는 검사들을 결정할 때의 문제점을 다루었다. 이 목적을 달성하기 위해 다음과 같은 여러 가지 평가 방식이 보완 및 개선되고 있다.

- 자가 보고서 작성
- 비표준화된 관찰 방식
- 신경 심리학적 검사
- 대리인 및 정보제공자의 보고서 작성
- 수행기반 평가

작업치료가 고유하게 기여하는 부분은 수행기반 검사를 사용한다는 것이다. 수행기반 검사 및 신뢰도와 타당도가 검증된 검사로 작업치료사들은 기능적 인지 능력을 개발하여 IADL 및 복잡한 작업을 수행하도록 지원하는 방법을 이해할 수 있다. 수행기반 검사는 기능적 인지 손상을 평가하는데 뛰어난 효과가 있다. 역동적인 실생활의 다양한 과제 수행 관찰을 통해 발견되는 문제에 적절한 중재 전략을 세우는데 탁월한 도움을 줄 수 있다.

수행기반 검사는 생태학적 타당도를 개선하여 피검자의 능력으로 실생활에 적용할 수 있도록 개발되었다. 수행기반 검사로 제공되는 정보는 다른 유형의 검사에서 얻은 정보와 상호 보완하여 사용할 수 있다(예: 신경 심리적 검사). 또한 함께 사용한다면, 보호자 및 가족 교육, 환경 수정, 지속적인 지역사회기반 서비스 등 더욱 효과적인 치료와 퇴원 계획에 도움을 줄 수 있다.

References

American Occupational Therapy Association. (2014). Occupational therapy practice framework: Domain and process (3rd ed.). *American Journal of Occupational Therapy, 68*(Suppl. 1), S1–S48. https://doi.org/10.5014/ajot.2014.682006

Anastasi, A., & Urbina, S. (1997). *Psychological testing* (7th ed.). Upper Saddle River, NJ: Prentice Hall.

Baum, C. M., Connor, L. T., Morrison, T., Hahn, M., Dromerick, A. W., & Edwards, D. F. (2008). Reliability, validity, and clinical utility of the Executive Function Performance Test: A measure of executive function in a sample of people with stroke. *American Journal of Occupational Therapy, 62*, 446–455. https://doi.org/10.5014/ajot.62.4.446

Borson, S., Scanlan, J., Brush, M., Vitaliano, P., & Dokmak, A. (2000). The Mini-Cog: A cognitive "vital signs" measure for dementia screening in multi-lingual elderly. *International Journal of Geriatric Psychiatry, 15*, 1021–1027.

Bottari, C., & Dawson, D. R. (2011). Executive functions and real-world performance: How good are we at distinguishing people with acquired brain injury from healthy controls? *OTJR: Occupation, Participation and Health, 31*(Suppl.), S61–S68. https://doi.org/10.3928/15394492- 20101108–10

Brown, C. L., & Finlayson, M. L. (2013). Performance measures rather than self-report measures of functional status predict home care use in community-dwelling older adults. *Canadian Journal of Occupational Therapy, 80*, 284–294. https://doi.org/10.1177/0008417413501467

Chelune, G. J., & Moehle, K. A. (1986). Neuropsychological assessment and everyday function. In D. Wedding, A. M. Horton, & J. Webster (Eds.), *The neuropsychology handbook* (pp. 489–525). New York: Springer.

Cohen, J. (1988). *Statistical power analysis for the behavioral sciences*. Hillside, NJ: Erlbaum.

Edwards, D F., Hahn, M. G., Baum, C. M., Perlmutter, M. S., Sheedy, C., & Dromerick, A. W. (2006). Screening patients with stroke for rehabilitation needs: Validation of the Post-Stroke Rehabilitation Guidelines. *Neurorehabilitation and Neural Repair, 20*, 42–48. https:// doi.org/10.1177/1545968305283038

Fava, G. A., Tomba, E., & Sonino, N. (2012). Clinimetrics: The science of clinical measurements. *International Journal of Clinical Practice, 66*(1), 11–15. https://doi.org/10.1111/j.1742-1241.2011.02825.x

Feinstein, A. R. (1983). An additional basic science for clinical medicine: IV. The development of clinimetrics. *Annals of Internal Medicine, 99*, 843–848. https://doi.org/10.7326/0003-4819-99-6-843

Fisher, A. G., & Jones, K. B. (2010). *Assessment of Motor and Process Skills: Vol. 2: User manual* (7th ed.). Ft. Collins, CO: Three Star Press.

Giles, G. M. (2010). Cognitive versus functional approaches to rehabilitation after traumatic brain injury: Commentary on a randomized controlled trial. *American Journal of Occupational Therapy, 64*, 182–185. https://doi.org/10.5014/ajot.64.1.182.

Giles, G. M., Edwards, D. F., Morrison, M. T., Baum, C., & Wolf, T. J. (2017). Screening for functional cognition in postacute care and the Improving Medicare Post-Acute Care Transformation (IMPACT) Act of 2014. *American Journal of Occupational Therapy, 71*, 7105090010. https://doi.org/10.5014/ajot.2017.715001

Gold, D. A. (2012). An examination of instrumental activities of daily living assessment in older adults and mild cognitive impairment. *Journal of Clinical and Experimental Neuropsychology, 34*, 11–34. https://doi.org/10.1080/13803395.2011.614598

Hamilton, B. B., Granger, C. V., Sherwin, F. S., Zielezny, M., & Tashman, J. S. (1987). A uniform national data system for medical rehabilitation. In M. J. Fuhrer (Ed.), *Rehabilitation outcomes: Analysis and measurement* (pp. 137–147). Baltimore: Brookes

Hand, B. N., Darragh, A. R., & Persch, A. C. (2018). Thoroughness and psychometrics of fidelity measures in occupational and physical therapy: A systematic review. *American Journal of Occupational Therapy, 72*, 7205205050. https://doi.org/10.5014/ajot.2018. 025510

Heaton, R. K., & Pendleton, M. G. (1981). Use of neuropsychological tests to predict adult patients' everyday functioning. *Journal of Consulting and Clinical Psychology, 49*, 807–821. https://doi.org/10.1037/ 0022-006X.49.6.807

Inouye, S. K., Van Dyck, C. H., Alessi, C. A., Balkin, S., Siegal, A. P., & Horwitz, R. I. (1990). Clarifying confusion: The Confusion Assessment Method. A new method for detection of delirium. *Annals of Internal Medicine, 113*, 941–948. https://doi.org/10.7326/0003-4819-113-12-941

Lezak, M. D., Howieson, D. B., Bigler, E. D., & Tranel, D. (2012). *Neuropsychological assessment* (5th ed.). New York: Oxford University Press.

Mahoney, F. I., & Barthel, D. W. (1965). Functional evaluation: The Barthel Index. *Maryland State Medical Journal, 14*, 61–65.

Morrison, M. T., Edwards, D. F., & Giles, G. M. (2015). Performance-based testing in mild stroke: Identification of unmet opportunity for occupational therapy. *American Journal of Occupational Therapy, 69*(1), 6901360010. https://doi.org/10.5014/ajot.2015.011528

Morrison, M. T., Giles, G. M., Ryan, J. D., Baum, C. M., Dromerick, A. W., Polatajko, H. J., & Edwards, D. F. (2013). Multiple Errands Test- Revised (MET-R): A performance-based measure of executive function in people with mild cerebrovascular accident. *American Journal of Occupational Therapy, 67*, 460–468. https://doi.org/10.5014/ajot.2013.007880

Nasreddine, Z. S., Phillips, N. A., Bedirian, V., Charbonneau, S., Whitehead, V., Collin, I., . . . Chertkow, H. (2005). The Montreal Cognitive Assessment, MoCA: A brief screening tool for mild cognitive impairment. *Journal of the American Geriatrics Society, 53*, 695–699. https://doi.org/10.1111/j.1532-5415.2005.53221.x

Portney, L. G., & Watkins, M. P. (2009). *Foundations of clinical research: Applications to practice*. Upper Saddle River, NJ: Pearson/Prentice Hall.

Rogers, J. C., Holm, M. B., & Chisholm, D. (2016). *Performance Assessment of Self-Care Skills-Version 4.1*. Pittsburgh: University of Pittsburgh.

Saliba, D., Buchanan, J., Edelen, M. O., Streim, J., Ouslander, J., Berlowitz, D., & Chodosh, J. (2012). MDS 3.0: Brief Interview for Mental Status. *Journal of Post-Acute and Long-Term Care Medicine, 13*, 611–617. https://doi.org/10.1016/j.jamda.2012.06.004

Smart, A. (2006). A multi-dimensional model of clinical utility. *International Journal for Quality in Health Care, 18*, 377–382. https://doi.org/ 10.1093/intqhc/mzl034

Toglia, J. (2015). *Weekly Calendar Planning Activity (WCPA): A performance test of executive function*. Bethesda, MD: AOTA Press.

Toglia, J. (2018). The Dynamic Interactional Model and the Multicontext Approach. In N. Katz & J. Toglia (Eds.), *Cognition, occupation, and participation across the lifespan: Neuroscience, neurorehabilitation, and models of intervention in occupational therapy* (4th ed., pp. 355–385). Bethesda, MD: AOTA Press.

Toglia, J., Askin, G., Gerber, L. M., Taub, M. C., Mastrogiovanni, A. R., & O'Dell, M. W. (2017). Association between 2 measures of cognitive instrumental activities of daily living and their relation to the Montreal Cognitive Assessment in persons with stroke. *Archives of Physical Medicine and Rehabilitation, 98*, 2280–2287. https://doi.org/ 10.1016/j.apmr.2017.04.007

Uniform Data System for Medical Rehabilitation. (1997). *Guide for the Uniform Data Set for Medical Rehabilitation (including the FIM® instrument)*, version 5.1. Buffalo, NY: Author.

Wei, L. A., Fearing, M. A., Sternberg, E. J., & Inouye, S. K. (2008). The Confusion Assessment Method: A systematic review of current usage. *Journal of the American Geriatrics Society, 56*, 823–830. https://doi.org/10.1111/j.1532-5415.2008.01674.x

4

인지-기능 평가 체계

Cognitive–Functional Evaluation Framework

SHLOMIT ROTENBERG, PhD, OT,
ADINA MAEIR, PhD, OT

학습목표

- 인지 평가에 대한 작업치료의 고유한 관점에 대해 이해한다.
- 인지-기능 평가(Cognitive-Functional Evaluation, C-FE)의 5가지 영역에 대해 이해한다.
- C-FE 영역에 적용시키는 방법과 평가 방식에 대해 이해한다.
- 치료 과정에 사용되는 C-FE의 임상적 의의에 대해 이해한다.

주요 용어 및 개념

- 인지(Cognition)
- 인지-기능 평가(Cognitive-Functional Evaluation, C-FE)
- 생태학적 타당도(Ecological validity)
- 기능적 인지(Functional cognition)

작업치료의 인지 평가에 대한 고유한 관점

기능적 인지 손상이 의심되는 클라이언트를 평가할 때, 작업치료사들의 고유한 역할은 클라이언트의 작업과 관련된 인지 프로파일을 이해하는 것이다. **기능적 인지**(functional cognition)란, 개인이 치료환경이나 일상에서 일상적인 활동을 수행하는데 필요한 사고력과 처리기술을 통합적으로 사용하는 능력을 말한다. 기능적 인지는 '일상생활에서 하는 인지 처리 과정'이라고도 부를 수 있으며, 인지 기능, 상황 변수 및 여러 가지 작업들 사이에서의 상호작용을 반영한다.

기능적 인지 손상은 여러 가지 건강문제나 현재 참여를 방해하는 장애물로 인해 발생할 수 있다. 따라서 기능적 인지 손상은 작업치료의 모든 임상 영역과 연관되어 있다. 작업치료사들은 인지 요소가 일상적인 기능 활동에 미치는 영향에 대해 평가한다.

인지 손상이 기능에 미치는 영향은 인지 손상의 특성 및 심각성에 의해 일부 좌우된다. 고유한 작업치료적 관점에서는 작업수행을 인지적 요인만으로는 설명할 수 없지만 인지 요소들이 개인의 생활 환경 전반에서 상호작용하는 방법을 보는 것은 중요하다. 따라서 환자(자기인식, 신념 등)의 상황변수와 환경(예: 요구, 지원)이 중요한 부분을 차지하며, 인지가 기능과 어떻게 상호작용하는지에 영향을 미친다.

인지-기능 평가(Cognitive-Functional Evaluation, C-FE)의 목적은 다음과 같다.

- 인지 손상이 의심되는 사람의 일상생활에서 인지 손상의 영향을 판단
- 클라이언트가 가정과 직장에서 필요한 과제를 안전하

고 효율적으로 수행할 수 있는 능력이 있는지 판단

- 작업참여를 돕는 중재를 하기 위한 임상적 추론 과정을 안내

인지-기능 평가(Cognitive-Functional Evaluation, C-FE) 체계는 Hartman-Maeir, Katz, Baum(2009) 등이 도입한 개념으로, 일상생활에서 인지 손상이 어떤 영향을 주는지를 체계적으로 평가하는 접근법이다. C-FE의 초창기 구성 요소는 인터뷰, 배경 정보, 인지 선별 및 기본 상태 검사, 인지 및 작업 집행능력 전반 검사, 영역별 인지 검사, 작업에서 특정한 인지 영역 측정, 환경적 요인 평가 등을 포함하였다.

이 모델은 Barhaim Erez, Katz 등이 업데이트와 확장 · 발전시켰다(2018). 확장된 C-FE는 작업치료 중재에서의 궁극적 성과로 삶의 질 및 웰빙을 측정했다. C-FE를 심도있게 개념화하고 영역과 평가 방법을 구분했다. 영역이란 내용을 의미하며, '무엇'을 평가하는지를 가리킨다. 각 영역은 클라이언트의 인지 프로파일과 그것이 일상생활에 미치는 영향을 이해하는데 있어 고유한 관점을 제공한다.

방법은 '어떻게'의 개념, 즉 평가 방법 측면으로, 정보를 습득하기 위해 사용할 수 있는 과정 및 방법과 관련된다. C-FE는 기본적으로 기능적 인지를 포괄적으로 이해할 수 있는 통합적 접근 방법이다. 본 장에서 '인지'라는 용어는 인지 능력(주의력, 기억력, 집행능력 등) 또는 작업수행을 지원하는 처리 기술을 설명하기 위한 용어로 사용한다. '기능적 인지'라는 용어는 인지의 보다 넓은 개념으로 일상 활동에 영향을 미치는 개인적 · 환경적 요인과도 상호작용하는 개념으로 사용한다.

C-FE: 영역과 방법

C-FE는 5가지 영역으로 구성되어 있는데, 이를 통해 작업치료사들은 인지와 일상생활 기능에 상호작용을 이해하고, 맥락에서 인지에 대한 포괄적인 평가를 제공한다. 5가지 영역은 다음과 같다.

1. 클라이언트의 인지 작업적 내러티브
2. 인지적 요인
3. 작업수행에서 관찰되는 기능적 인지
4. 인지 손상에 대한 자기인식, 신념 및 기능적 인지
5. 환경적 요인 평가

3가지 평가 방법은 다음과 같다.

1. 인터뷰
2. 일상 기능 활동 관련 자가보고 또는 대리 보고
3. 수행기반 평가

그림 4.1은 C-FE 영역과 방법에 대해 설명하고 있다. 평가 과정은 통상적으로 클라이언트의 작업과 관련된 이야기를 들어보는 인터뷰를 진행하며 시작하고, 인지 요인 관련 간단한 선별 검사를 진행한다. 기타 영역의 진행 순서는 보다 유동적이며, 임상 환경 상황에 맞도록 합리적인 방향으로 결정한다. 기능적 인지의 복합성과 영역 간 상호작용으로, 어떤 영역들은 동시에 평가될 수도 있고 한 영역에 다른 영역이 포함될 수도 있다. 예를 들어, 작업치료사들은 클라이언트의 행동을 관찰하는 모든 단계에서 클라이언트의 자기인식 및 신념에 대한 추론할 수 있다.

본 장의 이어지는 부분에서 5가지 C-FE 영역에 대해 자세히 설명하고, 각 영역마다 적용 가능한 3가지 평가 방법을 제시한다. 평가 방법은 한 가지 영역에 국한된 것이 아니므로, 한 가지 영역 이상에서 언급된다.

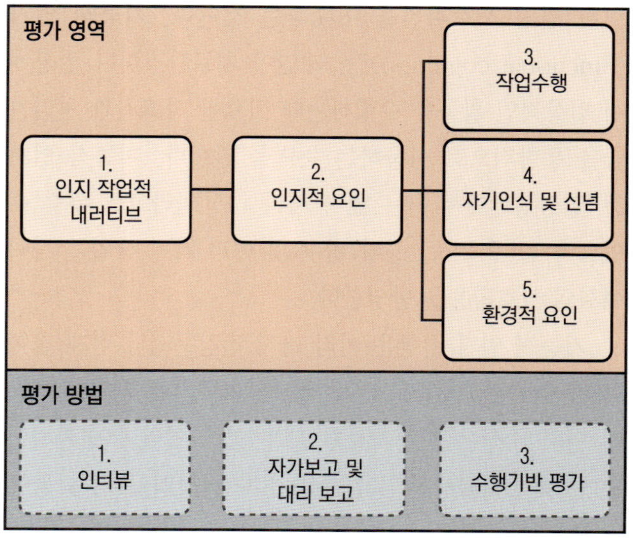

그림 4.1 인지-기능 평가 체계

인지 작업 내러티브

사람들은 시간이 지나면서 축적되는 생애 경험을 반영하고 해석하는 과정을 통해 자신들의 서사를 만들어간다. 인지 작업 내러티브는 클라이언트가 자신의 인지 프로파일을 이해하는 방법이자, 그것이 작업경험에 미치는 영향을 해석하는 방법이다. 내러티브는 주관적인 개인적 요인, 가치관, 우선순위 및 선택사항에 의해 형성되므로 개인의 경험에 따라 만들어진다. 내러티브를 평가하는 것은 클라이언트가 자신의 다양한 작업 및 상황에 인지적 요인이 미치는 영향을 어떻게 인식하는지를 다루는 역동적인 과정이다.

인지적 손상이 클라이언트의 내러티브에 반영되는 방법은 자기인식뿐만 아니라 작업의 요구사항 및 개인적·환경적 요인에 의해서도 좌우된다. 예를 들어, 집행능력에 손상이 있을 경우, 관리자급인 사람이 느끼는 영향과 주로 루틴 및 습관적 행동을 하는 사람이 느끼는 타격의 정도가 다를 것이다. 개인의 가치관과 자기 효능감의 정도에 따라, 작업의 어려움을 극심한 스트레스로 받아들이는 사람이 있는가 하면, 동기 부여가 강화되는 계기로 삼는 사람도 있다. 어떻게 해석하는지는 그들이 표현하는 내러티브의 내용을 보면 알 수 있다. "사람 이름을 잊어버리다니 용납할 수 없어. 나는 쓸모 없는 사람이야."라고 말할 수도 있고, "나는 사람의 이름을 잘 잊어버리지만, 사람과의 관계를 맺는 것이 중요하기 때문에 나의 취약성을 설명해주면 돼. 그러면 내가 잘 잊어버리는 약점이 있다고 해도 관계를 망치지 않을 수 있어."라고 말할 수도 있다.

또한 내러티브는 태도, 낙인, 지지의 정도 등 사회환경적 영향을 받는다. 예를 들어, 다양성을 존중하고 과제수행 스타일의 다양성을 허용하는 작업환경에서는 인지 손상이 있는 사람도 과제를 잘 수행할 수 있을 것이다.

기능적 인지에 대한 클라이언트의 주관적 인식을 이해하는 것은 작업치료에서 클라이언트 중심으로 접근하는 핵심 요소이다. 따라서, 미국작업치료협회(American Occupational Therapy Association, AOTA)의 작업치료 실행체계: 구성범주와 과정 3판(Occupational Therapy Practice Framework: Domain and Process, OTPF-3; AOTA, 2014) 작업 프로파일에 따르면, 내러티브는 C-FE의 첫 번째 단계라고 볼 수 있다. 또한 클라이언트의 내러티브와 관련하여 평가 과정을 시작하는 것은 클라이언트와의 관계 형성이라는 부가적 기여도 제공한다. 이는 작업치료사를 어렵게 하고 종종 좌절을 느끼게도 하는 선별 및 수행 검사를 시작하기 전에 특히 도움이 되는 과정이다.

클라이언트의 내러티브를 평가하는 방법은 일상생활에서 인지 영향을 해석하는 것을 목적으로 하는 반구조화 인터뷰(semistructured interview) 및 표준화된 질문지 작성이 있다. 클라이언트가 자신의 문제와 관심사뿐만 아니라, 기능적 인지와 관련된 자신의 강점 및 자원에 대해 표현할 기회를 제공하는 것이 중요하다. 이외에 가능한 방법으로 비표준화 인터뷰(nonstandardized interview) 및 다음과 같은 여러 가지 일반 작업수행 방법들도 있다; 작업관련 질문지(occupational questionnaire; Smith et al., 1986), 캐나다 작업수행 측정(Canadian occupational performance measure; Law et al., 2005), 작업수행 이력 인터뷰(occupational performance history interview; Kielhofner et al., 1989).

또한 작업치료사들은 클라이언트의 기능적 인지 관련 어려움을 심층 조사할 수 있는 특정 인지 기능 영역에 집중하기 위해, 표준화된 자가 보고서 작성 질문지를 사용할 수도 있다. 이러한 평가 사례로는 다음과 같은 것이 있다; 인지 실패 질문지(cognitive failures questionnaire; Broadbent et al., 1982), 일상 생활 기억력 설문지(everyday memory questionnaire; Sunderland et al., 1983), 집행능력 행동 수준 평가(Behavior Rating Inventory of Executive Function, BRIEF; Roth et al., 2005), 다차원적 기억력 질문지(multifactorial memory questionnaire; Troyer & Rich, 2002).

신경 인지적 증상(뇌졸중, 외상성 뇌손상, 주의력 결핍장애(Attention Deficit Hyperactivity Disorder, ADHD), 신경 인지적 장애(치매 등) 관련 건강상태를 평

Occupational Therapy Practice Framework: Domain and Process, Fourth Edition (OTPF-4)은 2020년에 출간되었다.

가하는 방법들 역시 작업 내러티브의 일부로 개념화되어 있다. 이 목적을 위해, 작업치료사들은 뇌졸중 영향 측정(stroke impact scale; Duncan et al., 1999), 성인 ADHD 관련 삶의 질 측정(adult ADHD quality of life scale; Brod et al., 2005), 치매 관련 삶의 질 측정(dementia quality of life instrument; Brod et al., 1999) 등의 평가 방법을 사용할 수 있다.

건강 관련 삶의 질을 추가하는 것은 최근 확장된 C-FE (BarHaim Erez & Katz, 2018)의 권고사항과 맥락을 같이 한다. 언어 구사나 인지 손상이 심각한 경우에, 인터뷰나 자가 질문지 작성 진행이 어려울 수도 있다. 내러티브를 적절하게 표현할 수 없는 사람이라면, 클라이언트를 잘 아는 사람으로부터 최대한 정보를 습득해야 한다.

인지적 요인

작업치료사들은 인지적 손상을 판단하기 위한 선별 검사를 진행한다. 이러한 검사는 지각력, 주의력, 지남력, 기억력, 언어력, 실행력, 집행능력 등 여러 가지 인지적 요인을 다룬다. 점수는 규준참조(norm-referenced) 방식을 취하며, 인지적 손상 유무의 지표가 된다.

이러한 검사는 작업치료에서만 사용된 것이 아니라 일반적으로 인지 손상 클라이언트를 돌보는 다른 전문 분야(내과의, 심리학자, 언어 병리학자 등)에서도 채택되어 왔다. 평가 방법은 탈맥락화된 과제와 보통 문서로 작성하는 짧은 과제 수행기반으로 진행하며 다음과 같은 것이 있다; 간이 정신상태 검사(minimental state examination; Folstein et al., 1975), 몬트리얼 인지 검사(Montreal cognitive assessment; Nasreddine et al., 2005), 캠브리지 신경 심리학적 검사 자동화 종합 검사(Cambridge Neuropsychological Test Automated Battery, CANTAB; Fray & Robbins, 1996).

C-FE 과정에서, 인지 검사는 인지 손상 및 강점 등의 인지 프로파일의 기초선을 제공한다. 그러나 실험실 또는 임상 환경 검사는 피검자 주변의 실제 환경과 상호작용을 어느 정도 잘 반영하는지를 나타내는 생태학적 타당성이 부족할 수 있다(Robertson et al., 2017; Wallisch et al., 2018). 따라서, 이러한 검사는 일상생활에서 인지적 측면의 의미를 해석하는데 포괄적인 관점을 제공하지는 못한다.

작업수행

C-FE의 작업수행 영역은 과제, 활동, 작업을 수행하는 동안 기능적 인지 평가와 관련된다. 인지적 요인을 별도로 평가하는 것(전 섹션에서 나온)과 달리, 이 영역은 여러 가지 활동을 수행하는 클라이언트의 행동을 관찰하는데 초점을 맞춘다. C-FE에서 작업수행을 평가하는 목적은 인지적 요인이 작업 및 환경적 요인과 상호작용하면서 수행 결과에 어떠한 영향을 미치는지를 이해하는 것이다. 작업치료사들은 이 목적을 달성하기 위해 활동분석에서 전문성을 활용하여 일반적 또는 특이적 인지 능력을 표준화하고, 생태학적으로 타당한 방식으로 평가하고자 한다.

인지적 요소와 관련된 행동의 몇 가지 측면을 관찰하고, 이를 분석하여 점수를 부여할 수 있다. 관찰 요소에는 처리 기술, 오류 및 오류에 대한 클라이언트의 반응, 전략적 행동, 필요한 지원 정도 등이 포함된다.

처리 기술이란, 사람들이 일상의 작업을 수행하면서 행동을 지속하고 수정하는데 사용하는 인지 능력과 관련된 관찰 가능한 행동을 말한다(Fisher & Keilhofner, 1995). 처리 기술 평가는 클라이언트들의 다음과 같은 행동을 관찰한 것을 기반으로 한다; 도구 및 재료를 선택하고 상호작용하며 사용, 행동 및 단계적 실천, 문제를 발견하고 과제 수행을 수정(Boyt Schell et al., 2014).

작업과제 수행에서는 클라이언트가 과제를 수행하면서 범하는 오류 유형을 분석할 수도 있다. Doig 등(2017)은 오류 유형을 다음과 같이 네 가지로 정의하였다.

1. 생략 오류: 과제를 완료하는데 필요한 행동이 잘 수행되지 않거나 불완전한 경우
2. 추가 오류: 계약된 과제 완료에 불필요한 행동을 하는 경우
3. 반복 오류: 과제 완료에 필요한 행동을 불필요하게 반복한 경우
4. 정확성 오류: 행동이 부정확하게 수행되거나, 순서 어긋나게, 너무 느리게 혹은 빠르게 수행하는 경우

이러한 오류들은 작업완료에 방해가 되거나 결과를 좋지 않게 만들 수 있다. 클라이언트의 코멘트, 몸짓, 행동 등의 언어 및 행동 반응을 보면, 온라인 인식능력을 이해할 수 있다. 이에 관한 자세한 내용은 다음 섹션 '자기인식 및 신념'에서 다룰 것이다.

전략적 행동이란, 새로운 과제 및 문제에 체계적으로 접근할 수 있도록 정신적 행동 계획을 하는 것을 의미한다. 그것은 수행의 효율성, 속도, 정확성 및 일관성이 이뤄지게 하는 것이다(Toglia et al., 2012). 사람들은 예상되는 어려움에 대비하거나 과제 수행 오류에 대응하기 위해 전략적 행동을 사용한다. 작업치료사들은 사용되는 전략의 빈도와 유형, 사용 유연성, 가장 중요한 과제 수행에 효과 유무 등을 관찰한다.

마지막으로, 필요한 도움의 정도는 과제 요구사항과 클라이언트의 인지 능력 및 자원 사이의 상호작용을 보며 판단한다. 과제 수행 검사에서 단계적으로 단서를 주는 시스템(예: 간접 언어 가이드, 직접 언어 가이드, 제스쳐를 통한 가이드, 신체적 도움, 과제 일부 단계를 수행해주기로 지원의 단계 심화)을 도입하여 검사자는 피검자가 과제를 수행하는데 필요한 최소한의 도움 수준을 평가할 수 있다. 이러한 평가 방식은 특히 클라이언트가 일상생활에서 독립적 기능을 수행하는 것을 이해하는데 중요하다.

과제, 활동 및 작업수행에 있어서 인지를 평가하는 방법은 과제 및 환경을 실생활과 어느 정도로 같게 하느냐에 따라 다르다. 수행기반 평가 방식은 자연스러운 작업 환경, 표준화된 실제 작업을 일부 반영한 실험적 환경 등의 범위로 나뉜다. 작업치료사들은 사람 중심 작업치료(model of human occupation screening tool; Parkinson et al., 2006), 일상 과제 척도(Routine Task Inventory, RTI; Allen et al., 1989) 등의 도구를 사용하여 실생활에서 수행하는 다양한 작업에 적용될 수 있는 표준화되고 유연한 방식으로 작업기능의 인지적 측면을 평가할 수 있다. 그러나, 임상 환경이 다양한 작업 상황에 접근할 수 없는 제한성으로 인해 실생활 관찰이 항상 가능한 것은 아니다.

대체 접근 방법으로, 실생활을 모의한 표준화된 방식으로 작업수행을 평가하는 방법이 있다. 다중 과제 테스트(Multiple Errands Test, MET; Shallice & Burgess, 1991), Kettle test (Hartman-Maeir, Harel, & Katz 2009), 집행능력 수행 검사(Executive Function Performance Test, EFPT; Baum et al., 2007) 등은 장 보기, 요리, 투약 등 실생활 과제들로 구성하여 기능적 인지를 평가한다. 이러한 유형의 평가는 실생활 환경에서 수행하기도 하고(MET 등), 보다 통제된 임상 환경에서 수행하기도 하고(EFPT, Kettle test), 가상 환경(가상의 MET 방식; RAND et al., 2009)에서 수행하기도 한다.

가상 현실은 표준화되고 생태학적으로 타당한 환경을 제공한다. 왜냐하면 자연스러운 환경에서 수행했을 때 잠재된 위험을 포함한 과제에서 기능적 인지를 평가하는데 유용하기 때문이다(예: 길을 건널 때 등; see Kim et al., 2010). 최근, Goverover와 Deluca(2018)는 인터넷으로 비행기 티켓, 쿠키, 피자 등을 주문하는 등 수행기간 접근의 실제 현실(actual reality)을 도입하였다. 이 접근법으로 치료사는 최신 수행 기법으로 기능적 인지를 검사하고, 임상 환경에서 실제 환경을 제공할 수 있다.

모의로 만든 실생활 과제를 사용하는 수행기반 평가는 높은 생태학적 타당성을 충족시킬 수 있다(Wallisch et al., 2018). 예를 들어, MET는 외상성 뇌손상 클라이언트들의 실생활 기능과 높은 상관관계를 보였다(Dawson et al., 2009). 또 다른 연구에서는 MET 결과로써 신경 재활시설에서 퇴원하고, 3개월 후에 실생활 참여 상태를 예측하였다(Maeir et al., 2011).

자가보고 또는 대리인 보고의 표준화된 질문지를 사용한 기능적 인지 주관 보고서(예: 일상의 기억력 질문지, BRIEF)는 특정 인지 능력이 일상의 기능에 미치는 영향을 평가하는 추가적 방법을 제공한다. 관찰 내용이 클라이언트의 과제 수행능력을 객관적으로 보여줄지라도, 시간 및 장소의 한계로 인해 인지 수행에서 발생하는 여러 가지 변수에 대해 충분히 설명해주지 못할 수 있다.

정서 상태나 동기부여 요인 등 개인적인 요인 역시 과제 수행에 영향을 미친다. 실생활에서 인지 기능과 관련된 감정 고조로 인해 겪는 어려움은 모의 환경에서 과제 수행할 때 관찰할 수 없는 부분으로 불균형이 발생할 수 있다(Carrigan et al., 2017). 또한 질문지는 스스로 진행한 과제 수행을 평가한다. 스스로 시작하는 수행은 치료사 지시 위주의 구조화된 관찰 시에는 평가하기 어려운 부분이다. 따라서, 자가보고 및 지인 보고에는 기능적 인지 활동을 설명하는데 필요한 클라이언트만의 고유한 관점을 추가할 수 있다.

자기인식 및 신념

클라이언트가 자신의 인지 능력을 어떻게 평가하는지를 뜻하는 자기인식 능력과 그것이 작업수행에 미치는 영향은 치료 접근법의 선택을 가이드하는 임상적 추론 과정에서 핵심적인 부분이다(Toglia & Maeir, 2018). 인지 문제는 신경학적 · 심리학적 메커니즘의 특성상 클라이언트가 확실히 파악하기 어려울 때가 많다(Toglia & Maeir, 2018). 자기인식과 관련된 추가적인 메타인지적 요인은 인지 능력에 대한 믿음과 실생활에 미치는 영향과 관련된 것이다(Toglia & Kirk, 2000). 인지는 보통 개인의 자기가치의 표현방식으로 매우 높게 평가되기 때문에, 부정적인 신념은 심각한 작업문제를 초래한다. 반대로, 긍정적인 신념과 사회적 지원은 건설적인 대응을 가능하게 하고 작업수행에 미치는 부정적인 효과를 완화시킬 수 있다. 따라서 자기인식과 신념의 평가는 C-FE의 핵심적인 부분이다.

신경 재활 임상을 가이드하는데 사용되는 인식의 동적 포괄 모델(dynamic comprehensive model of awareness; Toglia & Kirk, 2000)에 따르면, 자기인식에는 크게 두 가지 요소가 있다. 첫째는 메타인지 지식 또는 과제 및 상황 전에 존재하는 지적 인식이다. 둘째는 온라인 인식(online awareness)으로 활동 상황에서 과제 수행을 자가 모니터링 및 평가하는 것을 가리킨다.

C-FE 과정에서는 인지 손상이 작업수행에 미치는 영향을 완화하는 두 가지 인식 요소 모두를 평가할 필요가 있다. 두 가지 인식 요소 모두 작업수행 개선 전략을 실행하고 치료하는 과정에서 클라이언트의 안전 및 치료 과정 참여도에 영향을 주는 요인들이다.

지적 자기인식은 일반적으로 반구조 인터뷰와 인지 기능 질문지를 대상으로 자가보고 내용과 대리인 보고 내용을 비교하는 것으로 평가한다. 손상에 대한 자기인식 인터뷰(Fleming et al., 1996)와 인식 관련 질문지 작성(Sherer et al., 1998)은 지적 인식을 평가하는데 사용한다. BRIEF 같은 질문지 및 집행기능 장애 질문지는 자가 작성과 대리인 작성 버전이 있는데, 두 가지를 비교하면 지적 인식능력에 대한 더 많은 정보를 얻을 수 있다.

온라인 인식은 특정 과제 수행 내에서 평가된다. 임상가들은 클라이언트의 오류에 대한 반응을 관찰함으로써 C-FE 과정을 통해 평가를 수행한다. Doig(2017)는 클라이언트가 과제 수행 과정에서 오류(언어, 비언어)를 발견하고 수정하려고 시도하는 것 사이에 반응의 종류를 구분하여 관찰하였다.

또한 작업치료사들은 과제 수행 이전에 예측 또는 수행 이후 평가하도록 요청함으로써 온라인 인식을 평가할 수 있다. 클라이언트는 과제 요청사항, 과제의 양적 측면(시간, 정확성 등)과 질적 측면(난이도, 사용되는 전략, 만족도, 안전 등)에 관한 질문에 답하도록 요청을 받을 수 있다. 주간 달력 계획 수립 활동(weekly calendar planning activity; Toglia, 2015)은 온라인 인식의 표준화된 평가 방식을 집행능력 관련 기능 검사에 접목시킨 사례이다.

지적 및 온라인 인식뿐만 아니라, 인지 능력 및 그것이 기능에 미치는 영향에 관한 클라이언트의 신념을 평가하는 것은 중요하다. 이러한 개인적 맥락의 요인은 수용, 희망, 자기효능감(자신이 이 부분에서 잘할 수 있다고 느끼는 정도)에서 자기비판, 탓하기, 비관주의, 무기력함 등 넓은 신념의 범위까지 클라이언트 간에 다양하게 나타난다. 작업치료사들은 다차원 기억 만족도 조사(contentment scale of the multifactorial memory questionnaire), C-FE의 여러 단계에서 개방형 질문 등 표준 질문지를 통해 기능적 인지와 관련된 클라이언트의 신념을 이끌어낼 수 있다.

환경적 요인

작업수행은 물리적 · 사회적 · 문화적 환경 등 개인의 일상 환경에서 발생한다. 환경적 요인은 일상생활에서 인지 손상이 미치는 영향에 상당 부분 관련된다. 물리적 ·

사회적 환경이 잘 뒷받침되면 인지 손상 클라이언트의 기능을 완화시킬 수 있다. 따라서, 클라이언트가 기능하는 환경을 평가하는 것이 중요하다.

물리적 환경을 평가하는 것은 가정 및 지역사회 환경이 안전하고 만족스러운 작업수행을 지원하는 정도를 집중적으로 살펴보는 것이다. 작업치료사들은 클라이언트가 자신이 처한 자연스러운 환경(가정 등)에서 일상의 작업을 수행하는데 환경적 요인이 어떤 영향을 미치는지 관찰 및 평가한다.

환경을 평가할 때는 클라이언트의 가정에 환경자원이 있는 것을 단지 평가만 할 것이 아니라, 환경적 자원을 사용하는 능력을 관찰하는 것이 중요하다. 예를 들어, 매일의 과제 수행 계획에 인지적 도움이 되는 달력이 집에 있더라도, 클라이언트가 사용하지 않으면 유익한 수단이 되지 않을 것이다. 어떤 경우에는 가지고 있는 환경적 자원을 잘 활용하는 방법을 훈련하는 것이 일상생활 기능 향상에 영향을 주는 핵심 열쇠를 제공한다. 가정 작업수행 평가(in-home occupational performance evaluation; Stark et al., 2010)는 가정에서 작업을 수행하는데 환경적 장애가 되는 것을 평가하는 표준 측정 방법 중에 하나이다.

물리적 환경 외에 작업수행에 영향을 미치는 환경적 요인으로 사회적 요인이 있다. 작업치료사들은 사회적 지지가 뒷받침되는 것뿐만 아니라, 클라이언트가 사회적 지지에 대해 어떤 관점을 가지고 있는지 또한 살펴보아야 한다. 예를 들어, 어떤 클라이언트는 다른 사람들이 가까이에서 가시적으로 도와주는 것에 우호적이고 도움이 된다고 생각하는 반면, 어떤 클라이언트는 같은 도움을 자신의 독립성을 저해하는 것으로 생각할 수도 있다(Rotenberg-Shpigelman, 2017). 치료사들은 클라이언트가 방치되거나 학대받는 상황을 보고할 의무가 있다.

또한 작업치료사들은 사회적 중재가 클라이언트의 능력과 욕망에 따라 작업에 참여하고자 하는 의지를 꺾는 점은 없는지를 임상적으로 판단해야 한다. 치료사는 의료관련 사회 지지 조사(medical outcomes study social support survey; Sherbourne & Stewart, 1991) 등의 개방형 질문과 표준화된 질문지 등을 사용하여 가시적 · 감정적 · 사회적 지지의 측면을 평가한다.

중재에 대한 임상적 의의

평가 결과물로서 클라이언트의 인지적 강점과 약점 및 그것이 작업수행에 미치는 영향 등을 기술한 인지 기능 프로파일을 얻는다. 여기에는 안전하고 의미있는 작업수행에 요구되는 지원 유형 및 규모 관련 권고사항이 포함되어 있으며, 치료 접근을 선택하기 위해 임상적 추론을 할 수 있는 기반을 제공하고 있다.

작업치료 중재는 사람 또는 환경을 변화시키는 변화 메커니즘을 사용한다. 작업치료사들은 개인적 요인(지식, 신념, 능력, 기술, 전략 등), 환경적 요인(사회적 · 물리적 장벽 제거, 작업수행을 최상으로 한 지지 설계)을 수정함으로써 작업을 가능하게 할 수 있다. 중재 접근을 선택할 때는 그 사람의 학습 및 적응능력(인지 손상의 심각성 정도에 따름), 인식 및 신념, 환경 자원, 작업 및 생애 역할 요구사항 등을 참고하여 결정한다.

클라이언트의 개별 특성에 맞추어 C-FE 영역들 간의 복잡한 상호작용을 보여주는 세 가지 사례를 소개한다. 당시 모두 50세였던 Alex와 Bob은 경도 두부 손상 이후 작업치료를 받았다. 인지적 요인 평가를 한 뒤, 두 클라이언트 모두 주의력, 기억력, 집행능력(EF)에서 경도의 인지 손상을 보였다.

그러나, 인지 손상이 실생활의 작업기능이나 내러티브에 어떤 의미가 있는지는 두 사람 간에 판이하게 달랐다. Alex의 인지 작업 내러티브에 따르면, 그의 인지 손상은 생애 역할 전 분야에 심각한 영향을 주고 있음을 보여준다. 그는 혼자 살고, 전처 사이에서 난 어린 두 아이를 공동 양육하고 있으며, 작은 사업을 운영하고 있다. 뇌손상 이후 그는 여러 가지 작업 요구사항을 수행하는 능력에 심각한 장애를 경험하고 있다. 그는 이러한 어려움을 작업 수행을 보여주는 표준화된 생태학적 질문지에 표현했다.

Alex는 더 이상 가사 활동 및 사업 유지를 해내지 못할 것 같다고 느꼈다. 아이들과 보내는 시간도 기쁨보다는 부담이 되어 아이들의 요구사항에 짜증을 내기도했다. Alex는 자신의 인지적 어려움을 인식하고, 능력 있고 독립적인 사람으로서의 작업적 정체성이 손상되었다는 사실을 인정하였다.

환경적 요인과 관련하여, Alex는 멀리 살고 있는 친구 한 명 외에 별다른 사회적 지지가 없다고 이야기했다. 요약하면, Alex는 경도 인지 손상이라는 자신의 상태를 잘 인지하고 있으나, 사회적 지지 기반이 부족하고, 하고 있는 작업들의 인지적 요구사항은 매우 많은 상황이다. 따라서 Alex는 작업상의 역기능, 위축 및 장애의 위험이 있다. 그는 단기적으로는 환경적 적응 및 지지를 사용한 통합적 접근을 요하며, 향후에 독립적 작업수행을 지원하는 전략 습득을 위해 서술적 메타인지 학습 접근 또한 필요했다.

Bob의 인지 작업 내러티브를 보면, 그의 인지 손상이 현재 하는 일에 미치는 영향이 그리 크지 않음을 알 수 있다. Bob의 주된 생산적 역할은 집안일이다. 그는 IADL에 어려움이 있으나, '한 번에 한 가지씩만 하자'는 전략을 유용하게 사용하며 잘 해 나가고 있다.

또한, Bob은 운전할 때 어려움과 스트레스를 경험한 뒤 대중교통을 더 많이 이용하기 시작했다. 대중교통을 이용하면 마음이 편하고 다른 사람들을 만날 기회를 얻을 수도 있다고 생각한다. Bob은 자신의 작업수행에 만족감을 표현하고 있다. 그는 환경적 요인 평가에서도 지지를 잘해주는 파트너와 살고 가족 및 친구들과도 긍정적인 관계를 형성하고 있다.

작업수행 평가를 하면서 Bob은 자신의 손상 정도에 대해 보다 잘 인지하게 되었으며, 작업수행 검사가 생각보다 어려웠다는 놀라움을 표현했다. 그는 인지 프로파일에 대해 더 많이 알고 보다 어려운 과제를 수행하는데 추가적인 전략을 얻기 위한 도움을 요청했다. Bob의 새로운 인식과 학습능력으로 미루어 볼 때, 향후에 복잡한 과제를 할 수 있는 인식능력 및 전략을 향상시키는 메타인지 접근을 하기에 좋은 클라이언트라고 할 수도 있다. 그러나 그의 현재 작업수행 능력과 만족도를 고려할 때, 환경 적응 및 지원을 변화시킬 필요가 없는 상태이다.

45세인 Carol은 자동차 사고로 심각한 뇌손상을 입은 후 작업치료를 받게 되었다. 사고 전 그녀는 음악 교사였다. 그녀는 가사일을 도맡아 했지만, 밖에서 사람들과 만나 즐거운 시간을 보내는 일에도 열심이었다. 그녀의 인지 작업 내러티브를 보면, 그녀는 뇌손상 이후 담당 의사의 반대로 직업에 복귀하지 못하고, 재정관리 등 집안일의 일부를 남편이 대신하게 되었다는 점에 깊이 좌절하고 있음을 알 수 있었다.

인지적 요인을 평가하는 동안, Carol은 주의력, 기억력, 집행능력 등 여러 가지 인지 영역에서 심각한 손상을 보였다. 또한 일상적인 과제 및 표준화된 모의 작업수행 검사에서 심각한 수행 어려움을 보였으나, 자신의 인지 손상 정도 및 수행의 어려움에 대해 잘 인지하지 못하고 있었다. 남편은 그녀가 요리나 세탁기 등의 간단한 전자기기 조작도 어려워하고 있다고 설명한다. 그러나 Carol 본인은 피곤해서 그런 것이라며, 자기인식 능력이 부족함을 드러냈다.

이처럼 Carol은 손상 정도가 심각한데, 그것에 대한 인식도 부족하다. 이러한 경우의 유용한 치료 접근은 절차적 학습에 기반한 신경 기능적 모델, 환경 적응(물리적 환경 수정 등) 및 의미 있고 지속적인 사회적 지지를 잘 조합한 접근일 것이다.

요약

작업수행은 개별적 인지 요인만으로는 설명할 수 없고, 클라이언트 삶의 환경에서 전인격적으로 보아야 한다. C-FE의 목적은 일상생활에서 인지 손상이 의심되는 사람들이 손상으로 인해 어떤 영향을 받는지 알아보고, 클라이언트가 가정에서 생활하는 능력이 어떠한지를 판단하기 위함이다. 따라서, C-FE는 생태학적 타당성을 가지고 기능적 인지의 복잡성을 평가하며 여러 영역을 포괄한 검사이다. 내러티브, 인지적 요인, 작업수행, 자기인식, 환경적 요인 등 C-FE의 영역들은 인지를 일상생활에 통합시키는 고유한 작업치료의 관점을 보여준다.

References

Allen, C., Heimann, N., & Yerxa, E. (1989). The Routine Task Inventory: A tool for describing the functional behavior of the cognitively disabled. *OT Practice, 1*, 67–74.

American Occupational Therapy Association. (2014). Occupational therapy practice framework: Domain and process (3rd ed.). *American Journal of Occupational Therapy, 68*(Suppl. 1), S1–S48. https://doi.org/10.5014/ajot.2014.682006

Bar-Haim Erez, A., & Katz, N. (2018). Cognitive Functional Evaluation. In N. Katz & J. Toglia (Eds.), *Cognition, occupation, and participation across the lifespan: Neuroscience, neurorehabilitation, and models of intervention in occupational therapy* (4th ed., pp. 69–86). Bethesda, MD: AOTA Press.

Baum, C., Morrison, T., Hahn, M., & Edwards, D. (2007). *Executive Function Performance Test: Test protocol booklet*. St. Louis: Program in Occupational Therapy, Washington University School of Medicine.

Boyt Schell, B. A., Gillen, G., & Scaffa, M. (2014). Glossary. In B. A. Boyt Schell, G. Gillen, & M. Scaffa (Eds.), *Willard and Spackman's occupational therapy* (12th ed., pp. 1229–1243). Philadelphia: Lippincott Williams & Wilkins.

Broadbent, D. E., Cooper, P. F., FitzGerald, P., & Parkes, K. R. (1982). The Cognitive Failures Questionnaire (CFQ) and its correlates. *British Journal of Clinical Psychology, 21*, 1–16. https://doi.org/10.1111/j.2044- 8260.1982.tb01421.x

Brod, M., Perwien, A., Adler, L., & Spencer, T. (2005). Conceptualization and assessment of quality of life for adults with attention deficit disorder. *Primary Psychiatry, 12*, 58–64.

Brod, M., Stewart, A. L., Sands, L., & Walton, P. (1999). Conceptualization and measurement of quality of life in dementia: The Dementia Quality of Life Instrument (DQoL). *Gerontologist, 39*, 25–36. https://doi.org/10.1093/geront/39.1.25

Carrigan, N., Barkus, E., Ong, A., & Wei, M. (2017). Do complaints of everyday cognitive failures in high schizotypy relate to emotional working memory deficits in the lab? *Comprehensive Psychiatry, 78*, 115–129. https://doi.org/10.1016/j.comppsych.2017.06.016

Dawson, D. R., Anderson, N. D., Burgess, P., Cooper, E., Krpan, K. M., & Stuss, D. T. (2009). Further development of the Multiple Errands Test: Standardized scoring, reliability, and ecological validity for the Baycrest version. *Archives of Physical Medicine and Rehabilitation, 90*(Suppl.), S41–S51. https://doi.org/10.1016/j.apmr.2009.07.012

Doig, E., Fleming, J., Ownsworth, T., & Fletcher, S. (2017). An occupation-based, metacognitive approach to assessing error performance and online awareness. *Australian Occupational Therapy Journal, 64*, 137–148. https://doi.org/10.1111/1440-1630.12322

Duncan, P. W., Lai, S. M., Wallace, D., Embretson, S., Johnson, D., & Studenski, S. (1999). *Stroke Impact Scale* (Version 3.0). Kansas City: University of Kansas Medical Center.

Fisher, A., & Keilhofner, G. (1995). Skill in occupational performance. In G. Keilhofner (Ed.), *A model of human occupation theory and application* (pp. 113–137). Baltimore: Williams & Wilkins.

Fleming, J. M., Strong, J., & Ashton, R. (1996). Self-awareness of deficits in adults with traumatic brain injury: How best to measure? *Brain Injury, 10*, 1–16. https://doi.org/10.1080/026990596124674

Folstein, M. F., Folstein, S. E., & McHugh, P. R. (1975). "Mini-Mental State": A practical method for grading the cognitive state of patients for the clinician. *Journal of Psychiatric Research, 12*(3), 189–198. https://doi.org/10.1016/0022-3956(75)90026-6

Fray, P. J., & Robbins, T. W. (1996). CANTAB Battery: Proposed utility in neurotoxicology. *Neurotoxicology and Teratology, 18*, 499–504. https://doi.org/10.1016/0892-0362(96)00027-X

Giles, G. M. (2018). Neurofunctional Approach to rehabilitation after brain injury. In N. Katz & J. Toglia (Eds.), *Cognition, occupation, and participation across the lifespan: Neuroscience, neurorehabilitation, and models of intervention in occupational therapy* (4th ed., pp. 419–442). Bethesda, MD: AOTA Press.

Goverover, Y., & Deluca, J. (2018). Assessing everyday life functional activity using Actual Reality in persons with MS. *Rehabilitation Psychology, 63*, 276–285. https://doi.org/10.1037/rep0000212

Hartman-Maeir, A., Harel, H., & Katz, N. (2009). Kettle Test-A brief measure of cognitive functional performance: Reliability and validity in stroke rehabilitation. *American Journal of Occupational Therapy, 63*, 592–599. https://doi.org/10.5014/ajot.63.5.592

Hartman-Maeir, A., Katz, N., & Baum, C. M. (2009). Cognitive Functional Evaluation (CFE) process for individuals with suspected cognitive disabilities. *Occupational Therapy in Health Care, 23*, 1–23. https:// doi.org/10.1080/07380570802455516

Kielhofner, G., Henry, A., & Walens, D. (1989). *A user's guide to the Occupational Performance History Interview*. Rockville, MD: American Occupational Therapy Association.

Kim, D. Y., Ku, J., Chang, W. H., Park, T. H., Lim, J. Y., Han, K., . . . Kim, S. I. (2010). Assessment of post-stroke extrapersonal neglect using a three-dimensional immersive virtual street crossing program. *Acta Neurologica Scandinavica, 121*, 171–177. https://doi.org/10.1111/ j.1600-0404.2009.01194.x

Law, M., Baptiste, S., Carswell, A., McColl, M. A., Polatajko, H., & Pollock, N. (2005). *The Canadian Occupational Performance Measure manual* (4th ed.). Ottawa: CAOT Publications.

Maeir, A., Krauss, S., & Katz, N. (2011). Ecological validity of the Multiple Errands Test (MET) on discharge from neurorehabilitation hospital. *OTJR: Occupation, Participation and Health, 31*(Suppl. 1), S38–S46. https://doi.org/10.3928/15394492-20101108-07

Nasreddine, Z. S., Phillips, N. A., Bedirian, V., Charbonneau, S., Whitehead, V., Collin, I., . . . Chertkow, H. (2005). The Montreal Cognitive Assessment, MoCA: A brief screening tool for mild cognitive impairment. *Journal of the American Geriatrics Society, 53*, 695–699. https://doi.org/10.1111/j.1532-5415.2005.53221.x

Parkinson, S., Forsyth, K., & Kielhofner, G. (2006). *User's manual for the Model of Human Occupation Screening Tool (MOHOST)* (Version 2.0). Chicago: Model of Human Occupation Clearinghouse, Department of Occupational Therapy, College of Applied Health Sciences, University of Illinois at Chicago.

Rand, D., Basha-Abu Rukan, S., Weiss, P. L., & Katz, N. (2009). Validation of the Virtual MET as an assessment tool for executive functions. *Neuropsychological Rehabilitation, 19*, 583–602. https://doi.org/10.1080/ 09602010802469074

Robertson, K., Schmitter-Edgecombe, M., Weeks, D., & Pimentel, J. (2017). Naturalistic assessment using a simulated environment: Cognitive correlates and relationship to functional status in individuals with neurologic conditions. *Archives of Clinical Neuropsychology, 33*, 1024–1039. https://doi.org/10.1093/arclin/acx136

Rotenberg-Shpigelman, S. (2017). *Older adults seeking help for subjective memory complaints: Psycho-social characteristics and implications on participation and quality-of-life informed the development of an occupation-based meta-cognitive group intervention*. Jerusalem: Hebrew University of Jerusalem.

Roth, R., Isquith, P., & Gioia, G. (2005). *Behavior Rating Inventory of Executive Function-Adult version*. Lutz, FL: Psychological Assessment Resources.

Shallice, T., & Burgess, P. W. (1991). Deficits in strategy application following frontal lobe damage in man. *Brain, 114*, 727–741. https://doi.org/10.1093/brain/114.2.727

Sherbourne, C. D., & Stewart, A. L. (1991). The MOS Social Support Survey. *Social Science and Medicine, 32*, 705–714. https://doi.org/10.1016/0277-9536(91)90150-B

Sherer, M., Bergloff, P., Boake, C., High, W., Jr., & Levin, E. (1998). The Awareness Questionnaire: Factor structure and internal consistency. *Brain Injury, 12*, 63–68. https://doi.org/ 10.1080/026990598122863

Smith, N. R., Kielhofner, G., & Watts, J. H. (1986). The relationships between volition, activity pattern, and life satisfaction in the elderly. *American Journal of Occupational Therapy, 40*, 278–283. https://doi.org/10.5014/ajot.40.4.278

Stark, S. L., Somerville, E. K., & Morris, J. C. (2010). In-Home Occupational Performance Evaluation (I-HOPE). *American Journal of Occupational Therapy, 64*, 580–589. https://doi.org/10.5014/ajot.2010.08065

Sunderland, A., Harris, J. E., & Baddeley, A. D. (1983). Do laboratory tests predict everyday memory? A neuropsychological study. *Journal of Verbal Learning and Verbal Behavior, 22*, 341–357. https://doi.org/10.1016/S0022-5371(83)90229-3

Toglia, J. (2015). *Weekly Calendar Planning Activity (WCPA): A performance test of executive function*. Bethesda, MD: AOTA Press.

Toglia, J., & Kirk, U. (2000). Understanding awareness deficits following brain injury. *NeuroRehabilitation, 15*, 57–70.

Toglia, J., & Maeir, A. (2018). Self-awareness and metacognition: Effect on occupational performance and outcome across the lifespan. In N. Katz & J. Toglia (Eds.), *Cognition, occupation, and participation across the lifespan: Neuroscience, neurorehabilitation, and models of intervention in occupational therapy* (4th ed., pp. 143–164). Bethesda, MD: AOTA Press.

Toglia, J. P., Rodger, S. A., & Polatajko, H. J. (2012). Anatomy of cognitive strategies: A therapist's primer for enabling occupational performance. *Canadian Journal of Occupational Therapy, 79*, 225–236. https://doi.org/10.2182/cjot.2012.79.4.4

Troyer, A. K., & Rich, J. B. (2002). Psychometric properties of a new metamemory questionnaire for older adults. *Journals of Gerontology, Series B: Psychological Sciences, 57*, 19–27. https://doi.org/10.1093/geronb/57.1.P19

Wallisch, A., Little, L. M., Dean, E., & Dunn, W. (2018). Executive function measures for children: A scoping review of ecological validity. *OTJR: Occupation, Participation and Health, 38*, 6–14. https://doi.org/10.1177/ 1539449217727118

Wilson, B., Alderman, N., Burgess, P., Emslie, H., & Evans, J. (1996). *Behavioural Assessment of the Dysexecutive Syndrome*. Bury St. Edmunds, England: Thames Valley Test Company.

5

작업 프로파일: 기능적 인지 평가의 주축

Occupational Profile: Anchor of Functional–Cognitive Assessment

TIMOTHY J. WOLF, OTD, PhD, OTR/L, FAOTA,
CAROLYN M. BAUM, PhD, OTR/L, FAOTA

학습목표

- 기능적 인지 평가에서 작업 프로파일의 중요성을 이해한다.
- 작업수행의 변화를 이해하고 해석하는데 필요한 작업 프로파일의 주요 요소를 분석한다.
- 돌봄자가 작업 프로파일을 도와주는 방법에 대해 이해한다.
- 작업 프로파일 결과를 사용하여 치료 목적 수립 및 수행기반 평가 선정 과정을 이해한다.

주요 용어 및 개념

- 습관적 과제(Habitual task)
- 동기부여(Motivation)
- 신규 과제(Novel task)
- 작업 프로파일(Occupational profile)
- 핵심정보(Saliency)

서론

기능적 인지 평가를 연구할 때, 평가 기초가 작업 프로파일임은 기정 사실이다. 이는 4장의 인지-기능 평가(Cognitive-Functional Evaluation, C-FE)에 대한 설명에서뿐만 아니라, 작업치료 실행체계: 구성범주와 과정(3rd ed., Occupational Therapy Practice Framework, OTPF-3; American Occupational Therapy Association, AOTA, 2014)에서도 강조되었다. OTPF-3에 따르면, **작업 프로파일**(occupational profile)은 '클라이언트의 작업이력 및 경험, 일상생활 패턴, 관심사, 가치관 및 요구사항의 요약이다. 작업치료사는 작업 프로파일을 수립함으로써 클라이언트 관점 및 배경에 대해 이해할 수 있다'(AOTA, 2014, p.S13).

또한 작업 프로파일은 작업치료사들에게 다음과 같은 사항을 이해하게 도와준다.

- 클라이언트의 특정한 작업 참여도는 시간이 지나면서 바뀜
- 클라이언트에게 중요한 것(예: 핵심정보)
- 클라이언트의 작업 친숙도(습관적 과제 vs. 신규 과제)
- 클라이언트의 동기 부여 강화 요소

일반적으로, 이러한 프로파일 정보들은 클라이언트의 개별적인 요구사항과 목표에 중점을 둔 클라이언트 중심의 돌봄에서 필수적인 요소이다. 본 장에서는 작업 프로파일을 얻는 방법을 알아보고, 주요 개념(핵심정보, 습관적/신규 과제, 동기부여 강화 요인 등)에 대해 자세히 논의한다. 이러한 개념들은 기능적 인지에 대해 논의할 때 평가, 목표 설정, 치료 과정을 안내하는데 중요하다.

작업 프로파일을 얻는 방법 및 도구

모든 평가 유형과 마찬가지로, 작업 프로파일을 수립하는 방법에는 크게 두 가지가 있다. 비공식 인터뷰와 공식적인 평가이다. 공식적인 평가에서는 클라이언트, 돌봄자 또는 둘 다와 인터뷰를 진행한다. 이어지는 섹션에서는 작업치료사가 작업 프로파일을 수립하기 위해 사용하는 방법 및 도구를 소개한다. 이는 완전히 확정된 리스트가 아닌 몇 가지 예임을 알아야 한다.

비공식 인터뷰

작업치료사들은 종종 작업이력을 수립하기 위해 클라이언트, 돌봄자 또는 동거인 또는 둘 다와 인터뷰를 진행한다. 특히 시간적 제약이 많은 의료서비스 환경(급성 질환 등)에서 자주 실시한다. 이 접근의 가장 큰 장점은 효율성이 높다는 것이며, 단점은 작업이력 요소가 일부 누락될 가능성이 높다는 것이다.

공식적인 측정 방법

미국작업치료협회 작업 프로파일 템플릿

AOTA(2017)는 클라이언트의 작업 프로파일을 수립하기 위한 반구조화된 인터뷰 양식인 미국작업치료협회 작업 프로파일 템플릿(AOTA Occupational Profile Template)을 개발하였다. OTPF-3에 근거한 각 개념에 해당하는 임상체계를 템플릿으로 제공한다. 클라이언트 관련 질문 항목은 다음과 같다.

- 작업치료 서비스가 필요한 이유에 대한 인식
- 작업수행의 강점 및 약점
- 가치관 및 신념
- 작업이력
- 수행 패턴

두 번째 섹션은 클라이언트의 물리적 · 사회적 환경에서의 장벽 및 지원에 관한 정보를 수집한다. 세 번째 섹션에서는 의미 있는 작업과 관련된 클라이언트의 문화적 · 개인적 · 기질적인 가상 상황에서 클라이언트의 인식을 평가한다. 마지막으로, 목표 수립 섹션에서는 작업치료사가 클라이언트의 우선순위 작업수행 제한을 확인하고 바람직한 결과를 도출할 수 있도록 안내한다.

AOTA 작업치료 템플릿은 다양한 환경과 클라이언트들에게 자세한 작업 프로파일과 클라이언트 중심의 목표 수립을 하기 위해 사용된다. 심리측정과 관련된 데이터는 활용할 수 없다(AOTA, 2014).

캐나다 작업수행 측정

캐나다 작업수행 측정(Canadian Occupational Performance Measure, COPM)은 클라이언트의 작업수행 인식과 관련하여 작업수행에 대한 질문을 가이드하는 반구조화된 인터뷰 도구이다(Carswell et al., 2004). 치료사는 COPM을 사용하여 클라이언트가 다음 영역에서 수행 문제점을 평가하도록 인터뷰한다.

- 자기관리(개인적인 돌봄, 기능적 움직임, 지역사회 차원의 관리)
- 생산성(유상 또는 무상의 일, 가정관리, 놀이 및 학교)
- 여가(정적인 놀이, 동적인 놀이, 사교)

클라이언트는 각 항목의 수행 문제에 대해 1~10점 사이에서 중요도 점수를 매긴다. 5개 주요 목표 작업에 대해서 현재 자신의 수행도 및 만족도를 1~10점 사이에서 매긴다. 작업치료사는 측정 점수를 얻기 위해 총 수행도 및 만족도 점수를 작업의 수로 나누어 수행도 및 만족도의 평균을 구한다.

COPM은 클라이언트의 작업 프로파일 수립, 목표 설정, 클라이언트 중심의 수행 측정에 유용한 도구이다. 이 측정 방법은 뇌졸중과 외상성 뇌손상 클라이언트들을 대상으로 광범위하게 적용되어 왔다(Jenkinson et al., 2007; Phipps & Richardson, 2007; Yang et al., 2017). COPM은 만성 통증, 관절염, 뇌성마비, 발달 장애 클라이언트에게 사용된 것이 보고되어 왔으나, 다른 증상의 클라이언트들에게 사용될 수도 있다(Carpenter et al., 2001; Kjeken et al., 2005, Novak et al., 2009; Taylor et al., 2007). 검사-재검사 신뢰도, 검사자 간 신뢰도, 내적 일치도 등도 검증되었다(Cup et al., 2003). COPM의 임상적 효과는 중재 전후 차이가 2점 이상일 때 유의하다고 해석한다.

작업수행 이력 인터뷰

작업수행 이력 인터뷰(Occupational Performance History Interview, OPHI-II)는 인간 작업 모델에 기인한(Kielhofner & Henry, 1988; Kielhofner et al., 1989) 반구조화된 인터뷰(Kielhofner et al., 2001)이다. 이 평가 도구의 현재 버전은 인터뷰, 인터뷰 질문 시 답변할 점수 범위 설정, 인터뷰에서 정성적 데이터를 기록하기 위한 측정으로 구성되어 있다(Kielhofner & Henry, 1988). 인터뷰 평가 내용은 다음과 같다.

- 활동 및 작업 선택사항
- 삶에서 중요한 사건
- 일상생활의 루틴
- 작업역할
- 작업행동 환경

인터뷰 후에 치료사가 측정하는 내용은 다음과 같다.

- 작업 유능성 척도(occupational competence scale): 클라이언트가 만족스럽고 생산적인 작업 패턴을 지속할 수 있는지에 대한 정성적 측정
- 작업 정체성 척도(occupational identity scale): 클라이언트가 긍정적인 작업 정체성을 개발했는지에 대한 측정
- 작업행동 환경 척도(occupational behavior setting scale): 작업수행을 위한 가정, 직장, 여가 환경의 지원정도에 대한 측정

인터뷰에서 습득한 질적 정보의 기록이란, 클라이언트의 인생 이야기의 전반과 핵심 주제에 중점을 두는 것이다(Kielhofner et al., 2001). OPHI는 클라이언트가 인터뷰에 참여할 정도의 인지 능력이 있는 경우에 사용될 수 있다. OPHI는 용인될 만한 수준의 신뢰도와 타당도를 보여주었다(Henry et al., 1994; Kielhofner et al., 1991, 2001; Lynch & Bridle, 1993).

활동 분류 카드

활동 분류 카드(Activity Card Sort, ACS)란, 카드 및 태블릿(Baum & Edwards, 2008)에 들어있는 활동 사진을 보고 클라이언트의 일상생활 참여를 평가하는 것이다. 클라이언트 활동 분류 기준은 '전혀 안 한다', '예전보다 안한다', '예전보다 많이 한다', '예전과 똑같이 한다', '하다가 포기했다'에서 골라 표기한다. 또한 활동 빈도를 질병, 외상, 노화 등 특정 시점별로 표시하기도 한다.

활동 카드에는 IADL, 쉬운 여가 활동, 어려운 여가 활동, 사회적 활동 등이 포함되어 있다. ACS는 클라이언트의 가족 및 지역사회 활동과 참여도에 대한 통찰을 제공한다. 본 방법은 작업치료사가 클라이언트는 어떤 일은 왜 덜하고, 하다가 중단하는지, 가족들의 참여를 유도할 수 있는 활동에는 어떤 것이 있는지 등을 판단하도록 도와준다(Fox et al., 2017). OPHI는 시간이 지나면서 참여도에서 변화를 기록하고 평가하며, 임상 및 연구 환경에서의 수행 측정 방법으로도 사용된다(Bailey et al., 2009; Baum, 1995; Edwards et al., 2006; Eriksson et al., 2013; Hartman-Maeir et al., 2007; Perlmutter et al., 2010). 또한 ACS는 목표 설정에 기초가 될 수도 있다.

ACS는 Baum과 Edwards가 노인 인구를 대상으로 1993년에 개발하였는데, 이후 다양한 문화의 클라이언트들에게 적용되어 왔다. ACS는 높은 신뢰도와 타당도를 보여주었다(Baum & Edwards, 2001; Chan et al., 2006; Hamed & Holm, 2013; Katz et al., 2003; Laver-Fawcett et al., 2016; Lyons et al., 2010; Orellano et al., 2012; Poerbodipoero et al., 2016). 연구에 따르면, ACS는 활동 참여도 측정 도구로 인정받고 있다(Tse et al., 2013).

작업 프로파일의 핵심 정보

C-FE의 첫 번째 영역은 작업서사라 불린다. 이것은 본 장에서 작업 프로파일이라고 말하는 것과 동의어라고 볼 수 있다. 작업치료사는 작업이력을 알아보는 과정에서 공식적 측정방법 및 비공식 인터뷰를 사용하여 평가와 치료의 기초를 형성하는 작업 프로파일을 수립한다.

작업 프로파일의 정보를 통해 치료사는 클라이언트가 특정 작업에 얼마나 열심히 참여할 것인지에 대해 알 수

있다. 또한 치료를 계획하는데 핵심적인 정보를 간접 제공하기도 한다. 다음 요소들은 작업치료사가 작업 프로파일을 통해 얻을 수 있는 추가 정보 사례이다.

핵심정보

지리학에서 돌기(salience)란, 등고선에서 두드러진 부분을 가리킨다. 신경 과학에서 이 용어는 개인이 인지적 자원을 할애한 일련의 항목들을 의미한다(개별적 상황에서 가장 중요하게 생각하는 정보). 이러한 정의를 기초로 작업 프로파일을 해석할 때, 가장 눈에 띄는 중요한 가치를 **핵심정보**(saliency)라고 한다.

작업 프로파일은 작업치료사들이 어떤 작업이 클라이언트나 돌봄자에게 가장 핵심정보가 되는지를 이해하는데 중요한 도움을 제공한다. 작업치료사가 작업 프로파일을 수립하고 클라이언트에 대한 목표를 설정할 때, 클라이언트의 이전 작업수행 수준에 대한 지식도 중요하지만, 작업의 핵심정보를 평가하는 것도 작업 프로파일의 열쇠가 될 수 있다.

가장 핵심정보가 있는 작업은 피검자가 자신의 생활환경과 관련 지을 수 있는 수행기반 검사를 선정할 때는 물론이고, 치료 계획을 수립할 때에도 가능한 한 우선순위로 두어야 한다. 핵심정보는 이러한 점에서 1순위가 되어야 한다. 그러나 클라이언트의 현재 기능 정도, 치료를 진행할 때 유용성을 고려한 사항, 치료의 궁극적 목적과도 조화를 이룰 필요가 있다.

예를 들어, 클라이언트에게는 가장 중요한 1순위 과제가 치료 목적을 고려할 때는 적절하지 않을 경우도 있다. 그 이유는 다음과 같다.

- 과제가 클라이언트에게 너무 쉬워서 도전 가치가 거의 없는 경우
- 과제가 현재 환경에서 다루기 어려운 경우(중증 클라이언트에게 운전 행위는 어려움)

이러한 경우, 작업치료사는 클라이언트나 돌봄자 또는 이 둘과 대화하여 과제 중요성을 인정하지만 지금 다루기는 적절하지 않은 이유에 대해서 설명하면서 라포를 쌓는 것이 중요하다.

습관적 과제 vs. 신규 과제

작업치료사는 작업 프로파일에서 클라이언트가 중요하다고 생각하는 성향을 말해주는 핵심정보 외에도 클라이언트의 작업 친숙도와 경험 유무에 대한 중요한 정보도 습득할 수 있다. 작업에 대한 친숙도와 경험은 과제가 '습관적'인지 '신규'인지, 2가지로 나누어 설명할 수 있다. **습관적 과제**(habitual task)는 클라이언트가 수행 경험이 많은 과제들이다. 즉, 루틴의 일부가 되어 과제 요구사항과 수행 환경이 거의 바뀌지 않는 상태에서 의식적으로 주의력을 기울이지 않아도 되는 과제들이다. 일반적으로 ADL 등이 대표적인 습관적 과제들이다.

신규 과제(novel task)는 클라이언트에게 덜 친숙하며 요구사항도 다양하게 바뀌는 과제들을 말한다. 따라서 높은 주의력과 인지 과정을 요구할 때가 많다. 신규 과제 중 흔한 사례로 가계 재정관리가 있다. 비용을 내고 정산하는 요소 자체에는 습관적인 부분이 있으나, 과제의 역동적인 특성(비용이 매번 다르고, 수입, 장기 예산계획도 변동하는 등)으로 인해 신규 과제로 볼 수도 있다.

많은 과제들에 ADL과 재정관리가 대표적 사례이지만, 클라이언트가 습관적인지 새로운 과제인지를 파악하는 방법은 다양할 수 있음을 알아야 한다.

예를 들어, 아파트에 혼자 살고 있는 Bob은 대출, 저축, 투자내역이 없고 수표로 집세와 관리비 등을 내고 수년 간 같은 방법으로 유지해왔다. Bob에게 재정관리는 습관적 과제에 속한다.

반면, 계약직으로 일하는 Mark는 달마다 월수입의 변동이 크다. 각종 비용의 지불기한이 다양하고 부양하는 가족의 요구사항도 매달 바뀌고, 여유 자금으로 투자도 한다. Mark에게 재정관리는 신규 과제에 가깝다.

그러나 중요한 점은 신규 과제가 습관적 과제로 바뀔 수도 있고, 습관적 과제였던 것이 손상, 질병 등으로 인해 신규 과제로 바뀌기도 한다는 점이다. 습관적이던 ADL이 뇌졸중 이후, 몸을 한쪽밖에 쓰지 못하게 되면 신규 과제로 바뀌고, 신규 과제였던 요리가 주방 개조, 메뉴 단순화, 조리식품 사용 등으로 습관적 과제로 바뀔 수도 있다.

이러한 정보가 기능적 인지를 다루는 작업 프로파일

에서 왜 중요할까? 첫째, 사람들이 습관적 과제와 신규 과제를 달성하는 방법에 있어 신경 해부학적 연관성과 인지적 요구사항이 모두 다르기 때문이다.

신규 과제는 다음과 같다.

- 보다 복잡하고 통합적인 뇌 활성화를 요함(집행능력)
- 보다 의식적인 과정
- 인지 능력에 약간의 변화만 생겨도 크게 영향을 받음

반면, 습관적 과제는 다음과 같다.

- 뇌 피질하부 및 소뇌의 일부만 사용
- 의식적 사고력을 덜 요함
- 경도, 중도 인지 손상 클라이언트에게는 수행에 큰 문제가 되지 않음

따라서, 상처 및 질병과의 인과관계, 예후, 어떤 신경 해부학적 구조와 연결망 부분이 영향을 받는지를 이해하는 것은 작업 프로파일의 변화를 설명하는 것뿐 아니라 치료 계획을 수립하는 데에도 도움이 될 것이다.

둘째, 작업치료사들은 인지적 기능 수행기반 검사(Performance-Based Test, PBT)의 결과를 해석하기 위해 어떤 과제가 어느 정도 습관적인지 또는 신규인지를 이해할 필요가 있다. 앞서 말한 Bob의 재정관리에 대한 사례를 다시 살펴보자. Bob에게 비용을 납부하는 일은 요구사항이 적으므로, 매주 같은 방식으로 비용처리를 하고 있다. 매달 예산 계획을 짜고, 수표를 끊고 온라인 시스템을 사용해야 하는 복잡한 비용처리 방식은 신규 과제가 될 수 있다. 이렇게 되면 Bob은 비용 처리 활동을 매우 어렵다고 느낄 수 있으나, 이것이 핵심 활동이 될 가능성은 적다. 왜냐하면 비용 처리는 Bob의 삶에서 상대적으로 중요도가 낮고 쉬운 부분으로 인지되고 있기 때문이다.

반면, Mark에게 비용 지급 관련 수행기반 검사가 보다 핵심 과제가 될 수 있다. 복잡한 예산계획이나 비용처리에 경험이 많은 Mark에게 평가를 완료하는 일이 Bob보다 쉬울 수도 있다. 만약 작업 프로파일이 없다면, 이러한 경우, Bob은 Mark에 비해서 기능적 인지가 심각한 문제가 있고, 반대로 Mark는 Bob에 비해 기능적 인지가 높다고 부적절한 판단을 할 수도 있다.

셋째, 작업치료사들은 치료 계획을 수립하는 데 과제가 어느 정도 습관적인지 또는 신규인지를 평가할 필요가 있다. 예를 들어, Mark가 진행성 신경 인지 장애가 있다고 가정해보자(알츠하이머, 치매 등). 작업치료사는 습관적 과제가 신규 과제보다 오래 남아있으며, 행동 방법을 사용하여 신규 과제와 습관적 과제를 배울 수 있음을 알고 있다(Kawai et al., 2002). 따라서, 이러한 경우 Mark는 독립성을 유지하는 전략을 배우도록 도와주기보다 과제기반 접근(과제 단순화, 환경 조정, 행동 훈련)을 사용하는 것이 더 적절할 것이다. 작업치료사는 Mark가 비용 처리를 할 때 최대한 오랫동안 스스로 할 수 있도록 돕기 위해 어떤 접근이 적절한지 결정하기 위해, 병의 진전 과정을 예상하고 이해하는데 작업 프로파일을 필요로 한다. 적절한 작업 프로파일에 대한 사전 지식이 없다면, 치료를 위한 목표 수립을 적절하게 하지 못하다.

동기부여

클라이언트에게 무엇이 중요한지(핵심정보), 작업에 친숙도는 어느 정도인지를 아는 것은 클라이언트의 동기부여 요인을 이해하는데 기초가 된다. **동기부여**(motivation)란 특정 활동에 대한 개인의 참여 의지를 말한다. 이것은 작업치료사에게 신규 개념은 아니지만, 기능적 인지를 다루기 위해서는 논의하는 것이 중요하다.

기능적 인지 손상을 위한 재활 또는 전반적 재활은 클라이언트가 친숙한 활동을 하기 위한 신규 방법을 배우도록 돕는 과정이다. 이것은 클라이언트에게 어렵고 도전적인 과제이며, 큰 정신적 스트레스를 초래할 수 있다. 교육과 학습을 이해하는데 중점을 두는 교육심리학은 재활서비스를 제공할 때, 어떻게 학습을 지원할 것인지와 관련한 많은 도움을 줄 수 있다. 교육심리학에서는 동기부여에 관해 100년 가까이 연구를 진행해왔다(Leeper, 1935).

동기부여는 클라이언트가 어떻게 목표 지향적 행동을 할지, 과제에 에너지를 어떻게 할애할지, 어떤 인지 처리능력을 사용할지 등을 결정할 때 중요한 역할을 한다(Ormrod et al., 2008). 클라이언트의 동기부여를 강화하는 것은 이 책에서 논의하는 모든 중재 접근의 중요한

요소로 작업 프로파일을 통해 동기부여 강화 요인을 이해할 수 있다.

돌봄 지원 참여

인지 손상 클라이언트들은 자신의 현재 활동 수행능력과 지금은 없는 과거의 활동 수행능력의 차이를 구분하기 어려울 때가 있다. 특히 인식능력에 문제가 있는 사람들이나 단기 기억 장애가 있는 사람들은 현재 상황에서 어떤 활동을 해야 할지를 잘 모를 때가 있다. 이러한 문제가 있을 경우, 클라이언트의 작업 내러티브 이력을 보고서로 작성할 때는 가족이나 지인의 도움이 필요하다. 최근의 메타인지 분석에서 내재적 검사와 본인의 자가보고 방식 간의 상관관계를 조사했는데, 상관관계가 낮은 경우는 동기부여의 편향, 자기 성찰력 부족, 기억을 통한 정보 도출능력 부족 때문이라고 해석하였다(Hofmann et al., 2005). 특히 뇌졸중이나 외상 등의 사건 이후에는 능력에 대한 질문을 받을 때, 사건 이전의 상태 위주로만 기억하는 경향이 있다. 따라서 작업치료사는 질문에 대답할 때 해당되는 상황을 정확히 설정해 줄 필요가 있다. 이러한 경우, 작업이력 관련 정보나 작업 프로파일 수립은 돌봄자의 도움을 받아 진행할 수 있다. 그러나 작업치료사는 돌봄자의 보고에도 편향성이 있을 수 있으며, 필요한 지원의 규모 및 빈도에 대해 잘못된 정보를 도출할 수도 있음을 고려해야 한다(Wadley et al., 2003).

결론 및 다음 단계들

본 장에서는 핵심정보 및 친숙도는 무엇이며, 그것이 작업 프로파일에서 왜 중요한지, 클라이언트의 작업 프로파일을 수립하는 방법은 무엇인지 등을 알아보았다. 결과적으로 작업 프로파일은 기능적 인지 상태를 평가하기 위한 수행기반 평가 방식을 선정하는데 중요한 역할을 수행한다. 작업 프로파일에서 얻은 정보, 수행기반 평가, 전반적 기능 상태 관련 정보(예상징후, 강점, 손상정도 등)를 바탕으로, 작업치료사는 클라이언트나 돌봄자와 협력하여 치료 목표를 수립할 수 있다. 치료사는 어떤 중재 접근이 선택되었는지와 관계없이, 치료 활동을 선정하기 위해 작업 프로파일을 사용한다.

다음 장들에서는 실제로 활용되는 수행기반 평가에는 어떤 것들이 있는지, 각 평가마다 어떤 클라이언트에게 적절한 지에 관해 논의한다. 모든 과정의 공통 분모는 작업 프로파일을 활용하여 클라이언트에 맞는 활동을 선정하고 적절한 평가 방식을 사용한다는 것이다.

References

American Occupational Therapy Association. (2014). Occupational therapy practice framework: Domain and process (3rd ed.). *American Journal of Occupational Therapy, 68*(Suppl. 1), S1–S48. https://doi. org/10. 5014 /ajot.2014.682006

American Occupational Therapy Association. (2017). AOTA's occupational profile template. *American Journal of Occupational Therapy, 71*(Suppl. 2), 7112420030. https://doi.org/10.5014/ajot.2017. 716S12

Bailey, R., Kaskutas, V., Fox, I., Baum, C. M., & Mackinnon, S. E. (2009). Effect of upper extremity nerve damage on activity participation, pain, depression, and quality of life. *Journal of Hand Surgery, 34*, 1682–1688. https://doi.org/10.1016/j.jhsa.2009.07.002

Baum, C. M. (1995). The contribution of occupation to function in persons with Alzheimer's disease. *Journal of Occupational Science, 2*, 59–67. https://doi.org/10.1080/14427591.1995.9686396

Baum, C. M., & Edwards, D. (2001). *The Washington University Activity Card Sort*. St. Louis: PenUltima Press.

Baum, C. M., & Edwards, D. F. (2008). *Activity Card Sort* (2nd ed.). Bethesda, MD: American Occupational Therapy Association.

Camina, E., & Guell, F. (2017). The neuroanatomical, neurophysiological and psychological basis of memory: Current models and their origins. *Frontiers in Pharmacology, 8*, 438. https://doi.org/10.3389/fphar. 2017.00438

Carpenter, L., Baker, G. A., & Tyldesley, B. (2001). The use of the Canadian Occupational Performance Measure as an outcome of a pain management program. *Canadian Journal of Occupational Therapy, 68*, 16–22. https://doi.org/10.1177/000841740106800102

Carswell, A., McColl, M. A., Baptiste, S., Law, M., Polatajko, H., & Pollock, N. (2004). The Canadian Occupational Performance Measure: A research and clinical literature review. Canadian Journal of *Occupational Therapy, 71*, 210–222. https://doi.org/ 10.1177/000841740407100406

Chan, V. W., Chung, J. C., & Packer, T. L. (2006). Validity and reliability of the Activity Card Sort–Hong Kong version. *OTJR: Occupation, Participation and Health, 26*, 152–158. https://doi.org/10.1177/153944920602600405

Cup, E. H. C., Scholte op Reimer, W. J. M., Thijssen, M. C., & Van Kuyk–Minis, M. A. H. (2003). Reliability and validity of the Canadian Occupational Performance Measure in stroke patients. *Clinical Rehabilitation, 17*, 402–409. https://doi.org/ 10.1191/0269215503cr635oa

Edwards, D. F., Hahn, M., Baum, C., & Dromerick, A. W. (2006). The impact of mild stroke on meaningful activity and life satisfaction. *Journal of Stroke and Cerebrovascular Diseases, 15*, 151–157.

https://doi. org/10.1016/j.jstrokecerebrovasdis.2006.04.001

Eriksson, G., Baum, M. C., Wolf, T. J., & Connor, L. T. (2013). Perceived participation after stroke: The influence of activity retention, reintegration, and perceived recovery. *American Journal of Occupational Therapy, 67*, e131–e138. https://doi.org/10.5014/ajot. 2013. 008292

Fox, K., Morrow-Howell, N., Herbers, S., Battista, P., & Baum, C. M. (2017). Activity disengagement: Understanding challenges and opportunities for reengagement. *Occupational Therapy International, 2017*, 1983414. https://doi.org/10.1155/2017/1983414

Hamed, R., & Holm, M. B. (2013). Psychometric properties of the Arab Heritage Activity Card Sort. *Occupational Therapy International, 20*, 23–34. https://doi.org/10.1002/oti.1335

Hartman-Maeir, A., Soroker, N., Ring, H., Avni, N., & Katz, N. (2007). Activities, participation and satisfaction one-year post stroke. *Disability and Rehabilitation, 29*, 559–566. https://doi.org/10.1080/09638280600924996

Henry, A., Tohen, M., Coster, W., & Tickle-Degnen, L. (1994, July). *Predicting psychosocial functioning and symptomatic recovery of adolescents and young adults following a first psychotic episode*. Paper presented at the joint annual conference of the American Occupational Therapy Association and the Canadian Association of Occupational Therapists, Boston.

Hofmann, W., Gawronski, B., Gschwendner, T., Le, H., & Schmitt, M. (2005). A meta-analysis on the correlation between the Implicit Association Test and explicit self-report measures. *Personality and Social Psychology Bulletin, 31*, 1369–1385. https://doi.org/10.1177/0146167205275613

Jenkinson, N., Ownsworth, T., & Shum, D. (2007). Utility of the Canadian Occupational Performance Measure in community-based brain injury rehabilitation. *Brain Injury, 21*, 1283–1294. https://doi.org/10.1080/02699050701739531

Katz, N., Karpin, H., Lak, A., Furman, T., & Hartman-Maeir, A. (2003). Participation in occupational performance: Reliability and validity of the Activity Card Sort. *OTJR: Occupation, Participation and Health, 23*, 10–17. https://doi.org/10.1177/153944920302300102

Kawai, H., Kawamura, M., Mochizuki, S., Yamanaka, K., Arakaki, H., Tanaka, K., & Kawachi, J. (2002). Longitudinal study of procedural memory in patients with Alzheimer-type dementia. *No To Shinkei, 54*, 307–311.

Kielhofner, G., & Henry, A. D. (1988). Development and investigation of the Occupational Performance History Interview. *American Journal of Occupational Therapy, 42*, 489–498. https://doi. org/10.5014/ajot.42.8.489

Kielhofner, G., Henry, A. D., & Walens, D. (1989). *A user's guide to the Occupational Performance History Interview*. Bethesda, MD: American Occupational Therapy Association.

Kielhofner, G., Henry, A. D., Walens, D., & Rogers, E. S. (1991). A generalizability study of the Occupational Performance History Interview. *OTJR: Occupation, Participation and Health, 11*, 292–306. https://doi.org/10.1177/153944929101100503

Kielhofner, G., Mallinson, T., Forsyth, K., & Lai, J.-S. (2001). Psychometric properties of the second version of the Occupational Performance History Interview (OPHI-II). *American Journal of Occupational Therapy, 55*, 260–267. https://doi.org/10.5014/ajot.55.3.260

Kjeken, I., Dagfinrud, H., Slatkowsky-Christensen, B., Mowinckel, P., Uhlig, T., Kvien, T. K., & Finset, A. (2005). Activity limitations and participation restrictions in women with hand osteoarthritis: Patients' descriptions and associations between dimensions of functioning. *Annals of the Rheumatic Diseases, 64*, 1633–1638. https://doi. org/10.1136/ard.2004.034900

Laver-Fawcett, A., Brain, L., Brodie, C., Cardy, L., & Manaton, L. (2016). The face validity and clinical utility of the Activity Card Sort-United Kingdom (ACS-UK). *British Journal of Occupational Therapy, 79*, 492–504. https://doi.org/10.1177/0308022616629167

Leeper, R. (1935). The role of motivation in learning: A study of the phenomenon of differential motivational control of the utilization of habits. *Pedagogical Seminary and Journal of Genetic Psychology, 46*, 3–40. https://doi.org/10.1080/08856559.1935.10533143

Lynch, K. B., & Bridle, M. J. (1993). Construct validity of the Occupational Performance History Interview. *OTJR: Occupation, Participation and Health, 13*, 231–240. https://doi.org/ 10.1177/153944929301300402

Lyons, K. D., Li, Z., Tosteson, T. D., Meehan, K., & Ahles, T. A. (2010). Consistency and construct validity of the Activity Card Sort (modified) in measuring activity resumption after stem cell transplantation. *American Journal of Occupational Therapy, 64*, 562–569. https://doi.org/10.5014/ajot.2010.09033

Novak, I., Cusick, A., & Lannin, N. (2009). Occupational therapy home programs for cerebral palsy: Double-blind, randomized, controlled trial. *Pediatrics, 124*, e606–e614. https://doi.org/10.1542/peds. 2009-0288

Orellano, E. M., Ito, M., Dorne, R., Irizarry, D., & Davila, R. (2012). Occupational participation of older adults: Reliability and validity of the Activity Card Sort-Puerto Rican version. *OTJR: Occupation, Participation and Health, 32*, 266–272. https://doi.org/10. 3928/15394492-20110708-01

Ormrod, J. E., Anderman, E. M., & Anderman, L. (2008). *Educational psychology: Developing learners*. London: Pearson.

Perlmutter, M. S., Bhorade, A., Gordon, M., Hollingsworth, H. H., & Baum, M. C. (2010). Cognitive, visual, auditory, and emotional factors that affect participation in older adults. *American Journal of Occupational Therapy, 64*, 570–579. https://doi.org/10.5014/ajot. 2010.09089

Phipps, S., & Richardson, P. (2007). Occupational therapy outcomes for clients with traumatic brain injury and stroke using the Canadian Occupational Performance Measure. *American Journal of Occupational Therapy, 61*, 328–334. https://doi.org/10.5014/ajot.61.3. 328

Poerbodipoero, S. J., Sturkenboom, I. H., Van Hartingsveldt, M. J., Nijhuis-van der Sanden, M. W., & Graff, M. J. (2016). The construct validity of the Dutch version of the Activity Card Sort. *Disability and Rehabilitation, 38*, 1943–1951. https://doi.org/10.3109/09638288. 2015.1107779

Taylor, S., Fayed, N., & Mandich, A. (2007). CO-OP intervention for young children with developmental coordination disorder. *OTJR: Occupation, Participation and Health, 27*, 124–130. https://doi.org/10.1177/153944920702700402

Tse, T., Douglas, J., Lentin, P., & Carey, L. (2013). Measuring participation after stroke: A review of frequently used tools. *Archives of Physical Medicine and Rehabilitation, 94*, 177–192. https://doi.org/10.1016/j.apmr.2012.09.002

Wadley, V. G., Harrell, L. E., & Marson, D. C. (2003). Self- and informant report of financial abilities in patients with Alzheimer's disease: Reliable and valid? *Journal of the American Geriatrics Society, 51*, 1621–1626. https://doi.org/10.1046/j.1532-5415.2003.51514.x

Yang, S.-Y., Lin, C.-Y., Lee, Y.-C., & Chang, J.-H. (2017). The Canadian Occupational Performance Measure for patients with stroke: A systematic review. *Journal of Physical Therapy Science, 29*, 548–555. https://doi.org/10.1589/jpts.29.548

6

기본 인지 선별 도구

Baseline Cognitive Screening Tools

DOROTHY FARRAR EDWARDS, PhD, MUHAMMAD O. AL-HEIZAN, MS, OT,
GORDON MUIR GILES, PhD, OTR/L, FAOTA

학습목표

- 선별 방법과 진단 방법을 구별한다.
- 신뢰도 있고 타당한 선별 방법의 특징에 대해 이해한다.
- 기능적 인지 수행기반 선별 평가 방법과 신경 심리학적 방법을 비교한다.
- 기능적 인지의 선별 방식을 설명한다.

주요 용어 및 개념

- 진단 검사(Diagnostic test)
- 최적 표준(Gold standard)
- 음성 예측률(Negative Predictive Value, NPV)
- 양성 예측률(Positive Predictive Value, PPV)
- 수신자-조작 특성 곡선 분석 (Receiver-Operating Characteristic curve analysis, ROC curve)
- 선별 검사(Screening measure)
- 선택적 선별(Selective screening)
- 민감도(Sensitivity)
- 특이도(Specificity)

서론

작업치료사에게 평가 과정은 기초를 제공한다. 개인의 기능적 상태, 능력 및 어려움에 대해 평가하는 것은 중재를 계획하고 문서화하는데 핵심적인 부분이다(Dunn, 2005). 선별 검사는 작업수행 손상 요소를 평가하고 치료 및 관리하기 위한 중요한 정보를 제공한다(Katz et al., 2011).

일반적인 용어로, 평가 과정은 2단계, 즉 선별 검사와 보다 포괄적인 진단 검사로 나누어진다. 선별 검사(screening measure)란 특정 증상 유무를 알 수 없을 때, 그 증상이 있을 가능성에 대해 평가하는 것이다.

진단 검사(diagnostic test)란 특정 증상이나 질병의 증상을 보이는 사람들을 대상으로 사용한다. 따라서, 진단 검사는 증상 유무를 확인하고 증상의 정도를 평가하는데 사용된다. 이때의 판단 기준은 다음과 같다.

- 보고된 과거력
- 증상
- 징후
- 선별 검사 결과가 양성인 경우

진단 평가의 목적은 나타나는 증상의 유무와 증상의 정도를 평가하는 것이다.

신경 심리학적 진단 검사는 16장에서 간단히 요약 정리하고, 7~15장에서는 기능적 인지 관련 진단 검사에 대해 자세히 설명한다. 선별 검사와 진단 검사의 차이점은 붙임 6.1을 참고한다. 두 가지 유형의 평가 모두 작업 치

붙임 6.1 선별 검사와 진단 검사의 특징

선별 검사	진단 검사
결과가 양성인 경우, 비교적 오차 범위가 넓어서 거짓양성이 많이 나올 수 있다.	양성 결과에 대한 컷오프는 정확하게 정의되며 진단 정밀도와 정확도에 중점을 둔다.
정확성이 낮기에 비교적 비용도 저렴하다.	높은 정확성을 요구하며, 비용이 보다 많이 든다.
검사 결과는 위험 정도 및 진단 검사 필요 여부를 결정한다.	검사 결과는 확실한 진단을 하게 한다.
검사가 비교적 간단하다.	검사가 복잡하고 시간이 많이 소요되는 경향이 있다.
증상이 발생할 위험이 있는 사람, 현재 증상이 없는 사람에게도 검사할 수 있다.	검사 결과로 문제나 증상을 판정한다.

료 임상에서 중요하지만, 임상적 상황 및 클라이언트의 요구사항에 따라 검사 유형을 적절하게 사용하는 것이 중요하다.

본 장에서는 ADL과 IADL을 저해할 수 있는 인지 손상 유형에 대한 선별 검사를 중점적으로 다룰 것이다. 가장 잘 알려진 선별 검사는 신경 심리에서 비롯된 경우나 기능적 인지 평가를 위한 모의기능 과제 등 작업치료학의 새로운 선별 검사 유형에 대해서도 설명할 것이다.

작업치료 평가에서의 선별 과정

작업치료사가 클라이언트의 작업 프로파일을 개발할 때, 클라이언트에게 다음과 같이 질문하는 것이 좋다.

- 작업수행 참여와 관련하여 염려되는 사항
- 특정 영역에서 클라이언트의 현재 상태
- 클라이언트가 스스로 인식하는 문제점

클라이언트가 특정 영역의 손상이 많지 않은 경우(즉, 기본 발병률이 낮고 클라이언트의 주변 여건상 해당 증상이 없을 확률이 높은 경우), 가능하면 클라이언트에게 해당 기능에 관한 지식 및 정보에 관해 질문하는 것으로 선별 검사를 대신할 수 있다.

그러나 이 책에서 살펴본 많은 경우에서처럼, 클라이언트의 자가 보고서는 선별 검사로는 적절하지 않다. 그러나 기능적 인지 손상 입원 클라이언트(뇌졸중 등)나 65세 이상의 클라이언트인 경우, 기능적 인지 손상 위험이 높은데도 손상에 대해 잘 모를 수 있어 선별 검사가 필요할 수 있다. 급성 또는 아급성 입원 클라이언트들은 퇴원 후 IADL 장애 위험이 높다고 알려져 있다. 기능적 인지 장애는 IADL 손상의 중요한 원인이 될 수 있어 선별 검사가 필요하다. 선별 검사가 필요할 때 주의할 점은 주관적이고 비표준화된 평가를 사용하면 효과적인 치료 계획 및 평가를 위한 양질의 정보를 얻기 어렵다는 점이다(Edwards et al., 2006; Korner-Bitensky et al., 2011). 신뢰도, 타당도, 민감도, 특이도가 높은 선별 검사를 사용해야 한다.

표준화된 평가가 작업치료사의 주관적 평가보다 우월함이 증명된 연구가 진행된 바 있다. 이 연구에서는 53명의 중증 뇌졸중 입원 클라이언트들을 대상으로 간단한 선별 검사로 얻은 정보와 종합 차트 리뷰 결과를 비교하였다. 이전의 선별 검사가 퇴원 시 종합 차트 결과보다 훨씬 더 많은 장애를 보고하였고, 35%의 클라이언트에게서 3가지 이상의 미발견 장애가 있었다(Edwards et al., 2006).

선별 검사의 특징

선별 검사는 클라이언트가 특정한 건강상의 문제나 증상이 있을 확률을 평가하기 위해 사용된다. 기본 이론은 문제나 질병이 조기에 발견되면(증상이 나타나기 전), 조기에 치료하고 중재할 수 있어서 향후 발병을 예방하고 생존률 및 기능 개선, 더 나아가서 삶의 질 향상으로 이어진다는 것이다. 선별 검사에 대해 알고 있는 많은 것들은 전염병을 발견하고 만성 질환을 예방하기 위한 인구집단 기반 전염병학 연구자료에서 나온 것들이다(Wilson & Jungner, 1968).

1957년, 만성 질환 연구위원회에서는 선별이란 '인지되기 전의 병이나 손상 상태를 신속하게 가려내는 검사, 검사 및 과정을 통해 조기에 발견하는 것'(P. 3)이라고 정의하였다. 본 보고서는 결론 부분에서, 선별 검사는 진단을 하고자 하는 것이 아니며, '양성 및 의심되는 결과가 나온 경우, 관련 전문의에게 진단 및 치료를 별도로 받아야 한다'라고 하였다(P. 45). 선별 검사는 발병이 가능하나 증상은 없는 사람들에게도 실시 가능하며, 검사 결과는 진단 검사를 추가로 실시할지 여부를 결정하는데 사용한다. 진단 검사는 해당 질병의 특정 징후(병력, 증상, 징후, 선별 검사상 양성 결과 등)가 있는 사람들을 대상으로 하며 질병 유무를 확정하는데 사용한다.

Wilson과 Jungner(1968)는 3가지 유형의 선별 검사를 다음과 같이 정의하였다.

1. 선택적 선별
2. 대규모 공중보건 선별
3. 관찰 선별

본 장에서는 이 중에 **선택적 선별**(selective screening)에 대해 집중적으로 살펴볼 것이다. 선택적 선별 검사는 전체 인구집단과 비교해 볼 때, 해당 문제 발생률이 높다고 생각되는 사람들을 대상으로 평가하는 검사 방법이다. 예를 들어, 병원 클라이언트는 입원 클라이언트나 외래 클라이언트 모두 발병률이 높은 인구집단으로, 선별 검사를 할 때 기능적 인지 손상이 발견될 가능성이 일반 인구집단보다 높을 것이다.

선별 검사는 발견되지 못할 수도 있는 문제를 발견하고 클라이언트가 불필요한 고비용, 침습적 검사를 받는 것을 방지하기 위해 사용된다. 급성기 이후 치료 관련 보험 개선법(IMPACT 법, Improving Medicare Post-Acute Care Transformation Act, 2014; Pub. L. 113~185)에서 요구한 돌봄 툴(care tool)이 선택적 선별의 사례이다. 돌봄 툴은 모든 성인 입원 클라이언트가 아닌 의료보험적용(Medicare) 클라이언트만이 선별 검사의 대상이 된다.

선별 검사는 2가지 별도이나 연결되는 관점에 근거하여 평가된다. 첫째는 검사 자체의 통계치 검사이다. 임상가들은 선별 검사의 신뢰도와 타당도를 평가하기 위해 특정한 통계 기준을 사용하는데, 여기에는 검사의 표준 신뢰도, 타당도 통계, 민감도 및 특이도를 통한 판단 등이 포함된다. 이러한 수치적 기준은 다음 섹션에서 선별 검사의 타당도 수립에 대해 논의할 때, 더 자세히 설명할 것이다.

둘째, 임상적 진단율 또는 결과의 가치 또한 선별 검사의 유용성을 결정하는 중요한 요소이다. 여기서 핵심은 특정 검사의 통계적 특성뿐만 아니라, 추후에 더 강력한 진단 검사 및 임상 중재를 요하는 심각한 상황이 되기 전에 문제를 신속하게 발견하는 능력에도 중점을 둔다.

예를 들어, 미국보험청(Centers for Medicare and Medicaid Services, CMS)은 미국 노년 인구층의 예방적 돌봄의 필요를 더욱 만족시킬 목적으로 표준화된 선별 검사의 중요성을 강조한다. 또한 Medicare는 노년 인구의 예방적 의료서비스에 더 많은 강조를 하고 있다. 환자 보호 및 적정부담 보호법(일명 오바마법, Patient Protection and Affordable Care Act, 2010; Pub. L. 111~148)의 통과로 미국질병통제예방센터 태스크포스(U.S. Preventive Services Task Force and the Centers for Disease Control and Prevention)에서는 선별 및 예방 서비스를 위한 새롭게 수정된 가이드라인을 발표하였다. 이러한 인구집단 중심의 가이드라인은 기존의 진단에 초점을 둔 가이드라인이 신체기능 및 삶의 질을 유지하는데 덜 적합하다고 보고, 기능 관련 능력이 떨어질 위험을 발견하고 여러 가지 위험 요인을 감소시키는데 더 중점을 두었다.

이 경우, 미국보험청(CMS)은 1차 의료서비스 제공자들이 신체 활동 수행, 인지 기능, ADL, IADL을 평가 및 관리하는데 필요한 보다 개선된 근거기반 선별 검사 방법이 필요하다고 판단하였다(Nicholas & Hall, 2011). 선별 검사는 치료 계획에 필요한 정보를 제공하는 검사가 아니므로 치료 계획을 수립하는데 사용되지는 않는다. 그보다는 추가적인 평가 및 치료가 필요한 사람들이 누구인지를 판별하는데 사용된다.

선별 검사의 타당도 수립: 민감도, 특이도, 양성 및 음성 결과 예측의 가치

선별 검사를 가장 단순하게 접근하면, 결과는 단 두 가지, 양성(특정 문제나 증상이 있음) 또는 음성(특정 문제나 증상이 없음)뿐이다(Greenhalgh, 1997). 증상이 있을 때 양성 결과가 나오고, 증상이 없을 때 음성 결과가 나온다면 가장 이상적인 검사일 것이다. 그러나 이처럼 정확한 선별 검사는 거의 없으며, 대부분의 검사에서 양성 및 음성 결과에 대한 오류가 발생한다. 발생률에 관해서는 표 6.1을 참조한다.

일반적으로, 선별 검사는 이른바 '**최적 표준**(gold standard)'이라고 하는 인정된 진단 검사와 비교하여 벤치마킹한다. Greenhalgh(1997)에 따르면, 최적표준은 정확하다고 평가받는 타당성 높은 진단 검사이다. 최적 표준은 완벽하지 않을 수 있다. 다시 말해서 분류 오류가 발생할 수 있다(양성 또는 음성 오류). 그러나 합리적 상황에서 최선의 검사라고 볼 수 있다.

작업치료사는 표 6.1에 나온 가능한 결과를 평가하고 최적표준과 비교하여 선별 검사의 민감도와 타당도를 판단함으로써 검사의 타당성을 평가한다. 이러한 것들은 선별 검사 채택을 고려할 때, 가장 중요한 특징들이다. 임상가는 민감도와 특이도를 검사함으로써 검사의 타당도를 판단한다.

민감도(sensitivity)란 검사를 통해 클라이언트의 증상이나 문제를 평가하는 능력이다. 민감도가 매우 높은 검사는 문제가 있는 클라이언트를 거의 놓치지 않는다. 다시 말해, 거짓음성(false negative)이 거의 없는 것이다. 즉, 검사가 건강에 문제가 있는 사람을 건강하거나 손상이 없다고 잘못 분류하지는 않는다(Maxim et al., 2014).

반면, **특이도**(specificity)는 검사가 특정 문제나 증상이 없는 사람을 음성으로 결론 내리기도 한다. 특이도가 높은 검사는 거짓양성(false positive)이 거의 없다. 문제가 없는 사람을 이상이 있는 사람으로 분류하지는 않는다. 민감도와 특이도 모두 높은 검사가 가장 이상적인 검사일 것이다. 민감도와 특이도 점수는 0~100% 범위이다. 점수가 100%에 가까울수록 선별 검사의 양성 및 음성 결과가 정확하다는 의미이다.

표 6.1 선별 검사 결과

양성/음성	유증상자	무증상자	합계
양성	참양성	거짓양성	양성 결과 총계
음성	거짓음성	참음성	음성 결과 총계
소계	유증상자 총합	무증상자 총합	총 선별 검사 클라이언트

종종 두 가지 통계를 연결하여 계산하기도 한다. 첫 번째는 **양성 예측률**(Positive Predictive Value, PPV)이다. PPV는 문제가 있는 사람을 양성으로 정확하게 예측할 확률을 말한다. 작업치료사는 이를 통해 검사가 어떻게 작동하는지 알 수 있다. PPV 점수가 높으면(100점에 가까울수록 높음), 최적표준에 가깝게 좋은 선별 검사라 말할 수 있다.

마찬가지로, **음성 예측률**(Negative Predictive Value, NPV)은 무증상자를 음성으로 정확하게 판단할 확률을 말한다. NPV를 통해 작업치료사는 총 음성 결과 중 몇 개가 적중할지를 알 수 있다. 점수가 높으면(100점에 가까울수록 높음), 새로운 검사가 최적표준에 가깝다고 판단할 수 있다.

PPV와 NPV가 인구 집단에서 증상의 유병률(기본율)과 직접적으로 관련이 있음을 기억하는 것이 중요하다. 다른 조건이 같다면, PPV는 증상 빈도가 높으면 올라가고, NPV는 증상 빈도가 높아지면 내려간다(Parikh et al., 2008). 민감도, 특이도, PPV, NPV를 계산할 때 사용하는 공식은 표 6.2를 참조한다.

표 6.2 민감도, 특이도, 양성 및 음성 예측률 결과 계산

검사 결과	증상 있음	증상 없음
검사 양성	참양성(A)	거짓양성(B)
검사 음성	거짓음성(C)	참음성(D)
민감도 또는 특이도	민감도 = A/(A+C)	특이도 = D/(B+D)
예측 점수	양성 예측률 점수 = A/(A+B)	음성 예측률 점수 = D/(C+D)

선별 검사를 선정하는 기준

선별 검사를 선정하는 것과 관련하여 민감도와 특이도의 중요성은 주변 환경에 따라 달라질 수 있다. 왜냐하면 대부분 선별 검사의 민감도와 특이도가 똑같지 않기 때문이다. 다시 말해, 양성 및 거짓음성으로 판명되었을 때, 그것의 실질적이고 임상적인 영향을 주의 깊게 생각하는 것

이 중요하다. 거짓음성의 경우(민감도 부족)는 선별 검사 결과, 유증상자가 증상이 없는 것으로 잘못 분류되는 경우를 말한다.

의료 상황에서, 거짓음성은 진단 연기 또는 부정확하고 비효율적인 치료 등의 심각한 결과를 야기할 수 있다. 작업치료사의 관점에서도 거짓음성은 심각한 결과로 이어질 수 있다. 예를 들어, 경도 인지 손상 클라이언트의 경우, 간이 정신상태 검사(mini-mental state examination; Folstein et al., 1975) 또는 몬트리얼 인지 평가(Montreal cognitive assessment; Nasreddine et al., 2005) 등의 인지 선별 검사에서는 점수가 정상범위이면, 투약관리 및 재정관리 등 IADL은 독립적 수행이 가능하다.

그러나, 이러한 측정치가 미묘한 기능적 인지 손상에 대해 민감도가 높지 않다는 근거가 많이 나오고 있다(Giles et al., 2017). 거짓음성으로 인해 작업치료 서비스를 받지 못하고 병원을 떠나 집으로 보내지는 경우, 적절한 지원을 통해 집에서 독립성을 개선할 수 있도록 도움받을 기회를 잃을 수도 있다.

이러한 것이 거짓양성과 관련된 결과들이다(특이도 낮음). 거짓양성은 검사의 민감도는 높지만, 특이도가 낮은 경우에 발생한다. 선별 검사에 근거해서 증상과 문제가 있다고 잘못 분류된 사람은 보다 복잡한 진단 검사나 치료 과정을 받도록 요청받을 수 있다. 따라서, 불필요한 검사 과정과 감정적 위험에 노출될 수 있다.

개인 권리와 더불어 거짓양성은 작업치료사가 추가 검사나 치료가 필요하지 않은 사람들에게 희소성 있는 임상 자원을 사용하도록 하면서 부담을 가중시키는 결과를 초래한다. 또한 기능적 인지 선별 측정 도구의 민감도가 낮을 경우, IADL 등 주요 과제를 잘 수행할 능력이 있는 사람도 기능적 인지 손상 클라이언트로 과다 진단되는 결과로 이어지기도 한다.

선별 검사 개발자가 민감도와 특이도의 균형을 이루는 방법 중 하나는 **수신자-조작 특성 곡선 분석**[Receiver-Operating Characteristic (ROC) curve analysis]이다. ROC 분석에서, 검사 개발자는 최적표준(Gold Standard)과 비교하여 양성 및 음성 결과의 적중비율이 최적화되는 기준점(cut score)을 정한다.

이 분석은 민감도, 특이도, PPV, NPV를 여러 가지 선별 검사 기준점에 맞추어 계산한다. 곡선아래영역 역시 모든 ROC 분석의 일부로 계산하는데, 이것은 전체 범위에서 검사 수행결과를 측정하는 것으로서 타당성 측정에 유용한 정보를 제공한다. 범위가 넓을수록 결과가 좋다고 볼 수 있다(Zweig & Campbell, 1993).

이 방법은 표 6.2에 나온 접근법보다 더 정확한 측정 방법이다. 선별 검사 방법을 선정하는 최상의 접근법은 검사의 사용 의도, 선별 검사 대상의 특정에 맞는 최적의 민감도와 특이도 조합, 검사하고자 하는 증상의 분포도 및 심각한 정도 등에 근거하여 신뢰도와 타당도를 주의 깊게 평가하고 결정하는 것이다. 표 6.3에 선별 검사를 선정하기 위한 고려사항을 정리하였다.

표 6.3 선별 검사를 선정하기 위한 실질적인 고려사항

질문	고려사항
본 선별 검사가 실생활과 관련이 있나?	• 치료가능 한 문제를 밝혀낼 수 있는가? • 클라이언트가 검사에 동의하는가? • 신뢰도와 타당도가 보다 낮은 검사를 대체할 수 있는가?
검사를 최적표준(gold standard)과 비교했나?	• 검사를 특정 검사와 비교해본 적이 있는가? • 본 검사에 상응하는 최적표준 검사가 없다면, 어떻게 타당성을 증명하는가?
더 잘 선별하고자 하는 조건과 관련하여 타당도 표본이 적절했나?	• 선별 검사 중에 딱 맞는 표본을 대상으로 타당성이 검증되는 사례는 거의 없다. • 타당도 표본에 포함된 대상 중에 경도 및 중증 상태의 클라이언트, 치료 및 미치료 클라이언트, 유사하지만 헷갈리는 증상의 사람들을 포함하고 있는가?
재검사가 가능한가?	• 검사-재검사 및 검사자 간 신뢰도가 증명되는가?
수용 가능한 '정상범위'를 정하였나?	• 검사 결과가 이분법적(예-아니오)이 아닌 점수로 나온다면, 비정상 범위는 어떻게 결정하는가?

출처: "How to Read a Paper: Papers That Report Diagnostic or Screening Tests," by T. Greenhalgh, 1997, *BMJ*, 315, pp. 540–543

기능적 인지를 선별하는 접근법

기능적 인지는 작업치료 임상에서 새롭게 부상하고 있는 영역이다. 이 책에서는 몇 가지 평가 방법을 설명하고 있으나, 인지 손상 위험이 있는 사람을 판별하기 위해 고안된 작업치료 선별 검사의 개발 및 타당도에 대해서 많은 관심을 기울이지는 못하고 있는 실정이다. 부록 6.A~6.C에는 포괄적 평가를 더 필요로 하는 사람을 판별하는데 사용되는 선별 검사 도구 목록이 정리되어 있다.

타당한 선별 검사 도구 사용 시, 바람직한 결과로는 기능적 인지 손상이 있는데도 작업치료 서비스 대상자로 판별되지 못할 위험이 있는 경우를 가려내는데 도움이 될 것이다. 선별 검사를 사용하면 기능적 인지 손상 클라이언트가 퇴원 후에 지역사회나 아급성 상황에서 작업치료 서비스로 작업수행에 도움을 받을 수 있는데도 받지 못하는 확률을 줄일 수 있을 것이다. 이는 기능적 인지 손상 가능성이 있는 사람들을 가려내는데 사용하는 방법으로 인지, 수행, 자가진단 및 지인 보고를 통한 측정방법 등을 포함시켰다. 이러한 방법들은 부록 6.A~6.C에 간략하게 나와있다. 두 가지 영상자료는 메뉴 과제의 활용 및 채점 과정을 보여주는데, 하나는 과제를 완벽하게 수행하는 모습(영상 6.1, https://aotaorg-my.sharepoint.com/:v:/g/personal/aricci_aota_org/EZz3FQdCzV9LiW4LJiFYA2wBZ-VtX2npIyWfdcP1eoOOO-A?e=Dc9TCa), 하나는 과제 오류를 보이는 모습(영상 6.2, https://aotaorg-my.sharepoint.com/:v:/g/personal/aricci_aota_org/EXs-RwO5kElpDrWYvhPRH1QoB-oNJXX4gJuwW9e7Yp-I2K0Q?e=pxBj0L)이 담겨있다.

부록 6.A 인지적 선별 검사

도구명/ 참고문헌	설명	심리학 측정	강점 및 약점
간단한 정신상태관련 인터뷰 (Brief Interview for Mental Status, BIMS; Saliba et al., 2012)	시간지남력, 회상 및 단기 기억력을 측정하는 인지 선별 검사 최소한의 의무 검사목록에 포함됨 요양원 노년 입원 클라이언트들의 인지 검사를 목적으로 개발됨 점수는 0~15점 범위이며 13~15점은 인지 상태가 정상인 것으로 판단됨 인터뷰 소요 시간은 평균 3.2분	개정된 간이 정신상태 검사(Folstein et al., 1975; $r = .90$, $p < .0001$)와 상관관계가 있음 손상을 판단하는 곡선아래영역(Area-Under-the Curve, AUC) 수치는 BIMS에 대해서는 .93임 13점 이하인 경우 민감도 .83, 특이도 .91임 중증 이상 클라이언트들의 AUC는 BIMS에 대해서 .96임 총점 8점 이하는 중증 손상을 판단하는데 민감도 .83, 특이도 .92임	강점 • 관리 및 채점이 수월함 • 중증 인지 손상 검사에 적합함 약점 • 경도에서 중등도의 인지 손상이 있는 클라이언트는 부적절함 • 요양원 외의 클라이언트에게는 타당성이 검증되지 않음
간이 정신상태 검사 (Mini-Mental State Examination, MMSE; Feliciano et al., 2013; Folstein et al, 1975)	인지적 손상의 정량적 평가 및 시간 경과에 따른 손상 정도 변화를 기록하는 평가 도구 5영역(지남력, 기억, 주의 및 계산, 회상 및 언어)을 측정하는 11항목 총점 30점 중 24점 이하이면 손상 클라이언트로 판단됨 소요 시간은 약 10분	평가 규준 자료 인용 시, 연령과 교육수준 고려 신뢰도와 타당도가 폭넓게 검증됨 경도 인지 장애 클라이언트에게 민감도가 낮은 편(MCI) 치매 클라이언트 연구 결과, 0.88의 민감도와 0.86의 특이도를 기록 23~25점 사이를 손상 클라이언트로 판단함	강점 • 사용이 간단하고 쉬움 • 다양한 언어로 제공됨 약점 • 시각 및 청각장애인 삽관치료 클라이언트, 언어능력 부족 클라이언트 등에게는 부적합함 • 평균적으로 젊은 인구층에는 천장효과, 중증 손상 클라이언트에게는 바닥효과를 보임

부록 6.A 인지적 선별 검사(계속)

도구명/참고문헌	설명	심리학 측정	강점 및 약점
세인트루이스 대학 정신 상태 검사 (St. Louis University Mental Status Examination, SLUMS; Tariq et al., 2006)	치매, 경도 신경 인지 손상(Mild Neurocognitive Impairment, MNCI) 클라이언트 대상 평가 도구 지남력, 기억력, 주의력, 집행능력을 다루는 11개의 항목으로 구성됨 30점 만점 치매나 MNCI 클라이언트의 기준점은 교육수준에 근거함 소요 시간은 약 7분	비교대상의 규준자료가 있으며, 연령, 교육을 근거로 치매와 MNCI를 판단하는 기준점이 있음 MMSE 평가 방식(r = .75)과 기준 관련 타당성을 증명함 치매 클라이언트의 사망가능성 및 보호시설 필요 여부 예측률이 높음 치매 및 MNCI 클라이언트의 기준점은 민감도 0.92~1.00, 특이도 0.76~1.00 범위	강점 • MNCI를 발견하는데 다른 인지 검사 도구보다 민감도가 높음 • 다른 인지 검사 도구에는 없는 논리적 기억력과 크기 구별을 평가하는 항목이 있음 약점 • 다양한 임상 클라이언트들에게 사용되지는 않았음 • 신뢰도에 대한 평가 정보가 없음
몬트리올 인지 검사 (Montreal Cognitive Assessment, MoCA; Nasreddine et al., 2005)	경도 인지 손상(MCI)을 신속하게 선별할 수 있는 도구 주의력과 집중력, 실행가능, 기억력, 언어, 시각 구성기능, 개념적 사고, 계산 및 지남력 30점 만점이며, 26점부터 손상 클라이언트로 판단됨 소요 시간은 약 10~15분 정도	내적 일치도(.83)와 검사-재검사 신뢰도(r = .92)가 높음 MMSE 평가 방식(r = .87)과 상관관계가 높음 26점 기준으로, MCI 클라이언트 발견율에서 90%의 민감도, 알츠하이머 클라이언트 발견율은 100%, 특이도는 87%임 MCI 클라이언트 대상 민감도는 다른 몇 가지 연구에서도 높게 나타남	강점 • 다양한 언어로 제공됨 • 심리적 정보가 풍부함 • 채점이 쉬움 약점 • 천장효과와 바닥효과에 대한 검사가 시행되지 않음 • 언어 및 시각장애인에게 사용 부적합함
선로잇기 검사 (Trail Making Test, TMT; Reitan, 1932)	파트 A와 B로 구성됨 파트 A에서는 숫자가 매겨진 흩어진 원을 연결하는 과제가 주어지고, 파트 B에서는 숫자와 문자가 번갈아 나오는 가운데 연결하는 과제가 주어짐 종이와 연필, 컴퓨터 및 스마트폰으로도 가능함 과제의 점수는 완료 시간으로 채점하며, 시작 시간은 시작을 지시하는 시점부터임 소요 시간은 약 5~10분	O'Donnell(1994)은 117명의 지역거주 클라이언트들을 대상으로 안면 타당도를 조사한 결과, 주의력 측면을 다루는 복잡한 검사임이 판명됨 같은 연구에서 TMT와 4개의 다른 신경 심리 검사(Category Test, Wisconsin Card Sorting Test, Paced Auditory Serial-Addition Task, Visual Search and Attention Test)의 수렴 타당도를 조사한 결과, TMT와 다른 측정 도구(R^2 = .38, .31, .44, .30)의 상관관계가 피어슨 상관계수에 근거하여 적정범위로 판명됨 Matarazzo(1974)는 뇌손상 클라이언트들을 대상으로 검사-재검사 신뢰도를 조사하여 파트 A와 B가 각각 R^2 = .78, .67을 기록 검사자 간 신뢰도는 파트 A (r = .94), B (r = .90)로 모두 높게 나타남	강점 • 진행이 비교적 쉬움 • 소요 시간이 짧음 약점 • 교육 수준이 높은 사람에게 유리함 • 어떤 사람들에게는 지시내용이 어려울 수 있음 • 글자를 모르거나 비영어권 클라이언트, 손을 잘 못 쓰는 클라이언트에게 사용하기는 부적합함

부록 6.B 수행 측정 방법

도구명/ 참고문헌	설명	심리학 측정	강점 및 약점
메뉴 과제 (Menu Task, MT; Edwards et al., 2019)	기능적 인지 수행기반 검사 중 간단한 종류의 선별 검사로서, 일정한 규칙과 제한이 주어진 가운데 메뉴를 고르게 하는 방식 개정된 MET (Multiple Errands Test-Revised) 방식을 근거로 함 12점 만점이며, 소요 시간은 183초	내적 일관성은 보통 수준(α = .70)이고, 검사자 간 신뢰도는 높은 편 (intraclass correlation coefficient = 1)임 몬트리올 인지 평가(MoCA), TMT 검사 파트 B와 높은 상관관계를 보여, 구성 타당도를 지지함 MT 점수는 간단 인터뷰 방식과 MoCA에서 점수가 낮은 사람들이 동시에 낮게 나오는 경향을 보이며, 이것은 예측 타당도를 높임 MT 점수로 IADL을 예측할 수 있으며, 집행능력 평가치는 MT 점수를 예측할 수 있어, 구성 타당도가 높아짐 6점을 기준점으로 AUC 수치는 0.78, 민감도는 .80, 특이도는 .65임	강점 • 기능적 인지 손상을 발견하는 목적에 최적화됨 • 기능적 인지 수행기반 검사 원칙을 잘 따르고 있음 약점 • 아직 임상적 검사에 사용된 적이 없음 • 천장효과가 우려됨
알렌 인지 기능 평가-5 (Allen Cognitive Level Screen-5, ACLS-5; Allen et al., 2007)	ACLS-5는 알렌 인지 기능 평가 수치 3~5 단계 클라이언트들(중간정도의 수행능력)을 대상으로 인지 능력의 신속한 검사를 위해 가죽판과 가죽끈으로 바느질하는 과제를 수행하는 선별 검사 방법 과제당 최하 1점 최상 6점으로, 총점은 26점 LACLS-5 (Large ACLS-5)는 시각장애인 및 손을 쓰기 어려운 사람을 위해 사용함 소요 시간은 약 15~30분	ACLS-5는 알렌 수치에서 검사자 간 신뢰도가 100%로 높음 LACLS-5는 중급의 상관관계 및 인지 독립성 수치(r = .55)를 보임 Cairns(2013)는 LACLS-5와 약물순응척도(medication adherence rating scale) 간 높은 상관관계(r = .71)가 있음을 밝힘 LACLS-5는 일반인과 치매 클라이언트를 구별하는데 .86의 민감도와 .81의 특이도를 보임	강점 • 알렌 인지 기능 평가와 같은 표준화된 판별검사 약점 • ACLS-5와 LACLS-5 관련 심리측정학의 추가 연구가 필요함

부록 6.B 수행 측정 방법(계속)

도구명/ 참고문헌	설명	심리학 측정	강점 및 약점
Medi-Cog (Anderson et al., 2008)	Medi-Cog란 간단 인지 검사와 MTS (Medication Transfer Screen)를 합한 평가 방식임 Mini-Cog는 3단어 기억 검사, 시계그리기 검사를 합한 검사로서 2~3분 정도 소요됨 MTS는 종이와 펜을 사용한 약관리 검사로, 피험자는 4개의 처방전을 읽어보고 처방전에 따라 종이에 그려진 '가상 약통'에 적당한 알약 수를 쓰고 질문에 답함 0~10점 범위이며, Mini-Cog에서 5점, MTS에서 5점 만점 소요 시간은 약 6.9분	간이 정신상태 검사(mini-mental state examination)와 중간정도의 상관관계(r = .50)를 보임 Pillbox 평가에서 70%의 정확도를 보인 경우에 민감도 80%, 특이도 61%임 약통 판별 평가 정확도가 80%일 때, 민감도는 72%, 특이도는 80%를 기록함	강점 • 처방약 관리 문제를 중점적으로 검사하기 위해 최적화됨 약점 • 평가 방식의 신뢰도 관련 정보가 없음
자기관리 기술 수행 평가 (PASS) 처방약 관리 과제 [Performance Assessment of Self-care Skills (PASS) Medication Management Task, PMMT; Holm & Rogers, 2008]	PASS는 기능 상태를 문서로 검사하는 수행기반 검사임 IADL 포함 총 4개 영역의 26개 과제로 구성됨 PMMT는 PASS에서 IADL 인지 과제 중 하나로 분류되며, 독립성, 안전성, 적절성 (수행 과정 및 질적 측면)을 측정함 클라이언트에게 2개의 약병과 가로×세로 4×7개의 셀로 된 약통을 주고 처방전에 따라 알약을 넣도록 함 점수는 단서나 도움의 필요성에 따라 채점함	PASS는 독립성 측정에서 높은 검사 관리자 간 신뢰도(96%), 안전성(97%), 적정성(88%)을 보였고, 측정치 간 타당도도 높음 Lawton과 Brody(1969)가 개발한 IADL 검사와 같은 타당성을 인정받은 도구들을 기반으로 높은 타당도를 보였음 구성 타당도는 요인분석 및 라쉬분석을 근거로 수립하였음 PASS의 인지 IADL 과제는 경도 인지 손상 클라이언트와 일반 인지 수준 클라이언트를 비교할 때, 곡선아래영역 수치 .81, 민감도 75%, 특이도 73%를 보여 구별가능한 것으로 판명됨	강점 • 중재를 안내할 수 있는 임상 도구 • 생태학적 타당도가 높음 약점 • PMMT를 임상 환경에서 활용하려면 보다 많은 연구가 필요함

부록 6.C 자가보고 및 지인보고 작성 방법

도구명/ 참고문헌	설명	심리학 측정	강점 및 약점
기능적 행동 프로파일 (Functional Behavior Profile, FBP; Baum & Edwards, 2000; Baum et al., 1993)	뇌졸중 클라이언트의 입원과 퇴원을 결정하기 위해 실시하는 임상 평가임 가정에서 돌봄자나 외래 진료 시 면담으로 진행하기도 함 총 27개 항목을 0~4점으로 평가하며, 총점은 최대 108점 소요 시간은 약 10~20분	높은 내적 일치도를 보임(.86) 포괄적 작업치료 평가를 근거로 한 내적 타당도가 높음 카츠 일상생활 독립성 지수(Katz index of independence in activities of daily living; $r = .85$), 치매측정지수(blessed dementia scale; $r = .83$)와 높은 상관관계가 있음 지속적 돌봄이 필요한 뇌졸중 클라이언트를 선별할 때 .75의 민감도와 .68의 특이도를 보였음	강점 • 사용이 빠르고 간편함 • 신뢰도가 높음 약점 • 여러 종류의 임상 대상군에 사용되지 않았음
집행능력의 행동 점수 평가-성인용(Behavior Rating Inventory of Executive Function-Adult Version, BRIEF-A; Roth et al., 2005)	75개 항목의 집행능력 관련 상황별 자가진단 평가표임 2개 지표-행동 조절지수 (Behavioral Regulation Index, BRI)와 메타인지 지수 (Metacognition Index, MI)의 9개 하위 검사에 근거하여 정보를 제공함 BRI는 억제력, 전환, 감정조절, 자가 모니터링 능력을 평가함 MI는 추진능력, 작업기억력, 조직화 능력, 자료구성, 과제 모니터링 능력을 측정함 소요 시간은 약 10~15분	18~90세 클라이언트들에게 타당성을 인정받은 표준화된 검사임 MI와 BRI 지표는 내적 일치도가 높음 ($\alpha = .93$~$.96$) 집행능력 평가에서 중간 이상의 상관관계($r = .63$~$.74$)를 보임으로써 개념 타당도가 증명됨 건강한 사람과 외상성 뇌손상 클라이언트가 BRIEF-A로 검사를 받았을 때 현저한 차이를 보여, 동시 타당도가 높음이 증명됨	강점 • 집행능력을 비교적 간단하게 측정할 수 있음 • 검사 진행 및 채점에 전문성을 요하지 않음 • 집행능력의 다양한 측면이 조사됨 약점 • 미국에서만 타당도가 증명됨 • 컴퓨터 채점 프로그램이 없으면 수작업으로 채점해야 함 • 자가진단의 부정확 가능성이 있음

부록 6.C 자가보고 및 지인보고 작성 방법(계속)

도구명/ 참고문헌	설명	심리학 측정	강점 및 약점
알츠하이머 협력 연구-ADL 평가(Alzheimer's disease cooperative study-ADL inventory scale, ADCS; Galasko et al., 1997)	클라이언트의 ADL, IADL 능력을 자가진단 또는 지인을 통해 진단하는 평가표임 총 23개 항목의 ADL, IADL관련 질문에 행동 단계를 0~7점 사이로 평가함 최대 78점까지 나올 수 있음 78점을 받으면 ADL, IADL이 매우 뛰어남을 의미함	일반 적용대상 및 알츠하이머 클라이언트의 본 과제 수행률이 90% 이상이거나, 치매 증상 심각성이 다양한 클라이언트들이 ADL 관련 과제 수행을 시도한 경우에 평가 적용이 가능함 항목당 중간 이상의 합의를 도출한 경우 .4~.75 범위이며, 이 경우 검사-재검사 신뢰도를 인정함 ADCS 항목 간 수행 단계와 치매 심각성 간의 상관 관계를 최적표준인 간이 정신상태 검사 도구(mini-mental state examination)와 비교조사한 결과, 꽤 높은 것으로 보임($p < .001$) 지인 및 대리 검사에서도 상관관계가 높았음	강점 • 사용과 해석이 쉬움 약점 • 일부 질문에 모호성이 있음 • 심리학적 측정의 개선을 위해 보다 많은 연구가 필요함
로튼 IADL 검사(Lawton IADL Scale; Lawton & Brody, 1969)	IADL 능력을 평가하기 위해 개발된 평가 방법임 총 8개 항목을 0점(기능이 매우 낮음)에서 8점(매우 높음)까지로 평가함 소요 시간은 약 8~10분	검사자 간 신뢰도 .85 기록 4개 기능 검사 평가 방법: Physical Classification(신체상태분류, 6점 만점), Mental Status Questionnaire (지남력, 기억력 검사, 10점 만점), Behavior and Adjustment Rating Scales(지능, 개인적 행동, 사회적 적응 평가, 4~6점 만점), Physical Self-Maintenance Scale (ADL 6항목 조사)과 상관관계를 조사함으로써 타당도 분석 180명이 연구에 참여하였으나, 5개 평가에 모두 참여한 피험자는 거의 없음 중간-높은 상관관계 수치를 획득함	강점 • 진행 방법이 쉬운 편임 • 연구 및 임상환경에서 널리 사용됨 약점 • 능력을 과대 또는 과소 평가할 가능성이 있음 • 기능이 작거나 점진적으로 변화하는 부분을 평가하는데 민감하지 못함

References

Al-Heizan, M. O., Giles, G. M., Wolf, T. J., & Edwards, D. F. (2018). The construct validity of a new screening measure of functional cognitive ability: The Menu Task. *Neuropsychological Rehabilitation*, 1-12. https://doi.org/10.1080/09602011.2018.1531767

Allen, C. K., Austin, S. L., David, S. K., Earhart, C. A., McCraith, D. B., & Riska-Williams, L. (2007). *Manual for the Allen Cognitive Level Screen-5 (ACLS-5) and Large Allen Cognitive Level Screen-5 (LACLS-5)*. Camarillo, CA: ACLS & LACLS Committee.

Anderson, K., Jue, S., & Madaras-Kelly, K. (2008). Identifying patients at risk for medication mismanagement: Using cognitive screens to predict a patient's accuracy in filling a pillbox. *Consultant Pharmacist, 6*, 459-472. https://doi.org/info:doi/10.4140/ TCP.n.2008.459

Baum, M. C., & Edwards, D. F. (2000). Documenting productive behaviors: Using the Functional Behavior Profile to plan discharge following stroke. *Journal of Gerontological Nursing, 26*, 34-43. https://doi.org/10.3928/0098-9134-20000401-07

Baum, C., Edwards, D. F., & Morrow-Howell, N. (1993). Identification and measurement of productive behaviors in senile dementia of the Alzheimer type. *Gerontologist, 33*, 403-408. https://doi.org/ 10.1093/geront/33.3.403

Cairns, A., Hill, C., Dark, F., McPhail, S., & Gray, M. (2013). The Large Allen Cognitive Level Screen as an indicator for medication adherence among adults accessing community mental health services. *British Journal of Occupational Therapy, 76*, 137-143. https://doi. org/ 10.4276/030802213X13627524435180

Chisholm, D. (2005). *Disability in older adults with depression*. Doctoral dissertation, University of Pittsburgh, Pittsburgh. Retrieved from http://d-scholarship.pitt.edu/9697/

Commission on Chronic Illness. (1957). *Chronic illness in the United States, Volume 1*: Prevention of chronic illness. Cambridge, MA: Harvard University Press.

Crum, R. M., Anthony, J. C., Bassett, S. S., & Folstein, M. F. (1993). Population- based norms for the Mini-Mental State Examination by age and educational level. *JAMA, 269*, 2386-2391. https://doi.org/ 10.1001/jama.1993.03500180078038

Cruz-Oliver, D. M., Malmstrom, T. K., Allen, C. M., Tumosa, N., & Morley, J. E. (2012). The Veterans Affairs Saint Louis University Mental Status Exam (SLUMS Exam) and the Mini-Mental Status Exam as predictors of mortality and institutionalization. *Journal of Nutrition, Health and Aging, 16*, 636-641. https://doi.org/10.1007/ s12603-012-0098-9

Dunn, W. (2005). Measurement issues and practices. In D. W. Law & C. M. Baum (Eds.), *Measuring occupational performance: Supporting best practice in occupational therapy* (2nd ed., pp. 22-29). Thorofare, NJ: Slack.

Edwards, D. F., Hahn, M. G., Baum, C. M., Perlmutter, M. S., Sheedy, C., & Dromerick, A. W. (2006). Screening patients with stroke for rehabilitation needs: Validation of the post-stroke rehabilitation guidelines. *Neurorehabilitation and Neural Repair, 20*, 42-48. https://doi.org/10.1177/1545968305283038

Edwards, D. F., Wolf, T. J., Marks, T., Alter, S., Larkin, V., Padesky, B. L., . . . Giles, G. M. (2019). Reliability and validity of a functional cognition screening tool to identify the need for occupational therapy. *American Journal of Occupational Therapy, 73*, 7302205050. https://doi. org/10.5014/ajot.2019.028753

Fals-Stewart, W. (1992). An interrater reliability study of the Trail Making Test (Parts A and B). *Perceptual and Motor Skills, 74*, 39-42. https:// doi.org/10.2466/pms.1992.74.1.39

Feliciano, L., Horning, S. M., Klebe, K. J., Anderson, S. L., Cornwell, R. E., & Davis, H. P. (2013). Utility of the SLUMS as a cognitive screening tool among a nonveteran sample of older adults. *American Journal of Geriatric Psychiatry, 21*, 623-630. https://doi.org/10.1016/ j.jagp.2013.01.024

Folstein, M. F., Folstein, S. E., & McHugh, P. R. (1975). "Mini-Mental State": A practical method for grading the cognitive state of patients for the clinician. *Journal of Psychiatric Research, 12*(3), 189-198. https:// doi.org/10.1016/0022-3956(75)90026-6

Galasko, D., Bennett, D., Sano, M., Ernesto, C., Thomas, R., Grundman, M., & Ferris, S. (1997). An inventory to assess activities of daily living for clinical trials in Alzheimer's disease. *Alzheimer Disease and Associated Disorders, 11*(Suppl. 2), S33-S39. https://doi. org/10.1097/00002093- 199700112-00005

Giles, G. M., Edwards, D. F., Morrison, M. T., Baum, C., & Wolf, T. J. (2017). Screening for functional cognition in postacute care and the Improving Medicare Post-Acute Care Transformation (IMPACT) Act of 2014. *American Journal of Occupational Therapy, 71*, 7105090010. https://doi.org/10.5014/ajot.2017.715001

Greenhalgh, T. (1997). How to read a paper: Papers that report diagnostic or screening tests. *BMJ, 315*, 540-543. https://doi. org/10.1136/ bmj.315.7107.540

Gronwall, D. M. (1977). Paced Auditory Serial-Addition Task: A measure of recovery from concussion. *Perceptual and Motor Skills, 44*, 367-373.

Holm, M. B., & Rogers, J. C. (2008). The Performance Assessment of Self-Care Skills (PASS). In B. Hemphill-Pearson (Ed.), *Assessments in occupational therapy mental health* (2nd ed., pp. 101-112). Thorofare, NJ: Slack.

Howland, M., Allan, K. C., Carlton, C. E., Tatsuoka, C., Smyth, K. A., & Sajatovic, M. (2017). Patient-rated versus proxy-rated cognitive and functional measures in older adults. *Patient Related Outcome Measures, 8*, 33-42. https://doi.org/10.2147/PROM.S126919

Improving Medicare Post-Acute Care Transformation Act of 2014, Pub. L. 113-185, 42 U.S.C. § 1305 et seq.

Katz, N., Baum, C., & Maeir, A. (2011). Introduction to cognitive intervention and cognitive functional evaluation. In N. Katz (Ed.), *Cognition, occupation, and participation across the life span: Neuroscience, neurorehabilitation, and models of intervention in occupational therapy* (3rd ed., pp. 3-13). Bethesda, MD: AOTA Press.

Korner-Bitensky, N., Barrett-Bernstein, S., Bibas, G., & Poulin, V. (2011). National survey of Canadian occupational therapists' assessment and treatment of cognitive impairment post-stroke. *Australian Occupational Therapy Journal, 58*, 241-250. https://doi. org/10.1111/j.1440-1630.2011.00943.x

Lawton, M. P., & Brody, E. M. (1969). Assessment of older people: Self-maintaining and instrumental activities of daily living. *Gerontologist, 9*, 179-186. https://doi.org/10.1093/geront/9.3_Part_ 1.179

Mack, J. L., & Carlson, N. J. (1978). Conceptual deficits and aging: The Category Test. *Perceptual and Motor Skills, 46*(1), 123-128.

Matarazzo, J. D., Wiens, A. N., Matarazzo, R. G., & Goldstein, S. G. (1974). Psychometric and clinical test-retest reliability of the Halstead Impairment Index in a sample of healthy, young, normal men. *Journal of Nervous and Mental Disease, 158*, 37-49. https:// doi.org/10.1097/00005053-197401000-00006

Maxim, L. D., Niebo, R., & Utell, M. J. (2014). Screening tests: A review with examples. *Inhalation Toxicology, 26*, 811-828. https:// doi.org/ 10.3109/08958378.2014.955932

Meier, M. J. (1974). Some challenges for clinical neuropsychology. In R. M. Reitan & L. A. Davison (Eds.), *Clinical neuropsychology: Current status and applications*. Washington, DC: V. H. Winston.

Morrison, M. T., Giles, G. M., Ryan, J. D., Baum, C. M., Dromerick, A. W., Polatajko, H. J., & Edwards, D. F. (2013). Multiple Errands Test− Revised (MET−R): A performance−based measure of executive function in people with mild cerebrovascular accident. *American Journal of Occupational Therapy, 67*, 460−468. https://doi.org/10.5014/ajot.2013.007880

Nasreddine, Z. S., Phillips, N. A., Bedirian, V., Charbonneau, S., Whitehead, V., Collin, I., . . . Chertkow, H. (2005). The Montreal Cognitive Assessment, MoCA: A brief screening tool for mild cognitive impairment. *Journal of the American Geriatrics Society, 53*, 695− 699. https://doi.org/10.1111/j.1532−5415.2005.53221.x

Nicholas, J. A., & Hall, W. J. (2011). Screening and preventive services for older adults. *Mount Sinai Journal of Medicine, 78*, 498−508. https://doi.org/10.1002/msj.20275

Norris, D., Clark, M. S., & Shipley, S. (2016). The Mental Status Examination. *American Family Physician, 94*, 635−641.

O'Donnell, J. P., Macgregor, L. A., Dabrowski, J. J., Oestreicher, J. M., & Romero, J. J. (1994). Construct validity of neuropsychological tests of conceptual and attentional abilities. *Journal of Clinical Psychology, 50*, 596−600. https://doi.org/10.1002/1097−4679(199407)50:4〈596::AID−JCLP2270500416〉3.0.CO;2−S

Parikh, R., Mathai, A., Parikh, S., Chandra Sekhar, G., & Thomas, R. (2008). Understanding and using sensitivity, specificity and predictive values. *Indian Journal of Ophthalmology, 56*, 45−50. https://doi.org/10.4103/0301−4738.37595

Patient Protection and Affordable Care Act, Pub. L. 111−148, 42 U.S.C. §§ 18001−18121 (2010).

Reitan, R. M. (1932). *Trail Making Test: Manual for administration and scoring*. Tucson, AZ: Reitan Neuropsychology Laboratory.

Rodakowski, J., Skidmore, E. R., Reynolds, C. F., III, Dew, M. A., Butters, M. A., Holm, M. B., . . . Rogers, J. C. (2014). Can performance on daily activities discriminate between older adults with normal cognitive function and those with mild cognitive impairment? *Journal of the American Geriatrics Society, 62*, 1347−1352. https://doi. org/10.1111/jgs.12878

Roth, R. M., Isquith, P. K., & Gioia, G. A. (2005). *Behavior Rating Inventory of Executive Function: Adult version: Examiner's manual*. Lutz, FL: Psychological Assessment Resources.

Saliba, D., Buchanan, J., Edelen, M. O., Streim, J., Ouslander, J., Berlowitz, D., & Chodosh, J. (2012). MDS 3.0: Brief Interview for Mental Status. *Journal of the American Medical Directors Association, 13*, 611−617. https://doi.org/10.1016/j.jamda.2012.06.004

Scanlan, J. N., & Still, M. (2013). Functional profile of mental health consumers assessed by occupational therapists: Level of independence and associations with functional cognition. *Psychiatry Research, 208*, 29−32. https://doi.org/10.1016/j.psychres.2013.02.032

Tariq, S. H., Tumosa, N., Chibnall, J. T., Perry, M. H., III, & Morley, J. E. (2006). Comparison of the Saint Louis University Mental Status Examination and the Mini−Mental State Examination for detecting dementia and mild neurocognitive disorder−A pilot study. *American Journal of Geriatric Psychiatry, 14*, 900−910. https://doi.org/10.1097/01.JGP.0000221510.33817.86

Tombaugh, T. N., & McIntyre, N. J. (1992). The Mini−Mental State Examination: A comprehensive review. *Journal of the American Geriatrics Society, 40*, 922−935. https://doi.org/10.1111/j.1532−5415.1992. tb01992.x

Trenerry, M. R., Crosson, B., DeBoe, J., & Leber, W. R. (1990). *Visual Search and Attention Test*. Odessa, FL: Psychological Assessment Resources.

Wesson, J., Clemson, L., Crawford, J. D., Kochan, N. A., Brodaty, H., & Reppermund, S. (2017). Measurement of functional cognition and complex everyday activities in older adults with mild cognitive impairment and mild dementia: Validity of the Large Allen's Cognitive Level Screen. *American Journal of Geriatric Psychiatry, 25*, 471−482. https://doi.org/10.1016/j.jagp.2016.11.021

Wilson, J. M. G., & Jungner, G. (1968). *Principles and practice of screening for disease*. Geneva: World Health Organization.

Zweig, M. H., & Campbell, G. (1993). Receiver−operating characteristic (ROC) plots: A fundamental evaluation tool in clinical medicine. *Clinical Chemistry, 39*, 561−577.

SECTION II.B

평가 Assessment

지역사회 및 IADL에서의 기능적 인지: 수행기반 평가 도구

7

집행능력 수행 검사

Executive Function Performance Test

CAROLYN M. BAUM, PhD, OTR/L, FAOTA, DOROTHY FARRAR EDWARDS, PhD,
ANNA E. BOONE, MSOT, PhD, OTR/L, TIMOTHY J. WOLF, OTD, PhD, OTR/L, FAOTA

학습목표

- 집행능력 수행 검사의 목적 및 특징을 설명한다.
- 인지 과정 평가에서 기능적 과제 수행의 역할에 대해 논의한다.
- 클라이언트의 요구를 충족하는 수준으로 단서를 제공하여 과제 수행을 지원하는 방법을 이해한다.
- 클라이언트의 가족이 성공적인 과제 수행을 지원하는 방법을 이해한다.
- 클라이언트의 현재 기능 단계를 문서화하는 과정을 이해한다.

주요 용어 및 개념

- 완료(Completion)
- 집행능력 수행 검사(Executive Function Performance Test, EFPT)
- 집행능력(Executive Function, EF)
- 착수능력(Initiation)
- 판단 및 안전(Judgment and safety)
- 조직화(Organization)
- 순서화(Sequencing)

서론

작업치료사는 클라이언트의 생물학적 · 심리적 · 사회적 능력의 복잡한 상호작용을 다룬다. 또한 작업수행 지원을 위해 사람, 과제, 환경 조화의 중요성에도 중점을 두고 관찰한다. 연구자들이 일상 과제 수행에서 인지의 역할에 대해 알아보기 전, 활동분석은 주로 기능적 과제를 수행하는데 필요한 움직임과 힘에 집중했다.

1980년대 작업치료사들은 인지 능력이 작업수행에 중요한 역할을 수행함을 인지하였다. 이러한 이해를 바탕으로 인지 능력이 많이 필요한 과제를 수행하는 능력을 평가하기 위한 수행기반 평가 도구의 개발이 필요했다. 집행능력 수행 검사(Executive Function Performance Test, EFPT)는 이러한 평가 도구 중 하나이다(Baum et al., 2008).

집행능력(Executive Functions, EFs)은 복잡하고 목표지향적인 활동을 수립하고 지시하는 상호연관된 일련의 인지 능력이다(Toglia & Katz, 2018). 집행능력의 인지적 요소에는 작업 기억, 주의력, 억제능력 및 실행능력 등이 포함된다.

집행능력이 필요한 경우는 다음과 같다.

- 새로운 환경에 적응하는 행동을 해야 할 때
- 문제 해결 전략수립이 필요할 때
- 목표 유지 및 업데이트가 필요할 때
- 행동 결과를 모니터링할 때
- 미래 결과를 예측하는데, 이전 지식을 적용해야 할 때

사람들은 수행기반 관점에서 문제를 경험하거나 환경적 정보가 변화할 때, 계획수립, 행동 실행 및 수정을 하는데 집행능력이 필요하다(Fitzpatrick & Baum, 2012).

Chen과 그의 동료들은(2006) 기능적 인지 손상 클라이언트들이 성공적으로 재활하는데 필요한 학습, 재학습, 재훈련에 집행능력이 가장 중요하다고 밝혔다. 이러한 손상을 다루는데 효과적인 작업치료 중재를 실행하는 것은 클라이언트가 복잡한 일상 활동을 수행하는 능력을 포괄적으로 평가하는 것부터 시작한다. EFPT는 정보를 제공하고, 작업치료사는 재활 중재를 안내하고 클라이언트의 작업수행을 지원하도록 가족을 돕는 접근도 함께 한다. EFPT는 클라이언트가 독립적으로 살아가는 능력을 판단하고, 그들의 독립을 위해 필요한 단서 수준 및 빈도는 어느 정도인지, 수행을 돕거나 억제하는 집행능력 구성요소는 무엇인지를 살펴볼 수 있다.

EFPT는 수행기반 인지 기능의 표준화된 평가를 하기 위해 개발되었다(Baum & Edwards, 1993). 집행기능은 원래 표준화된 신경 심리학적 평가로 측정되었으나, 일상생활에서 수행하는데 필요한 기능적 인지는 간과되었다. 왜냐하면 신경 심리학적 평가는 단순하고 구조화된, 편하게 검사할 수 있는 환경에서 진행되기 때문이다(Lezak et al., 2004; Prigatano, 1999). 신경 심리 검사는 기억, 주의력, 조직화 능력 등 인지의 특정 측면에 대한 정보를 수집한다. EFPT의 평가 사항은 다음과 같다.

- 행동에 착수하고 계획을 수립하고 순서를 정하는 능력 평가
- 판단력을 사용하고, 과제를 완료하는 능력 측정
- 인지 기능이 사람의 일상 활동 수행을 어떻게 지원하는지에 대한 기록

EFPT는 클라이언트가 할 수 없는 일을 알아내기보다는, 그들이 할 수 있는 행동이 무엇인지에 초점을 맞추고, 그러한 행동을 달성하려면 어떤 지원이 필요한지를 평가하고자 한다.

구조화된 일상 활동을 수행하는 능력을 평가하는 생태학적으로 타당한 수행기반 IADL 평가 방법들이 있는데, 이들 중 일부가 이 책에 나와있다. 이러한 평가 방법들은 인지 및 처리 기술의 문제점을 드러내기는 하지만, 적절한 도움을 제공했을 때 능력의 변화가 생기는 것을 기록하지 않는 경우가 많다. 이러한 정보가 치료 계획을 세우는데 매우 중요한데도 불구하고 말이다. EFPT (Baum & Wolf, 2013; Baum et al., 2008)는 실행능력에 장애가 있는 사람들에게 도움을 제공하고, 현재 다른 평가 도구에서 다루지 않는 부분에 대해서도 차이를 줄이고자 개발하였다.

수행기반 검사는 일상생활활동의 핵심 과제를 수행할 때 인지 문제가 어떤 영향을 주는지를 설명해 줄 수 있다. 몬트리얼 인지 평가(Montreal Cognitive Assessment, MoCA; Nasreddine et al., 2005) 등의 선별 검사도구는 클라이언트가 심각한 인지적 어려움을 겪고 있는지를 보여주나, 수행기반 검사는 인지적으로 별다른 이상이 없고 MoCA 검사에서 경도 손상정도로만 보이는 클라이언트의 기능적 인지 손상을 보다 잘 평가할 수 있다(Nasreddine et al., 2005; Toglia et al., 2017).

EFPT 구조

평가 과정의 일부로 단서 체계를 사용함으로써, 작업치료사들은 이전에 표준화된 신경 인지 검사에서 수행 결과가 좋지 못해 검사가 불가한 것으로 간주되던 사람들에게서 다양한 능력을 발견할 수 있었다. EFPT 단서 체계는 표준화된 평가이자 검사 수행에 영향을 주는 인지 손상 정도에 중점을 둔다. 단서 체계를 활용한 검사자는 클라이언트가 과제를 수행하는데 필요한 지원을 평가할 수 있다. 따라서 이는 임상 및 연구에서 사용가능한 임상적으로 매우 유용한 검사이다.

EFPT의 초창기 버전은 자가관리 및 독립적 생활에 필수적인 4가지 기본 과제 실행을 검사하였다.

1. 간단한 요리
2. 전화기 사용
3. 투약관리
4. 비용 납부

EFPT에 포함된 과제들은 사회 생활을 독립적으로 해 나가는데 필요한 복잡한 활동을 대표하는 것을 선정하였다(요리하기, 전화하기, 투약관리하기, 지불하기 등).

EFPT의 발전된 버전은 4개의 기본 과제를 일부 수정하였다(시리얼 대신 파스타 요리하기, 슈퍼에 주문전화 대신 의사에게 전화하기, 약을 복용하는 것 대신 알약 분류하기, 2가지 비용지불하기 대신 비용지불 항목 분류하기; Hahn et al., 2014). Rand와 그의 동료들은(2018) 대안적으로 인터넷 기반 비용지불 및 전화통화 과제를 개발하였다. 보다 복잡하고 개선된 버전의 EFPT 방법으로 뇌졸중 및 암 관련 인지 손상 클라이언트들을 중심으로 심리학적 평가를 진행하고 있다.

EFPT는 5가지 실행 요소에 대한 개인의 능력을 평가한다(붙임 7.1). 검사자는 이와 같은 정의를 사용하여 과제 수행에 필요한 단서의 정도를 평가함으로써 각 과제에 필요한 집행능력을 기록할 수 있다. 지원 단계는 다음과 같이 기록한다.

- 단서 불필요(0)
- 간접적 언어 지원 필요(1)
- 제스처를 통한 안내 필요(2)
- 직접적 언어 지원 필요(3)
- 신체적 도움 필요(4)
- 검사자가 직접 단계를 시연(5)

이와 같이 단서의 단계를 정하면 중증 인지 손상 클라이언트에게 필요한 단서 단계뿐 아니라, 경도 손상 클라이언트에게 적합한 단계도 포함시킬 수 있다. 클라이언트가 안전하게 기능하는데 필요한 단서가 무엇인지, 인지적 요소가 기능 수행에 어떻게 활용되는지에 대해 알고 있는 지식으로 치료 계획을 수립하고 클라이언트 참여를 유도하는데 필요한 가족 교육도 진행할 수 있다(Baum & Edwards, 2003; 붙임 7.2).

심리적 특성

EFPT는 히브리어, 스웨덴어, 불어, 이탈리아어, 스페인어로 번역되었고, 인지 능력과 관련된 다양한 증상[뇌졸중, 다발성 경화증(Multiple Sclerosis, MS), 조현병, 외상성 뇌손상(Traumatic Brain Injury, TBI) 등]의 클라이언트들에게 타당성을 인정받았다. EFPT는 건강한 성인과 뇌졸중(Baum et al., 2008), 다발성 경화증(Kalmar et al., 2008), 외상성 뇌손상(Baum et al., 2017)으로 인한 경도 인지 손상 클라이언트 사이에서도 유의미한 차이를 평가하는 능력을 보여주었다. 또한 EFPT는 뇌졸중(Baum et al., 2008), 다발성 경화증(Kalmar et al., 2008), 조현병(Katz et al., 2007), 외상성 뇌손상(Baum et al., 2017) 등의 질환에서도 경도, 중증 클라이언트 간에 유의미한 차이점을 보여주는데 성공하였다.

붙임 7.1 EFPT의 각 하위 과제에서 집행능력 요소

집행기능 요소	정의
착수능력	• 과제를 시작하는 운동 동작 시작
조직화	• 과제를 완료하는데 필요한 단계를 효율적 · 효과적으로 수행하기 위해 환경, 도구, 재료를 활용하는 능력 • 과제에 필요한 도구를 적절하게 동원하여 사용하는 능력
순서화	• 과제를 구성하는 단계를 적절히 조합하고 순서를 매기는 능력 • 각 단계에 적절한 주의력을 안배하는 능력이 필요함 • 순서를 잘 정해서 각 단계를 실행하고 단계가 바뀔 때 주의력을 잘 전환함
판단 및 안전	• 신체적 · 감정적 · 재정적으로 위험한 문제적 상황을 피하기 위한 추론 및 결정능력을 갖추는 것 • 위험하고 문제가 되는 상황을 미연에 방지함으로써 위험을 감지하는 능력을 보여주는 것
완료	• 과제가 끝났음을 인지하고 행동을 중단하는 능력 • 불필요한 반복을 하지 않고 언어 · 비언어로 마지막 과정이 끝났음을 알리며 활동을 중단

EFPT = Executive Function Performance Test.
출처: *Executive Function Performance Test Manual,* by C. M. Baum and T. J. Wolf, 2013, St. Louis: Washington University in St. Louis. In the public domain.

붙임 7.2 EFPT 단서의 기본 원칙

- 검사자는 피검자가 실수를 하지 않고 과제를 완료하도록 돕는데 필요한 단서를 전달한다. 중증 인지 장애 클라이언트도 여러 가지 필요한 단서 및 물리적 도움을 단계적으로 제공받으면 EFPT를 완료할 수 있다.
- 수행의 어려움이 발생했을 때, 검사자는 단서를 제공하기 전 피검자에게 시간을 주고 기다려야 한다. 그러나 피검자가 오류를 범하지 않도록 적절한 시기에 단서를 제공해야 한다.
- 피검자가 위험에 처해있는 경우(예: 열기구 전원이 켜졌는지 확인하려고 뜨거운 곳에 손을 대려고 할 때 등)가 아니라면, 검사자는 피검자가 다음 단계로 가지 않을 것임을 표명하기 전에는 중재에 나서지 않는다.
- 검사자는 단서의 단계를 높이기 전에 같은 단계의 단서 두 가지를 제공하는 것을 원칙으로 한다.
- 피검자가 제스처나 언어의 도움을 받고서도 과제 수행을 못하고 있다면, 검사자는 해당 단계를 직접 시연하고, 피검자는 다음 단계의 과제를 진행한다.
- 피검자가 관찰한 것 중 한 가지 부분(조직화, 순서화, 판단 및 안전보장 중)에서 직접적 언어 지원이 필요하다면, 매번 같은 단계로 돌아가지 않고 해당 과제에 대해 직접적인 언어 도움을 제공해야 한다.
- 검사자는 종종 여러 단계의 단서를 한꺼번에 제공하는 실수를 범한다. 과제 수행에 여러 단계의 지원을 제공했다면 채점을 할 때 가장 높은 단계의 단서를 반영해야 한다.
- 검사자는 검사 중에 대화를 먼저 시작해서는 안 되며, 격려를 해서도 안된다(긍정적 · 부정적 피드백을 주지 않는다).

EFPT = Executive Function Performance Test.
출처: *Executive Function Performance Test Manual,* by C. M. Baum and T. J. Wolf, 2013, St. Louis: Washington University in St. Louis.
In the public domain.

검사-재검사 신뢰도는 증명되지 못하였는데, 그 이유는 수행기반 인지 검사의 학습효과 때문이다. 그러나 검사자 간 신뢰도는 뇌졸중 클라이언트들을 다룬 평가에서 양호 또는 매우 높은 것으로 증명되었다.

- 전반적 EFPT[계층 간 상관관계(Intraclass Correlation, ICC) = .91]
- 요리(ICC = .94)
- 비용지불(ICC = .89)
- 투약관리(ICC = .94)
- 전화하기(ICC = .79)

뇌졸중 클라이언트[크론바흐 계수(Cronbach's) = .77~94] 및 조현병 클라이언트(크론바흐 계수 = .88)를 대상으로 평가한 내적 일치도는 적정 수준으로 판명되었다.

EFPT는 집행능력을 검사하는 여러 가지 신경 정신학적 검사[델리스 캐플란의 집행능력 검사(Delis-Kaplan executive function system's trail making subtest; Delis et al., 2001)], 위스콘신 카드 분류 검사(Wisconsin card sorting test; Heaton et al., 1993), 국립기관 건강 툴박스 유동인지 및 고정인지 종합 검사(national institutes of health toolbox's fluid cognition and crystalized cognition composite scores; Weintraub et al., 2014)와 중간 정도의 상관관계를 보였다. 움직임 및 처리 기술 평가(Cederfeldt et al., 2015; Fisher & Jones, 2010)와도 상당한 상관관계를 보였다. EFPT와 불행성 증후군 행동 프로파일 총점 간의 상관계수는 중상 단계의 상관관계를 보인다(Katz et al., 2007). 예측 타당도는 TBI 클라이언트를 표본으로 하여, 스스로 독립적이라고 예측한 경우의 EFPT 총점으로 판단하였다(Baum et al., 2017; Wilson et al., 1996).

대체적 EFPT (aEFPT)로 심리 검사를 한 결과, 과제의 신뢰도가 더 높았으나, 과제 수행면에서 기존의 EFPT 과제 수행과 뚜렷한 차이점을 보이지는 않았다. 또한, aEFPT 과제 수행 결과는 신경 심리학적 인지 평가와 중상 단계의 상관관계를 나타냈다(Hahn et al., 2014). 양식의 신뢰도는 인터넷으로 수행하는 청구서 납부 과제와 전화 사용하기 과제로 증명하였다(Rand et al., 2018).

사용 대상군

기능적 인지 변화는 아래와 같은 여러 가지 만성적 신경 정신질환 및 신진대사 질환에서 자주 발생한다; 알츠하이머(Baum & Edwards, 1993), 파킨슨병(Cahn et al., 1998; Klepac et al., 2008), 다발성 경화증(MS; Birnboim & Miller, 2004), 외상성 뇌손상(Goverover & Hinojosa, 2002), 뇌졸중(Baum et al., 2008), 척수손상(Hanks et al., 1999), 정신질환, 특히 조현병(Katz et al., 2007; Rempfer et al., 2003), 우울증(Brown et al., 2014). 최근, 기능적 인지 손상은 암(Nieuwenhuijsen et al., 2009), 당뇨병(Gaspar et al., 2016), 만성기관지염(Dodd et al., 2010), 신장병(Zammit et al., 2015)의 2차적 결과로도 인지되었다.

기능적 인지 문제는 자폐증, 감각기능 손상 문제가 있는 아이들, 거식증(Dohle et al., 2018), 약물남용(Perry, 2016; Rezapour et al., 2015) 등의 행동적 문제가 있는 성인 클라이언트들에게서도 관심을 가질 필요가 있는 부분이다. EFPT는 기능적 인지 손상에 문제가 있는 어떤 대상에도 적용시킬 수 있다. 특히, 자주 사용되는 신경 심리학적 간편 측정법에서는 제대로 감지되지 않는 경증, 중증 인지 손상 클라이언트들에게 유용하다(Toglia et al., 2017).

검사 진행

작업치료사들은 EFPT 매뉴얼을 잘 숙지하고 필요한 물품을 잘 점검해야 한다. 매뉴얼에는 양식, 개인의 능력치별 사용 단계, EFPT 진행에 필요한 대본 등이 있다. EFPT와 훈련 매뉴얼은 무료로 온라인에서 다운받을 수 있다(http://www.ot.wustl.edu/about/resources/executive-function-performance-test-efpt-308). 자료에는 평가 양식, 의학기록에 반영될 수 있는 채점표 등이 포함되어 있다. 어떤 병원 시스템은 채점표를 전자식으로 기록하도록 하는데, 이는 공용 도메인에 도구가 있어 가능하다.

EFPT 과제는 임상적 생애 기술 영역 또는 가정에서 진행할 수 있고, 세 가지 과제(비용지불, 투약관리, 전화사용)는 병원에서 진행할 수 있다. 작업치료사들은 주방이 없을 때 휴대용 버너와 물통을 이용하여 검사를 진행할 수 있다. 평가를 진행하기 위한 모든 아이템들은 미리 준비하여 검사 시점에서 사용할 수 있다.

훈련 매뉴얼은 대본, 라벨, 청구서 등 모든 검사 자료를 포함하고 있다. 그러나 검사자는 과제 및 주의환기에 필요한 아이템을 구매할 필요도 있을 것이다. 아이템들은 가까운 상점에서 50달러 미만에 구입이 가능하다. 검사 진행 지시는 붙임 7.3에 나와있으나, 독자들은 단서제공과 관련한 세부사항 매뉴얼을 살펴보아야 한다. 영상 7.1은 요리 하위 검사에 대한 지시사항 사례와 함께 피검자에게 단서를 제공하는 사례를 보여주고 있다(영상 7.1, https://aotaorg-my.sharepoint.com/:v:/g/personal/aricci_aota_org/EcvptaPQR-VDvytvLwhQHLcBpjx-vekPn-Zf0v2VGVuQJrQ?e=htHSF4).

채점

개별 과제 시트 및 최종 채점시트를 온라인 검사 매뉴얼

붙임 7.3 EFPT 진행을 위한 단계적 지시

1. 대본 및 사전 검사 질문으로 EFPT를 시작한다(EFPT 매뉴얼 참조).
2. 과제에 필요한 모든 아이템을 테이블(작업 테이블) 위의 상자 안에 넣어둔다. 피검자가 휠체어에 앉아있다면 낮은 테이블이나 작은 의자에 상자를 둔다(청구서와 다른 우편물은 밀봉 가능한 비닐백에 섞어두어야 한다. 회계장부나 수표책에 수표를 넣어두고, 나머지 아이템은 상자에 그냥 넣어둔다).
3. 피검자에게 과제를 시작하라고 요청한다(EFPT 매뉴얼에 있는 스크립트 참조).
4. 피검자가 과제 수행에 필요한 행동을 충분히 취한 뒤에 도움을 제공한다. 단서 제공 가이드라인을 참고한다.
5. 각 과제별로 제공한 단서 차트와 행동 평가 차트를 작성한다.
6. 과제 시간을 재고, 각 과제별로 걸린 시간을 분, 초단위로 적어둔다.
7. 각 과제 시트에서 정보를 참고하여 채점표를 작성 · 완료한다.

EFPT = Executive Function Performance Test.
출처: *Executive Function Performance Test Manual,* by C. M. Baum and T. J. Wolf, 2013, St. Louis: Washington University in St. Louis. In the public domain.

을 통해 구할 수 있다. 각 과제에 대해 검사자는 다음과 같은 5가지 영역에서 가장 높은 단계의 단서 점수를 계산한다.

1. **착수능력**(과제를 스스로 시작하여 움직이는 활동)
2. **조직화**(과제를 완료하는데 필요한 단계를 효과적 · 효율적으로 수행하기 위해 환경, 도구, 재료를 준비하는 과정)
3. **순서화**(과제를 수행하는데 필요한 단계를 적절하게 조합하고 순서를 정하는 과정)
4. **판단 및 안전관리**(물리적 · 감정적 · 재정적으로 위험하고 문제가 되는 상황을 의도적으로 피하기 위해 추론과 결정을 하는 과정)
5. **완료**(과제가 끝났음을 인지하고 활동을 종료하는 과정)

검사자는 각 세부 과제 점수를 합산하여 총점을 계산한다. 영역별(예: 착수능력 세부 과제의 합계) 점수 합산도 해볼 수 있다.

문서화

표 7.1은 온라인 검사 매뉴얼을 기반으로 한 클라이언트의 EFPT 점수를 채점한 사례를 보여준다. 클라이언트의 검사 결과가 간단히 요약되어 있다. 작업치료사는 이 정보를 케이스 스터디 사례로 회의에서 발표하고 클라이언트의 문제점과 필요한 단서 등급 등에 관해 문서화하여 활용할 수 있다.

표 7.1 EFPT 채점 사례

측정대상	단서제공수치(control)	클라이언트
과제		
요리	4.03	7
청구서 납부	0.38	5
투약관리	1.82	4
전화 사용	0.92	14
인지 구성요소		
착수능력	0.50	8
조직화	0.47	10
순서화	1.63	18
판단 및 안전관리	0.61	18
완료	0.60	1

EFPT = Executive Function Performance Test

이 사례에서, 리포트는 클라이언트가 표준화된 기능적 인지 평가 검사인 EFPT를 실시했으며, 착수, 조직화, 순서화, 안전점검 과정에서 언어 단서를 필요로 했음을 보여주고 있다. 또한 클라이언트의 작업수행에서 알 수 있는 점은 안전 위기 상황이 발생할 수 있다는 것이다. 작업치료사는 이 점을 설명하기 위해 EFPT 사례를 활용할 수 있다. 클라이언트는 가스레인지를 끄라는 언어 단서, 계좌에 잔금이 부족할 때 청구서 납부를 하지 말라는 언어 단서를 필요로 했으며, 남의 것이 아닌 자기 약을 찾아서 복용하라는 단서가 필요했다.

본 보고서는 클라이언트가 필요로 할 것 같은 도움의 단계를 보여주어야 한다(도구를 사용한 과제를 도와줄 수 있고 직접적 단서를 제공할 수 있는 돌봄자를 필요로 한다). 클라이언트가 독립적이거나 계획 수립에 제한적인 도움만을 필요로 한다면, 그 점을 보고서에 포함시키면 된다. 또한 보고서는 과제 수행 시 클라이언트의 효율성 관련 평가 내용도 포함시킨다. 마지막으로, 클라이언트가 자신의 수행능력을 예측하고 나중에 성찰한 것과 비교함으로써 자기인식 능력에 대해 판단할 수 있다.

해석 및 중재 고려사항

EFPT는 클라이언트의 기능적 인지 능력 관련 정보를 제공한다. 클라이언트가 평가 단서에 대답할 때, 전략기반 중재 방법에 가장 잘 반응할 것이다. 예를 들어, 일상의 작업수행에 대한 인지 계획(cognitive orientation to daily occupational performance)은 종합적인 문제해결 전략, 영역별 전략, 도움을 받아 발견하는 방법(Dawson et al., 2017) 등이 포함된다. 클라이언트가 지속적으로 신체적 도움을 필요로 하면, 신경 기능적 접근과 같은 기술 또는 습관 훈련 접근법 등이 필요할 수도 있다(Clark-Wilson et al., 2014).

두 가지 상황 모두에서, 가족은 치료 환경 밖에서도 클라이언트를 적극적으로 지원하는 전략을 학습할 필요가 있을 것이다. 가족이 작업치료사가 제공하는 단서 레벨을 관찰하고 나서, 치료사의 감독하에 클라이언트의 과제 수행을 가족들이 성공적으로 도와주는 기회를 갖도록 하는 것이 중요하다. 성공한 경험을 바탕으로 가족들은 집에서도 필요한 단서를 잘 제공할 수 있다(Kinney & Stephens, 1989; Lawton et al., 1991).

클라이언트가 과제를 시작할 때 문제가 있다면, 가족은 클라이언트가 과제를 시작할 때 단서가 필요함을 알아야 한다(착수능력). 계획 수립에 문제가 있다면, 가족들이 필요로 하는 장비나 작업환경을 제공함으로써 과제를 시작하도록 도와줄 수 있다. 과제의 순서화에 문제가 있다면, 가족들에게 정확한 의미를 알려주고, 감독하에 필요한 것을 제공한다. 또한 안전 점검에 문제가 있다면, 가족이 충분히 옆에서 지켜봐 주어야 한다. 과제 종료를 언제 하는지 어려워한다면, 가족들이 중복된 지점을 이해하고 과제를 종료할 수 있도록 도와준다.

References

Baum, C. M., Connor, L. T., Morrison, T., Hahn, M., Dromerick, A. W., & Edwards, D. F. (2008). Reliability, validity, and clinical utility of the Executive Function Performance Test: A measure of executive function in a sample of people with stroke. *American Journal of Occupational Therapy, 62*, 446–455. https://doi.org/10.5014/ajot.62.4.446

Baum, C., & Edwards, D. F. (1993). Cognitive performance in senile dementia of the Alzheimer's type: The Kitchen Task Assessment. *American Journal of Occupational Therapy, 47*, 431–436. https://doi.org/10.5014/ajot.47.5.431

Baum, C. M., & Edwards, D. F. (2003). What persons with Alzheimer's disease can do: A tool for communication about everyday activities. *Alzheimer's Care Quarterly, 4*, 108–118.

Baum, C. M., & Wolf, T. J. (2013). *Executive Function Performance Test manual*. St. Louis: Washington University in St. Louis.

Baum, C. M., Wolf, T. J., Wong, A. W. K., Chen, C. H., Walker, K., Young, A. C., . . . Heinemann, A. W. (2017). Validation and clinical utility of the Executive Function Performance Test in persons with traumatic brain injury. *Neuropsychological Rehabilitation, 27*, 603–617. https://doi.org/10.1080/09602011.2016.1176934

Birnboim, S., & Miller, A. (2004). Cognitive strategies application of multiple sclerosis patients. *Multiple Sclerosis Journal, 10*, 67–73. https://doi.org/10.1191/1352458504ms980oa

Brown, P. J., Sneed, J. R., Rutherford, B. R., Devanand, D. P., & Roose, S. P. (2014). The nuances of cognition and depression in older adults: The need for a comprehensive assessment. *International Journal of Geriatric Psychiatry, 29*, 506–514. https://doi.org/10. 1002/gps.4033

Cahn, D. A., Sullivan, E. V., Shear, P. K., Pfefferbaum, A., Heit, G., & Silverberg, G. (1998). Differential contributions of cognitive and motor component processes to physical and instrumental activities of daily living in Parkinson's disease. *Archives of Clinical Neuropsychology, 13*, 575–583. https://doi.org/10.1093/arclin/13.7.575

Cederfeldt, M., Carlsson, G., Dahlin–Ivanoff, S., & Gosman–Hedstrom, G. (2015). Inter–rater reliability and face validity of the Executive Function Performance Test (EFPT). *British Journal of Occupational Therapy, 78*, 563–569. https://doi.org/10.1177/0308022615575744

Chen, A. J. W., Abrams, G. M., & D'Esposito, M. (2006). Functional reintegration of prefrontal neural networks for enhancing recovery after brain injury. *Journal of Head Trauma Rehabilitation, 21*, 107–118. https://doi.org/10.1097/00001199-200603000-00004

Clark–Wilson, J., Giles, G. M., & Baxter, D. M. (2014). Revisiting the Neurofunctional Approach: Conceptualizing the core components for the rehabilitation of everyday living skills. *Brain Injury, 28*, 1646–1656. https://doi.org/10.3109/02699052.2014.946449

Dawson, D. R., McEwen, S. E., & Polatajko, H. J. (Eds.) (2017). *Cognitive Orientation to daily Occupational Performance in Occupational Therapy: Using the CO–OP Approach™ to enable participation across the lifespan*. Bethesda, MD: AOTA Press.

Delis, D. C., Kaplan, E., & Kramer, J. H. (2001). *Delis–Kaplan Executive Function System*. San Antonio: Psychological Corporation.

Dodd, J. W., Getov, S. V., & Jones, P. W. (2010). Cognitive function in COPD. *European Respiratory Journal, 35*, 913–922. https://doi.org/ 10.1183/09031936.00125109

Dohle, S., Diel, K., & Hofmann, W. (2018). Executive functions and the self–regulation of eating behavior: A review. *Appetite, 124*, 4–9. https://doi.org/10.1016/j.appet.2017.05.041

Fisher, A. G., & Jones, K. B. (2010). *Assessment of Motor and Process Skills: Vol. 1: Development, standardization, and administration manual* (7th ed.). Ft. Collins, CO: Three Star Press.

Fitzpatrick, S., & Baum, C. M. (2012). Executive functions. In L. M. Carey (Ed.), *Stroke rehabilitation: Insights from neuroscience and imaging* (pp. 208–221). New York: Oxford University Press. https://doi.org/10.1093/med/9780199797882.003.0015

Gaspar, J. M., Baptista, F. I., Macedo, M. P., & Ambrosio, A. F. (2016). Inside the diabetic brain: Role of different players involved in cognitive decline. *ACS Chemical Neuroscience, 7*, 131–142. https://doi.org/10.1021/acschemneuro.5b00240

Goverover, Y., & Hinojosa, J. (2002). Categorization and deductive reasoning: Predictors of instrumental activities of daily living performance in adults with brain injury. *American Journal of Occupational Therapy, 56*, 509–516. https://doi.org/10.5014/ajot.56.5.509

Hahn, B., Baum, C., Moore, J., Ehrlich–Jones, L., Spoeri, S., Doherty, M., & Wolf, T. J. (2014). Development of additional tasks for the Executive Function Performance Test. *American Journal of Occupational Therapy, 68*, e241–e246. https://doi.org/10.5014/ajot.2014.008565

Hanks, R. A., Rapport, L. J., Millis, S. R., & Deshpande, S. A. (1999). Measures of executive functioning as predictors of functional ability and social integration in a rehabilitation sample. *Archives of Physical Medicine and Rehabilitation, 80*, 1030–1037. https://doi.org/10.1016/S0003-9993(99)90056-4

Heaton, R. K., Chelune, G. J., Talley, J. L., Kay, G. G., & Curtiss, G. (1993). *Wisconsin Card Sorting Test (WCST): Manual: Revised and expanded*. Lutz, FL: Psychological Assessment Resources.

Kalmar, J. H., Gaudino, E. A., Moore, N. B., Halper, J., & Deluca, J. (2008). The relationship between cognitive deficits and everyday functional activities in multiple sclerosis. *Neuropsychology, 22*, 442

−449. https://doi.org/10.1037/0894−4105.22.4.442

Katz, N., Tadmor, I., Felzen, B., & Hartman−Maeir, A. (2007). Validity of the Executive Function Performance Test in individuals with schizophrenia. *OTJR: Occupation, Participation and Health, 27*, 44−51. https://doi.org/10.1177/153944920702700202

Kinney, J. M., & Stephens, M. A. P. (1989). Hassles and uplifts of giving care to a family member with dementia. *Psychology and Aging, 4*, 402−408. https://doi.org/10.1037/0882−7974.4.4.402

Klepac, N., Trkulja, V., Relja, M., & Babic, T. (2008). Is quality of life in non−demented Parkinson's disease patients related to cognitive performance? A clinic−based cross−sectional study. *European Journal of Neurology, 15*, 128−133. https://doi.org/10.1111/j.1468−1331. 2007.02011.x

Lawton, M. P., Brody, E. M., & Saperstein, A. R. (1991). *Respite for caregivers of Alzheimer patients*: Research and practice. New York: Springer.

Lezak, M. D., Howieson, D. B., Loring, D. W., Hannay, H. J., & Fischer, J. S. (2004). *Neuropsychological assessment*. New York: Oxford University Press.

Miyake, A., & Shah, P. (Eds.). (1999). Models of working memory: *Mechanisms of active maintenance and executive control*. Cambridge, England: Cambridge University Press.

Nasreddine, Z. S., Phillips, N. A., Bedirian, V., Charbonneau, S., Whitehead, V., Collin, I., . . . Chertkow, H. (2005). The Montreal Cognitive Assessment, MoCA: A brief screening tool for mild cognitive impairment. *Journal of the American Geriatrics Society, 53*, 695−699. https://doi.org/10.1111/j.1532−5415.2005.53221.x

Nieuwenhuijsen, K., De Boer, A., Spelten, E., Sprangers, M. A., & Verbeek, J. H. (2009). The role of neuropsychological functioning in cancer survivors' return to work one year after diagnosis. *Social and Behavioral Dimensions of Cancer, 18*, 589−597. https://doi.org/10.1002/pon.1439

Perry, C. J. (2016). Cognitive decline and recovery in alcohol abuse. *Journal of Molecular Neuroscience, 60*, 383−389. https://doi.org/10.1007/ s12031−016−0798−4

Prigatano, G. P. (1999). *Principles of neuropsychological rehabilitation*. New York: Oxford University Press.

Rand, D., Ben−Haim, K. L., Malka, R., & Portnoy, S. (2018). Development of Internet−based tasks for the Executive Function Performance Test. *American Journal of Occupational Therapy, 72*, 7202205060. https://doi.org/10.5014/ajot.2018.023598

Rempfer, M. V., Hamera, E. K., Brown, C. E., & Cromwell, R. L. (2003). The relations between cognition and the independent living skill of shopping in people with schizophrenia. *Psychiatry Research, 117*, 103−112. https://doi.org/10.1016/S0165−1781(02)00318−9

Rezapour, T., Hatami, J., Farhoudian, A., Sofuoglu, M., Noroozi, A., Daneshmand, R., . . . Ekhtiari, H. (2015). NEuro COgnitive REhabilitation for Disease of Addiction (NECOREDA) program: From development to trial. *Basic and Clinical Neuroscience, 6*, 291−298.

Toglia, J., Askin, G., Gerber, L. M., Taub, M. C., Mastrogiovanni, A. R., & O'Dell, M. W. (2017). Association between 2 measures of cognitive instrumental activities of daily living and their relation to the Montreal Cognitive Assessment in persons with stroke. *Archives of Physical Medicine and Rehabilitation, 98*, 2280−2287. https://doi.org/10. 1016/j.apmr.2017.04.007

Toglia, J., & Katz, N. (2018). Executive functioning: Prevention and health promotion for at−risk populations and those with chronic disease. In N. Katz & J. Toglia (Eds.), *Cognition, occupation, and participation across the lifespan: Neuroscience, neurorehabilitation, and models of intervention in occupational therapy* (4th ed., pp. 129−140). Bethesda, MD: AOTA Press.

Weintraub, S., Dikmen, S. S., Heaton, R. K., Tulsky, D. S., Zelazo, P. D., Slotkin, J., . . . Gershon, R. (2014). The Cognition Battery of the NIH Toolbox for Assessment of Neurological and Behavioral Function: Validation in an adult sample. *Journal of the International Neuropsychological Society, 20*, 567−578. https://doi.org/10.1017/ S1355617714000320

Wilson, B. A., Alderman, N., Burgess, P. W., Emslie, H., & Evans, J. (1996). *Behavioural Assessment of the Dysexecutive Syndrome*. Suffolk, England: Thames Valley Test Company.

Zammit, A. R., Katz, M. J., Lai, J. Y., Zimmerman, M. E., Bitzer, M., & Lipton, R. B. (2015). Association between renal function and cognitive ability domains in the Einstein Aging Study: A cross−sectional analysis. *Journals of Gerontology, Series A: Biomedical Sciences and Medical Sciences, 70*, 764−770. https://doi.org/10.1093/ gerona/ glu185

8

주간 달력 계획 수립 활동

Weekly Calendar Planning Activity

ALEXIS LUSSIER, MS, OTR/L, MEGHAN DOHERTY, OTD, OTR/L,
JOAN TOGLIA, PhD, OTR/L, FAOTA

학습목표

- 집행능력 평가 도구인 WCPA(주간 달력 계획 수립 활동)의 배경, 목적 및 목표를 설명한다.
- WCPA의 진행, 활용 방법 및 임상 환경에서의 적용 방법을 설명한다.
- WCPA에서 얻은 양적 및 질적 정보에 대해 이해한다.
- WCPA 결과로 치료 계획 수립 활용 방안에 대해 논의한다.

주요 용어 및 개념

- 인지 전략(Cognitive strategy)
- 집행능력(Executive Function, EF)
- 복합 일상생활활동(Instrumental Activity of Daily Living, IADL)
- 자기인식(Self-awareness)
- 주간 달력 계획 수립 활동
(Weekly Calendar Planning Activity, WCPA)

서론

주간 달력 계획 수립 활동(Weekly Calendar Planning Activity, WCPA)은 기능적 인지 수행기반 측정 방법이다(Toglia, 2015a). 표에 나온 평가 방식대로 피검자는 IADL 과제를 수행한다. **IADL**이란 ADL보다 복잡한 상호작용을 요구하는 가정 및 사회에서의 일상 활동 수행능력'이다(American Occupational Therapy Association, AOTA, 2014, p.S43).

WCPA 피검자는 정해진 규칙, 시간 모니터링, 상충되는 과제의 요건을 조화시키는 것 등을 고려하며 주간 계획표 빈칸에 10~18개의 할 일(고정적인 것, 변동가능한 것 포함)을 적어 넣는다. 각 과제마다 피검자의 **집행능력**(Executive Function, EF) 요구사항이 따르는데, 집행능력이란 '인지를 통제하고 목표 지향적인 행동을 지시하며 조율하는 상호 연관된 일련의 능력'이라 설명할 수 있다(Toglia & Katz, 2018, p.129).

특정 집행능력의 요구사항은 다음과 같은 것이 있다.

- 계획
- 조직화
- 충동억제
- 작업 기억
- 유연성

또한, 정해진 규칙을 잘 준수하는 것은 미래 기억, 정신 추적(mental tracking), 문제 해결과 관련된다.

검사자 또는 작업치료사는 클라이언트가 **인지 전략**(cognitive strategy), 즉, '문제를 인지하고 해결하고 과제를 수행하는 데 도움이 되는 정신적 활동 계획'을 어떻게 사용하는지 관찰한다(Toglia et al., 2012, p.227). 행동을 평가하고 나면, 반구조화 인터뷰를 통해 클라이언

붙임 8.1 WCPA 난이도

1단계 (가장 쉬움)

- 조직화된 할일 체크 리스트
- 체크 리스트에 단서 제공됨
- 사전계획 불필요

일정 짜기:
성인용/고령자용(1단계, A 버전)

☐ 목요일 오후 3시:
치과 방문(1시간)

☐ 화요일 오후 1시~2시:
친구와 점심

☐ 월요일 오전 11시~12시:
미장원 방문

☐ 금요일 오전 9시~10시 30분:
자원봉사활동

☐ 목요일 오후 7시~11시:
친구와 영화보기

☐ 목요일 오전 11시 전(30분):
이웃집 개 산책 도와주기

2단계

- 할 일 목록만 주어짐(조직화 필요)
- 단서 미제공
- 사전계획 및 재구성 필요

일정 짜기:
성인용/고령자용(2단계, A 버전)

목요일 오후 3시: 치과 방문(1시간)

사촌과 1시간 만남:
목요일 오후 2시 30분~4시 또는
월/화요일 오후 1시~2시 30분 중에서
정해야 함

카풀: 아침 9시에 1회,
오후 3시에 1회(45분)

목요일 오후 2시 전에
전화 회의(30분)

월요일이나 금요일 오후 병원 방문:
오후 2시(90분)

3단계 (가장 어려움)

- 문장으로 할 일에 대해 설명함
- 관련 없는 정보도 포함됨
- 관련 정보 구분해내기 및 사전계획이 필요

일정 짜기:
성인용/고령자용(3단계, A 버전)

목요일 오후 3시 한 시간 동안 치과 예약이 있습니다. 또한, 처방약 갱신 및 약 수령을 위해 전화를 해야 합니다. 약은 하루에 3번 복용하며(오전 8시, 정오, 오후 9시), 화요일 정오에 마지막 약을 복용하면, 약국에 가야 합니다. 약국 문을 여는 시간은 오전 9시~오후 3시이며, 가는데 30분 정도 걸립니다. 목요일 오후 7시~11시 사이에 친구와 영화를 볼 계획이 있고, 입고 갈 멋진 바지를 가지고 있습니다.

WCPA = Weekly Calendar Planning Activity.
출처: *Weekly Calendar Planning Activity Part I: Introduction and Overview* [video file], by J. Toglia and A. Lussier, November 29, 2017. Retrieved from https://youtu.be/rJ4Czn17y0M. Copyright © 2018 by J. Toglia. Used with permission.

트가 자신의 과제 수행 결과를 어떻게 보는지를 살펴봄으로써 **자기인식**(self-awareness) 능력 또는 셀프 모니터링 후 오류를 인지하고 정정하는 능력에 대한 귀중한 정보를 얻을 수 있다(Zlotnik & Toglia, 2018).

WCPA는 휴대가 쉽고 어떤 상황에서도 일관성 있게 사용할 수 있어 임상적 유용성이 높다(Toglia, 2015a). 붙임 8.1에 피검자의 능력에 맞추어 사용할 수 있는 3단계 평가지를 수록하였다. 2단계로 단축된 WCPA의 10개 항목 프로그램(WCPA-10)은 시간 제한이 있는 임상 환경에서 사용할 수 있다.

배경 및 이론

집행능력

집행능력(EF) 과정이 ADL을 성공적으로 수행하는데 매우 중요한 부분임은 널리 알려진 사실이다(Adamit et al., 2015; Miyake & Friedman, 2012; Toglia, Lahav, et al., 2017; Zelazo et al., 2016). 집행능력은 사람이 독립적으로 작업을 수행하고, 지역사회 활동에 참여하는 능력을 갖도록 지원하는 부분이다. 습관성 활동 및 일상적인 루틴과 같은 것들은 자동 반사적으로 단계를 밟아가며 성취하는 것으로, 집행능력의 요구사항은 최소화된다(Norman & Shallice, 1986; Wood & Runger, 2016). 따라서, 새롭고 루틴이 아닌 활동, 복잡한 여러 단계 활동 상황에서 집행능력을 검사하고 이해하는 것이 필요하다(Burgess et al., 2006).

WCPA 활동 수행 동안, 오류를 범하는 패턴과 전략을 사용하는 방법 등을 분석함으로써 집행능력의 손상을 확인할 수 있다. 일상 달력 일정을 적는 과정에서, 규칙을 추가하거나, 과제 요구사항을 복잡하게 하고, 익숙하지 않은 일정을 만들면, 피검자에게 과제는 더 생소하고 어려워진다(Toglia & White, 2019).

WCPA는 이론적으로 인지의 역동적 상호작용 모델

(dynamic interactional model)에 근거하고 있으며, 종종 다중상황 접근과 함께 사용되고 있다(Toglia, 2018; 20장 참조). 이 모델은 기능적 인지를 이해하기 위하여 개인적 상황과 자기인식, 전략 사용 간의 관계에 초점을 맞추고, 이를 활동 요구사항이나 환경과 함께 고려한다. WCPA의 요지는 특정한 손상을 밝혀내는 것보다는 과제를 수행하면서, 오류를 범하는 유형, 전략 사용, 자기 점검, 자기인식 등을 분석함으로써 인지적 손상을 가장 잘 이해할 수 있다는 것이다.

도구 개발

WCPA는 12세 이상의 건강한 청소년부터 94세의 고령자에 걸쳐 다양한 인구를 대상으로 연구되어 왔다(Stephens & Berryhill, 2016; Toglia, 2015a). 또한 젊은 연령층을 대상으로 한 뇌전증 위험군(Weiner et al., 2012), 뇌전증 클라이언트를 대상으로 연구하는 등 다양한 임상 연구를 하고 있다(Zlotnik et al., 2018).

건강 대조군의 규준자료가 WCPA 매뉴얼(16~94세) 및 공식 연구자료(12~88세)에 포함되어 있다. 이러한 자료는 WCPA 결과를 해석하는 토대가 된다(Toglia, 2015a). 이것이 중요한 이유는 '표준' 수행 방법은 인지적 능력이 요구되는 기능 활동의 경우에 규준 자료 없이 명확하게 정의하기는 어렵기 때문이다(Bottari & Dawson, 2011; Toglia, Askin, et al., 2017).

WCPA 매뉴얼은 사용 버전이나 특정 연령 그룹에 따라 받은 점수를 %로 환산하는 내용도 포함하고 있다(Toglia, 2015a). 젊은이와 고령자를 위한 WCPA-10에 대한 규준 자료를 수집하는 과정이 진행 중이다. 표 8.1은 WCPA 버전 요약 및 규준 자료가 있는 연령대의 내용을 제시한다. 발간된 심리학적 내용 보고서가 표 8.2에 정리되어 있는데, 여기에는 판별 타당도, 수렴 타당도, 검사자 간 신뢰도 수치가 포함되어 있다.

표 8.2에 제시된 연구와 더불어 몇 가지 파일럿 연구가 최근에 완료되었다. 예를 들어, Kizony 등(2018)은 이스라엘의 연령별 건강 대조군과 뇌졸중 클라이언트 간의 차이에 대한 보고서를 발표하였다. Toglia 등(2018)은 WCPA의 간단한 버전 검사(WCPA-10)로 외상성 뇌손상 성인 클라이언트와 건강 대조군 간의 차이점에 대해 보고하였다. 또한 Goverover 등(2019)은 WCPA가 다발성 경화증(Multiple Sclerosis, MS)과 인지 손상이 모두 있는 클라이언트와 건강 대조군을 비교, MS 클라이언트와 건강 대조군의 차이점을 밝혀낸 연구 결과를 발표하였다.

WCPA는 네덜란드어(Toglia, 2015b), 아랍어와 히브리어로 번역되었고(Amer et al., 2016; Grinblatt et al., 2012), 스웨덴 작업치료협회(Toglia, 2017)에서 스웨덴어로 발표되었다. 다양한 문화에 살고 있는 성인들 사이에서 전략 사용과 완료 시간을 제외한 점수에서 일관성을 보여주었다. 검사자는 과제 수행의 후자 측면에 대해 다양한 문화적 배경의 개인들이 어떻게 다른지를 주의깊게 해석해야 한다(Toglia, Lahav, et al., 2017).

표 8.1 WCPA 버전 및 연령 범위, 규준 데이터

WCPA 버전	연령 범위	N	자료 출처
2단계(미국)	16~94	435	Toglia, 2015a
2단계, 히브리어 버전(이스라엘)	18~88	433	Toglia, Lahav, et al., 2017
젊은이용 2단계, A 버전	16~21	49	Toglia, 2015a; Toglia & Berg, 2013
중고생용 2단계, A 버전(히브리어 버전)	12~18	109	Zlotnik & Toglia, 2018
3단계, A 버전	18~87	175	Toglia, 2015a
학생용	20~34	157	Lahav et al., 2018

WCPA = Weekly Calendar Planning Activity.

표 8.2 WCPA의 심리적 특성

인구	심리적 특성	결과
유년 위험군(Weiner et al., 2012)	총점에 대해 검사자 간 신뢰도 높음	ICC = .99
유년인구 중 사회표준과 위험군 (Toglia & Berg, 2013)	다양한 수행 평가에서 유년 인구의 대조군과 위험군 간의 판별 타당도	위험군에 비해 사회표준그룹이 보다 많은 일정을 기록하고 정확성을 보였으며, 오류가 적고, 더 많은 전략을 사용함
대학생 중 ADHD 유증상자와 무증상자 (Lahav et al., 2018)	수행 평가에 대해 검사-재검사 신뢰도는 중상위 단계 검사자 간 신뢰도 다양한 수행 평가 측정에서 ADHD 클라이언트군와 대조군 간의 판별 타당성	ICCs = .60~.85 r_s = .937~.989 ADHD 무증상자가 유증상자에 비해 일정 달성률 높고, 시간소모 적고, 일정 기입목록 많고, 규칙 준수, 전략사용면에서 뛰어남
평균 청소년과 뇌전증 클라이언트군 (Zlotnik et al., 2018)	다양한 수행 검사에서 뇌전증 클라이언트와 대조군 간의 판별 타당도	평균 청소년들이 뇌전증 클라이언트군에 비해 점수 효율성 높고 일정 진행 정확도 및 전략 사용 정도가 뛰어남
성인 중 미국인과 이스라엘인의 문화적 차이 비교 (Toglia, Lahav, et al., 2017)	다양한 수행 평가 측정에서 노년층과 유년층 간의 판별 타당도	양국에서 모두 시간을 제외한 WCPA 대부분의 항목에서 젊은 층과 65세 이상 인구 사이에 많은 차이를 보임
10대 중 건강 대조군과 ABI 유증상자 비교 (Doherty et al., 2017)	ABI 클라이언트와 건강 대조군 간의 판별 타당성 모든 측정 방법에서 중상 이상의 수렴 타당도	ABI 그룹이 대조군에 비해 소요 시간이 많이 걸리고 전략 사용빈도가 적음
MS 클라이언트의 WCPA: 집행능력의 하향식(top-down) 평가(Goverover et al., 2019)	MS와 인지 손상 유증상자와 MS 클라이언트 중 인지 손상 무증상자와 각각 건강 대조군을 비교했을 때 판별 타당도 표준화된 집행능력 평가 방법과 기능적 인지 측정 방법 간의 동시 타당도	MS 클라이언트와 무증상자 간에 WCPA 일정 기입 정확성, 규칙준수 비율, 범하는 오류 숫자에서 그룹 간 차이가 현격함 기능적 인지 검사에서 높은 점수 획득자의 경우 WCPA 정확도, 전략 사용빈도, 규칙준수 정도가 높음 집행능력 신경 심리 측정 결과와 WCPA에서의 정확한 일정 수행 비율 및 규칙준수 빈도 간 상관관계가 많음

ABI = acquired brain injury; ADHD = attention deficit hyperactivity disorder; EF(s) = executive function(s); ICC(s) = intraclass correlation(s); MS = multiple sclerosis; WCPA = Weekly Calendar Planning Activity.

적용 대상

일반적으로 집행능력 손상을 다양한 임상인구에서 보여진다(붙임 8.2). WCPA는 명백하거나 미묘한 집행능력 수행의 어려움을 감지할 수 있고 신경학적 질환, 만성질환 및 발달 장애, 정신 장애 등 다양한 진단에 사용할 수 있다. WCPA는 기본적이고 루틴에 속하는 ADL은 스스로 잘하지만, IADL 과제는 어려워하는 사람들에게 적합하다(Toglia, 2015a). 또한 이 평가 방식은 10분 이상 주의집중이 가능한 사람, 쓰여진 문장을 이해할 수 있는 사람에게 적합하다(Toglia, 2015a).

이 검사는 클라이언트에게 안면 타당성이 있다면, 더욱 유용하다. 이는 클라이언트의 작업 프로파일을 보면 일정을 정할 때, 클라이언트가 달력이나 플래너 또는 스마트폰의 스케줄 기능을 사용하는데 친숙한 경우를 말한다. WCPA는 읽고 쓰기가 어렵고, 시력이 좋지 않은 사람들에게는 적합하지 않다. 검사는 대상에 따라 세 가지 버전이 있다.

- 중고생용(12~18세)
- 어린이용(16~21세)
- 성인 및 고령자용(18~94세)

이러한 비교를 위해 인구별 규준 점수가 제시되어 있다. 몬트리올 인지 평가(Montreal Cognitive Assessment, MoCA; Nasreddine et al., 2005)는 경도 인지손

붙임 8.2 집행능력 손상이 의심되는 임상인구

신경학적 손상 또는 질환	만성질환	발달 장애	정신건강 장애	기타
• 뇌졸중 • 뇌손상 • 뇌종양 • 다발성 경화증 • 경도 인지 장애(MCI) • 파킨슨 질환	• 암 • 신장질환 또는 심장질환 • 만성폐쇄폐질환(COPD) • 루푸스 • 류마티스관절염 • 당뇨병	• 자폐스펙트럼 • 학습장애 • ADHD • 뇌성마비 • 소아 뇌손상 및 뇌종양	• 조현병 • 의심스러운 남용 • 양극성 장애 • 우울증	• 청소년 또는 성인의 경우 • 뇌진탕 • 외상후 스트레스 장애 (PTSD) • 자살위험 청소년 • 뇌전증이 있는 청소년 • 지역사회 거주 노인

ADHD = attention deficit hyperactivity disorder; COPD = chronic obstructive pulmonary disease; EF = executive function; MS = multiple sclerosis; PTSD = posttraumatic stress disorder; TBI = traumatic brain injury.
출처: *Weekly Calendar Planning Activity Part I: Introduction and Overview* [video file], by J. Toglia and A. Lussier, November 29, 2017. Retrieved from https://youtu.be/rJ4Czn17y0M. Copyright © 2018 by J. Toglia. Used with permission.

상 성인 클라이언트들을 평가하는 인지 선별 도구로 자주 사용되므로, 작업치료사들이 WCPA를 진행하기 전에 사용해 볼 수 있는 도구이다. Toglia, Askin 등(2017)은 MoCA 점수가 20점 이상인 사람들은 IADL 수행 여부를 정확하게 예측할 수 없다고 밝혔다. 따라서 이 사람들은 WCPA나 다른 수행기반 IADL 평가를 통해 추가 검사가 필요할 수도 있다. MoCA 같은 선별 도구는 WCPA의 적합성을 결정하는데 도움이 될 수 있으나, WCPA가 적합한지 유무를 판단하기 위해서는 포괄적인 작업 프로파일과 평가가 가장 최선의 방법이다.

진행

훈련 및 준비

WCPA 진행을 준비하면서, 검사자는 지시와 과정에 익숙해지기 위해 WCPA 매뉴얼을 읽고 이해해야 한다(Toglia, 2015a). 과제 이후 인터뷰 대본 사례 및 문장을 익혀서 일반적으로 사용되는 전략에 친숙해져야 한다. 평가를 위한 추가적인 자료에는 WCPA 발표자료 및 훈련 비디오가 있는데, 인터넷 웹사이트 https://www.multicontext.net에서 열람할 수 있다.

검사자는 자료 검토한 후, 임상환경 전에 미리 연습해 볼 것을 권한다. 건강한 사람, 동료 및 다양한 연령층을 대상으로 역할극 및 검사 진행을 해봄으로써 지식을 넓히고 과정을 정확하게 이해할 수 있도록 준비해야 한다. 마지막으로, 검사자는 피검자의 나이와 기능 수준을 고려하여 적당한 난이도 및 달력 버전을 선택해야 한다. 모든 달력 버전과 진행 양식은 검사 매뉴얼 첨부자료 및 매뉴얼 첨부 자료를 참조한다(붙임 8.3).

WCPA 매뉴얼은 AOTA 매체에서 열람이 가능하다. 또한 Toglia와 Lussier(2017)는 WCPA 진행 과정을 보여주는 영상 자료를 제작하였다. 이 자료에는 설정 과정, 구두 지시, 과제 수행 과정 및 과제 완료 후 인터뷰 진행까지 정확한 WCPA 진행 과정의 예시가 제시되어 있다.

과제 수행 전

WCPA 매뉴얼이나 영상 8.1을 참고하여 모든 적절한 양식과 물건(형광펜, 펜, 시계 등)을 모아 클라이언트 앞에 준비해 두어야 한다(영상 8.1, https://aotaorg-my.sharepoint.com/:v:/g/personal/aricci_aota_org/EU-rl-OUGZf5HuKDgTE0ew3MBHb77j9TiKOL24O9S-LAyOHg?e=IBBafS). 검사 자료에는 간략한 지시 및 규칙을 적은 종이가 포함되는데, 이것은 검사 기간 내내 피검자 앞에 둔다. 평가 시에는 검사와 무관한 주의산만 요소 없이 잘 정돈된 환경을 갖추어야 한다.

지시 대본을 구두로 읽어서 알려준다. 피검자는 지시를 다시 말하고 질문할 기회를 가진다. 검사자는 클라이언트가 5가지 규칙을 이해하도록 하는 것이 중요하다.

1. 특정한 날 하루를 비워둔다.
2. 한번 정한 일정은 바꾸지 않는다.
3. 지정한 시간이 되면 검사자에게 알려준다.

붙임 8.3 주간 달력 계획 수립 활동에 필요한 양식 및 자료

필요한 양식	
평가자	**클라이언트**
• 모든 수준에 대한 검사자 지침 • 성인용 양식(선택사항) • WCPA 기록 양식 • 과제 후 인터뷰 및 평가 척도 • 달력 채점 워크시트 • 관찰 양식(선택사항)	• WCPA 지침서 • 예정된 약속 및 심부름(목록 또는 문단) • 빈 주간 달력 • 주간 달력 샘플
필요한 추가 자료	
평가자	**클라이언트**
• 타이머	• 펜 • 2가지 색상의 형광펜 • 종이 1~2장 • 시계 또는 손목시계

출처: *Weekly Calendar Planning Activity (WCPA): A Performance Test of Executive Function,* by J. Toglia, 2015, Bethesda, MD: AOTA Press.

4. 검사자로부터 주의를 산만하게 하는 질문을 받았을 때는 대답하지 않는다.
5. 과제를 끝냈을 때 검사자에게 알려준다.

지시와 규칙을 설명하고 검토한 후 검사자는 "시작합시다"라고 말하고 타이머를 누른다.

클라이언트가 지시와 규칙을 기억하고 이해하는 것에 부족한 부분이 있다면, 과제를 시작하기 전에 샘플 달력을 보면서 검사자가 질문을 해볼 수 있다. 가령, "45분 동안의 일정을 어떻게 정할지 알려주세요"라고 질문해 볼 수 있다. 또한 클라이언트에게 검사가 진행되는 과정을 이해했는지 확인하기 위해 지시를 다시 말해달라고 요청할 수 있다. 이러한 조정 과정은 건강 대조군 대상의 규준 연구에서는 사용되지 않고 필요하지는 않지만, 과제 수행에는 잠재적인 도움이 될 수 있다. 따라서, 필요하지 않다면 실시하지 말아야 한다. 더 구조화된 방식으로 지시를 하면 미묘한 집행능력의 손상을 발견하기 어려울 수도 있기 때문이다.

과제 진행 중

클라이언트가 과제를 시작하기 직전에 검사자는 그들이 달력에 일정을 어떻게 적고, 어떻게 갈등을 해결하는지를 관찰한다. 과제 중에 검사자는 특정 시간 간격으로 3가지의 주의를 산만하게 하는 질문을 한다(예: 2분, 5분, 10분 마다). 피검자는 사전에 이러한 질문에 대답하지 않도록 이미 지시를 받았다. 검사 관리자는 이러한 방해나 주의산만이 야기될 때 피검자가 대처하는 능력도 기록한다.

또한 검사자는 다음과 같은 과제 수행의 여러 가지 요소를 살피고 기록한다.

- 계획 시간(초)
- 총 시간(분)
- 규칙 준수
- 사용하는 전략 유형 및 빈도
- 오류의 자가발견

피검자가 지시사항을 참고하거나 달력의 오류를 정정하는 횟수 등도 과제 수행의 관전포인트가 된다. WCPA의 달력에는 고의성 오류(예: 토요일과 일요일이 바뀌거나, 달력 밖에 일정을 정하거나, 저녁 시간을 15분 단위에서 30분 단위로 바꿔놓거나)도 포함되어 있다. 이러한 요소들은 피검자가 예상치 못한 상황에 어떻게 대처하는지를 알아볼 수 있는 주요 정보를 제공한다(Toglia, 2015a).

WCPA 채점표에는 자기점검 칸이 있으므로 검사자는 피검자가 스스로 오류를 인지하고 정정한 내용을 기록한다. 검사자는 추가적인 관찰양식을 선택하여 일정 기입 순서 또는 기타 관찰내용, 코멘트, 각 일정에 대한 특정 오류내용 등을 기록하도록 권장된다. 이렇게 하면 피검자의 수행 결과, 과정 및 방법 등을 더욱 자세하게 나타낼 수 있으며, 채점이나 분석에도 도움이 된다.

과제 수행 이후

피검자가 과제를 완료했음을 알리면, 검사자와 피검자는 즉시 반구조화 인터뷰를 시작한다. 인터뷰는 WCPA의 중요한 구성요소로서 검사자가 과제 수행 시에 관찰한 것 중 검증이나 추가 확인이 필요한 것에 대한 정보를 습득할 수 있는 기회가 된다. 또한 피검자에 관한 다음과 같은 주요 정보도 얻을 수 있다.

- 검사 도전 과제에 대한 인식(또는 자가인식)
- 사용한 방법 및 전략
- 대체 전략을 만들어내는 능력
- 활동 및 수행 전반에 대한 인식

결론적으로, 피검자에게 4지 선다형의 자가채점 양식과 과제를 완료하는데 필요한 시간 및 과제의 정확성에 대해 자가평가하라고 요청한다. 이 정보는 실제 수행실적과 비교함으로써 피검자의 자기인식 능력을 알아볼 수 있다.

채점

WCPA의 각 버전마다 채점시트가 있어 검사자가 수행 결과를 평가할 수 있다. 채점의 첫 번째 단계는 기입된 일정을 평가하고 빠진 부분을 점검하는 것이다. 이후 검사자는 각 일정이 정확하게 작성되었는지의 여부를 평가한다. 기타 점수는 준수된 규칙의 수, 사용된 전략의 수, 계획 시간, 총 소요 시간 등을 바탕으로 채점한다.

검사자는 각 오류를 3개의 특정 오류 코드에 따라 분류함으로써 오류를 자세히 분석할 수 있다.

1. 반복
2. 오류를 범한 위치
3. 시간
4. 완료 여부

이러한 오류 사례에는 일정 기입의 중복, 일정 기입의 작성 위치 오류, 날짜 오류, 소요 시간 오류, 일정명 기입의 오류 등이 포함된다. 이러한 자세한 채점 과정을 통해 클라이언트의 손상을 정확하게 평가할 수 있고, 올바른 임상 결정을 하여 치료에 반영할 수 있다.

검사자는 피검자가 과제를 수행할 때, 수행 정확성과 속도의 관계를 이해하기 위해 선택적으로 효율성 점수를 계산할 수도 있다. 16~94세를 대상으로 17개 항목이 있는 WCPA 매뉴얼에는 비교를 위한 규준 자료와 퍼센티지 자료가 포함되어 있다. 검사자는 시각적 수행 프로파일 또는 오류 분석 요약 시각 프로파일을 만듦으로써 피검자의 장점과 단점 및 오류 패턴을 제공할 수 있다.

문서화

WCPA의 수행 문서는 시험 중, 피검자의 객관적인 수행과 수행이 그들의 IADL에 어떻게 영향을 미칠지에 초점을 맞춰야 한다. 문서화의 시작은 클라이언트의 수행 및 관찰된 오류 패턴에 대한 일반적인 설명을 기록하는 것이다. 다음으로, 작업치료사는 클라이언트가 작업을 신체적으로 완수할 때 발생할 수 있는 모든 어려움과 제공된 지원 및 결과에 영향을 미칠 수 있는 환경 요인을 모두 기록해야 한다.

환경 요인의 예로는 진료소 또는 실내 분위기, 방해, 또는 클라이언트가 스스로 범하는 산만함(예: 스마트폰 사용, 대화 시작) 등이 있다.

다음으로, 작업치료사는 1개 이상의 WCPA 양식을 사용하여 시각적 수행 프로필, 오류 분석 프로파일 또는 클라이언트의 객관적 수행을 요약하는 규범적 비교를 포함할 수 있다.

포함할 주요 점수는 다음과 같다.

- 총 소요 시간(분)
- 계획 시간(초)

- 사용된 총 전략 개수
- 입력한 총 약속 개수 및 누락된 약속이 있는지 여부
- 정확한 약속의 총 개수
- 총 오류 개수
- 준수된 총 규칙 개수
- 효율성 점수

문서화를 위한 다음 단계의 세부사항에는 사용된 전략 및 오류에 대한 검토가 포함된다. 전략 사용은 총 개수, 빈도, 일관성 및 유형으로 정의할 수 있다. 전체 전략 사용은 성인의 표준 데이터와 비교할 수 있다. 오류는 총 개수, 4가지 오류 유형 각각의 빈도 및 클라이언트가 발생한 오류에 대한 자기인식을 입증했는지의 여부로 정의할 수 있다. 총 오류는 표준 데이터와도 비교할 수 있다. 효율성 점수가 계산된 경우에는 문서에 포함시켜야 한다.

다음으로, 검사자는 피검자의 자기인식을 문서화해야 한다. 이는 검사 중 발생한 어려움이나 도전에 대한 부분적 또는 완전한 인식에 대한 일반적인 설명을 포함한다. 그다음으로, 검사자는 과제 경험을 자세히 설명해야 한다. 예를 들어, 검사 시 피검자가 오류를 인식했는지 여부를 확인할 수 있다. 또한 검사자는 검사 중에 피검자의 행동에 대한 주관적인 반영도 확인한다. 예를 들어, 어려움이나 좌절을 나타내는 언어적 발언이나 얼굴 표정 등을 관찰할 수 있다.

마지막으로 검사자는 과제 후, 인터뷰에서 얻은 결과를 요약해야 한다. 피검자는 자신의 수행능력을 얼마나 잘 예측했습니까? 피검자가 사용한 프로세스 또는 전략을 설명할 수 있습니까? 피검자의 자기평가가 검사자의 평가와 일치합니까?

해석 및 중재 고려사항

WCPA 성과의 해석은 치료를 위해 고려해야 할 3가지 중요한 영역을 직접 해석한다.

1. 오류 패턴 분석
2. 전략 사용
3. 자기인식

작업수행을 관찰하고 수행 후에 논의함으로써 작업치료사는 일일 치료 세션을 구성하고, 적절한 인지 중재 방법을 선택할 때 귀중한 정보를 수집한다. 작업수행의 다양한 측면을 종합하는 것은 클라이언트의 능력을 해석하는 데 있어 중요하다.

오류

WCPA 동안에 범한 오류의 수와 유형에 대한 분석(누락, 반복, 위치, 시간, 미완료 등)은 작업치료사가 일상생활에서 어려운 과제를 할 때 발생하는 오류 유형을 평가하는데 도움이 된다. 예를 들어, 어떤 사람이 WCPA를 수행하는 동안, 정보를 생략하거나 놓치는 경향이 있었다면 같은 오류 유형이 다른 복잡한 활동을 하면서 나오는지를 판단하는 데 중요한 포인트가 된다.

오류를 범했을 때, 과제 중 또는 과제를 마친 후에 스스로 인지하고 정정하는지의 여부를 살피는 것도 중요하다. 과제 수행의 오류를 인식한다는 점은 미래에 오류를 방지하고 효과적으로 대처할 수 있는 전략 수립을 하도록 도와줄 중재 대상으로 적합하다는 점을 시사하기도 한다.

과제 목록은 일상생활에서 여러 가지가 있기 마련이므로, WCPA 활동 시 여러 가지 오류가 있다는 것은 목록을 관리하는 데 도움이 필요하다는 것을 시사한다. 치료는 과제 목록을 조정 또는 단순화하거나, 목록을 관리하고 여러 가지 상황에서 오류를 방지하는 전략을 효과적으로 사용하도록 도와주는 것에 중점을 둘 수 있다.

규칙을 준수하는 것

과제 수행에 대한 5가지 규칙은 인지 부하를 증가시켜 복잡성을 가중시키고, 나아가 정보를 추적하고, 산만하거나 관련 없는 정보를 억제하고, 멀티태스킹을 수행하는 피험자의 능력을 더욱 강조한다. 그 사람은 그 일을 수행할 때, 규칙을 명심할 필요가 있다. 대부분의 건강한 사람들은 적어도 4가지 규칙을 따를 수 있다(Toglia, 2015a).

위반된 규칙을 오류 패턴 및 전략 사용과 함께 분석한다. 규칙을 준수하는 클라이언트의 능력을 향후 치료 세

션 설계에 사용할 수 있다. 클라이언트가 WCPA의 복잡성 수준을 처리할 능력이 없는 경우, 작업치료사는 초기 치료에 대한 수준을 하향 조정해야 할 수 있다. 클라이언트가 시뮬레이션된 일상 활동에서 멀티태스킹을 수행할 준비가 되지 않았을 수 있기 때문이다.

전략

전략 사용을 분석하는 것은 과제 후, 인터뷰를 하거나 과제 중에 전략 사용을 관찰하는 것으로 정보를 입수하는 과정이 포함된다. 어떤 전략은 관찰될 수는 없으나 과제 후에 인터뷰를 통해 알 수 있는 경우도 있다. 작업기억력을 사용하여 정보 활용하기, 고정적 · 유동적인 일정을 조합하여 목록 작성하기 또는 우선순위 정하기 등이 그러한 사례이다. 사용된 전략의 횟수, 유형, 빈도, 효과 및 대체 전략을 만들어내는 능력 등도 고려대상이 된다.

보통 성인은 WCPA 과제를 완료하는데 평균 4가지 전략을 사용한다(Toglia, 2018). 너무 많은 전략을 사용하면(9~10개) 시간과 노력이 많이 들고 혼란이 가중되어 과제 수행에 부정적 영향을 끼칠 수 있다. 마찬가지로, 너무 적은 전략을 사용하면 과제 수행에 좋지 못한 영향을 줄 수 있다(Toglia, 2015a).

건강 대조군이 WCPA를 수행할 때, 일반적으로 사용하는 전략이 WCPA 수행에 어떻게 도움을 주는지를 바탕으로 다음과 같이 네 가지로 정리하였다.

1. 요점이 잘 보이도록 하기(선 긋기, 손가락 사용하기, 형광펜 표시하기)
2. 추적하기(언어로 리허설하기, 항목에 구분 표시하기)
3. 정보를 단순화 또는 재조직하기(자료의 재배열, 계획을 적어보기)
4. 자가 모니터링(자기점검, 멈추기 또는 다시 읽어보기)

일반적으로, 건강 대조군은 이중에 3~4개의 전략을 사용한다. WCPA를 성공적으로 완료하기 위해 가장 효과적인 전략은 고정된 일정을 가장 먼저 입력하는 것이다(Toglia, 2015a).

전략 사용에 임상 관찰에는 전략을 시작하는 능력 부족, 전략 사용의 효과 및 효율성 부족, 과제에 맞게 전략을 수정하는 능력 부족, 전략의 범위 협소, 전략 사용의 일관성 부족, 전략 선택 오류 등이 포함된다. 예를 들어, 피검자가 키워드를 특별히 강조하거나 손가락을 사용하거나 밑줄을 긋는다고 해보자(주의력을 집중시키기 위함). 그런데 정보를 추적하고 조직하는데 어려움이 있다면, 이러한 전략은 모두 효과가 없다. 선택된 전략은 인지 수행 오류와 맞추어야 한다.

또 다른 피검자는 전략 사용을 시작하지 못하고, 기입한 일정을 추적하기 위한 어떠한 방법도 사용하지 않을 수도 있다(예: 완료 과제 가위표하기). 그 결과, 어떤 일정은 누락되고 어떤 일정은 두 번 작성할 수도 있다. 전략 사용은 수행능력과 관련하여 해석되며, 기타 WCPA 측정법을 조합하여 치료의 기반이 되도록 한다.

자기인식

검사자는 클라이언트의 수행 또는 과제 완료 후의 인터뷰 동안 조사를 통하여 자기인식을 관찰한다. 자기인식은 있다 혹은 없다고 답할 수 있는 문제가 아니다. 종종 사람들은 자신의 강점과 약점에 대한 인식능력에서 차이를 보인다. 어떤 피검자는 인지 문제에 대해 모호하게 추측하는 정도일 수 있다. 예를 들어, "내 기억력이 예전만큼 좋지 않아요" 또는 "검사가 어려웠어요" 등의 답변으로 작업치료사들은 유추해 볼 수 있다.

WCPA를 진행하는 동안, 검사자는 피검자의 자가정정 여부를 관찰해야 한다. 이는 달력에 나온 일정에서 오류를 범하고 나서 스스로 인지했거나, 실수를 하기 전에 갑자기 말을 멈추거나 혼잣말을 하는 행위 등을 보여주는 것이다. 얼굴 표정, 과제의 어려움과 좌절 토로, 화가 났다는 신호 역시 도전 과제에 대한 자기인식을 보여주는 것이다.

피검자가 과제를 마치고 나서, 검사자는 그들의 성과를 평가하기 위해 정량적 · 정성적 질문을 한다. 피검자는 과제 완료 과정, 사용한 전략, 다르게 할 수도 있었던 과정 등에 대해 성찰해본다. 또한 과제 수행 시간 및 정확성에 대해 스스로 평가해보고, 다음 사항에 대해 스스로 정량적으로 평가 해본다.

1. 효율성
2. 과제 난이도
3. 과제 완료 여부
4. 검사의 여러 가지 구성요소 관리

검사자는 관찰 내용을 바탕으로 네 가지 항목에 점수를 매기고 피검자의 점수와 비교한다. 점수가 일치할 수록 자신의 강점과 약점에 대한 피검자의 자기인식 능력이 뛰어나다고 볼 수 있다(Toglia, 2015a).

감정적 안정성-불안정성

피검자는 WCPA가 제시하는 도전에 대해 감정적으로 반응할 수도 있다. 도전에 직면했을 때, 감정을 조절하는 것은 좋은 기능적 인지 능력의 한 부분이다. WCPA 진행 중에 얼굴 표정이나 부정적 언어 사용을 통해 좌절과 염려 등의 감정이 관찰되기도 한다. 이러한 행동이 보인다면, 작업치료사는 피검자의 감정적 반응 인식을 개선하고 염려, 좌절, 분노를 조절하는 전략을 가르치는 등의 치료 과정으로 다루어야 한다.

WCPA의 결과 종합

WCPA를 해석하는 일은 오류 패턴, 전략 사용, 객관적 점수를 통해 얻는 자기인식, 관찰 내용, 피검자의 과제 결과에 대한 견해 등에 관한 정보를 종합하고 통합하는 과정이다. 한 가지 점수 및 영역(오류의 수 등)만을 해석하는 일은 오류가 있을 가능성이 많으므로 피해야 한다(Toglia, 2015a). 여러 가지 영역(수행, 전략, 인식)에서 점수와 정성적인 정보를 종합하면 다양한 WCPA 수행 패턴을 알 수 있다.

두 명의 피검자가 WCPA 점수가 같고, 같은 오류 패턴을 보인다고 해도, 치료사가 결과의 모든 측면을 해석할 때, 치료 양상은 다르게 나타날 수 있다. 예를 들어, 피검자는 몇 분 동안 계획을 하지만, 몇 가지 목록은 놓칠 수 있다. 그들은 규정을 잊어버리고 정보를 추적하기 위한 필요한 전략을 사용하는데 실패할 수도 있다. 그러나 과제 후 인식능력은 우수한 경우도 있다. 이 경우에 치료 과정은 앞으로의 도전 과제를 예상하여 잘 대비하고(과제 전), 자가 모니터링 수행 및 수행 중에 정보를 추적하는 효과적인 방법의 개발을 도와주는데 초점을 맞추면 된다.

마찬가지로, 어떤 피검자는 계획 없이 과제로 돌진하거나, 과제 목록을 놓치거나, 규칙을 지키지 않거나(주의를 다른 데로 돌리는 질문에 대답하거나, 일정을 삭제해 버리는 등), 갑자기 다른 일정으로 건너뛰거나, 전략 사용에 실패하거나, 결과를 과대 평가하기도 한다. 이러한 경우에는 치료 과정은 미리 계획할 필요성을 인지하도록 하고, 보다 천천히 조직적으로 접근하는 방법을 가르쳐 주는 것에 초점을 맞춘다. 자기인식이 발달하기 시작하면, 진화된 치료 과정은 활동의 속도를 조절하고 충동적 반응을 자제하는 전략을 발달시키도록 도와주는 방향으로 진행한다.

이 두 가지 사례는 과제 수행을 해석할 때, WCPA의 모든 측면을 한꺼번에 검사하는 것이 중요하다는 것을 보여준다. 두 사람이 정확도 점수가 같고 오류 패턴이 동일하다고 해도(생략의 오류 등), WCPA 수행 프로파일의 모든 측면을 살펴보면, 다른 치료법이 나올 수 있다. WCPA 매뉴얼은 관찰 가능하며 치료법에 참고할 수 있는 다양한 WCPA 수행 패턴을 다루고 있다.

WCPA 해석을 위한 기타 고려사항들

WCPA의 정형화된 채점 기준은 없다. 하지만 17개 항목으로 된 검사에서 16~21세(유년용, 2단계), 18~94세(성인용, 2, 3단계) 대상의 규준 점수가 WCPA 매뉴얼에 나와있다(Toglia, 2015a). Zlotnik와 Toglia(2018)는 12~18세의 이스라엘 10대를 대상으로 연구한 중·고등학생의 규준 자료를 발표하였다. WCPA 수행 프로파일에서 얻은 정보는 관련 의료서비스팀뿐만 아니라, 클라이언트 가족들과 소통하는데도 귀중한 자료가 된다. 그러므로 WCPA를 평가 목적으로만 사용해서는 안 된다.

치료 계획

인지 치료 접근을 선택하는 첫 번째 단계는 클라이언트가 손상을 인식하는지를 판단하는 것이다(Haskins et al., 2012). WCPA는 집행능력을 요하는 IADL 과제를 하는 동안, 피검자의 자기인식에 대한 정보를 충분히 제공한다. 자가채점 점수가 치료사의 점수와 많이 다른 경우, 자신의 과제 수행 과정이나 사용한 전략을 잘 설명하지 못하는 경우, 자기인식 능력을 강화하고 오류 유형 인지를 잘하며 전략 사용을 늘리는 것에 초점을 맞춘 다중상황 접근 치료가 도움이 될 것이다(Toglia, 2018). WCPA 진행 중에 오류를 범했으나 과제 전후에 언어로 오류를 잘 지적한다면 충분한 자기인식 능력을 갖춘 것으로 보고, 일상생활 작업수행에서 인지적 접근을 사용(Skidmore et al., 2017)하거나, 다중상황 접근을 사용하는 등 메타인지 전략 중재를 하기에 적합하다고 볼 수 있다.

클라이언트가 방어적 부인, 자기인식 부족 또는 단기 기억력 손상 등 심각한 인지 손상 증상을 보인다면, 신경 기능적 접근(Clark-Wilson et al., 2014; Giles, 2018)과 같이 선택적 과제의 기능적 수행을 개선하는데 초점을 맞춘 접근(task-specific approach)이 가장 적합할 것이다. WCPA 결과 점수가 낮다면, 집행능력 수행 검사(executive function performance test; Baum et al., 2008)와 같은 덜 복잡한 검사를 해볼 수 있을 것이다. 또는 클라이언트는 기억력, 주의력 검사가 필요할 수 있다.

사례 8.1은 한 신경 장애 클라이언트의 WCPA 검사 수행, 채점, 문서화 및 해석을 요약한 것이다.

사례 8.1 Darius: 성인 신경 장애 클라이언트

48세 아프리카계 미국인 Darius는 공장 관리감독자이자 두 아이의 아빠이다. 그는 엘리베이터가 있는 뉴욕의 아파트에 산다. 사고로 뇌혈관 질환을 겪기 전에 Darius는 여러 가지 활동을 스스로 할 수 있었고, 직원 관리 및 아이들의 운동 경기에도 참여하는 등 다양한 스케줄을 소화할 수 있었다.

현재 Darius는 자가관리 활동은 모두 혼자 할 수 있는 상태이다. 하지만 재정 관리나 기타 일정을 관리하는데 아내의 도움이 필요하다. 질문지를 작성할 때 Darius는 인지 상태에 대한 어려움이나 변화를 즉각적으로 대답하지 않았다. 그의 목표는 일자리에 복귀하는 것, 아이들과의 운동 경기에 정기적으로 함께 하는 것이다. Darius는 주 2회 외래 진료를 다니고 있다.

작업치료사는 Darius의 작업치료 평가의 일환으로 WCPA 검사(2단계, A 버전)를 진행하였는데, 여기에는 기타 루틴, 습관, 관심사, 목표에 대한 검사가 포함되었다. 작업치료사는 Darius가 인지적으로 도전이 되는 일상 과제에 대처하는 능력, 즉 계획 수립, 문제 인식, 필요 시 과제 수정, 정보 추적, 충동적 반응 자제, 자가 모니터링 및 효율적 전략과 방법 사용능력 등을 알아보기 위해 이 측정 방법을 선택하였다(Toglia, 2015a).

Darius는 사전 계획 수립, 일정 및 규칙 추적, 과제 수행 중에 제시된 정보 관리 등에서 어려움을 드러냈다. 본 보고서는 과제 수행, 전략 사용, 자기인식 점검 결과를 요약한 것이다. 붙임 8.4는 Darius의 완성한 달력을 보여주고, 오류를 따로 표시해두었다. 붙임 8.5는 Darius의 달력 과제 수행에 대한 채점표이다.

사례 8.1 Darius: 성인 신경 장애 클라이언트(계속)

붙임 8.4 Darius의 WCPA 달력

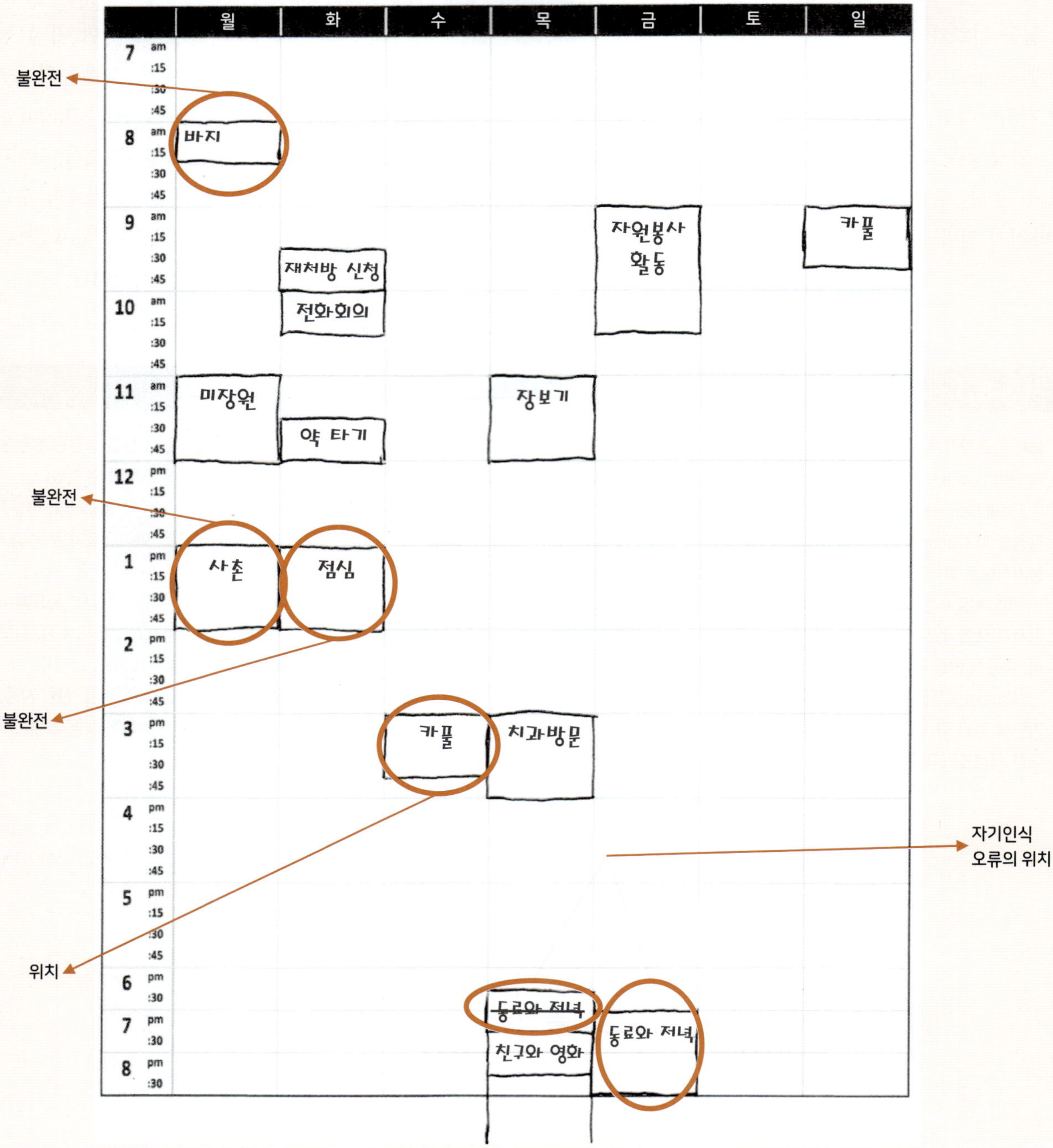

출처: *Weekly Calendar Planning Activity (WCPA): A Performance Test of Executive Function,* by J. Toglia, 2015, Bethesda, MD: AOTA Press.

사례 8.1 Darius: 성인 신경 장애 클라이언트(계속)

붙임 8.5 Darius의 달력 채점표(WCPA 성인/고령자용 2단계, A 버전)

기입	놓침	오류	정확성	SR	일정
✓			✓		월 오전 11시~오후 12시: 미장원
✓		I			월 또는 화 오후 1~2시 또는 1시 반~2시 반: 사촌과 만남 목: 오후 2시 반~3시 반 또는 오후 3~4시
✓			✓		월요일 아무 때나 또는 화요일 오전: 재처방 신청 전화
✓		I			화 오후 1~2시: 친구와 점심
✓			✓		화 오후 2시 전(30분): 전화 회의
✓			✓		월 또는 화 오전 9시~오후 3시 사이(30분): 약 받으러 가기 재처방 신청 전화를 먼저 해야 함
	✓				목 오전 11시 이전(30분): 이웃집 개 산책시키기
✓			✓		목 오후 3시(1시간): 치과 방문
✓			✓		목 오후 7~11시 친구와 영화보기
✓			✓		금 오전 9~10시 반(90분) 자원봉사활동
✓		L		✓	목 또는 금 오후 6시 반~8시(2시간): 동료들과 저녁식사
✓		I			월 또는 금 오전 8시~오후 4시 사이(30분): 세탁물 찾으러 가기
	✓				금, 토, 일 아침 중 하루: 체육관에서 운동(45분)
	✓				월 또는 금 오후 2시(90분): 병원 방문
✓			✓		금요일 이전(1시간): 장 보기
✓			✓		카풀: 아침 9시 하루(45분)
✓		L			카풀: 오후 3시 하루(45분)
14	3	5	9	1	총 일정 개수: 누락 + 오류 + 정확한 일정 수의 합이 17이 되어야 함

I = 불완전 기입 오류(incomplete error); L = 위치 오류(location error); SR = 자기인식 오류(self-recognition of errors).
출처: *Weekly Calendar Planning Activity (WCPA): A Performance Test of Executive Function,* by J. Toglia, 2015, Bethesda, MD: AOTA Press. Copyright © 2015 by the American Occupational Therapy Association. Used with permission.

과제 수행 분석

붙임 8.6에 요약된 평가 결과를 보면, 일정 기입(17개 중 14개), 정확도(14가지 중 9개 완료), 규칙 준수(5개 중 2개) 등으로 평균보다 훨씬 낮은 결과를 보여준다. Darius는 전략 사용 숫자도 평균 이하(3개)였으며, 계획 시간(8초) 및 과제 수행 시간(7분)도 같은 연령대인 90%의 대상군과 비교했을 때 매우 짧은 편이었다. 그는 과제에 급하게 달려들었고 정보를 활용하는 전략(일정 표시하기, 자료 재배치하기, 손가락 사용하기 등)을 적게 사용(3개)하였다.

또한 Darius는 충동적이고 탈억제적 성향을 보였다. 그는 3가지 일정을 놓쳤고, 불완전하게 약속을 기입하였으며, 과제의 방해 요소를 잘 관리하지 못했다. Darius는 목요일에 고정 스케줄이 있음을 인지하지 못한 채 유동적 스케줄을 적어 넣었다(사전 계획 부족을 보여줌). 그는 이미 작성한 일정을 지우고(규칙 위반) 금요일로 옮겼다. Darius는 지시에 따라 전체 또는 완전하게 일정을 기입하지 않음으로써 3개의 미완료 오류를 범했다('사촌과 방문'이라고 쓰는 대신 '사촌'이라고만 기입). 또한 위치나 시간을 잘못 기입하는 위치 오류가 2개 있었다(붙임 8.4, 8.5).

사례 8.1 Darius: 성인 신경 장애 클라이언트(계속)

붙임 8.6 Darius의 시각적 수행 프로파일

백분위	약속기입	정확한 약속	규칙준수	전략사용횟수	계획 시간	총 시간	효율성	백분위
> 95								> 95
> 75					✓ (8초)	✓ (7초)		> 75
70								70
60								60
50								50
40								40
30							✓ (87.5)	30
25								25
20								20
10				✓ (3)				10
< 5	✓ (17중14)	✓ (14중9)	✓ (5중2)					< 5
백분위	약속기입	정확	규칙준수	전략사용횟수	계획 시간	총 시간	효율성	백분위

출처: *Weekly Calendar Planning Activity (WCPA): A Performance Test of Executive Function,* by J. Toglia, 2015, Bethesda, MD: AOTA Press.

전략 사용

전략 빈도

Darius는 활동 내내 3가지 전략만을 사용하였고, 일관성이 없고 비효율적이었다. 두 가지 전략을 번갈아 사용했는데, 혼란이 가중되고 과제를 생략하는 결과를 초래했다.

과제 방법 및 전략

Darius는 일정을 끝내고 체크 표시를 계속 해나갔다. 그러나 달력에 기입하기 전에 가끔 스케줄을 삭제하기도 했고, 체크 표시와 엑스 표시를 번갈아 사용하기도 했다. 이것은 혼란을 야기하였다. Darius는 기입하지 않은 3가지 일정을 다 기입했다고 생각했다. 또한 그는 알지 못하는 사이에 일정표를 가리면서 재료를 재조정하기도 했다. Darius는 일정을 수행할 때마다 목록을 한 개씩 보면서 하였다. 이것은 비효율적인 방법이며, 결국 혼란스러워하면서 규칙을 어기게 되었다.

전략 수립

과제 후, 인터뷰에서 Darius는 추가적인 전략을 아무것도 이야기하지 못했고, 과제를 다시 했을 때 다르게 사용했으면 하는 전략도 이야기하지 못했다.

사례 8.1 Darius: 성인 신경 장애 클라이언트(계속)

자가 모니터링 및 자기인식

과제 수행 중

Darius는 활동 중에 한 가지 문제점을 바로 지적하였다. 그는 이미 일정을 몇 개 삭제하고(규정 위반) 스케줄을 재조정하였다. 그것은 규정 위반을 인식하고 한 가지 오류를 스스로 인지했음을 의미한다. 기타 오류는 발견하지 못한 것 같았다.

과제 이후 자가진단

Darius는 과제가 그렇게 어렵지 않았으며, 다시 과제를 수행한다고 해도 같은 방법으로 할 것이라고 말했다. 그는 스스로의 결과를 긍정적으로 평가하고 과제가 쉬웠다고 진술하였다. 또한 Darius는 사용한 시간을 실제보다 적게 걸린 것으로 평가하고, 정확하게 수행한 과제를 7개 정도로, 높게 예측하였다.

수행 결과 요약 및 치료 권고사항

요약하면, Darius는 정보를 활용하고 여러 단계 활동을 효율적으로 수행하는데 어려움을 보였다. 그의 과제 수행 특징은 필요한 정보를 놓치는 경향이 있다. 오류의 대부분은 일정을 완전히 누락했거나 불완전한 일정 등이다.

사전 계획 수립에 실패하고 준비가 제대로 안 된 상태에서 과제에 뛰어드는 경향으로 인해 어려움이 가중되었다. 그는 스스로 과제를 시작하고 전략을 사용했으나, 속도 조절 및 자가 모니터링을 잘 하지 못함으로써 전략을 효율적으로 사용하지 못했다. Darius는 과제 중 또는 이후에 오류를 스스로 인지하거나 과제의 어려움을 인정하지 않았고, 자신의 결과를 과대 평가했다는 점에서 자기인식 능력의 부족함도 나타냈다.

Darius의 전략 사용을 최적화할 수 있도록 도와주는 방향으로 작업치료를 추천하였다. 첫 번째 단계로, Darius가 과제의 어려움을 인지하고 살펴보도록 도와준다. 치료사는 기능적 인지 활동 상황에서 Darius가 스스로 오류를 발견할 수 있도록 도와주기 위해 유도 질문 및 구조화된 자가 평가 방식을 사용한다. 그의 인식능력이 개선되면, 20장에 다중상황 접근(multicontext approach)에서 설명된 것처럼 다양한 활동에서 전략을 효과적이고 효율적으로 사용할 수 있도록 하는 치료에 중점을 둔다. Darius의 과제 수행 결과에 대한 문서 요약은 붙임 8.7을 참조한다.

붙임 8.7 Darius의 WCPA 수행 결과 요약

수행기반 집행능력 검사인 WCPA를 완료한 결과, Darius는 사전계획, 일정 및 규칙 추적, 과제에서 제시된 정보 관리 등에서 어려움을 나타냈다.

- 과제를 시작하기 전에 8초 간 계획을 수립하였다.
- 검사를 완료하는데 7분이 걸렸다.
- 17개 일정 중 14개를 기입하였다(14개 중 9개만 정확하게 입력).
- 5개 규칙 중 2개를 준수하였다.
- 3개 전략을 일관성 없게 사용하였다; 작성한 일정 체크, 자료 재배열, 손가락 사용

Darius는 5개의 다양한 오류를 기록하였다. 과제를 빨리 끝냈으나 급하게 하느라 정확도가 부족하였다. 백분율로 보면 효율성 점수에서 하위 30%에 속했다. 과제 중 또는 이후에 본인의 부족한 점을 잘 인식하지 못하고 과제가 쉽다고 말하면서, 결과를 과대 평가하였다. 전략을 시작하고 사용했으나, 효과적이지 못했다. WCPA 수행 결과, Darius는 직업 활동뿐만 아니라 목록에 따라 장 보기, 레시피 따라 요리하기, 약통에 약 정리하기 등 인지적 요구가 많은 IADL 수행에서 상당한 어려움을 겪을 것으로 예상된다.

결론

WCPA는 귀중한 기능적 인지 수행기반 측정 방법이다(Toglia, 2015a). 휴대가 간편하고 다양한 임상인구와 질환에 적용 가능하며 다양한 환경에서 진행할 수 있다. 작업치료사들은 클라이언트의 인지 전략 사용, 오류, 계획 수립, 문제 해결방식 등에 관해 중요한 정보를 얻을 수 있어, 향후 치료를 계획하고 IADL 참여를 개선하도록 도와주는데 큰 역할을 수행할 수 있다.

또한 과제 후 인터뷰 과정은 클라이언트의 자기인식 능력을 평가할 수 있는 귀중한 단서를 제공한다. 작업치료사들은 WCPA의 수행 패턴을 판단하여 기능적 인지 결손이 미치는 영향을 평가함으로써 클라이언트가 작업수행을 개선하고 생산적인 역할로 복귀하는 것을 도와 줄 수 있을 것이다.

References

Adamit, T., Maeir, A., Ben Assayag, E., Bornstein, N. M., Korczyn, A. D., & Katz, N. (2015). Impact of first-ever mild stroke on participation at 3 and 6 month post-event: The TABASCO study. *Disability and Rehabilitation, 37*, 667–673. https://doi.org/10.3109/09638288.20 14.923523

Amer, N., Marom, B., & Kizony, R. (2016, July). *Construct validity of the Weekly Calendar Planning Activity in Arabic speaking people with stroke.* Poster presentation at the 13th conference of the Neuropsychological Rehabilitation Special Interest Group of the World Federation for Neurorehabilitation, Glasgow, Scotland.

American Occupational Therapy Association. (2014). Occupational therapy practice framework: Domain and process (3rd ed.). *American Journal of Occupational Therapy, 68*(Suppl. 1), S1–S48. https://doi.org/ 10.5014/ajot.2014.682006

Baum, C. M., Connor, L. T., Morrison, T., Hahn, M., Dromerick, A. W., & Edwards, D. F. (2008). Reliability, validity, and clinical utility of the Executive Function Performance Test: A measure of executive function in a sample of people with stroke. *American Journal of Occupational Therapy, 62*, 446–455. https://doi.org/10.5014/ajot.62.4.446

Bottari, C., & Dawson, D. R. (2011). Executive functions and real-world performance: How good are we at distinguishing people with acquired brain injury from healthy controls? *OTJR: Occupation, Participation and Health, 31*(Suppl.), S61–S68. https://doi.org/10.3928/15394492- 20101108-10

Burgess, P. W., Alderman, N., Forbes, C., Costello, A., Coates, L. M., Dawson, D. R., . . . Channon, S. (2006). The case for the development and use of "ecologically valid" measures of executive function in experimental and clinical neuropsychology. *Journal of the International Neuropsychological Society, 12*, 194–209. https://doi.org/10.1017/S1355617706060310

Clark-Wilson, J., Giles, G. M., & Baxter, D. M. (2014). Revisiting the Neurofunctional Approach: Conceptualizing the core components for the rehabilitation of everyday living skills. *Brain Injury, 28*, 1646–1656. https://doi.org/10.3109/02699052.2014.946449

Doherty, M., Dodd, J., & Berg, C. (2017). Validation of the Weekly Calendar Planning Activity with teenagers with acquired brain injury. *Archives of Physical Medicine and Rehabilitation, 98*, e130. https:// doi.org/10.1016/j.apmr.2017.08.423

Giles, G. M. (2018). Neurofunctional Approach to rehabilitation after brain injury. In N. Katz & J. Toglia (Eds.), *Cognition, occupation, and participation across the lifespan: Neuroscience, neurorehabilitation, and models of intervention in occupational therapy* (4th ed., pp. 419–442). Bethesda, MD: AOTA Press.

Goverover, Y., Toglia, J., & DeLuca, J. (2019). The Weekly Calendar Planning Activity in multiple sclerosis: A top-down assessment of executive functions. *Neuropsychological Rehabilitation.* Online publication. https://doi.org/10.1080/09602011.2019.1584573

Grinblatt, N., Offek, H., Gebert, M., Kizony, R., & Tau-Cohen, S. (2012). Establishing the reliability and validity of the Weekly Calendar Planning Assessment in a healthy population in Israel. *Israeli Journal of Occupational Therapy, 21*, H67–H87.

Haskins, E. C., Cicerone, K. D., & Trexler, L. E. (2012). *Cognitive rehabilitation manual: Translating evidence-based recommendations into practice.* Reston, VA: ACRM Publishing.

Kizony, R., Marom, B., & Osman, S. (2018, October). *Executive functions of people with stroke: Validity of an ecologically valid assessment.* Poster presentation at the 11th World Stroke Congress, Montreal.

Lahav, O., Ben-Simon, A., Inbar-Weiss, N., & Katz, N. (2018). Weekly Calendar Planning Activity for university students: Comparison of individuals with and without ADHD by gender. *Journal of Attention Disorders, 22*, 368–378. https://doi.org/10.1177/1087054714564621

Miyake, A., & Friedman, N. P. (2012). The nature and organization of individual differences in executive functions: Four general conclusions. *Current Directions in Psychological Science, 21*, 8–14. https://doi. org/10.1177/0963721411429458

Nasreddine, Z. S., Phillips, N. A., Bedirian, V., Charbonneau, S., Whitehead, V., Collin, I., . . . Chertkow, H. (2005). The Montreal Cognitive Assessment, MoCA: A brief screening tool for mild cognitive impairment. *Journal of the American Geriatrics Society, 53*, 695–699. https:// doi.org/10.1111/j.1532-5415.2005.53221.x

Norman, D. A., & Shallice, T. (1986). Attention to action: Willed and automatic control of behavior. In R. J. Davidson, G. E. Schwartz, & D. Shapiro (Eds.), Consciousness and self-regulation: *Advances in research and theory* (pp. 1–18). New York: Plenum. https://doi.org/10.1007/978-1-4757-0629-1_1

Skidmore, E., McEwen, S., Green, D., Van den Houten, J., Dawson, D., & Polatajko, H. (2017). Essential elements and key features. In D. R. Dawson, S. E. McEwen, & H. Polatajko (Eds.), *Cognitive Orientation to daily Occupational Performance in occupational therapy: Using the CO-OP Approach™ to enable participation across the lifespan* (pp. 11–20). Bethesda, MD: AOTA Press.

Stephens, J. A., & Berryhill, M. E. (2016). Older adults improve on everyday tasks after working memory training and neurostimulation. *Brain Stimulation, 9*, 553–559. https://doi.org/10.1016/j.brs.2016.04.001

Toglia, J. (2015a). Weekly Calendar Planning Activity (WCPA): *A performance test of executive function.* Bethesda, MD: AOTA Press.

Toglia, J. (2015b). Weekly Calendar Planning Activity (WCPA): *Assessment van het executief functioneren*–Nederlandse versie [Weekly Calendar Planning Activity (WCPA: Assessment of executive function–Netherlands version] (E. T. Van Schouwen, Trans.). Enkhuizen, The Netherlands: Hersenwerk.

Toglia, J. (2017). *Veckoplanering i kalender. Aktivitetsbaserat test av exekutiva funktioner (WCPA–SE)* [Weekly Calendar Planning Activity: Activity–based test of executive functions (WCPA–SE)]. Nacka: Swedish Association of Occupational Therapists.

Toglia, J. (2018). The Dynamic Interactional Model and the Multicontext Approach. In N. Katz & J. Toglia (Eds.), *Cognition, occupation, and participation across the lifespan: Neuroscience, neurorehabilitation, and models of intervention in occupational therapy* (4th ed., pp. 355–385). Bethesda, MD: AOTA Press.

Toglia, J., Askin, G., Gerber, L. M., Taub, M. C., Mastrogiovanni, A. R., & O'Dell, M. W. (2017). Association between 2 measures of cognitive instrumental activities of daily living and their relation to the Montreal Cognitive Assessment in persons with stroke. *Archives of Physical Medicine and Rehabilitation, 98*, 2280–2287. https://doi.org/10.1016/j.apmr.2017.04.007

Toglia, J., & Berg, C. (2013). Performance–based measure of executive function: Comparison of community and at–risk youth. *American Journal of Occupational Therapy, 67*, 515–523. https://doi.org/10.5014/ajot.2013.00848

Toglia, J., & Katz, N. (2018). Executive function: Prevention and health promotion for at–risk populations and those with chronic disease. In N. Katz & J. Toglia (Eds.), *Cognition, occupation, and participation across the lifespan: Neuroscience, neurorehabilitation, and models of intervention in occupational therapy* (4th ed., pp. 129–141). Bethesda, MD: AOTA Press.

Toglia, J., Lahav, O., Ari, E. B., & Kizony, R. (2017). Adult age and cultural differences in performance on the Weekly Calendar Planning Activity (WCPA). *American Journal of Occupational Therapy, 71*, 7105270010. https://doi.org/10.5014/ajot.2016.020073

Toglia, J., & Lussier, A. (2017, November 29). *Weekly Calendar Planning Activity Part I: Introduction and overview* [video file]. Retrieved from https://youtu.be/rJ4Czn17y0M

Toglia, J. P., Rodger, S. A., & Polatajko, H. J. (2012). Anatomy of cognitive strategies: A therapist's primer for enabling occupational performance. *Canadian Journal of Occupational Therapy, 79*, 225–236. https://doi.org/10.2182/cjot.2012.79.4.4

Toglia, J., Steinberg, C., & Mastrogiovanni, A. (2018, April). The Weekly Calendar Planning Activity (WCPA): *Analysis of performance in persons with acquired brain injury*. Short Course 360 presented at the AOTA Annual Conference & Expo, Salt Lake City.

Toglia, J., & White, S. (2019). Weekly Calendar Planning Activity. In B. J. Hemphill–Pearson & C. K. Urish (Eds.), *Assessments in occupational therapy mental health: An integrative approach* (3rd ed., pp. 219– 238). Thorofare, NJ: Slack.

Weiner, N. W., Toglia, J., & Berg, C. (2012). Weekly Calendar Planning Activity (WCPA): A performance–based assessment of executive function piloted with at–risk adolescents. *American Journal of Occupational Therapy, 66*, 699–708. https://doi.org/10.5014/ajot.2012. 004754

Wood, W., & Runger, D. (2016). Psychology of habit. *Annual Review of Psychology, 67*, 289–314. https://doi.org/10.1146/annurev–psych– 122414–033417

Zelazo, P. D., Blair, C. B., & Willoughby, M. T. (2016). *Executive function: Implications for education* (NCER 2017–2000). Washington, DC: National Center for Education Research.

Zlotnik, S., Schiff, A., Ravid, S., Shahar, E., & Toglia, J. (2018). A new approach for assessing executive functions in everyday life, among adolescents with genetic generalised epilepsies. *Neuropsychological Rehabilitation*. https://doi.org/10.1080/09602011.2018. 1468272

Zlotnik, S., & Toglia, J. (2018). Measuring adolescent self–awareness and accuracy using a performance–based assessment and parental report. *Frontiers in Public Health, 6*, 15. https://doi.org/10.3389/fpubh.2018.00015

9

다중 과제 테스트 – 개정판

Multiple Errands Test – Revised

DOROTHY FARRAR EDWARDS, PhD,
M. TRACY MORRISON, OTD, OTR/L

학습목표

- 역동적인 실제 환경에서 기능적 인지 평가의 목적이 무엇인지를 이해한다.
- 다중 과제 테스트–개정판(Multiple Errands Test–Revised, MET–R)으로 기능적 인지를 평가하는 방법에 대해 설명한다.
- MET가 기능적 인지 수행기반 검사로 발전되어 온 과정을 설명한다.
- MET 결과를 기반으로 치료 및 중재를 결정하는 과정에 대해 이해한다.

주요 용어 및 개념

- 다중 과제 테스트(Multiple Errands Test, MET)
- MET 개정판(Multiple Errands Test–Revised, MET–R)
- 수행 효율성(Performance Efficiency)

서론

1장에서 보았듯이, '기능적 인지를 이해'하고자 할 때 기능적 인지란 전반적인 '하향식(top–down)' 개념, 즉 집행능력(Executive Function, EF) 및 기타 인지 영역 또는 실행 기술, 습관, 루틴 등을 합한 포괄적인 개념이다. 따라서, 집행능력 기술은 기능적 인지의 중요한 구성요소이다. '집행능력'이라는 개념은 변화하는 환경 속에서 우선순위를 정하는 등 복잡한 활동을 수행하는데 필요한 사고를 의미한다.

집행능력 관련 활동을 하면서 인간은 효과적 · 효율적으로 시간 및 공간의 제약을 극복하며, 여러 가지 활동을 수행할 수 있다. 이러한 고차원의 정신적 과정을 작업기억, 정신적 융통성 및 자기관리 능력으로 개념화한다. 집행능력은 매일의 활동을 수행할 수 있게 하고, 개인적 선호도를 반영하는 목표 지향적 행동을 함으로써 일상적인 활동 수행을 가능하게 한다(Diamond, 2013).

작업치료의 관점에서, 기능적 인지 기술은 수행기반 평가를 통하거나 복잡한 일상 활동 수행 동안 가장 잘 측정할 수 있다. 집행능력이 우수한 사람들은 다양한 활동, 상황, 과제 요구사항에 맞게 효율적 · 효과적 작업 수행을 한다. 반면, 집행능력 기술이 약한 사람들은 작업수행능력 및 삶의 질이 떨어지게 된다.

집행능력을 측정하는 일은 연구자나 작업치료사 모두에게 어려운 일이다. 왜냐하면 임상 환경에서 발견되는 예측가능한 경험 속에서 즉각 관찰하기가 어려운 활동들이 많기 때문이다(Morrison et al., 2013). 표준화된 신경 심리학적 검사인 위스콘신 카드분류 검사(Wisconsin card sorting test; Berg, 1948), 스트룹 색상 단어 검사(stroop color and word test; Stroop, 1935), 자가 채점표[예: 집행능력 행동 채점표(behavior rating inventory of executive function; Gioia et al., 2000a, 2000b)]는 집행능력에 대한 정보를 제공한다. 그러나 이러한 측정 방법은 개인이 일상생활의 복잡성에 대처하는 능력을 예측하기 위해 개발된 것이 아니므로, 클라이언트의 집행능력에 대해 실시간 정보를 제공하는 수행 기반 평가가 보완되어야 한다(Roth et al., 2013).

집행능력 수행기반 검사는 검사자가 새롭고 복잡한 다중상황 또는 여러 단계의 활동을 수행과정을 관찰하고 평가해야 한다. 수행기반 검사는 피검자의 노력이 요구되고 창의적인 사고력 기술을 끌어내는 개방형 검사 시나리오를 만들기 위해, 의도적으로 덜 구조화된 유형으로 개발되었다. 과제를 성공적으로 수행하기 위해 피검자는 문제 해결, 계획 수립, 착수, 모니터링 및 과제 수행에 융통성 있게 적응해야 한다. 수행기반 검사는 복잡한 과제 지표, 집행능력 및 동기부여, 다양한 환경적 요소 사이에서 역동적 상호작용을 통해 클라이언트에게 도전을 제시한다.

MET (Shallice & Burgess, 1991)는 MET 개정판(Morrison et al., 2013)으로 발전되었다. MET는 역동적이고 자연스러운 사회적 환경에서 수행되는 집행능력 수행기반 평가이다. 이 검사의 목적은 기존 표준 신경 심리 측정 및 난이도 낮은 기능적 인지 수행기반 평가들에서 발견하지 못한 손상을 평가하는 것이다.

발전 과정

Shallice와 Burgess(1991)는 MET를 개발하여, 전두엽 손상 클라이언트 3명을 대상으로 행동기반 집행능력 평가를 실시하였다. MET는 IQ가 정상 이상이고 기본 인지 검사가 가능한 사람들을 위해 개발되었다. 이 측정 방법은 역동적 일상 환경에서 복잡한 과제를 수행하는데 있어 행동의 비효율성 및 어려움을 평가하는 것이 목적이다.

Shallice와 Burgess(1991)에 따르면, MET는 전두엽 손상으로 인한 실생활의 기능적 손상을 잘 드러내는 과학적인 관찰 평가이다. Shallice와 Burgess는 MET의 개발로 집행능력 수행기반 검사의 가치를 연구하는 새로운 영역을 개척하였다. MET는 복잡하고 생소한 장 보기 및 정보 습득 과제를 시간 제한 및 규칙하에 수행하도록 함으로써, 집행능력의 손상을 파악한다(Burgess, 2000; Manchester et al., 2004; Shallice & Burgess, 1991).

MET 개발자들은 검사의 간단한 버전을 출시하였다(Alderman et al., 2003; Knight et al., 2002). 그러나 기본 형식과 간단한 형식 모두 복잡한 채점 시스템으로 인해 평가의 임상적 유용성이 제한되었다. MET 채점 시스템은 검사자 간 신뢰도가 낮고, 연구 환경에서 쉽게 사용할 수 있는 정량적 채점표를 만들어내지 못했다(Knight et al., 2002).

이러한 문제점에 직면하여, Dawson과 그의 동료들(2009)은 MET의 간단한 요소들을 조합하여 MET의 Baycrest 버전(Baycrest version of the MET, B-MET)을 개발하였고, 표준화된 채점 과정도 추가하였다. 따라서 B-MET의 신뢰도, 타당도 및 임상적 유용성이 높아졌다(Clark et al., 2012, 2017).

Morrison과 그의 동료들(2013)은 **MET 개정판**(MET-R)에서 MET의 채점표 문제를 개선하였다. 이 장의 핵심 주제인 MET-R은 객관적인 채점 지시문에 기반하여 일련의 정량적 점수를 제공한다. 또한 MET-R에 수행의 효율성 평가가 도입되었는데, 이는 경도 인지 손상 클라이언트와 건강 대조군 간에 유의미한 차이를 보여주었다. B-MET와 MET-R이 발표된 이래로 MET의 여러 가지 추가 버전들이 나왔다(Burns & Neville, 2016; Burns et al., 2018; Cipresso et al., 2014; Steverson et al., 2017; Valls-Serrano et al., 2018). 표 9.1은 MET의 전통적 발전 단계를 보여주고 있다.

신뢰도와 타당도

MET-R은 일상 환경에서 기능적 인지를 평가하고, 임상 환경에서는 작업치료사들이 사용하는 MET를 해석하는 도구로 개발되어 왔다. 이 검사는 비영리 병원에서 타당성이 검증되었으며, 작업치료사의 치료 계획수립에 도움을 주는 정량적 점수를 제공하는 표준화된 측정 도구이다(Morrison et al., 2013).

MET-R의 검사자 간 신뢰도는 검사 수행을 직접 관찰 또는 비디오 녹화 방법으로 실시하였다. 두 명의 다

표 9.1 MET의 개발 및 채점의 진화

MET 버전	검사 특징
MET (Shallice & Burgess, 1991)	전두엽 뇌손상 클라이언트의 행동 및 일상생활 손상을 파악하기 위함
MET-병원용(Hospital Version; Knight et al, 2002)	움직임과 행동, 정신 건강상의 이유로 공개된 장소에서 검사를 진행하기 어려운 사람들을 대상으로 함
MET-Simplified Version (Alderman et al., 2003)	신경 기능 장애가 있는 다양한 사람들을 위해 임상 환경에서 사용함
B-MET (Dawson et al., 2009)	MET-요약 버전을 바탕으로 한 병원용 평가 도구(표준 채점표 포함)
MET-R (Morrison et al., 2013)	MET-요약 버전기반 병원용 도구(표준화 채점표 및 지시와 수행 효율성 점수 포함)
가상현실 버전(Virtual MET; Cipresso et al., 2014)	걸어다니기 어려운 클라이언트를 대상으로 사용 또는 소요 시간을 줄이고 임상활용도를 높이기 위해 고안됨

른 검사자(한 명은 검사자이고, 한 명은 검사 관찰자)가 검사를 마치고, 10명의 MET-R 피검자를 관찰하였다. 연구자는 급내 상관관계 분석을 사용하여, 두 검사자의 MET-R 총점을 비교하였다(과제 완료 후, 총 규정 위반 수, 총 검사 장소의 수, 통과한 횟수, 소요 시간 등). 직접 관찰과 비디오 녹화 관찰 모두에 대해 채점된 검사의 모든 영역에서 급내 상관관계 상호계수는 1이었다.

연구자들은 25명의 경도 뇌졸중 클라이언트를 대상으로 21명의 건강 대조군(연령, 교육, 성별을 각각 맞춘 대상)과 MET-R를 실시 · 비교하면서 MET-R 타당도의 차별성을 조사하였다. 모든 검사의 구성요소에서 건강 대조군이 뇌졸중 클라이언트보다 좋은 결과를 나타냈으나, 건강 대조군 피검자들은 17개 중 15개의 과제를 완료하고 검사 중에 일부 규정을 위반한 것으로 드러났다. 경도 뇌졸중 클라이언트의 수행점수는 MET-R 구성요소에서 건강 대조군보다 점수가 매우 낮았으며, 특히 다음과 같은 결과를 보였다.

- 총 과제 완료($p<.001$)
- 규정 위반($p<.001$)
- 수행 효율성($p<.002$)

연구자들은 MET-R 과제 완료 점수와 수행기반 집행능력 평가(7장 참조)인 집행능력 수행 검사(Executive Function Performance Test, EFPT; Baum et al., 2008)의 총점을 비교함으로써 연속 타당도를 확정하였다. 상관계수는 .55이다. 검사자의 특성, 검사 요구사항, 검사 환경의 구조 단계를 고려하여 중간정도의 상관관계가 예상되었다.

표적 집단

MET-R은 경도 뇌졸중 클라이언트를 대상으로 타당성을 검사하였다. 작업치료사들은 다양한 인지 장애가 있는 경도 인지 장애(Mild Cognitive Impairment, MCI) 성인 클라이언트들을 평가하는데, MET-R을 사용하였다. 이 클라이언트들은 다른 인지 선별 측정 방법들[몬트리올 인지 평가(Montreal cognitive assessment; Nasreddine et al., 2005), 간단한 정신검사 도구(mini-mental state examination; Folstein et al., 1975), 정신상태 검사를 위한 간단한 인터뷰(brief interview for mental status; Saliba et al., 2012), 세인트루이스 대학 정신상태 측정(St. Louis University mental status scale; Tariq et al., 2006)]에서는 정상 범위의 결과가 나왔다. MCI 클라이언트들은 더욱 포괄적인 학습과 기억력 관련 신경 심리 측정 방법에서는 좋은 결과를 보일 때가 많다.

기능적 인지 평가의 위계적인 접근이 시사하는 바는 MET-R이 ADL은 혼자서 완벽하게 수행하지만 IADL을 수행하는데는 어려움을 겪는 사람들에게 사용하기 적합하다는 것이다. 경도 및 중증 손상 클라이언트들을 위한 수행기반 평가 프로토콜을 난이도별로 정리하면 다음과 같다.

- ADL 측정(예: FIM®)
- IADL 측정(예: EFPT)
- 고난도의 집행능력 측정(예: MET-R)

ADL 문제를 보이는 클라이언트들은 재활 서비스를 권유받으며, 이 과정에서 인지 기능 및 집행능력 평가도 함께 실시한다. 그러나, FIM과 같은 ADL 측정법은 약간의 집행능력 손상 클라이언트에게는 변별력이 없을 수도 있다. 따라서, 사회 생활에서 기능적 인지의 독립 여부를 예측하려면 더욱 심층적인 검사가 필요하다.

진행

MET-R는 Morrison 등(2013)이 자세히 소개한 바 있으며, 검사 진행 및 채점 관련 매뉴얼은 영상 9.1에 소개되었다(영상 9.1, https://aotaorg-my.sharepoint.com/:v:/g/personal/aricci_aota_org/EQvMtYK35Qp-FoiAVAx3smEcBmJ8vqj4UuUUfAckJVKk-Qw?e=DYQsgm). 또한 MET-R 매뉴얼은 임상에서 MET-R를 검사해 보고자 하는 작업치료사들에게 필요한 정보를 제공한다. 검사를 진행하기에 앞서 검사자는 피검자들에게 지시와 규칙에 관한 매뉴얼을 읽어보도록 지시한다. 이

붙임 9.1 MET-R: 과제 리스트

다음 과제를 완료해야 한다(순서무관).

- 안내데스크에서 정보를 수집하여 필요한 과제를 한다.
- 사탕 4개를 구입한다(1가지 항목).
- 안부 인사 카드 한 장을 구입한다.
- 코카콜라를 산다.
- 김철수에게 286-1619로 전화해서 당신이 어디 있는지, 당신이 누구인지, 지금 시간은 몇 시인지를 말한다.
- 천명탁 박사에게 보낼 우편을 검사자에게 남긴다.
- 아래 정보를 알아내야 한다.
- 유니폼 가게가 목요일에 문을 닫는 시간은 몇 시인가요? ____________________
- 선물 가게가 금요일에 문을 여는 시간은 몇 시인가요? ____________________
- 프링글스칩 한 세트 가격은 얼마인가요? ____________________
- 예배실은 어디 있나요? ____________________

과제를 시작하고 10분이 경과하면, 분수대로 나와 시간을 말해주어야 한다.
당신이 과제를 언제 마쳤는지 말해주어야 한다.

과제를 하면서 다음 규칙을 준수해야 한다.

1. 이 과제 모두를 수행해야 하지만 순서는 상관없다.
2. 비용은 4,500원 이내로 써야 한다.
3. 병원 로비 내에서 이동해야 한다(1층).
4. 병원 진찰실 또는 '관계자외 출입금지' 지역은 가면 안 된다.
5. 한 가게에서 2개까지만 물건을 살 수 있다.
6. 과도하게 서두르지 않고 최소한의 시간 내에 과제를 끝낸다.
7. 이미 갔던 지역에 다시 가지 않는다(선물 가게 등).
8. 과제 이외에는 진행요원에게 말을 걸지 않는다.

검사자: 김수일 박사

천명탁 박사
신경의학과
종로구 63번지

출처: "Multiple Errands Test-Revised (MET-R): A Performance-Based Measure of Executive Function in People With Mild Cerebrovascular Accident," by M. T. Morrison et al., 2013, *American Journal of Occupational Therapy, 67,* pp. 460–468. Copyright © 2013 by the American Occupational Therapy Association. Used with permission.

과정 이후에 검사자는 지시사항을 충분한 시간을 가지고 검토한 후, 준비가 되었을 때 검사를 시작하도록 한다. 검사 지시 내용은 붙임 9.1을 참조한다.

검사를 시작하면서 피검자는 생소하면서도 실제와 비슷한 환경에서 비표준화된 과제 몇 가지를 수행해야 한다. 과제는 간단한 일상 과제이고 수행하는 순서는 피검자가 정한다. 비표준화된 양식은 일반적인 신경 심리 및 테이블 검사와 MET-R의 중요한 차이점이다.

피검자가 검사 구성요소를 수행하는 순서는 그들의 수행 효율성에 의해 결정한다. 왜냐하면 과제를 장소별로 묶거나 검사 규정에 맞추어 조정하는 일이 포함되기 때문이다. 순서대로 과제를 수행하는 전략을 적용한 피검자가 MET-R을 하는 도중에 추가 규정 위반을 하지 않고, 남은 과제를 마치려면 전략을 바꿔야 함을 깨닫기도 한다. 또한 피검자는 시험을 시작 몇 분 후에 예상 과제를 완료해야 함을 기억해야 한다.

MET-R은 난이도가 높은 과제이다. 걸어다니기도 하고 낯선 사람과 소통하기도 하는 환경에서 진행되기 때문이다. 또한 피검자는 여러 가지 과제를 수행하고, 돈을 관리 및 계산하며, 모든 검사를 완료하는 과정을 머릿속으로 기억하기도 한다. 붙임 9.2에 과제 및 위치 등의 사례가 나와있다. 피검자는 수행에 도움이 되는 지도를 받으며(붙임 9.3), 검사자는 기록을 위한 지도를 사용한다(붙임 9.4).

채점

채점 시스템은 기존에 주관적 해석을 위주로 하는 방법에서 좀더 실질적이고 구조화된 방식으로 진화함으로써 검사의 신뢰도와 임상적 유용성을 높였다(Morrison et al., 2013). 검사자는 피검자의 행동을 정성적으로 해석하기보다, 정량적 점수를 만들어낼 수 있는 수행 효율성 가치(performance efficiency value)를 포함한 정량적 데이터를 모은다. 채점 시스템은 환경 탐사를 요하는 폭넓은 학습 및 기억력 과제를 위한 정성적 자료를 객관화하기 위하여, 인지 신경 과학에서 사용하는 채점 방법을 사용한다(O'Keefe & Nadel, 1979).

검사를 수행하는 동안, 검사자는 피검자를 따라다니며 관찰 내용을 채점하고(붙임 9.4), 채점표(붙임 9.5)를 활용한다. MET-R에는 다음과 같은 채점 내용이 있다.

- 총 소요 시간
- 총 방문 장소 횟수
- 완료 과제의 횟수
- 건너뛴 과제의 횟수
- 규정 위반 횟수

표 9.2에 각 채점 항목에 관한 자세한 내용이 설명되어 있다.

붙임 9.2 MET-R: 장소별 수행 과제

안내데스크	선물 가게	복도	자판기	공중전화부스
• 안내데스크에서 검사자로부터 정보 수집 • 필요한 조치 수행 • 유니폼 가게가 목요일에 문 닫는 시간은? • 예배실 위치는?	• 사탕 4개 구입(1항목) • 선물 가게가 금요일에 문 여는 시간은? • 프링글스칩 한 세트 가격은? • 카드 한 장을 구입	• 과제 종료 후, 검사자에게 말함 • 과제 시작 후 10분 경과 후에 분수대에서 만남 • 시간을 말함 • 천명탁 박사에게 보낼 우편물을 검사자에게 남김	• 코카콜라 구입	• 김철수에게 286-1619로 전화 • 당신이 어디있는지 말함 • 당신이 누구인지 말함 • 지금 현재 시간을 말함

출처: "Multiple Errands Test-Revised (MET-R): A Performance-Based Measure of Executive Function in People With Mild Cerebrovascular Accident," by M. T. Morrison et al., 2013, *American Journal of Occupational Therapy, 67*, pp. 460-468. Source. From Weekly Calendar Planning Activity Part I: Introduction and Overview [video file], by J. Toglia and A. Lussier, November 29, 2017. Retrieved from https://youtu.be/rJ4Czn17y0M.

붙임 9.3 MET-R: 피검자의 지도

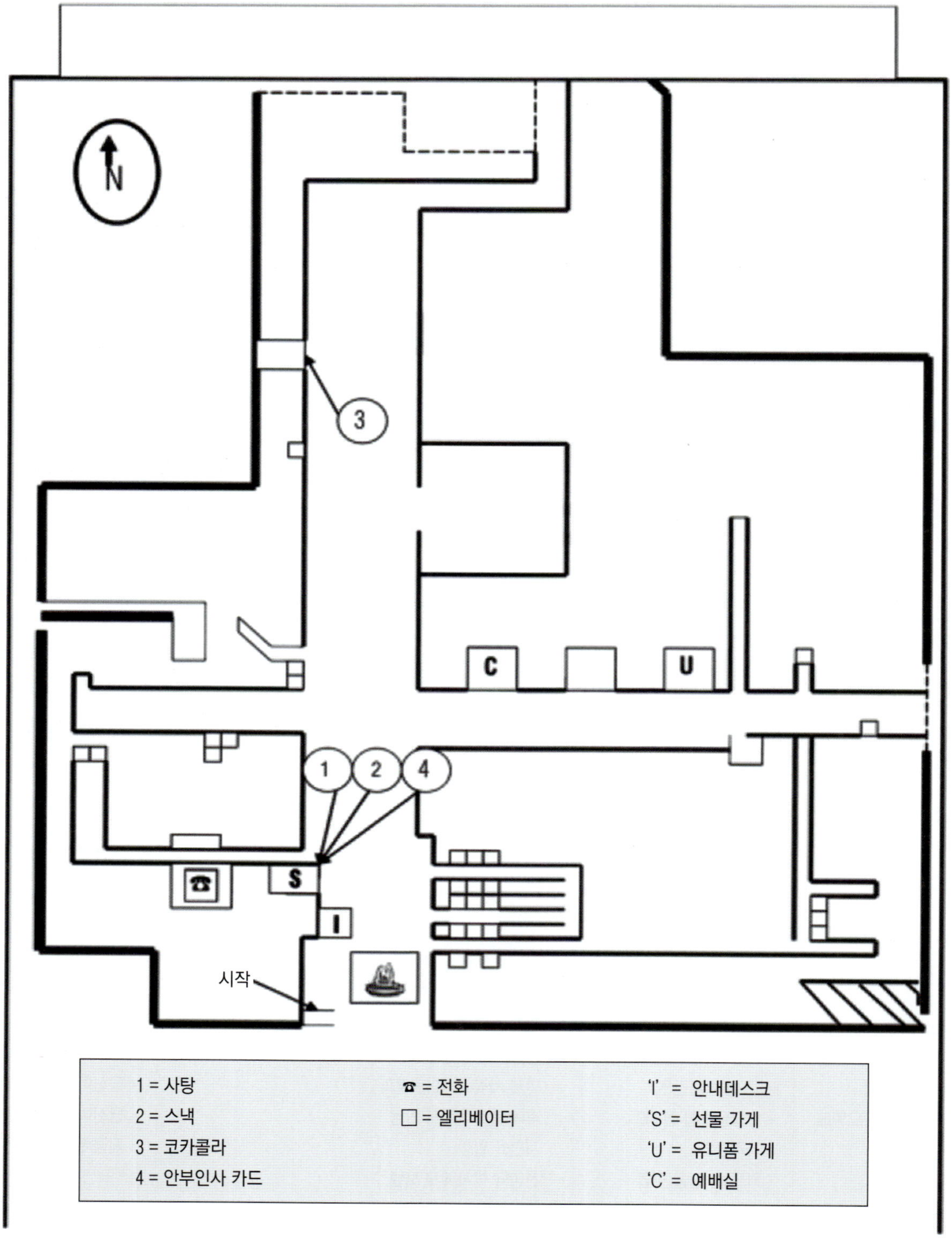

출처: "Multiple Errands Test-Revised (MET-R): A Performance-Based Measure of Executive Function in People With Mild Cerebrovascular Accident," by M. T. Morrison et al., 2013, *American Journal of Occupational Therapy, 67,* p. 463. Copyright © 2013 by the American Occupational Therapy Association. Reprinted with permission.

붙임 9.4 MET-R: 검사자의 수행 지도 관찰

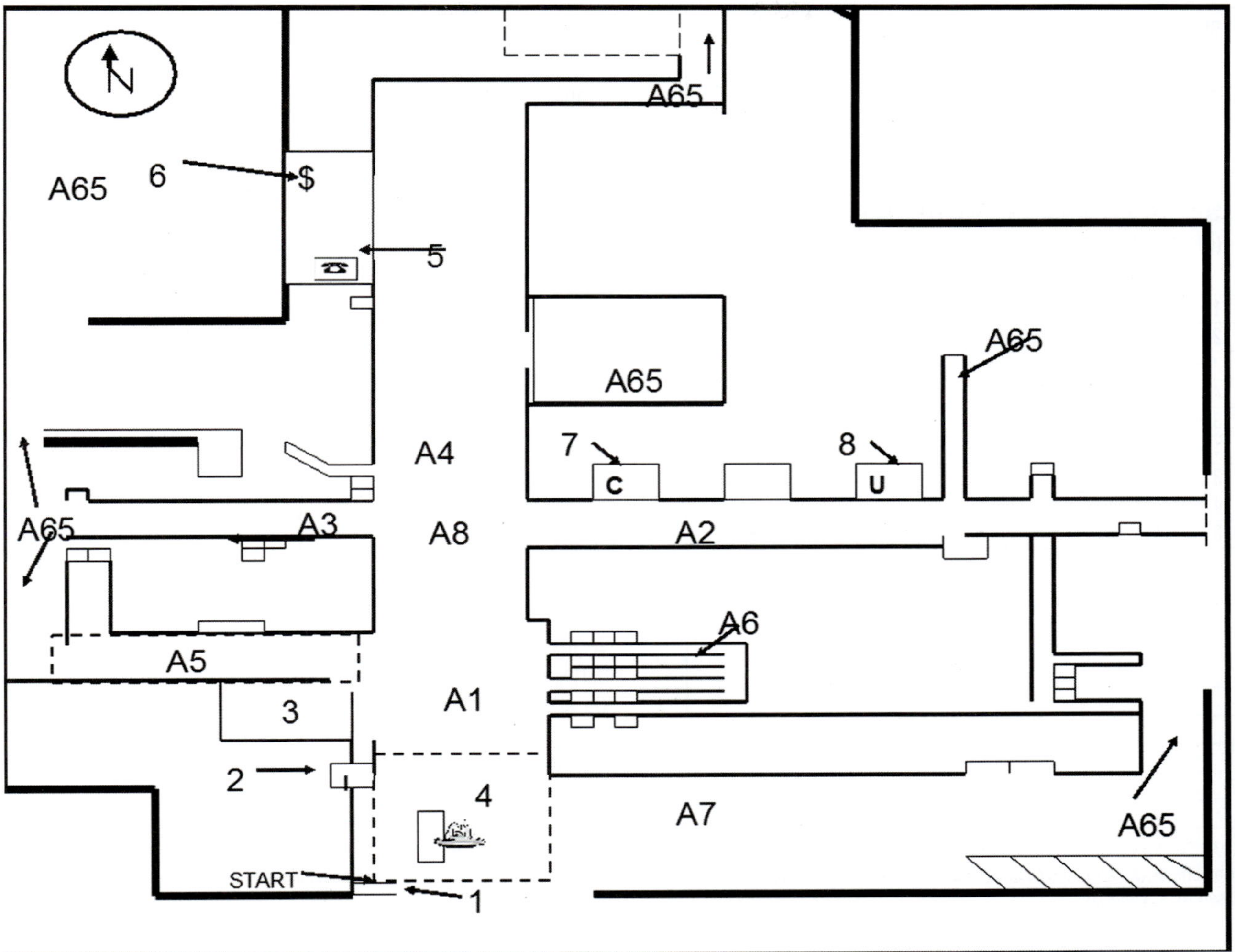

출처: "Multiple Errands Test-Revised (MET-R): A Performance-Based Measure of Executive Function in People With Mild Cerebrovascular Accident," by M. T. Morrison et al., 2013, *American Journal of Occupational Therapy, 67,* pp. 460–468. Copyright © 2013 by the American Occupational Therapy Association. Used with permission.

검사 점수는 수행 효율성 점수 결과에 대한 비율로 환산한다. 수행 효율성 점수는 정상 범위를 0~1로 기술하여, 최고점을 1.0으로 정한다. 수행 효율성은 다음 공식을 따라 계산된다.

1. 첫 번째 단계는 최적 또는 이상적인 점수를 계산하는데, 이것은 모든 과제를 완료하고 가장 적은 장소를 방문하는 것이다. 이 점수를 **수행 효율성**(performance efficiency)이라 부르고 다음의 공식대로 계산한다.

   수행 효율지수 = (과제 수; 최소 방문횟수)
   = 관리자로서의 이상치

2. 두 번째 단계는 방정식에서 'ideal value as denominator'를 구하는 것이다; (실제 완료한 과제 수)/(실제 방문한 횟수)/관리자로서의 이상치

문서화

채점 양식에는 피검자의 인구학적 특징, 기분, MET-R을 완료하는데 필요한 기술의 사전 평가 결과 등이 기록된다. 붙임 9.5에 샘플 MET-R 양식이 나와있다.

붙임 9.5 MET-R: 검사자의 채점표

일자: 2004년 7월 29일 검사자: 김박사 클라이언트 ID: JDR75	시작 시간: 오후 2시 만남 시간: 오후 2시 15분 종료 시간: 2시 30분 총 소요 시간: 30분	모든 과제 완료 ______ 일부 과제 완료 ___×___ 모든 과제 미완료 ______	검사자에게 말걸기(빈도) IIII 소요비용: ___52,500원 ____

방문 지역 & 과제 시도 횟수 (지도 위치 참고)
(예: 코카콜라 사기)

	재방문
1 – 콜라	
2 – 철수는 어디에 있는지	
– 철수는 누구인지	
A1 – 없음	
3 – 유니폼 가게 닫는 시간, 선물 가게 여는 시간	
1 – 프링글스	R
3 – 없음	R
4 – 검사자 만나기	
3 – 사탕	R

	과제 완료:	패스
___	검사자에게 정보수집	___
___	수집–필요한 조치	___
×	사탕 4개 구입	3
___	카드 구입	___
×	콜라 구입	1
×	프링글스 가격	2
×	철수에게 전화	1
×	철수: 어디	1
×	철수: 누구	1
___	철수: 시간	___
___	우표 있는 주소 카드	___
___	천박사에게 우편	___
×	닫는 시간: 유니폼 가게	1
×	여는 시간: 선물 가게	1
___	예배실 위치	___

지도

관찰: II

마크:
III

총 사용: 5

과제 목록/규칙

관찰: I

마크:
III

총 사용: 4

과제 목록 세트

관찰:

출처: "Multiple Errands Test-Revised (MET-R): A Performance-Based Measure of Executive Function in People With Mild Cerebrovascular Accident," by M. T. Morrison et al., 2013, *American Journal of Occupational Therapy, 67,* pp. 460–468. Copyright © 2013 by the American Occupational Therapy Association. Used with permission.

해석 및 중재 고려사항

다양한 MET-R 구성 점수는 인지 부하가 큰 복잡한 과제 수행 능력]을 포괄적으로 평가한 결과를 보여준다. 각 MET-R 점수(규정 위반, 방문한 장소 횟수, 과제를 통과한 횟수, 과제 완료 횟수, 소요 시간)를 통해 작업치료사는 인지 관련 도움 없이 기구를 사용한 복잡한 활동의 수행 능력 여부를 판단할 수 있다. MET-R 채점 기준은 만점은 1점, 가장 낮은 점수는 0점이다.

수행 효율성 점수는 집행능력에서는 잘 보이지 않지만, 생활에 중요한 부분이 손상되어 있는지 평가하는데 매우 가치있는 평가 자료가 된다. 수행 효율성은 완료된 과제의 수와 방문한 장소의 수를 반영한 정량적 비율이다. 경도 뇌졸중이 있는 클라이언트들의 연구에서(Morrison et al., 2013), 17개 과제를 5개 장소를 방문하며 완료한 경우, 완벽한 수행 효율성이 된다(17/5 = 3.4). 과제 완료율 3.4는 검사에 포함된 특정한 장소 및 과제인지 여부에 따라 바뀔 수 있다.

이 사례에서, 핵심 정보는 총 과제 개수(17)와 과제를 완료하는데 요구되는 최소 방문 횟수(5)이다(표 9.2). 이 완벽한 수행 효율성을 기준으로 피검자의 수행 효율성 점수를 구할 수 있다. 17개 과제를 수행하면서 5개 장소를 방문했다면 1점, 17개 과제를 수행하면서 5개 이상의 장소를 방문한다면 0점에 가까워진다.

대부분의 경우, 검사자는 완벽하지 못한 수행에 대한 점수를 채점해야 한다. 예를 들어, 12개 과제를 끝내면서 6개 장소를 방문한 피검자는 수행 효율성 점수가

표 9.2 MET-R: 채점 목록 및 정의

채점 목록	정의
과제완료 총 시간	피검자가 과제를 시작하고 완료 후, 검사자에게 이야기할 때까지의 시간
방문한 장소 횟수	과제와의 관련성과 상관 없이 방문한 장소의 총 횟수
완료한 과제 수	주어진 과제 중 완료한 과제의 개수
건너뛴 횟수	피검자가 과제와 관련된 장소를 방문한 횟수
규정 위반 횟수	지시를 어긴 횟수

출처: "Multiple Errands Test-Revised (MET-R): A Performance-Based Measure of Executive Function in People With Mild Cerebrovascular Accident," by M. T. Morrison et al., 2013, *American Journal of Occupational Therapy, 67,* p. 464. Copyright © 2013 by the American Occupational Therapy Association. Used with permission

0.59이다. 이는 총 완료 과제에서 방문 횟수를 나누고 (12/6), 그것을 완벽한 효율성 점수로 또 나누어 계산한다(12/6)/3.4 = .59. 작업치료사는 수행 효율성 점수와 규정 위반 횟수(높거나 낮거나), 총 검사 소요 시간을 함께 감안하여 피검자의 수행 능력을 평가한다.

지역사회 환경에서 집행능력이 떨어지는 사람들은 낙상, 운동기구 관련 사고, 약 복용 오류, 재정 관련 실수 등 기능적 인지의 어려움을 겪을 가능성이 높다(Morrison et al., 2013). MET-R 결과가 좋지 않은 사람들과 임상 인터뷰를 해보면 발병전 기능 활동과 비교하여 작업 수행에 어려움이 커진 경우가 많다(Morrison et al., 2013). 또한 작업수행 시 여러 가지 변화[시간관리 미흡, 충동적 · 회피적 성향의 행동 또는 위험한 행동 등 가정에서 낙상, 운동기구 관련 사고, 과제를 서둘러 하는 경향, 복잡한 활동(IADL 등)에서 잦은 오류를 범하는 등]를 보이는 것을 알 수 있다.

집행기능 손상 클라이언트들은 종종 기능적 변화를 인식하여 기분이 다운되고 염려가 늘어나기도 한다. 작업치료사들은 과제 분석과 작업수행에 관한 깊은 지식을 가지고 있으므로 이러한 클라이언트들을 가장 잘 도와줄 수 있다. 그러므로 집행기능 손상 클라이언트들은 수준 높고 효과적 · 포괄적인 접근을 통해 치료를 받을 수 있다.

References

Alderman, N., Burgess, P. W., Knight, C., & Henman, C. (2003). Ecological validity of a simplified version of the Multiple Errands Shopping Test. *Journal of the International Neuropsychological Society, 9*(1), 31-44. https://doi.org/10.1017/S1355617703910046

Baum, C. M., Connor, L. T., Morrison, T., Hahn, M., Dromerick, A. W., & Edwards, D. F. (2008). Reliability, validity, and clinical utility of the Executive Function Performance Test: A measure of executive function in a sample of people with stroke. *American Journal of Occupational Therapy, 62,* 446-455. https://doi.org/10.5014/ajot.62.4.446

Berg, E. A. (1948). A simple objective technique for measuring flexibility in thinking. *Journal of General Psychology, 39,* 15-22. https://doi. org/10.1080/00221309.1948.9918159

Burgess, P. W. (2000). Strategy application disorder: The role of the frontal lobes in human multitasking. *Psychological Research, 63,* 279-288. https://doi.org/10.1007/s004269900006

Burns, S. C., & Neville, M. (2016). Cognitive assessment trends in home health care for adults with mild stroke. *American Journal of Occupational Therapy, 70,* 7002290020. https://doi.org/10.5014/ajot. 2016.016543

Burns, S. P., Pickens, N. D., Dawson, D. R., Perea, J. D., Vas, A. K., Marquez de la Plata, C., & Neville, M. (2018). In-home contextual reality: A qualitative analysis using the Multiple Errands Test Home Version (MET-Home). *Neuropsychological Rehabilitation.* https://doi.org/10.1080/09602011.2018.1431134

Cipresso, P., Albani, G., Serino, S., Pedroli, E., Pallavicini, F., Mauro, A., & Riva, G. (2014). Virtual Multiple Errands Test (VMET): A virtual reality- based tool to detect early executive functions deficit in Parkinson's disease. *Frontiers in Behavioral Neuroscience, 8,* 405. https://doi. org/10.3389/fnbeh.2014.00405

Clark, A., Anderson, N. D., Arshad, S., & Dawson, D. R. (2012). Improving the discriminability of the Baycrest Multiple Errands Test. *Stroke, 43,* E120.

Clark, A. J., Anderson, N. D., Nalder, E., Arshad, S., & Dawson, D. R. (2017). Reliability and construct validity of a revised Baycrest Multiple Errands Test. *Neuropsychological Rehabilitation, 27,* 667-684. https://doi.org/10.1080/09602011.2015.1117981

Dawson, D. R., Anderson, N. D., Burgess, P., Cooper, E., Krpan, K. M., & Stuss, D. T. (2009). Further development of the Multiple Errands Test: Standardized scoring, reliability, and ecological validity for the Baycrest version. *Archives of Physical Medicine and*

Rehabilitation, 90(Suppl.), S41–S51. https://doi.org/10.1016/j.apmr.2009.07.012

Diamond, A. (2013). Executive functions. *Annual Review of Psychology, 64*, 135–168. https://doi.org/10.1146/annurev-psych-113011-143750

Folstein, M. F., Folstein, S. E., & McHugh, P. R. (1975). "Mini-Mental State": A practical method for grading the cognitive state of patients for the clinician. *Journal of Psychiatric Research, 12*, 189–198. https:// doi.org/10.1016/0022-3956(75)90026-6

Gioia, G. A., Isquith, P. K., Guy, S. C., & Kenworthy, L. (2000a). *Behavior Rating Inventory of Executive Function*. Lutz, FL: PAR.

Gioia, G. A., Isquith, P. K., Guy, S. C., & Kenworthy, L. (2000b). Behavior Rating Inventory of Executive Function. *Child Neuropsychology, 6*, 235–238. https://doi.org/10.1076/chin.6.3.235.3152

Granger, C. V., Hamilton, B. B., Linacre, J. M., Heinemann, A. W., & Wright, B. D. (1993). Performance profiles of the Functional Independence Measure. *American Journal of Physical Medicine and Rehabilitation, 72*, 84–89. https://doi.org/10.1097/00002060-199304000-00005

Knight, C., Alderman, N., & Burgess, P. W. (2002). Development of a simplified version of the Multiple Errands Test for use in hospital settings. *Neuropsychological Rehabilitation, 12*, 231–255. https:// doi.org/10.1080/09602010244000039

Manchester, D., Priestley, N., & Jackson, H. (2004). The assessment of executive functions: Coming out of the office. *Brain Injury, 18*, 1067– 1081. https://doi.org/10.1080/02699050410001672387

Morrison, M. T., Giles, G. M., Ryan, J. D., Baum, C. M., Dromerick, A. W., Polatajko, H. J., & Edwards, D. F. (2013). Multiple Errands Test-Revised (MET-R): A performance-based measure of executive function in people with mild cerebrovascular accident. *American Journal of Occupational Therapy, 67*, 460–468. https://doi.org/10.5014/ajot. 2013.007880

Nasreddine, Z. S., Phillips, N. A., Bedirian, V., Charbonneau, S., Whitehead, V., Collin, I., . . . Chertkow, H. (2005). The Montreal Cognitive Assessment, MoCA: A brief screening tool for mild cognitive impairment. *Journal of the American Geriatrics Society, 53*, 695– 699. https://doi.org/10.1111/j.1532-5415.2005.53221.x

O'Keefe, J., & Nadel, L. (1979). Precis of O'Keefe & Nadel's The hippocampus as a cognitive map. *Behavioral and Brain Sciences, 2*, 487– 494. https://doi.org/10.1017/S0140525X00063949

Roth, L. I. P., Gioia, G. A., Besnard, R. J., & Le Gall, D. (2013). E-BRIEF. *Human Development, 89*, 865–874.

Saliba, D., Buchanan, J., Edelen, M. O., Streim, J., Ouslander, J., Berlowitz, D., & Chodosh, J. (2012). MDS 3.0: Brief Interview for Mental Status. *Journal of the American Medical Directors Association, 13*, 611–617. https://doi.org/10.1016/j.jamda.2012.06.004

Shallice, T., & Burgess, P. W. (1991). Deficits in strategy application following frontal lobe damage in man. *Brain, 114*, 727–741. https:// doi.org/10.1093/brain/114.2.727

Steverson, T., Adlam, A. R., & Langdon, P. E. (2017). Development and validation of a modified Multiple Errands Test for adults with intellectual disabilities. *Journal of Applied Research in Intellectual Disabilities, 30*, 255–268. https://doi.org/10.1111/jar.12236

Stroop, J. R. (1935). Studies of interference in serial verbal reactions. *Journal of Experimental Psychology, 18*, 643–662. https://doi.org/ 10.1037/h0054651

Tariq, S. H., Tumosa, N., Chibnall, J. T., Perry, M. H., III, & Morley, J. E. (2006). Comparison of the Saint Louis University Mental Status examination and the Mini-Mental State Examination for detecting dementia and mild neurocognitive disorder-A pilot study. *American Journal of Geriatric Psychiatry, 14*, 900–910. https://doi.org/10.1097/01.JGP.0000221510.33817.86

Valls-Serrano, C., Verdejo-Garcia, A., Noel, X., & Caracuel, A. (2018). Development of a contextualized version of the Multiple Errands Test for people with substance dependence. *Journal of the International Neuropsychological Society, 24*, 347–359. https://doi.org/ 10.1017/S1355617717001023

10

복잡한 과제 수행 평가

Complex Task Performance Assessment

ANNA E. BOONE, MSOT, PhD, OTR/L,
TIMOTHY J. WOLF, OTD, PhD, OTR/L, FAOTA

학습목표

- 복잡한 과제 수행 평가(Complex Task Performance Assessment, CTPA)의 배경 및 이론적 근거에 대해 이해한다.
- CTPA를 시행하는 표준화된 절차에 대해 설명한다.
- CTPA로 평가하는 것이 적합한 클라이언트를 식별한다.
- CTPA 결과와 치료계획에 미치는 영향에 대해 이해한다.

주요 용어 및 개념

- 복잡한 과제 수행 평가(Complex task performance assessment, CTPA)
- 기능-인지 평가(Functional-cognitive assessment)
- 경도 인지 손상(Mild cognitive impairment, MCI)
- 미래 기억(Prospective memory)

서론

복잡한 과제 수행 평가(Complex Task Performance Assessment, CTPA; Wolf et al., 2008, 2017)는 다음의 3가지 필요에 의해 개발되었다.

1. 전통적인 신경 심리 평가의 한계
2. 작업과제를 기반으로 한 수행기반 기능적 인지 평가 부재
3. MET (Multiple Errands Test)의 한계

CTPA는 작업과제의 기능적 인지 수행기반 평가(Performance-Based Test, PBT)이다. **기능적 인지 평가**(functional-cognitive assessment)는 실생활 활동 및 맥락에서 종합적인 인지 과정(collective cognitive processes)을 평가한다. 반면에 전통적인 신경 심리학적 평가는 인지 구성요소를 분리하여 평가하기 때문에 일상생활에서의 기능을 예측하기는 어려웠다(4장 참조; Lezak, 1982). CTPA가 개발될 때까지 작업업무와 관련된 과제의 맥락에서 집행능력(Executive Function, EF)을 측정하는 수행기반 평가는 없었다.

생산적인 연령대에 속해있는 경도의 신경학적 손상 및 장애가 있는 클라이언트들에게 작업과제에서 집행능력을 엄격하게 평가하는 것은 매우 중요하다. 포괄적인 선별 검사나 일상생활 과제로 구성된 수행기반 검사만으로는 인지 손상이 드러나지 않을 수 있기 때문이다. 대표적으로 경도 뇌졸중 클라이언트를 예로 들 수 있다.

뇌졸중의 발병 연령이 낮아지고 있는데, 절반 이상이 65세 이전에 발병하고, 3분의 1 이상은 55세 이전에 발병한다. 은퇴 연령은 높아지는데, 뇌졸중 발병 연령은 낮

아짐으로 인해 점점 많은 사람들이 뇌졸중 이후에도 직장에 복귀해야 하는 상황이 되었다(Mermin et al., 2007; Wolf et al., 2009).

일반적으로 중증 신경 장애 클라이언트들은 선별 검사를 통해 인지 장애를 감별해 낼 수 있다. 그러나 경도 신경 장애 클라이언트들은 선별 검사에서 인지적으로 정상 범위로 판별될 때가 자주 있으므로 정확한 판별을 위해서는 수행기반 검사를 사용해야 한다(Lezak, 1982). 경도 인지 장애(Mild Cognitive Impairment, MCI)는 경도 신경학적 손상을 동반한다. MCI는 전통적인 선별 검사로 식별되지 않는 인지적으로 미묘한 감소를 보이지만, 작업수행에는 큰 영향을 줄 수 있다. PBT는 직장 복귀 가능성뿐만 아니라, 가정 및 사회로의 복귀 가능성을 판단하기 위해 필요하다.

또한 CTPA는 MET의 한계를 해결하기 위해 개발되었다. MET는 높은 수준(high level)의 인지 기능을 구별하기 위해 Shallice와 Burgess(1991)가 개발하였다. 원래 Shallice와 Burgess는 신경학적 손상이 있는 사람의 임상적 증상과 그들의 표준화된 신경 심리 검사의 집행능력 검사 결과 간에 차이가 있음을 발표하였다. 신경 심리 검사에서는 인지 장애가 약간 혹은 발견되지 않았지만, 일상생활에서는 심각한 손상이 있는 사람들이 있었다.

MET는 기본적으로 생태학적 심리학에 근거를 두고 있으며, Egon Brunswik(1955)이 처음으로 설명한 생태학적 타당도(ecological validity)라는 개념과 관련이 있다. Brunswik은 행동을 이해하기 위해서, 작업치료사들은 생태학적 접근을 사용하여 제한 설정이 없는 일상생활에서 자유로운 행동을 관찰해야 한다고 주장하였다. 1991년부터 MET가 엄격하게 실행되어 왔으며 여러 가지 버전이 임상에서 개발되어 사용되고 있다(자세한 내용은 9장 참조). 그러나 MET는 다음과 같은 이유로 임상현장에서 폭넓게 사용되지는 않고 있다.

- 특정 시간과 공간 필요
- 반복 검사 시, 학습효과를 배제하기 위한 대체양식이 없음
- MET를 사용하는 장소에서 그 장소에 맞게 재개발해야 하는 환경 구성요소(Wolf et al., 2017).

CTPA는 MET와 동일한 이론, 채점, 멀티태스킹 기준으로 개발되었다(표 10.1). 그러나 실제로 임상현장에서 시간 내에서 수행할 수 있도록 개발되었다(Burgess, 2000).

CTPA 구조

CTPA는 동시에 수행되는 2개의 주요 과제로 구성된다; (1) 장부기입–재고관리, (2) 전화 메시지 과제(Wolf et al., 2008). 장부기입–재고관리 과제는 클라이언트가 도서관에서 사무 업무를 하듯이 연체된 책과 비디오의 연체료 및 대체 수수료를 계산한다. 그런 다음 클라이언트는 책이나 비디오를 빌린 사람이 연체료나 대체 수수료를 내야 하는지를 결정해야 한다.

장부기입 과제를 수행하면서 전화 메시지 과제를 완료하기 위해서 클라이언트는 다음과 같은 세 가지 수준의 음성 메시지를 듣고 적절히 반응해야 한다.

1. 수준 1. 음성 메시지를 노트에 기록한다.
2. 수준 2. 추가된 메시지를 듣고 주소 또는 이름 변경사항을 기록한다.
3. 수준 3. 수수료가 맞게 책정된 것인지를 묻는 문의 전화이다. 클라이언트는 우편물 수취인 명부와 자료를 비교하여, 메시지의 정확성을 판단하고, 장부기입 과제에서 명단에 수수료를 포함시킬지 여부를 결정한다.

CTPA에는 2가지 구성요소가 포함되어 있는데, **미래 계획 기억**(prospective memory) 사용과 향후에 의도된 행동을 회상할 수 있는 능력이다.

1. 첫 번째는 사건기반 미래 계획 기억 요소로, 'Katie Huiell'이 전화했을 때, 클라이언트는 검사자에게 바로 전달해야 한다.
2. 두 번째는 시간기반 미래 계획 기억 요소로, 클라이언트는 10분이 지났을 때와 평가를 완료했을 때, 구두 보고를 해야 한다.

MET의 구조에 따라 클라이언트가 준수해야 하는 규칙이 있다. CTPA는 클라이언트가 다음의 5가지 규칙을 이행해야 한다.

표 10.1 Burgess(2000) 멀티태스킹 개념 및 CTPA와의 연결성

멀티태스킹 개념	정의	CTPA 구성요소
많은 과제	개별적이고 다양한 다수의 작업을 완료해야 한다.	재고관리 시트를 사용하고, 모든 전화 메시지에 응답하며, 미래 계획 기억을 사용하여 시간 및 이벤트를 수행한다.
교대로 과제를 섞어서 진행	열중하면서도 시간 효율성을 고려해서 수행해야 한다.	재고관리 활동과 전화 메시지 보내기를 동시에 수행해야 한다.
한 번에 하나의 과제	인지적 · 신체적 제약으로, 한 번에 한 가지 과제만 수행 가능하다.	피검자는 재고관리를 기록하는 동안 전화 메시지를 작성할 수 없다.
중단 및 예상치 못한 결과	때로는 우선순위가 높은 예측하지 못한 중단이 발생하는 등 항상 계획대로 진행되지 않을 수 있다.	CD 전체에 걸쳐 전화 메시지가 간헐적으로 있다.
지연된 의도	과제로 복귀할 시간이 이미 지나고 있는데, 신호를 주지 않은 상황을 말한다.	사건의 시간과 미래 계획 기억 과제를 수행한다 (예: 10분이 지나면 검사자에게 이야기함).
다양한 과제 특성	대게 과제는 우선순위, 난이도, 과제 수행의 소요 시간이 다르다.	모든 과제는 소요 시간이 서로 다르며 재고관리가 활동의 핵심이다.
스스로 결정한 목표	적절한 수행을 스스로 결정한다.	피검자는 과제를 완료하면 검사자에게 통보한다.
즉각적 피드백 없음	많은 실험실에서 피검자들이 받는 즉각적인 피드백은 없다. 일반적으로 오류가 발생해도 알려주지 않는다.	피검자는 검사자로부터 검사 중의 수행이 맞았는지 틀렸는지에 대한 피드백을 받지 않는다. 피검자 스스로 결정을 내려야 한다.

CTPA = Complex Task Performance Assessm.ent.
출처: "Initial Development of a Work-Related Assessment of Dysexecutive Syndrome: The Complex Task Performance Assessment," by T. J. Wolf, T. Morrison, & L. Matheson, 2008, *Work, 31,* p. 224. Copyright © 2008 by IOS Press. Adapted with permission of IOS Press. The article is available at IOS Press through https://content.iospress.com/articles/work/wor00726.

1. 검사자에게 말을 걸 수 없다.
2. 평가 중에 다른 사람에게 전화를 걸 수 없다.
3. 메시지를 다시 들을 때는 한 번만 재생할 수 있고, CD 플레이어를 직접 만지지 않고, 검사자에게 요청해야 한다.
4. 지침서를 가능한 한 여러 번 검토할 수 있으나, 지침서에 표시는 할 수 없다.
5. 색인 카드, 주소 목록, 자료에 어떤 표시도 할 수 없다(메모할 수 있는 접착식 메모지가 제공됨).

CTPA는 경도 뇌졸중 클라이언트와 건강 대조군 클라이언트의 소규모 집단을 첫 번째 예비 연구를 진행한 바 있다(Wolf et al., 2008). 그 결과, 경증 뇌졸중 클라이언트와 건강 대조군 사이에 다음과 같은 점에서 차이가 있었다.

- 재고관리의 정확도(p = .03),
- 집행결정의 수(p = .02),
- 완료한 과제 수(p = .01),
- 수행 효율성(p = .01)

예비 연구 이후, CTPA는 임상적 유용성을 높이기 위해 개정되었다. 총 검사 시간을 1시간에서 40분으로 줄이고, 클라이언트를 평가하기 위한 전화 메시지 개수와 장부의 제목 수를 줄이는 내용이 개정판에 포함되었다. 개정 후, 검사는 경증 뇌졸중 클라이언트들과 교육 수준이 동등한 대조군을 대상으로한 더 큰 표본으로 심리 측정학적 평가를 하였다.

Wolf 등의(2017) 연구에서 CTPA는 총점[급내 상관관계(ICC) = .991] 및 하위항목 점수(ICC = .889~.977)의 검사자 간 신뢰도가 높은 것으로 나타났다. 또한 다른

신경 심리의 집행능력 검사들과 동시 타당도를 살펴보았을 때(Delis-Kaplan color-word subtest condition 4; $r = -.43$; Delis et al., 2001), Wechsler Test of Adult Reading ($r = -.49$; Wechsler, 2001)로 수용 가능한 수준을 보여주었다. CTPA는 경도 뇌졸중 클라이언트와 건강 대조군 피검자 사이에 다음과 같은 차이를 나타냄으로써, 그룹 간 타당도가 증명되었다.

- 총점($p = .007$)
- 총 과제 실패 횟수($p = .02$)
- 총 비효율성 횟수($p = .045$)
- 총 규칙 위반 횟수($p = .042$)

연구자들은 CTPA의 학습적 효과를 최소화하여 성과 측정 시, 사용하기 위해 CTPA의 대체 형식(CTPA-Alt)을 개발하였다. 지역사회의 건강한 대조군을 대상으로 각 CTPA 양식을 1주일 간격으로 반복 · 측정하여 검사를 수행하고 분석하였다(Saa et al., 2017). CTPA-Alt는 CTPA와 구조 및 점수는 비슷하나, 기본 과제에서 다음과 같은 차이점이 있다.

- 일정을 예약
- 전화 메시지에 응답

클라이언트는 은행 매니저로서 융통성 있게 16개 일정과 과제를 예약해야 한다. 일정을 수행하면서 4회의 전화 메시지에 응답한다.

CTPA와 CTPA-Alt는 중등도의 상관관계($r_s = .44$)를 보였는데, 이는 두 가지 측정 방법의 결과가 관련성이 있음을 나타낸다. 그러나 과제 실패에서 채점하는 유형에 따라 다른 양상을 보였다(Saa et al., 2017). 기능적 인지 평가에는 대체 양식이 거의 없다. 하지만 작업치료사들은 학습효과의 가능성에도 불구하고, 이를 종적 평가 활동에 계속 사용하고 있다.

표적집단

작업 프로파일은 작업치료사가 CTPA를 클라이언트에게 사용해야 하는지의 여부를 결정하는데 도움이 된다. 특히 CTPA는 업무환경으로 복귀하고자 하는 클라이언트에게 적합하다. 또한 예산관리 업무나 가정환경에서의 일정관리 같은 높은 수준의 멀티태스킹을 해야 하는 사람에게도 적합하다. IADL 수행의 어려움을 보인 클라이언트의 또 다른 복잡한 과제를 수행할 수 있는 역량을 평가하는데 유용하다.

CTPA는 경도에서 중등도의 신경학적 손상이 있는 클라이언트에게도 적합하다. 예를 들어, 몬트리올 인지 평가(Montreal cognitive assessment; Nasreddine et al., 2005)와 같은 인지 선별 검사에서, 22~30점 사이의 인지적으로 문제가 없거나 약간의 손상이 있는 클라이언트들에게 적합하다. CTPA는 다음과 같은 사람들에게 가장 적합하다.

- 기능 수준이 높은 사람
- 교육 수준이 높은 사람
- 경도의 신경학적인 장애가 있고, IADL 과제 수행에 어려움이 있으나, 표준화된 신경 심리학적 검사에서 손상이 경미하거나 전혀 나타나지 않는 사람

종종 작업치료사의 임상적 판단은 요리와 같은 치료 과제를 하는 동안 기능적 인지의 손상을 알아낸다. CTPA는 임상적 판단을 객관적으로 검증하고 정량화하는 방법 중 하나로 사용할 수 있다. CTPA는 진행 소요 시간이 정해져 있기에 입원 클라이언트의 재활 치료, 외래 클라이언트, 지역사회 환경에서 사용하기에 적당하다.

검사 진행

CTPA의 총 검사 소요 시간은 약 45분 정도이다. 생태학적으로 기능적 인지 평가의 타당한 특성은 일반적으로 검사 소요 시간이 오래 걸린다는 것이다. CTPA는 장소와 재료가 최소한으로 필요함에 따라, 임상적 활용도가 높은 편이다. 테이블 하나 정도의 공간과 인쇄물(자유롭게 이용가능) 및 쉽게 구할 수 있는 몇 가지 다른 자료(예: 계산기, 시계; 붙임 10.1)만 있으면 가능하다.

CTPA는 다음의 웹사이트에서 무료로 자료를 구할 수 있다(https://www.ot.wustl.edu/mm/files/CTPA.zip). 여기에는 매뉴얼, 단계별 검사 지침사항, 재고 라벨, 우편 목록, 마스터 데이터베이스 및 녹음된 음성 메

붙임 10.1 CTPA 진행을 위한 설정

단계	자료 및 과제	
1. 물품 모으기	• 색인 카드(4인치×6인치) 64개 • 흰색 배용 라벨지(2인치×4인치) 64개 • 클리어 파일 (3공 바인더, 0.5인치 투명포켓이 달린 커버) 2개 • 금속책링 1개 • 색지 2장(8.5인치×11인치) • 복사용지	• MP3 플레이어 • 시계 • 접착식 메모지 • 펜이나 연필 • 계산기 • CTPA 검사 상자
2. 색인 카드 준비하기	• 재고관리 라벨을 인쇄하기 • 라벨을 한 개씩 색인 카드에 붙이기 • 색인 카드를 금속책링에 끼우기	
3. 주소 목록 준비와 인쇄 양식에 맞추기	• 2개의 색지에 각각의 제목 페이지를 인쇄하기 • 각 시트를 바인더의 커버 포켓에 넣기 • 주소 목록과 인쇄 양식에 맞춘 문서를 인쇄하여 바인더에 적절하게 끼우기	
4. 전화 메시지 준비하기	• 전화 메시지 폴더에서 MP3로 파일을 다운로드하기	

CTPA = Complex Task Performance Assessment.

시지 등이 포함된다. 평가 진행에 대한 단계별 지침은 붙임 10.2를 참조한다.

CTPA는 면허가 있는 작업치료사들이 진행하고 해석하도록 개발되었으므로 CTPA를 임상이나 연구용으로 사용하는데, 추가적이고 공식적인 훈련은 필요하지 않다. 그러나 CTPA의 개발자들은 CTPA를 사용하고 해석하는 데 필요한 지원을 제공한다. 필요한 모든 정보는 매뉴얼에서 확인할 수 있다. CTPA에 대한 설정 및 진행 지침은 영상 10.1을 참조한다(영상 10.1, https://aotaorg-my.sharepoint.com/:v:/g/personal/aricci_aota_org/ER4rMZNjzS5Os8Ik_9vM6c8BwVCp3HiMWOvZ-R3h0OWFUlg?e=KnZZfw).

재료를 준비하고 검사자는 클라이언트에게 사전 검사 질문을 한다. 이후 검사자는 지시 내용을 큰 소리로 읽어 준다(대본은 이탤릭체로 쓰여있다). 클라이언트는 시작 전에 지침을 이해하고 있어야 하며, 검사자는 필요에 따라 질문에 대답해 준다. 이해를 했는지 확인하기 위해 클라이언트는 지침을 검사자에게 말한다. 이렇게 재확인하

붙임 10.2 CTPA 진행 지침

1. 피검자 앞에 자료를 놓는다. 색인 카드를 금속책링에서 빼고 무작위로 제시한다.
2. 사전 질문을 한다.
3. 이탤릭체로 쓰여진 대본의 과제 지침을 읽는다. 이 단계는 클라이언트가 자료 및 진행 과정에 익숙해지기 위한 것이다. 검사 시작 전에 피검자가 평가 지침을 이해하도록 한다. 클라이언트는 스스로 검사자에게 다시 설명하도록 한다.
4. 검사를 시작하고, 클라이언트에게 시작하라고 지시한다. 시간을 기록한다.
5. 검사를 시작하고 동시에 MP3 메시지 재생을 시작한다.
6. 채점 시트에 검사 진행 중에 관찰한 내용을 기록한다.
7 검사 종료 또는 40분이 경과한 후, 마지막 질문을 한다. "1~10점 중 얼마나 잘했다고 생각하십니까?"
8. 사전 질문과 마지막 질문의 데이터를 채점 시트에 기록한다.

CTPA = Complex Task Performance Assessment.

는 것은 지침해석의 결함을 방지하기 위해 반드시 필요한 과정이다. 평가 후, 클라이언트는 인지된 수행을 1~10점 척도로 평가한다.

유효한 검사 결과를 위해, 검사 환경은 청각적 · 시각적 방해요소가 없어야 한다. 부가적인 집중 방해요소는 피검자의 인지 부하를 증가시킬 수 있다. 또한 표준화된 방법의 진행을 위해서 검사자는 모든 지침을 완전히 준수해야 하며, 검사 시작 전에 모든 검사 관련 물품을 준비해 두어야 한다. 마찬가지로, 검사자는 표준화된 진행을 위해 대본에 포함된 정확한 용어를 사용해야 한다. 한 기관에 CTPA를 사용하는 사람이 여러 명일 경우, 검사 진행과 채점에 있어 검사자 간 신뢰도를 높이기 위해 먼저 보정(calibrate)을 하는 것이 중요하다.

채점

CTPA 총점은 비효율성, 규칙 위반, 해석 실패, 과제 실패 및 재고관리의 정확성을 기준으로 한다(표 10.2). 재고관리의 정확도를 제외한 각 하위항목의 점수는 MET 채점의 일환인 Shallice와 Burgess(1991)가 개발한 기준에 따른다. 총점은 모든 하위 항목의 점수를 합산한 것으로 점수가 높을수록 심각한 장애를 나타낸다.

과제의 해석 오류로 과제 완료를 하지 못했다면, 해석 실패로 본다. 또한 다른 이유(시도 자체를 하지 않았거나, 검사가 완료되었다고 착각했거나, 시간을 초과하는 등)로 과제를 완료하지 못한 경우에는 과제 실패로 간주한다. 검사 진행이 끝나면, CTPA 채점 시트에 클라이언트에 대한 질문의 답변과 채점 자료를 취합한다. CTPA는 절단점이 확정되지 않아서, 정상 규준자료를 사용할 수 없다. 점수는 Wolf 등(2017)이 보고한 대조군 자료로 해석할 수 있다.

표 10.2 CTPA 채점

채점 범주	설명
비효율성	더 효과적이고 효율적인 방법을 사용할 수 있었을 경우
규칙 위반	클라이언트에게 제시한 규칙 목록을 위반했을 경우
해석 실패	과제의 요구사항을 잘못 해석한 경우
과제 실패	과제를 완료하지 못했을 경우
재고관리의 정확성	부정확하거나 완료하지 않은 항목의 수(15개까지 가능)

CTPA = Complex Task Performance Assessment

문서화

CTPA는 표준화된 평가로 사용된다. 평가 결과('채점 영역' 부분 참조)는 문서의 객관적인 부분에 배치되어야 한다. 객관적인 결과에 비효율성, 규칙 위반, 해석 실패, 과제 실패, 재고관리의 정확성 및 총점을 포함시킨다. 진행 시간도 모니터링하며 보고할 수 있다.

이러한 결과해석과 클라이언트 중심 목표수행의 맥락에서 기능적 인지의 의미를 문서(기록)의 평가 부분에 기록해야 한다. 클라이언트의 질병 전 수준의 맥락에서 작업수행의 점수를 해석하는 것은 매우 중요하다(5장 참조). 평가 결과는 퇴원 가능 여부, 직장 복귀 가능성 및 필요한 지원에 대한 정보를 제공할 수 있다.

의도된 바는 아니지만, CTPA는 치료 근거가 될 수 있다. 예를 들어, 작업치료사는 클라이언트에게 어떻게 성공할 것인지, 어떤 유형의 오류를 범할 것 같은지를 질문함으로써 인식(awareness)을 평가할 수 있다. 클라이언트의 추정치와 실제 수행의 비교는 인식 손상을 나타낼 것이다.

작업치료사들은 이러한 방식으로 인식의 피라미드 모델에서 클라이언트가 어디에 해당하는지를 판단할 수 있다(17장 참조). 클라이언트의 인식 수준에 따라 다음을 포함하되, 이에 국한되지 않도록 치료계획에 정보를 제공할 수 있다.

- 발생한 오류 및 잠재적 오류의 식별과 관련된 기술 개발
- 인지 전략을 적용할 시기에 대한 결정
- 인지 전략을 개발
- 인지 전략을 구현

해석 및 중재 고려사항

기능적 인지 평가 및 CTPA를 포함한 모든 평가는 클라이언트 및 클라이언트 지원시스템이 공동으로 영향을 미친

작업수행 목표의 맥락에서 해석된다. IADL과 관련된 기능적 인지 변화는 일상화되지 않은 비표준화 활동에서 가장 뚜렷하게 드러난다. CTPA에서의 어려움은 클라이언트가 가정이나 사회로 돌아가고 직장에 복귀했을 때, 다른 IADL 과제에서 어려움을 겪을 것인지 반영하고 예측할 수 있다.

CTPA 평가 결과는 클라이언트가 이전에 하던 일로 복귀할 수 있을지, 수정이 필요한지, 보다 구조화된 직무가 필요한지 등에 대한 결정에 도움이 된다. 클라이언트가 가정과 직장에서 안전하고 독립적일 수 있는지에 대한 정보 외에도, 작업수행이 클라이언트에게 얼마나 효과적 · 효율적이고 만족스러운지를 고려해야 한다.

작업치료사는 장애를 다루기 위한 결속력 있는 팀 접근을 위해 CTPA의 결과와 해석 내용을 다른 팀원들과 환자 가족 구성원에게 공유해야 한다. 예를 들어, 인지 전략 사용이 예상되는 높은 수준의 인식이 있는 클라이언트에게는 전체적인 문제해결 접근방식을 활용하여, 팀이 개발한 전략 적용을 강화하고 새로운 인지 전략의 지속적인 개발이 유용할 수 있다.

기능적 인지 평가와 치료에서 작업치료사의 역할은 중요하면서도 특별하다. 따라서, 치료사들이 이 역할을 수행하지 않으면 클라이언트의 기능적 인지는 어디에서도 다루어지지 않는다. 클라이언트의 기본적인 장애가 아닌 기능적 인지가 작업치료사들의 일차적 관심사이기 때문에, CTPA 이후의 추가적인 검사는 필요하지 않을 수도 있다.

추가적인 평가가 필요하다면, 작업치료사는 인지 기능 평가 체계(4장 참조)에 제시된 다른 인지 측정영역을 참조해야 한다. 간단히 하면 다음과 같은 사항이 포함된다.

- 특정 인지 장애에 대한 보다 심도 있는 검사
- 작업수행 맥락에서 특정 장애에 대한 평가
- 환경적 평가

CTPA 결과에서 기능적 인지의 심각한 손상이 있다면, 행동관리 전략이 필요할 수 있다. 반면에 경도 손상 및 보다 인식능력이 온전한 클라이언트는 전략기반 중재가 도움이 될 수도 있다(17장 참조).

References

Brunswik, E. (1955). Representative design and probabilistic theory in a functional psychology. *Psychological Review, 62,* 193–217. https:// doi.org/10.1037/h0047470

Burgess, P. W. (2000). Strategy application disorder: The role of the frontal lobes in human multitasking. *Psychological Research, 63,* 279–288. https://doi.org/10.1007/s004269900006

Crosson, B., Barco, P. P., Velozo, C. A., Bolesta, M. M., Cooper, P. V., Werts, D., & Brobeck, T. C. (1989). Awareness and compensation in postacute head injury rehabilitation. *Journal of Head Trauma Rehabilitation, 4,* 46–54. https://doi.org/10.1097/00001199-198909000- 00008

Delis, D. C., Kaplan, E., & Kramer, J. H. (2001). Delis-Kaplan Executive Function System. San Antonio: Psychological Corporation.

Lezak, M. D. (1982). The problem of assessing executive functions. *International Journal of Psychology, 17,* 281–297. https://doi.org/ 10.1080/00207598208247445

Mermin, G. B., Johnson, R. W., & Murphy, D. P. (2007). Why do boomers plan to work longer? *Journals of Gerontology, Series B: Psychological Sciences, 62,* S286–S294. https://doi.org/10.1093/ geronb/ 62.5.S286

Nasreddine, Z. S., Phillips, N. A., Bedirian, V., Charbonneau, S., Whitehead, V., Collin, I., . . . Chertkow, H. (2005). The Montreal Cognitive Assessment, MoCA: A brief screening tool for mild cognitive impairment. *Journal of the American Geriatrics Society, 53,* 695–699. https://doi. org/10.1111/j.1532-5415.2005.53221.x

Saa, J. P., Doherty, M., Young, A., Spiers, M., Leary, E., & Wolf, T. J. (2017). Development and alternate form reliability of the Complex Task Performance Assessment (CTPA) for people with mild stroke. *American Journal of Occupational Therapy, 71,* 7103190030. https:// doi.org/10.5014/ajot.2017.024356

Shallice, T., & Burgess, P. W. (1991). Deficits in strategy application following frontal lobe damage in man. *Brain, 114,* 727–741. https:// doi.org/10.1093/brain/114.2.727

Smith, R. E., Hunt, R. R., & Murray, A. E. (2017). Prospective memory in context: Moving through a familiar space. Journal of Experimental Psychology: *Learning, Memory, and Cognition, 43,* 189–204. https://doi.org/10.1037/xlm0000303

Wechsler, D. (2001). *Wechsler Test of Adult Reading: WTAR.* San Antonio: Psychological Corporation.

Wolf, T. J., Baum, C., & Conner, L. T. (2009). Changing face of stroke: Implications for occupational therapy practice. *American Journal of Occupational Therapy, 63,* 621–625. https://doi. org/10.5014/ ajot.63.5.621

Wolf, T. J., Dahl, A., Auen, C., & Doherty, M. (2017). The reliability and validity of the Complex Task Performance Assessment: A performance-based assessment of executive function. *Neuropsychological Rehabilitation, 27,* 707–721. https://doi.org/10. 1080/09602011.2015.1037771

Wolf, T. J., Morrison, T., & Matheson, L. (2008). Initial development of a work-related assessment of dysexecutive syndrome: The Complex Task Performance Assessment. *Work, 31,* 221–228.

11

실제 현실 평가

Actual Reality™ Assessment

YAEL GOVEROVER, PhD, OTR/L,
JOHN DeLUCA, PhD

학습목표

- 실제 현실(Actual Reality™, AR) 평가라는 새로운 형태의 수행기반 기능적 인지 평가의 범위와 특징에 대해 이해한다.
- AR 개발의 고품질 연구에서 발견된 주요 내용을 확인한다.
- AR이 임상 및 연구에서 어떻게 해석될 수 있을지에 대해 논의한다.

주요 용어 및 개념

- 실제 현실™ (Actual Reality™, AR)
- 기능적 인지(Functional cognition)

서론

연구자 및 의료서비스 임상가들은 오랫동안 다발성 경화증(Multiple Sclerosis, MS)을 임상적으로 밝혀내는 평가 방법의 개선에 대해 고심해왔다. 질병 및 관련 장애 요인을 문서화하고 가능한 치료법의 장점을 확립하는 일은 매우 중요하다(Goverover et al, 2015; Rudick et al, 1997). MS는 중추신경계의 만성적 염증성 질환으로, 탈수초 및 신경 퇴행을 야기할 수 있다(Pugliatti et al., 2006). 뇌의 백질 및 회백질 모두에 손상이 가며, 다음과 같은 증상이 초래된다.

- 근육 협응 및 언어능력 손상
- 피로
- 저린 감각
- 흐릿한 시야

MS 진단 클라이언트의 3분의 2는 운동기능 손상과 함께 인지 손상을 보인다(Chiaravalloti & DeLuca, 2008; Goverover, Sandroff, & DeLuca, 2018). 마찬가지로, MS 클라이언트의 3분의 2가량이 ADL 및 IADL 장애를 보인다(Basak et al., 2015; Einarsson et al., 2006). 이러한 손상은 삶의 질 저하 및 웰빙 건강 손상을 초래한다(Goverover, Genova, et al., 2016; Goverover et al., 2015). 인지 손상과 ADL 및 IADL 저하의 관계를 정확하게 평가함으로써, 전문가들은 그러한 한계를 더 잘 이해하고 이러한 관계를 약화 또는 강화하는 방법을 찾을 수 있다(전략 제공, 환경 및 과제 수정 등).

기능적 인지(사람이 일상 활동을 하기 위해 사고력과 처리 기술을 사용하고 통합하는 방법)의 평가는 만성 질병의 수행 측정 시 여러 가지 장점이 있다. 또한 클라이언트 대상 및 다양한 의학 분야에서 광범위한 IADL의 점진적 향상을 측정하는데 사용될 수도 있다. 그러나 MS 진단 클라이언트를 대상으로 기능적 인지 평가를 하는 경우는 많지 않았다.

이러한 상대적 부족현상으로 인한 기능적 어려움을

정확하게 평가하는 것이 필요하다는 고려하에, 실질적인 일상 활동 수행의 평가를 개발하게 되었다. 자가보고 또는 대리보고가 아닌 평가가 필요하다고 생각했다(functional assessment of multiple sclerosis; Cella et al., 1996). **실제 현실**(Actual Reality™, AR; Goverover & DeLuca, 2018; Goverover et al., 2010, 2015)은 실질적인 일상 활동을 측정하기 위한 새롭고 혁신적인 방법이다. AR은 클라이언트가 인터넷을 사용하여 실질적인 일상 생활의 활동을 수행할 수 있도록 하는 수행기반 평가 접근법이다. 본 장에서 AR 평가 과정 및 사용에 대해 설명할 것이다.

AR 개발의 배경 및 과정에 대해 자세히 다룬다. 그리고 AR을 어떻게 사용하는지, 주로 MS 또는 외상성 뇌손상(Traumatic Brain Injury, TBI)으로 진단된 사람들에게 AR 사용에 근거가 되는 연구에 대해 논의한다. 결론적으로 AR를 어떻게 임상과 연구에 심층적으로 적용할 것인지에 대해 제언하고자 한다.

배경 및 개발

IADL과 기능적 인지는 과제 수행을 관찰하거나 자가보고 또는 대리보고(Chiaravalloti & Goverover, 2016)를 함으로써 평가할 수 있다. 수행 과정을 직접 관찰하는 것이 가장 정확한 평가 방법이지만 시간적 · 공간적 제약, 클라이언트의 신체적 · 의학적 상황, 과제의 친숙도 단계 등의 제한적 요소로 인해 항상 가능하지는 않다. 따라서, 전문가들은 자가보고 또는 클라이언트를 잘 아는 가족이나 지인 보고 등의 간접적인 방식으로 IADL의 수행 평가를 하는 경우가 많다.

연구에서 밝혀진 것은, 이러한 정보제공 보고서 및 자가 보고서는 우울, 염려 및 기타 요소들(자기 효능감 관련 요인 등)로 인해 응답에 영향을 주어 정확성이 떨어질 수 있다(Goverover, Chiaravalloti, & DeLuca, 2005; Goverover et al., 2009; Steene-Johannessen et al., 2016). 예를 들어, Goverover, Kalmar 등(2005)은 기능적 상태의 자가보고와 IADL 수행 간의 중요한 상관관계를 발견하지 못했다. 그러나 우울 증상에 대해 조치를 취한 후의 IADL 수행은 기능적 상태의 자가보고와 연관성이 높았다. 따라서, 자가보고는 우울 증상 및 자기인식 수준과 상관 관계가 있다고 볼 수 있다(Goverover et al., 2009). 인지 손상을 경험한 사람들은 일상적인 기능을 정확하게 평가하는데 어려움을 겪는다(Goverover, Kalmar, et al., 2005).

MS는 평가가 어려운 질병이다. 몇 가지 연구에서 MS 클라이언트들을 대상으로 IADL과 기능적 인지를 평가하기 위해 다양한 수행기반 측정 도구[집행능력 수행 검사(Executive Function Performance Test, EFPT; Kalmar et al., 2008), 운동 및 처리 기술 평가(Assessment of Motor and Process Skills, AMPS; Doble et al., 1994) 및 일상생활의 시간적 기구활동(Timed Instrumental Activities of Daily Living, TIADL; Goverover et al., 2007; Owsley et al., 2001)]를 사용하였다. 이러한 평가들이 IADL과 관련된 기본 행동을 발견하지만, MS 기능 프로파일을 정확하게 보여주지는 못하였다. 왜냐하면, IADL에 요구되는 복잡성이 아닌 인지적 기술의 구성요소에만 집중하기 때문이다.

예를 들어, Doble 등(1994)은 AMPS 점수와 다음의 요소와의 관계를 살펴보았다.

- 확장된 장애 상태 수치(Expanded Disability Status Scale, EDSS; Kurtzke, 2015)의 표준 임상 점수
- 질병 영향 프로파일 관련 일반 건강 상태의 주관적 점수(Sickness Impact Profile, SIP; Bergner et al., 1976)

검사 결과, 신경 의학적 손상 점수(EDSS 또는 SIP)를 기준으로 IADL에 어려움이 없을 것으로 기대되는 MS 환자가 AMPS 검사 결과, 손상 문제가 있는 것으로 진단되었다. SIP의 주관적 자가 보고서와 AMPS 평가의 운동 기술(처리 기술은 미포함)과도 유의미한 상관관계가 발견되었다. 그러나 주의할 점은 평가자 교육 프로그램을 이수한 작업치료사들만이 AMPS 평가를 진행할 수 있다는 점이다. 따라서 다른 분야의 전문가들이 임상과 연구에 사용하는 것은 제한된다.

Goverover 등(2007)은 MS 피검자들은 MS 증상이

없는 사람들보다 TIADL을 완료하는데, 더 많은 시간이 소요된다는 것을 발견했다. TIADL은 수납장에서 식재료 찾기, 캔식품의 성분표 읽기, 잔돈 세기 등 간단한 IADL 과제를 수행하는데 얼마나 시간이 걸리는지를 보는 것이다. EFPT가 IADL 수행 과정에서 집행능력(Executive Function, EF)에 초점을 맞추는 것과 유사하게, TIADL은 인지 기능의 한 가지 측면(IADL 수행에서의 처리 속도)을 평가한다.

요약하면, 연구자들의 수행기반 평가 연구량은 설문지 중심의 방법보다 훨씬 못 미친다. 그리고 소수의 연구만이 MS 클라이언트들 간의 IADL 평가를 다루었다(Doble et al., 1994; Goverover, Kalmar, et al., 2005; Goverover et al., 2010; Kalmar et al., 2008). 이러한 연구들은 누군가 어떻게 집행능력, 처리기능을 통해 과제를 수행하는지와 기본적으로 MS를 가진 사람의 기능적 수행에 대한 유익한 정보를 제공했다.

그러나, 이러한 수행기반 평가 도구는 안전 염려(안정성이 의심될 때, 가스레인지 작동이나 걷기를 요구하는 등), 시간적·공간적 제약(여러 가지 과제에서 부엌이 필요함) 등의 한계가 있다. 또한 어떤 평가 도구(AMPS 등)는 진행 및 채점에 전문적 훈련이 요구된다. 마지막으로, 많은 평가 방법들은 MS 클라이언트들이 겪는 일상 활동의 복잡성을 충분히 반영할 만큼 자세하게 기술되어 있지 않다. 따라서, 다양한 전문가들이 진행할 수 있고, 인지의 여러 가지 측면을 고려한 새로운 평가 도구(AR)가 개발되었다.

설명

AR 평가 도구는 MS를 포함한 장애인들이 일상생활에서의 IADL를 어떻게 수행하는지 인터넷을 활용하여 평가할 수 있도록 만들어졌다(Goverover et al., 2010). AR 평가는 웹사이트를 활용하여 비행기표, 생일파티에 필요한 쿠키, 피자 등을 구입하는 등의 일상 활동을 수행하는데 필요한 다양한 인지 과정을 다룬다.

기본적으로 일상 환경에서 인터넷 조사 기술을 평가한다. 이 혁신적인 접근의 생태학적 타당성을 높이기 위해, 실제 온라인 쇼핑 환경에서 웹사이트를 사용하기로 하였다(피검자가 실제로 구입하지는 않도록 함). 이렇게 함으로써 피검자의 서핑 기술 및 효율성을 정확하고 신뢰도 있게 검사할 수 있다. 피검자들은 웹사이트를 서핑하여 정확한 품목을 평가하고, 장바구니에 넣어 검사용 신용카드를 사용해 결제한다.

진행

검사를 시작하기 전에 모든 클라이언트들은 컴퓨터 기술 유무와 상관없이 컴퓨터 및 인터넷 사용에 대해 간단한 지도를 받아야 한다. 그리고 나서 피검자들은 제공된 자료(펜, 종이, 달력, 주소록 등)를 사용하여 과제를 독립적으로 완료하도록 지시받는다. 이후 검사자는 각 과제를 수행하기 전에 피검자들에게 지시사항을 읽어준다(붙임 11.1).

피검자들은 컴퓨터 앞에서 시작하며, 지시사항을 들은 뒤에 과제를 시작하도록 요청받는다. 피검자들 스스로 자유롭게 웹사이트를 서핑한다. 과제 수행 중, 언제라도 검사용 신용카드로 결제할 수 있다.

AR의 가장 큰 장점은 잠재적인 신체적 위험 없이 누구라도 수행이 가능하다는 것이다. 과제 수행은 공간 제약이 없어, 컴퓨터와 인터넷 사용이 가능한 곳이면 어디서든 평가가 가능하다. 유일한 제약요소는 컴퓨터와 인터넷 사용 경험이 어느 정도는 필요하다는 것이다.

채점

3가지 AR 과제는 인터넷에서 각 항목을 고르는 과정(시간, 날짜, 금액, 이름, 주소, 지불 방법 등 선택)을 모두 포함하면 완료 시까지 과제당 32개 과정을 필요로 한다. AR 점수 채점은 검사자의 관찰을 바탕으로 하는데, 이는 과제 수행 중 피검자의 오류, 오류 수정을 위해 단서를 받았는지 유무, 과제 완료를 위한 행동(정확한 피자 고르기, 가격 넘지 않기 등) 등이 이에 포함된다. 영상 11.1을 보면, 피자 주문 과제 진행 사례를 볼 수 있다. AR 점수를 좌우하는 변수 4가지는 다음과 같다(영상 11.1, https://aotaorg-my.sharepoint.com/:v:/g/personal/aricci_aota_org/EeMefM1YJQpNqjMWH3kVYz0BiY-

붙임 11.1 AR 평가를 위한 과제 지시

비행기표 구입하기

다음 지시에 잘 따라주십시오. 원하면 정보를 듣거나 지시사항을 필기할 수 있습니다. 지갑에 있는 신용카드를 찾으셔야 합니다. 가족 중 한 명이 제주도로 여행을 가고 싶어하고, 그에게 비행기표를 구매해줘야 한다고 가정합시다. 생각나는 사람이 있나요? [주의: 피검자가 특정한 사람을 생각해내지 못하면, 가상의 한 명을 정하도록 한다] 이 과제를 위해, 당신은 아시아나 항공사 웹사이트로 가서 제주도행 논스톱 왕복티켓을 끊으세요. (클라이언트명) 씨는 김포 공항에서 출발할 것입니다. 왕복 티켓은 가장 저렴한 표를 구입하세요. 여름 휴가 기간이므로 일주일 동안 머물다 올 것입니다. 출발 비행기는 아침에, 돌아오는 비행기는 저녁에 떠날 것입니다. (클라이언트명)은 이코노미 클래스를 사용하고자 하니 좌석을 잘 선택해주세요. 검사용으로 제공된 신용카드를 사용해서 결제해야 합니다. 잘 모르는 정보는 임의로 만들어서 적을 수 있습니다. 되도록 과제를 스스로 완료하도록 노력하세요. 기억하셔야 할 점은 주문 단계까지 가는 모든 과정을 수행하셔야 한다는 점입니다. 실제로 주문하는 것은 아닙니다.

과자 구입하기

과제를 시작하기 전에 지시서를 잘 읽어주세요. 원한다면 정보를 들어보거나 지시사항을 필기해도 됩니다. 서랍 옆 지갑 안에 있는 신용카드를 잘 보관하시고 데스크탑 위에 주소록이 있습니다. 과자 회사 웹사이트로 들어가서 13세 소년의 생일 선물로 쿠키 세트를 고르세요. 가격은 택배비 2,500원~3,000원을 포함하여 총 30,000원~60,000원 내로 해야 합니다. 소년의 생일은 ○월 ○일(피검자가 적어넣는다)이며 선물은 생일 당일에 도착해야 합니다. 생일 카드 메시지를 꼭 넣어야 합니다. 소년의 이름은 박수길이고, 주소는 가로수길 40번 명진아파트 11동 401호, 우편번호 10012입니다. 소년의 집 전화번호는 02-555-9807입니다. 제공된 신용카드로 결제해야 합니다. 잘 모르는 정보는 임의로 적어넣을 수 있습니다. 되도록 스스로 과제를 완료하세요. 기억하셔야 할 점은 주문 단계까지 가는 모든 과정을 수행하셔야 한다는 점입니다. 실제로 주문하는 것은 아닙니다.

피자 주문하기

인터넷으로 친구 송수진의 집에 파티를 위한 피자를 주문하세요. 손님은 당신, 4명의 자녀 및 2명의 성인이 포함되어 있습니다. 라지사이즈 피자 두 판을 주문합니다. 한 판은 어린이용 플레인 씬 피자, 한 판은 성인용으로 도우가 두꺼운 피자로 주문합니다. 성인 피자로 토핑을 3개 고르는데, 이중 양파를 포함시키세요. 음료수는 다이어트 펩시 2리터로 주문합니다. 총 주문 금액이 60,000원을 넘지 않도록 하며 쿠폰은 사용할 수 없습니다. 지갑에 들어있는 검사용 신용카드로 결제해야 합니다. 잘 모르는 정보는 임의로 적어넣을 수 있습니다. 수진의 집 주소는 범나무길 95번지 홍익아파트 503호입니다. 피자 가게 전화번호는 02-555-4023이며, 이메일은 abc123@hotmail.com입니다. 되도록 스스로 과제를 완료하세요. 기억하셔야 할 점은 주문 단계까지 가는 모든 과정을 수행하셔야 한다는 점입니다. 실제로 주문하는 것은 아닙니다.

AR = Actual Reality™

dgLHbXHFpIYHKysl8Abg?e=nXWwuf).

1. 총 오류 횟수
2. 오류 횟수의 총합
3. 인지 능력 점수
4. 잠재오류 점수

총 오류 횟수

각 오류당 1점씩이 추가된다. 따라서 점수 범위는 0(오류 없음)~32점(과제당 오류 1회씩)이다. 오류는 각 과제 수행을 관찰한 것을 바탕으로 판단한다. 오류는 과제의 각 부분 또는 웹사이트를 사용하는 피검자의 실제 수행과 관련될 수 있다. 예를 들어, 입력할 정보를 잊어버리거나 부정확한 정보를 입력한 경우, 과제 지시 관련 오류라 할 수 있다. '구입 관련 계약 조건에 동의합니다'라는 체크박스에 표시하는 것을 잊은 경우는 웹 성능(website performance) 관련 오류라 할 수 있다.

오류 점수의 합

각 과제에서 피검자가 과정을 정확하게 독립적으로 수행했는지, 아니면 한두 과정을 마치는데 단서를 필요로 했는지에 근거하여 추가 벌점을 받을 수 있다. 이 부분은 피검자가 단서나 오류에 어떻게 반응했는지에 근거하여 채점한다.

- 피검자가 오류를 범했지만, 스스로 교정하거나 질문했을 때는 1점의 벌점을 받는다.
- 피검자가 오류를 범하고 단서를 받지 않고, 스스로 교

정하지도 않았을 때에는 벌점 2점을 받는다.

- 피검자가 오류를 범하고 단서를 받은 후에 수정했을 때, 벌점 3점을 받는다.
- 피검자가 오류를 범하고 단서를 받았는데도 수정하지 못한 경우, 벌점 4점을 받는다.

점수가 낮으면 과제 수행에서 독립성이 높음(과제를 정확하게 수행하는데 단서가 적게 필요하였음)을 의미한다. 표 11.1은 AR 과제의 오류 합계 점수 시스템의 사례를 나타내고 있다.

인지 능력 점수

이 변수는 AR 과제를 수행하는데 필요한 관찰가능한 인지 능력을 의미한다(시작하기, 조직화하기, 알아채기, 반응하기). 인지 능력은 과제의 전 과정에 대해 전문적 훈련을 받은 검사자가 평가한다. 각 인지 능력에 대한 응답 선택사항은 다음과 같이 채점된다.

- 능력 있음(0)
- 비효율적(1)
- 심각한 결함(2)

잠재오류 점수

잠복 점수는 과제를 완료하는데 소요된 시간을 기준으로 채점한다.

채점 훈련

AR 채점에는 일정한 훈련이 필요하다. 현재 훈련 매뉴얼을 준비 중인데, 10개의 AR 영상자료를 온라인에 게재할 예정이다. 잠재적 검사자는 영상을 보고 매뉴얼을 읽고 관찰내용에 점수를 매긴다. 중간에 개발자의 자료를 볼 수도 있다.

활용방안

다양한 연구에서 밝혀진 내용은 MS와 TBI 등 전형적인 인지 손상 클라이언트들이 인터넷 기반 과제를 수행하는데 근본적인 어려움을 겪고 있으며, 이것은 매일의 일상활동에 심각한 영향을 미칠 수 있다는 점이다. 현재까지 AR은 크게 2가지 방향으로 사용한다.

1. 가정에서의 온라인 쇼핑 기술 평가(재정관리 평가 등을 포함한 IADL 수행을 위한 일상생활 기술의 사용)
2. 장기적 변화 과정 평가(치료 전후의 조치 과정, 시간 경과에 따른 변화)

표 11.1 AR: 오류 합계 점수 시스템 예

점수	정의	예시
0	단계를 정확하고 독립적으로 수행하였음	• 피검자는 정확한 출발 일자, 정확한 출발 시간을 입력했음
1	자가수정 또는 자가질문 후 단계를 올바르게 수행했음	• 피검자는 피자 종류를 입력하고 계산하는 동안 올바른 피자 도우가 아니라는 것을 스스로 깨닫고 수정했음
2	힌트 없이 단계를 잘못 수행했음	• 피검자가 잘못된 피자 종류를 바구니에 추가하고 수정하지 않았음 • 피검자가 신용카드 번호를 잘못 입력했음
3	힌트 후에 단계를 올바르게 수행했음	• 피검자는 '약관에 동의함' 확인란을 선택하지 않고 입력을 클릭함. 그러나 화면은 체크란에 빨간색 표시하여 다시 보여줌. 피검자는 이를 알아차리고 오류를 수정했음 • 피검자는 검사자에게 라지 사이즈 피자를 사야 하는지 중간 사이즈 피자를 사야 하는지 물었고 검사자의 응답에 올바르게 반응했음
4	힌트 후에도 단계를 잘못 수행했음	• 피검자가 '약관에 동의함' 확인란을 선택하고 입력을 클릭하는 것을 잊었음. 화면은 체크란에 빨간색 표시를 하여 다시 보여줌. 그러나 피검자는 오류를 이해하고 수정하지 않았음 • 피검자는 검사자에게 과자 구입 예산과 같은 질문을 했음. 검사자는 대답했지만 피검자는 예산 범위 내로 구매를 수정하지 않았음

AR = Actual Reality™

가정에서의 온라인 쇼핑 기술의 평가

인터넷 기술의 발달로 인해 일상생활과 밀접한 관련이 있고, 자연스럽고, 사용자 친화적이고 현대적인 플랫폼을 활용하여 MS 및 TBI 클라이언트들을 대상으로 한 차세대 수행기반 일상기능 평가를 개발할 수 있게 되었다. 앞에서 논의하였듯이, AR은 최근에 개발된 기술로서 인터넷을 사용하여 일상의 생활활동을 측정하는 것이다. 초창기 연구에서 발견된 것은 인터넷으로 비행기표를 주문하는 등의 AR 과제를 수행하는데 어려움을 겪는 사람들은 TBI (Goverover & DeLuca, 2015)나 MS (Goverover & DeLuca, 2018; Goverover et al., 2010, 2015) 등 인지 손상을 가진 클라이언트일 가능성이 높다는 것이었다.

예를 들어, Goverover와 DeLuca(2018)가 밝힌 내용에 따르면, MS 클라이언트의 경우 건강 대조군(차별적 타당도가 충분한 대상군)에 비해 더 많은 오류를 범하고, 3개의 AR 과제를 수행하기 위해 더 많은 단서를 요구하였다. 이 연구는 이전에 나온 MS와 TBI (Goverover & DeLuca, 2015) 클라이언트의 연구 결과를 재확인시켜 주었다. 또한 이전에 경도 및 중증 재발성-완화형 MS 클라이언트를 검사한 연구에서 밝힌 점은, 비행기표 예약 과제를 잘 못하거나 느리게 하는 사람들의 경우, 신경 심리학적 검사에서도 심각한 인지 손상을 보여주었다.

이러한 결과들은 비행기표나 쿠키 세트 구매 활동을 다룬 두 번째 연구(Goverover et al., 2015)에서도 확인되었으며, 한 연구(Goverover & DeLuca, 2018)에서 AR 수행 결과와 신경 심리 검사 점수 사이에 중상급 이상의 상관관계를 발견할 수 있었다(그림 11.1). 결과에서 보듯이 MS 클라이언트 그룹이 건강 대조군에 비해 AR과제 수행을 정확하고 독립적으로 수행하는데 심각한 어려움을 보였다. 이는 처리 속도, 학습 및 기억력, 집행기능 등의 인지 능력이 손상되었기 때문이다. 한편, (자신의) 삶의 질과 기능성 상태에 대해 자가보고를 작성한 결과는 MS 그룹에서 AR 과제 수행과 상관관계가 없었다(그림 11.2). 그러나 자가 보고서 작성은 우울증 증상과 상관관계가 높았다. 이러한 연구는 인터넷 기술을 사용하여 MS 관련 인지 및 기능적 손상이 실생활에 미치는 영향을 더욱 정확하고 효과적으로 판단할 수 있도록 진일보되었음을 보여준다.

온라인으로 과자 구입 시 재정관리 평가

재정을 관리하는 능력은 IADL (Graf, 2008) 영역으로 간주된다. IADL 중 재정관리 능력은 어쩌면 성인이 되어 독립성을 유지하는데 가장 중요한 능력이라고도 볼 수 있다. 그러나, 중요성에도 불구하고 재정기능의 이론적 모델은 거의 없는 실정이다(Tracy et al., 2017).

AR 과제 3가지 모두 기본적 수준의 재정관리 능력을 필요로 한다. 예를 들어, 3개 과제 모두 피검자가 신용카드를 사용하여 온라인으로 구입해야 한다. 그러나 쿠키

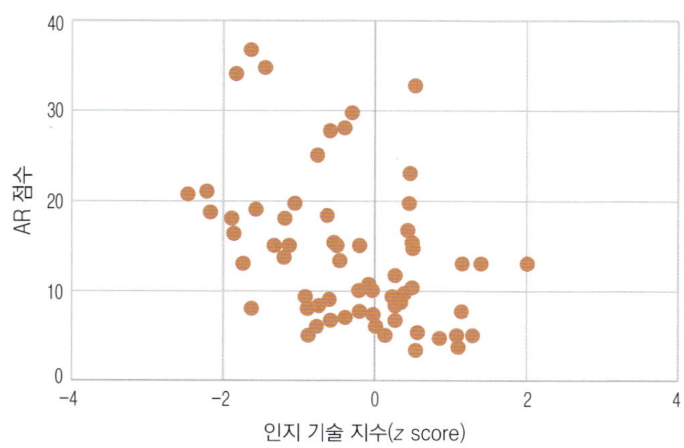

그림 11.1 인지 기술(z score)과 AR 점수와의 관계

Multiple sclerosis participants = 65; r = .42, p < .001. AR = Actual Reality™

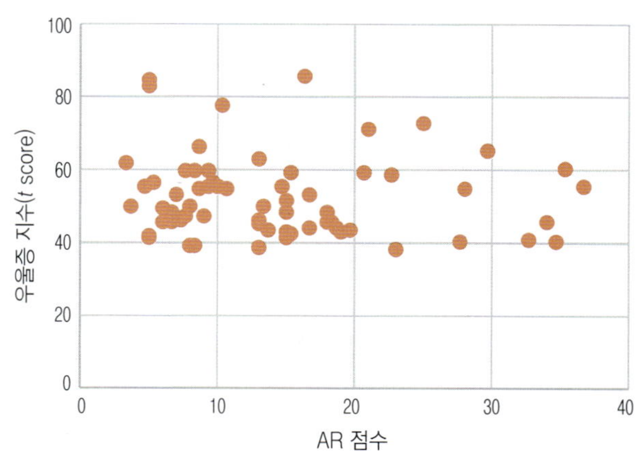

그림 11.2 우울증(t score)과 AR 점수와의 관계

Multiple sclerosis participants = 65; r = .15, p = .19. AR = Actual Reality™

를 구입하는 과제에 다른 두 가지 과제에 없는 요소 한가지가 있다. 예산 범위 내에서 구입하기가 좀 더 어렵다는 것이다. 피검자는 쿠키 세트를 구입하면서 택배비 2,500원~3,000원을 포함하여 6만 원을 넘지 말아야 한다.

따라서 한 연구(Goverover, Haas, & DeLuca, 2016)에서는 AR 과제의 재정관리 부분을 특히 주시하여 보았다. 연구에서 발견된 점은 MS 클라이언트의 경우, 건강 대조군에 비해 돈 관리에 어려움을 보였다는 것이다. 인지 기능 손상은 돈 관리에서의 어려움과 상관관계가 있었다. 따라서, 돈 관리는 MS 클라이언트가 어려움을 겪는 IADL 과제 중 하나임을 알 수 있다. 이 활동은 흔히 하는 자가보고 방식이 아닌 AR 측정을 통해 평가될 수 있다.

일상생활의 활용 평가

현재 컴퓨터는 스마트폰, 스마트홈 등 주변에서 흔하게 접할 수 있다. 2013년 기준으로, 83.8%의 미국 가구가 컴퓨터를 소유하고 있으며 78.5%가 데스크톱이나 노트북을, 63.6%가 태블릿 PC를 가지고 있다(U.S. Census Bureau, 2014). 점점 더 많은 연구들은 이러한 기술 도구가 다양한 증상의 클라이언트들에게 어떻게 사용될 수 있는지를 보여준다(Wong et al., 2017).

모든 종류의 컴퓨터가 가정, 학교, 직장에서의 유용한 도구이나, 장애가 있는 사람들에게는 삶을 송두리째 바꿔주는 중요한 도구가 될 수 있다. 바깥 세상으로의 접근성을 강화하고 인간의 손을 대신하여 기동성, 안전, 기능적 독립성을 향상시키는데 도움이 될 수 있다. 일상의 IT 기술은 환경적 장애를 없애고, 자기관리, 직업 및 놀이에서 신체적 · 정신적 인지 능력을 지원함으로써 신경 장애 클라이언트의 활동 향상과 참여에도 기여할 수 있다(Larsson Lund et al., 2011). 일상생활 기술은 장애인에 국한된 보조 도구 관련 기술과 비교할 때 다음과 같은 장점이 있다.

- 활용되는 범위가 넓음
- 합리적인 비용
- 장애인만 쓰는 것이라는 편견에 얽매이지 않음

연구에 따르면, 다른 보조 기술과 마찬가지로, 작업치료사들의 평가, 적응 및 훈련을 통해 장애인들이 최적의 방법으로 이러한 도구를 사용할 수 있음을 보여주었다(Goverover et al., 2015). 따라서, 장애인들의 활동 및 사회 참여를 극대화하기 위해서는 디지털 불평등 문제를 해결하는 것이 매우 중요하다. 또한 신경 장애 클라이언트, 특히 인지 장애 클라이언트들의 평가 및 치료를 개선하는데 일상의 기술을 어떻게 사용할지 이해하는 것은 재활 결과를 개선하고 삶의 질을 향상시키는데 필수적이다. 작업치료사들은 AR을 활용해서 신경 장애환자들을 대상으로 기술을 어떻게 사용할지 연구하고 이해하는 데 도움을 받을 수 있다.

한 연구에서, MS 클라이언트(n = 60)가 건강 대조군(n = 40)에 비해 일상의 IT 기술 활용에 어느 정도 문제가 있는지를 비교하여, 인지 기술 또는 관련 증상이 일상 기술 활용능력과 관련이 있는지를 알아보았다(Goverover, 2018). 그 결과, MS 진단을 받은 피검자는 건강 대조군보다 컴퓨터와 인터넷을 덜 사용하고 컴퓨터 기술도 부족하였다. 기술 활용에 대한 이러한 보고는 기능적 상태의 자가보고와 상관 관계가 있었다[기능적 행동 프로파일(Functional Behavior Profile, FBP; Baum et al., 1993)에서 우울증 및 불안, 인지 영역의 처리 속도 부분(인지 영역의 다른 부분 제외) 측정]. 예상한대로, AR 결과는 MS 클라이언트의 점수가 더 낮게 나왔고, 인지 기술과 상관 관계가 있었으며, 자가보고 또는 관련 증상과는 관계가 없었다. AR 평가를 활용하면서 중점을 둘 사항은 장애인들이 건강 대조군에 비해 일상 기술을 왜 더 적게 사용하는지에 대한 이유에 관심을 집중적으로 갖는 것이 중요하다.

장기적인 변화 평가

기능적 장애를 평가하고 치료하는 것에 많은 관심이 집중되고 있다. 인지 손상이 있는 사람들은 일반적으로 ADL 부분(독립적으로 생활하는 기술, 사회적 기능, 작업 기능, 자기관리 등)에서도 손상을 보이는 것으로 알려져 있다. 이러한 기술을 평가하는 일은 편견이나 자료의 타당도 부족 등으로 인해 연구와 임상 실습을 진행하기 매우 어려운 분야이기도 하다. IADL 자가보고 및 지인 보고서 작성에도 장점이 있으나, 이 방법도 타당도가 의문스러워서 수행기반 평가를 통해 직접 기술을 평가할 때와는 전혀 다른 정보를 제공할 때가 종종 있다. 그러나 앞서 논의하였듯이 수행기반으로 IADL을 평가하는 연구에는 여러 가지 제약이 따른다.

IADL의 기능적 인지 및 평가 분야에서 IADL을 평가하는 수행기반 대안이 있다고 하더라도, 현재까지 진행된 연구들은 자가보고를 사용하거나 아무것도 사용하지 않은 경우가 대부분이었다(MS 클라이언트를 대상으로 진행한 연구들). 예를 들어, MS 클라이언트의 인지재활프로그램의 효용성에 대해 체계적으로 검토한 연구(Goverover, Chiaravalloti, O'Brien, & DeLuca, 2018)는 기능 인지 평가를 사용하여 IADL 수행에 관한 중재의 효용성에 대한 연구가 거의 없었다고 밝혔다.

최근에 Goverover, Chiaravalloti, Genova, DeLuca(2018)는 MS 클라이언트를 대상으로 기억력 향상 치료 이후에 활동성의 변화 결과를 밝히기 위해 AR 평가방법을 사용하였다. 본 연구는 기억력 전략을 사용하는 것의 효용성을 검사하기 위해 무작위적으로 임상 환경에서 진행하였다. 결과는 인지 측정, 활동 제약성(AR 평가방식으로 측정) 및 참여도(FBP 방식으로 평가)면에서 평가하였다. 그 결과, 세 가지 방식에서 모두 개선된 결과를 보였으나, AR 결과는 개선 정도가 높지 않았다. 피검자들이 기억력 향상이 일상생활 기능 향상을 객관적으로 측정한 결과에 반영되려면, 집행능력과 같은 다른 인지 기술 또한 제대로 갖추고 있어야 할 것이다(Goverover et al., 2013). 아니면, 최근 프로토콜에 따른 치료 세션 횟수가 상대적으로 줄어듦에 따라 제약이 발생했을 수도 있다.

한 연구(Goverover & DeLuca, 2018)에 따르면, AR은 검사자 간 신뢰도가 중상 정도이며, 세 가지 AR 과제 모두 오류 횟수나 과제 완료를 위해 피검자들이 필요로 한 단서의 양과 질 면에서는 큰 차이가 없었다. 그러나 인지 처리 과정이나 피검자의 과제 수행 소요 시간에서는 임상가 효과가 관찰되었다. 이러한 결과는 AR을 치료 결과를 알아보는 측정 도구로서(기본 결과 검사 또는 추가 검사) 활용할 수 있음을 보여준다. 그러나 연구자들은 임상가 효과로 인한 결과 문제도 고려해보아야 한다.

결론

미국작업치료협회(American Occupational Therapy Association, AOTA)와 미국작업치료재단(American Occupational Therapy Foundation)은 다양한 생애주기와 증상을 가진 사람들에게 기능적 인지가 중요하며, 기능적 인지를 위해 효과적인 측정 및 중재 방법을 개발할 필요가 있다고 강조하였다. 또한 세계보건기구(World Health Organization, WHO; 2001)의 기능, 장애 및 건강 관련 국제분류표에 따르면, 신체 구조와 기능(손상)을 활동 및 참여와 구분한다(기능 및 생애 역할의 성공적 수행).

따라서, 전통적인 인지 평가에서 벗어나 생태학적 타당도가 높은 기능적 인지 측정 방법을 발전시키는 것이 중요하다. AR 평가는 이러한 점을 염두에 두고, 기능적 인지를 인지 기술에 의존하는 모든 일상 활동을 성취하는 능력으로 정의된다. AR은 컴퓨터와 인터넷 사용과 관련된 기능적 인지 평가이다.

References

American Occupational Therapy Association. (n.d.). *Role of occupational therapy in assessing functional cognition.* Retrieved from https:// www.aota.org/Advocacy-Policy/Federal-Reg-Affairs/Medicare/ Guidance/role-OT-assessing-functional-cognition.aspx

American Occupational Therapy Foundation. (n.d.). *Functional cognition.* Retrieved from https://www.aotf.org/About-AOTF/News/Events/Event-Detail/functional-cognition

Basak, T., Unver, V., & Demirkaya, S. (2015). Activities of daily living and self-care agency in patients with multiple sclerosis for the first 10 years. *Rehabilitation Nursing, 40,* 60–65. https://doi.org/10.1002/ rnj.153

Baum, C., Edwards, D. F., & Morrow-Howell, N. (1993). Identification and measurement of productive behaviors in senile dementia of the Alzheimer type. *Gerontologist, 33,* 403–408. https://doi.org/10.1093/geront/33.3.403

Bergner, M., Bobbitt, R. A., Pollard, W. E., Martin, D. P., & Gilson, B. S. (1976). The Sickness Impact Profile: Validation of a health status measure. *Medical Care, 14*, 57–67. https://doi.org/10.1097/00005650- 197601000-00006

Cella, D. F., Dineen, K., Arnason, B., Reder, A., Webster, K. A., Karabatsos, G., . . . Stefoski, D. (1996). Validation of the Functional Assessment of Multiple Sclerosis quality of life instrument. *Neurology, 47*, 129- 139. https://doi.org/10.1212/WNL.47.1.129

Chiaravalloti, N. D., & DeLuca, J. (2008). Cognitive impairment in multiple sclerosis. *Lancet Neurology, 7*, 1139–1151. https://doi.org/10. 1016/S1474-4422(08)70259-X

Chiaravalloti, N. D., & Goverover, Y. (Eds.). (2016). Changes in the brain: *Impact on daily life*. New York: Springer. https://doi.org/10.1007/978-0-387-98188-8

Doble, S. E., Fisk, J. D., Fisher, A. G., Ritvo, P. G., & Murray, T. J. (1994). Functional competence of community-dwelling persons with multiple sclerosis using the Assessment of Motor and Process Skills. *Archives of Physical Medicine and Rehabilitation, 75*, 843–851. https://doi.org/10.1016/0003-9993(94)90107-4

Einarsson, U., Gottberg, K., Fredrikson, S., Von Koch, L., & Holmqvist, L. W. (2006). Activities of daily living and social activities in people with multiple sclerosis in Stockholm County. *Clinical Rehabilitation, 20*, 543–551. https://doi.org/10.1191/0269215506cr953oa

Goverover, Y. (2018, April). *Assessment and the relationship between cognition and everyday technology use*. Paper presented at the AOTA Annual Conference & Expo, Salt Lake City.

Goverover, Y., Chiaravalloti, N., & DeLuca, J. (2005). The relationship between self-awareness of neurobehavioral symptoms, cognitive functioning, and emotional symptoms in multiple sclerosis. *Multiple Sclerosis, 11*, 203–212. https://doi.org/10.1191/1352458505ms1153oa

Goverover, Y., Chiaravalloti, N., & DeLuca, J. (2013). The influence of executive functions and memory on self-generation benefit in persons with multiple sclerosis. *Journal of Clinical and Experimental Neuropsychology, 35*, 775–783. https://doi.org/10.1080/13803395.2013.824553

Goverover, Y., Chiaravalloti, N., Gaudino-Goering, E., Moore, N., & DeLuca, J. (2009). The relationship among performance of instrumental activities of daily living, self-report of quality of life, and self-awareness of functional status in individuals with multiple sclerosis. *Rehabilitation Psychology, 54*, 60–68. https://doi.org/10.1037/a0014556

Goverover, Y., Chiaravalloti, N., Genova, H., & DeLuca, J. (2018). A randomized controlled trial to treat impaired learning and memory in multiple sclerosis: The self-GEN trial. *Multiple Sclerosis Journal, 24*, 1096–1104. https://doi.org/10.1177/1352458517709955

Goverover, Y., Chiaravalloti, N. D., O'Brien, A. R., & DeLuca, J. (2018). Evidenced-based cognitive rehabilitation for persons with multiple sclerosis: An updated review of the literature from 2007 to 2016. *Archives of Physical Medicine and Rehabilitation, 99*, 390–407. https://doi.org/10.1016/j.apmr.2017.07.021

Goverover, Y., & DeLuca, J. (2015). Actual Reality: Using the Internet to assess everyday functioning after traumatic brain injury. *Brain Injury, 29*, 715–721. https://doi.org/10.3109/02699052.2015.1004744

Goverover, Y., & DeLuca, J. (2018). Assessing everyday life functional activity using Actual Reality in persons with MS. *Rehabilitation Psychology, 63*, 276–285. https://doi.org/10.1037/rep0000212

Goverover, Y., Genova, H. M., DeLuca, J., & Chiaravalloti, N. D. (2016). Impact of multiple sclerosis on daily life. In N. D. Chiaravalloti & Y. Goverover (Eds.), *Changes in the brain: Impact on daily life* (pp. 145–165). New York: Springer. https://doi.org/10.1007/978-0- 387-98188-8_7

Goverover, Y., Genova, H. M., Hillary, F. G., & DeLuca, J. (2007). The relationship between neuropsychological measures and the Timed Instrumental Activities of Daily Living task in multiple sclerosis. *Multiple Sclerosis Journal, 13*, 636–644. https://doi.org/10.1177/1352458506072984

Goverover, Y., Haas, S., & DeLuca, J. (2016). Money management activities in persons with multiple sclerosis. *Archives of Physical Medicine and Rehabilitation, 97*, 1901–1907. https://doi.org/10.1016/j.apmr.2016.05.003

Goverover, Y., Kalmar, J., Gaudino-Goering, E., Shawaryn, M., Moore, N. B., Halper, J., & DeLuca, J. (2005). The relation between subjective and objective measures of everyday life activities in persons with multiple sclerosis. *Archives of Physical Medicine and Rehabilitation, 86*, 2303–2308. https://doi.org/10.1016/j.apmr.2005.05.016

Goverover, Y., O'Brien, A. R., Moore, N. B., & DeLuca, J. (2010). Actual Reality: A new approach to functional assessment in persons with multiple sclerosis. *Archives of Physical Medicine and Rehabilitation, 91*, 252–260. https://doi.org/10.1016/j.apmr.2009.09.022

Goverover, Y., Sandroff, B. M., & DeLuca, J. (2018). Dual task of fine motor skill and problem solving in individuals with multiple sclerosis: A pilot study. *Archives of Physical Medicine and Rehabilitation, 99*, 635–640. https://doi.org/10.1016/j.apmr.2017.10.012

Goverover, Y., Strober, L., Chiaravalloti, N., & DeLuca, J. (2015). Factors that moderate activity limitation and participation restriction in people with multiple sclerosis. *American Journal of Occupational Therapy, 69*, 6902260020. https://doi.org/10.5014/ajot.2015. 014332

Graf, C. (2008). The Lawton Instrumental Activities of Daily Living Scale. *American Journal of Nursing, 108*(4), 52–53. https://doi.org/10.1097/01.NAJ.0000314810.46029.74

Johnson, K. L., Bamer, A. M., Yorkston, K. M., & Amtmann, D. (2009). Use of cognitive aids and other assistive technology by individuals with multiple sclerosis. Disability and Rehabilitation: *Assistive Technology, 4*, 1–8. https://doi.org/10.1080/17483100802239648

Kalmar, J. H., Gaudino, E. A., Moore, N. B., Halper, J., & Deluca, J. (2008). The relationship between cognitive deficits and everyday functional activities in multiple sclerosis. *Neuropsychology, 22*, 442–449. https://doi.org/10.1037/0894-4105.22.4.442

Kurtzke, J. F. (2015). On the origin of EDSS. *Multiple Sclerosis and Related Disorders, 4*, 95–103. https://doi.org/10.1016/j.msard.2015.02.003

Larsson Lund, M., Lovgren-Engstrom, A. L., & Lexell, J. (2011). Using everyday technology to compensate for difficulties in task performance in daily life: Experiences in persons with acquired brain injury and their significant others. *Disability and Rehabilitation: Assistive Technology, 6*, 402–411. https://doi.org/10.3109/17483107.2011.574309

Owsley, C., McGwin, G., Jr., Sloane, M. E., Stalvey, B. T., & Wells, J. (2001). Timed Instrumental Activities of Daily Living tasks: Relationship to visual function in older adults. *Optometry and Vision Science, 78*, 350–359. https://doi.org/10.1097/00006324-200105000-00019

Pugliatti, M., Rosati, G., Carton, H., Riise, T., Drulovic, J., Vecsei, L., & Milanov, I. (2006). The epidemiology of multiple sclerosis in Europe. *European Journal of Neurology, 13*, 700–722. https://doi.org/10.1111/j.1468-1331.2006.01342.x

Rudick, R., Antel, J., Confavreux, C., Cutter, G., Ellison, G., Fischer, J., . . . Willoughby, E. (1997). Recommendations from the National Multiple Sclerosis Society Clinical Outcomes Assessment Task

Force. *Annals of Neurology, 42,* 379–382. https://doi.org/10.1002/ana.410420318

Sacco, R., Bisecco, A., Corbo, D., Della Corte, M., d'Ambrosio, A., Docimo, R., . . . Bonavita, S. (2015). Cognitive impairment and memory disorders in relapsing–remitting multiple sclerosis: The role of white matter, gray matter and hippocampus. *Journal of Neurology, 262,* 1691–1697. https://doi.org/10.1007/s00415-015-7763-y

Steene–Johannessen, J., Anderssen, S. A., Van der Ploeg, H. P., Hendriksen, I. J. M., Donnelly, A. E., Brage, S., & Ekelund, U. (2016). Are self–report measures able to define individuals as physically active or inactive? *Medicine and Science in Sports and Exercise, 48,* 235–244.

Tracy, V. L., Basso, M. R., Marson, D. C., Combs, D. R., & Whiteside, D. M. (2017). Capacity for financial decision making in multiple sclerosis. *Journal of Clinical and Experimental Neuropsychology, 39,* 46–57. https://doi.org/10.1080/13803395.2016.1201050

U.S. Census Bureau. (2014). *Computer and Internet use in the United States: 2013* (Report Number ACS–28). Retrieved from https://www. census.gov/library/publications/2014/acs/acs–28.html

Wong, D., Sinclair, K., Seabrook, E., McKay, A., & Ponsford, J. (2017). Smartphones as assistive technology following traumatic brain injury: A preliminary study of what helps and what hinders. *Disability and Rehabilitation, 39,* 2387–2394. https://doi. org/10.1080/09638288. 2016.1226434

World Health Organization. (2001). *International classification of functioning, disability and health.* Geneva: Author.

12

자기관리 기술 수행 평가(PASS)

Performance Assessment of Self-Care Skills

JOAN C. ROGERS, PhD, OTR, FAOTA, MARGO B. HOLM, PhD, OTR/L, FAOTA, ABDA, DENISE CHISHOLM, PhD, OTR/L, FAOTA

학습목표

- 자기관리 기술 수행 평가(Performance Assessment of Self-care Skill, PASS)의 개념 형성에 대해 논의한다.
- PASS의 내용 및 구조에 대해 설명한다.
- PASS의 채점 방법을 이해한다.
- PASS 자료를 바탕으로 한 중재 계획 수립 사례를 알아본다.

주요 용어 및 개념

- 역동적-상호작용 평가(Dynamic-interactive assessment)
- 관찰 가능한 과제 행동(Observable task behavior)

사람들은 당신이 말하는 것을 의심할 수 있어도, 당신의 행동은 언제나 믿을 것이다.

– 작자미상

서론

자기관리 기술 수행 평가(Performance Assessment of Self-care Skill, PASS; Rogers et al., 2016a, 2016b)는 임상적 필요성에 의해 개발되었다. 작업치료사는 클라이언트가 사회에서 독립적으로 살아가는 데 필요한 기술을 체계적으로 관찰하고 자료화할 수 있는 수행기반의 평가도구를 제공한다. 1984년 도입될 당시에도, 여러 가지 평가 도구로 먹이기, 입기, 위생관리, 목욕, 기능적 운동 활동과 같은 자기관리 활동(예: FIM®; Keith et al., 1987; Barthel Index; Mahoney & Barthel, 1965)을 평가할 수 있었다. 그러나 IADL이라 불리는 사회에서 필요한 기술들을 체계적으로 평가할 수 있는 수행 기반 도구는 없었다. 수행 평가 도구가 없으니, 자가보고 또는 위임을 통한 보고에 의존하게 되면서 신뢰도와 타당도에 문제가 있었다.

PASS는 이러한 차이를 극복하기 위해 개발되었다. IADL을 강조하는 것과 함께, PASS는 두 가지 다른 필요도 충족할 수 있다. 첫째, PASS는 클라이언트의 수행 현황에 대한 정보 이상을 제공한다(수행은 독립성 · 안전성 · 적절성 등을 고려하여 채점). PASS는 작업치료사들이 클라이언트의 작업수행을 개선하고 안정화시키기 위한 중재 활동을 가이드하는데 유용하게 사용할 수 있다.

둘째, PASS는 기존에 작업치료사들이 사용하던 검사-중재-재검사 패러다임을 완성함으로써 작업치료 과정을 지원한다. 검사 중 과제 수행에 문제가 발생하면, 작업치료사가 검사에 개입하여 중재(과제 수행의 문제에 대처하도록 도움)함으로써 클라이언트가 남은 과제를 진행할 수 있도록 한다. 작업치료사는 클라이언트의 문제가 무엇인지, 어떤 도움을 주었는지에 대해 기록한다.

예를 들어, PASS 투약관리 목록을 위해, 작업치료 임상가는 클라이언트의 과제 수행에 개입하여 언어 단서("한 번 더 확인해 보실래요?"라고 질문하는 등)를 제공한다. 여러 가지 언어 단서가 주어졌는데도 클라이언트가 정정하지 못하면, 작업치료사는 제스처를 사용하고 약품 라벨에 있는 지시사항을 가리켜줄 수 있다. 이렇게 해서 문제가 해결되면, 클라이언트는 두 번째 약품 분류로 넘어갈 수 있다. PASS 검사에서, 과제 진행에 문제가 생긴 시점(부정확한 약품 분류 등)도 작업치료사의 중재 방법(언어 단서, 제스처)과 함께 기록된다. 검사상황에서는 일반적으로 작업치료사가 클라이언트를 도와주는 것은 허용되지 않는다. 이 때문에 작업치료사들이 표준화된 검사를 기피하는 경향이 있다고 볼 수도 있다.

심리 측정

PASS의 내용 타당도는 주로 다음과 같은 4가지 타당한 도구의 내용에 기반한다.

1. IADL 수치
2. 포괄적 평가 및 위탁 평가
3. 예전 미국인 자료 및 서비스 다중상황 기능 평가 질문지
4. 기능적 활동 질문지

이러한 자가보고 및 대리 보고서 평가 도구에는 독립적인 생활을 위한 주요 활동 목록이 나열되어 있다. 즉, 음식 준비하기, 약품관리, 집안일, 재정관리, 장 보기, 전화기 사용, 세탁, 교통수단 이용, 세무업무, 전략게임 하기 등의 활동이 포함되어 있다. 작업치료사들의 피드백을 통해 PASS 검사에 포함될 26개 주요 항목을 추려냈으며, 각 활동을 관찰 가능한 과제 행동으로 프로그램을 만들었다. **관찰 가능한 과제 행동**(observable task behavior)은 한 과제를 완료하는데 필요한 일련의 행동 목록으로 구성되어 있으며, 각각의 행동을 '하위 과제(subtasks)'라고 부른다.

PASS는 가정용 및 임상 실습용이 있는데, 내용은 같으나 클라이언트가 본인이 가진 재료들을 직접 활용한다는 차이점이 있다. PASS의 두 가지 버전 모두 주요 영역별로 항목이 분류되어 있다. 가장 많은 수를 차지하는 항목은 인지 능력에 중점을 둔 IADL 관련 활동이다(14항목). 그외 항목은 다음과 같이 분류되어 있다.

- 기능적 이동성(Functional Mobility, FM; 5항목)
- 신체기능이 중요한 IADL (IADLs-P; 4항목)
- 기본적인 일상생활활동 (BADL; 3항목)

PASS 측정의 내용 타당도(독립성, 안전성, 적정성)는 요인분석 및 Cattell의 scree test (Cattell, 1966; Chisholm, 2005)를 통해 확립되었으며, 26개 항목의 구성 타당도는 라쉬분석(Chisholm, 2005)으로 확인되었다. 구성 타당도는 또한 알려진 그룹의 차이점으로 확정되었다(Chisholm, 2005; Goldstein et al., 1992; Holm & Rogers, 1990a, 1990b; McCue et al., 1990; Rogers & Holm, 1990; Rogers et al., 1994). 3일 간격으로 검사-재검사 신뢰도 측정 결과는 매우 우수한 것으로 판명되었다(PASS 임상 실습 버전: 독립성, r=.92, 안전=89%; 적정성, r=.82; PASS; 가정용: 독립성, r=.96, 안전=97%; 적정성, r=.97). 가정용과 임상 실습용 관찰자 내 신뢰도는 독립성에서 92~96%, 안전에서 93~97%, 적정성에서 88~90%로 나타났다.

기능적 인지와 PASS

몇 가지 연구에서 PASS 인지 분야의 IADL 14개 항목이 기능적 인지를 평가하는데 얼마나 효과적인지 중점적으로 살펴보았다. 이러한 연구들은 다양한 인지 손상 단계에 있는 클라이언트를 대상으로 진행되었다. 우울 장애는 주의력, 기억력, 결정능력의 문제와 상관관계가 있었다(Rubin & Zorumski, 2016). 따라서 Chisholm(2005)은 라쉬분석을 이용하여, 우울증 진단을 받은 클라이언트들 중에 선로잇기 검사(trail making test; Reitan, 1958)에서 과제 수행이 비교적 느린 사람들과 빠른 사람들을 비교·분석하였다. 그 결과, 과제 수행이 느려서 점수가 낮게 나온 사람들이 PASS IADL-C 분야에서도 낮은 점수를 받았다. 라쉬분석을 사용한 또 다른 연구에서

Chisholom이 밝혀낸 것은 정신과 병원의 입원 클라이언트들이 동시에 치료를 받고 있는 외래 클라이언트들에 비해 PASS IADL-C 점수가 훨씬 낮았다는 것이다.

Bingham 등(2018)이 21개의 기능 평가 도구들을 체계적으로 분석한 결과, 노년기 우울증 클라이언트들을 대상으로 사용할 평가 도구 2개를 추천하였는데, 그중 하나가 PASS였다. 추천 이유로는 PASS가 우울증의 심각한 정도 및 신경 심리학적 손상 정도를 다양하게 구별할 수 있는 능력을 인정받았기 때문이다(P. 65).

2016년, Williams v. Quinn(2010) 동의 판결 집단소송은 중증 정신 질환 클라이언트들이 정부 지원 시설에서 퇴원하여 전문적 도움을 받는 지역사회단체로 옮기는 것이 가능해졌는데, 이후 PASS는 최대 31년까지 시설에 입원하고 있는 주민들을 평가하는 방법으로 채택되었다. 9개 IADL-C 항목으로 검사받은 40명의 주민들은 안전성에서 가장 높은 점수를 받았고, 독립성, 적정성 순으로 높은 점수를 받았다. 주민들은 안전에 대해 주의를 많이 기울이고 독립적으로 살고자 노력하지만, 너무 오랜 기간 시설에서 생활한 탓에 지역사회의 삶의 질이나 적정성의 기준에 부합하는 데에는 어려움을 느끼는 것으로 나타났다(Holm, 2017).

중증 신경 인지 장애(Neurocognitive Disorder, NCD) 및 경도 인지 장애(Mild Cognitive Impairment, MCI) 및 파킨슨병은 다양한 정도 및 형태의 인지 장애를 보이는 것으로 알려져있다. 2014년, Rodakowski 등은 PASS의 IADL-C 항목으로 검사한 결과, 건강 대조군 피검자와 MCI 클라이언트 간에 차별적인 결과를 얻을 수 있었다. 8개 항목 모두 두 그룹을 가려내는데 81%의 정확도를 보였으나, 2가지 항목(장 보기, 체크보드 균형잡기)만으로도 80%의 정확도가 나타났다.

2015년 Ciro 등은 14개 IADL-C 항목을 대상으로 클라이언트와 건망증 MCI 클라이언트 그리고 성별이 일치하는 건강 대조군을 비교하였다. MCI 클라이언트들은 전반적으로 건강 대조군에 비해 훨씬 낮은 점수를 기록하였으며, 14개 IADL-C 적정성 평가 항목 중 9개(적정성 및 삶의 질 관련 척도)에서는 더욱 큰 편차를 나타냈다.

1999년 Rogers 박사와 Holm 박사는 국립간호연구소(National Institute of Nursing Research, NINR)의 부서장으로부터 그들이 실시한 연구(Rogers et al., 1999)가 의회 공식 문서의 일부가 될 것이라는 소식을 들었다(D. J. O'Neal III, personal communication, 1999). 이 연구는 수정된 PASS 항목과 점수 시스템을 사용하였다. 이것은 NINR에서 국민 세금으로 진행된 연구 중 사람들의 삶을 바꾼 성공적 연구 사례 중 하나이자 가장 괄목할 만한 과학적 성과로 지목되었다. 이후 같은 연구에 대해 현 보건의료재정청(Centers for Medicare and Medicaid Services)의 전신인 의료서비스재정부(Health Care Financing Administration, HCFA)에서는 NCD 클라이언트들에게 재활서비스 및 보험급여를 제공하도록 정책을 바꾸는데 기여한 두 가지 연구 중 하나로 지목하였다.

감정적·신체적 건강에 중점을 둔 항목과 더불어서, 인구 연구에서는 인지 건강에 대한 항목을 포함시켰다. 보건 정책 관련 인구 중심의 연구에서 Brown과 Finlayson(2013)은 6개의 IADL-D 항목과 1개의 FM 항목에 대해 자가평가 작성자료 및 PASS 검사 자료를 비교하였다. 그 결과, PASS 검사를 거친 경우 치료 후 30개월 내에 의료서비스를 받은 후 보험급여를 받을 확률이 30% 정도 높았다(p. 284). 이를 통해 알 수 있는 것은 응답자가 스스로의 기능에 대해 과대 평가를 한 결과가 의료서비스의 예산 적자를 초래한 원인 중 하나가 될 수 있었다는 것이다.

내용 및 구성

PASS 4.1(Rogers et al., 2016a, 2016b)은 26개 항목으로 구성되어 있는데, 이는 4개의 기능적 영역(IADL-C, FM, IADL-P, BADL)으로 묶여있다. 각 과제의 하위항목은 독립적 생활이 가능한 사람에게서 기대되는 행동에 관한 것이다. 사회에서 독립적으로 살아가는 것이 클라이언트의 퇴원 상태에 부합하지 않는 경우, PASS를 사용하여 클라이언트가 각 과제에 참가하는데 필요한 지원의 정도를 평가할 수 있다.

IADL-C 영역은 14개 항목으로 구성되어 있는데, 이 중 4개 항목은 돈관리(장 보기, 각종 지급처리, 손익계산, 우편으로 송금하기)와 연관되어 있다. 3개 항목은 식사 준비(오븐, 가스레인지, 날카로운 도구 사용하기) 관련 항목이다. 나머지 7개의 IADL-C 항목은 전화 사용, 약관리, 시각미디어 정보 획득, 청각미디어 정보 획득, 손전등 고치기, 가정에서의 안전 요소 인지 및 빙고게임하기(여가분야를 대표) 등이 있다.

FM 영역 다섯 종목으로는 (1) 침대에서 움직이기, (2) 계단 사용하기, (3) 화장실 관리하기, (4) 욕조와 샤워를 위해 이동하기, (5) 실내에서 걸어다니기 등이 있다. 세 번째 기능영역인 IADL-P는 가볍고 무거운 집안일을 대표하는 4가지 항목으로 구성되어 있다. 구체적으로는 (1) 식사 준비 후에 정리하기, (2) 침대 시트 바꾸기, (3) 바닥 쓸기, (4) 쓰레기 치우기 등이 있다. BADL 영역 세 종목으로는 (1) 이닦기, (2) 발톱깎기, (3) 옷 입기 등이 있다.

PASS의 26개 주요 항목은 독립적으로 생활하는데 필요한 일상 과제들이다(붙임 12.1). 순서대로 진행할 때, 초기 항목(FM과 BADL)들은 대부분의 클라이언트가 쉽게 할 수 있는 수준이다. 이후 작업치료사는 보다 복잡한 IADL-C 및 IADL-P 항목을 진행하고, FM과 BADL 항목도 번갈아 진행한다. 마지막 4개 항목은 클라이언트가 가벼운 식사를 만드는 것으로, 계획을 수립하고, 수프, 머핀, 과일 등을 준비한 후 정리하는 일까지가 포함된다.

그러나 PASS의 각 항목은 타당하고, 신뢰할만하며 단일 항목으로도 가능하다(Holm & Rogers, 2008; Rogers et al., 2001). 따라서, 26개 항목 전부를 진행할 필요는 없다. 클라이언트의 필요에 맞게 1, 3, 5, 10번만 선택하여 진행할 수 있다.

작업치료사의 관찰이나 클라이언트의 행동 점수를 안내하는 목적을 위해, 26개 과제 항목 각각은 주요 하위항목으로 나뉘어있다. 이러한 하위항목들은 작업치료사가 관찰하고 채점한다. 이렇게 PASS는 과제를 분석하는 데에 작업치료사의 전문성을 활용한다. 과제의 하위항목에 집중함으로써 작업치료사는 클라이언트의 행동이 의존적이고, 불안정하고, 적절하지 않음을 발견하고 그에 맞는 중재의 목표를 정할 수 있다.

PASS 평가 과정은 **역동적-상호작용 평가**로 알려져 있고, 소비에트 심리학자 Lev Vygotsky (Vygotsky, 1978)의 자료에 근거한다. 역동적-상호작용 평가에는 과제 분석을 사용한 일상 활동에서의 주요 하위 과제 평가가 포함되어있다. 클라이언트가 하위항목을 수행할 수 없을 때, 작업치료사는 클라이언트가 과제를 수행할 수 있을 때까지 도움의 강도를 높여 중재한다. 원하는 수행 방식(주요 하위 과제)과 클라이언트의 수행결과(지원 필요)의 차이점을 기록한다. Vygotsky는 이 차이점을 '중심 발달 구역'(p. 84)이라고 명명했다.

마찬가지로, 클라이언트가 하위항목을 수행하지 못하면, PASS는 작업치료사가 즉각적이지만 체계적으로 중재하도록 권유한다. 작업치료사는 가장 도움의 필요가 적은 중재(격려 등)에서 가장 강도높은 도움(클라이언트를 위한 하위 항목 수행)으로 발전시킨다. 클라이언트가 과제 항목을 마치면, 작업치료사는 가능한 중재 전략을 사용하여, 과제 수행이 어려움에 봉착하는 시점을 평가하여 클라이언트가 하위 과제를 완료하고 다음 하위 과제로 넘어갈 수 있도록 하는데 필요한 수준의 중재를 함으로써, 과제 수행을 개선하고 도움을 줄 수 있다.

이와 같이 중재를 평가와 합친 평가 유형은 작업치료사들이 원래 사용해온 것들이다. 그러나 가장 공식적인 검사 절차는 검사자가 클라이언트의 검사 동안 도와주지 못하도록 하는 것이다. PASS에서는 작업치료사가 가장 도움의 수준이 낮은 순서부터 단계적으로 단서를 제공하고, 제공한 도움에 대해 기록하도록 함으로써 체계적인 중재를 가능하게 한다.

대상 인구

PASS는 독립적으로 살아가기 위해 필요한 일상의 과제를 수행하는 능력을 평가받을 필요가 있는 클라이언트를 대상으로 한다. 그들이 해야 하고, 하는 것이 기대되고, 하고 싶어 하는 일들을 위주로 한 과제들을 수행하면서 독립성, 안정성과 과제의 적정성 수준을 측정할 수 있다. 이러한 광범위한 측정 영역에서, PASS는 성별, 연령, 진단결과와 상관없이 사용 가능하다. 다시 말하면, 독립적으로 생활하는 능력을 평가하는 목적이라면, PASS는 남성 및 여성, 청소년에서 고령자 모두에게 사용 가능하며, 정신 진단 결과 및 발달 상태와 관계없이 사용 가능하다.

PASS는 서구 문화에 맞게 만들어진 것이지만, 다양한 문화에 맞추어 사용되어 왔으며, 아랍어, 페르시아어, 핀란드어, 프랑스어, 히브리어, 일본어, 한국어, 포르투갈어, 스페인어, 터키어, 호주 영어 및 아일랜드 영어로 번역되었다. 독립적으로 살아갈 준비를 하거나 공동 주택 또는 지역사회 제공 거주지에서 살 수 있는 요건이 되는 청소년들에게도 적합하다. 또한, 사고 전에 공동 주택 등에서 독립적 생활이 가능했고, 사고 후에 다시 예전의 독립적 생활공간으로 돌아가고자 하는 클라이언트에게도 적절하다. 또한 전에는 보호 주택에서 거주하다가 이제 독립적 생활이 필요한 지역으로 돌아가고자 하는 사람들에게도 적합하다.

작업치료 평가는 클라이언트가 자신의 거주공간에서 하는 것이 필요하고 기대되고, 원하는 과제 또한 돌봄자가 도와줄 수 있는 과제로 선정해야 한다. PASS의 26개 주요 과제들은 각각 독립적 사용이 가능하고, 타당도와 신뢰도를 갖추고 있다. 따라서, 작업치료사는 어떤 항목이 진행 가능한지 선택할 수 있다. 요리를 해본 적이 없는 클라이언트라면, 식사 준비 항목 부분은 빼는 것이 좋다. 마찬가지로, 약품관리를 스스로 해야 하는 사람들에게는 약품관리 항목이 적절하지만, 약품관리에 대해 도움을 받고 있다면, 이 항목은 생략해도 된다.

앞서 언급했듯이, PASS에는 가정용, 임상 실습용 2가

붙임 12.1 PASS, 버전 4.1, 목차(가정용)

페이지	진행 항목	과제	ADL/IADL	
4	______	#H1	FM:	침대에서의 움직임
6	______	#H2	FM:	계단 사용
8	______	#H3	FM:	화장실 이동 및 사용
10	______	#H4	BADL:	구강위생
12	______	#H5	FM:	욕조 사용 및 샤워하기
14	______	#H6	BADL:	발톱 깎기
16	______	#H7	BADL:	옷 입기
18	______	#H8	IADL-C	장 보기(돈관리)
20	______	#H9	IADL-C:	수표로 비용정산(돈관리)
22	______	#H10	IADL-C:	가계부 쓰기(돈관리)
24	______	#H11	IADL-C:	우편으로 송금하기(돈관리)
26	______	#H12	IADL-P:	쓰레기버리기, 열쇠 사용(고난도 집안일)
28	______	#H13	IADL-C:	전화기 사용
30	______	#H14	IADL-C:	투약관리
32	______	#H15	IADL-P:	침대시트 교체(고난도 집안일)
34	______	#H16	IADL-C:	언론에서 주요 정보 습득(청각)
36	______	#H17	IADL-C:	언론에서 주요 정보 습득(시각)
38	______	#H18	IADL-C:	전등 수리(집수리)
40	______	#H19	IADL-P:	쓸기(집수리)
42	______	#H20	FM:	실내에서 걸어다니기
44	______	#H21	IADL-C:	가정에서의 안전
46	______	#H22	IADL-C:	빙고 놀이
48	______	#H23	IADL-C:	오븐 사용(식사준비)
50	______	#H24	IADL-C:	가스레인지 사용(식사준비)
52	______	#H25	IADL-C:	날카로운 조리 도구 사용(식사준비)
54	______	#H26	IADL-P:	식사준비 후 정리(가벼운 집안일)

BADL = basic ADL; FM = functional mobility; IADL-C = IADL with a cognitive emphasis; IADL-P = IADL with a physical emphasis; PASS = Performance Assessment of Self-Care Skills.
출처: *Performance Assessment of Self-Care Skills-Version 4.1,* by J. C. Rogers, M. B. Holm, and D. Chisholm, 2016, Pittsburgh: University of Pittsburgh.

지 버전이 있다. 과제 항목과 세부 과제는 모두 같지만, 임상 실습용에서는 모든 재료가 임상에서 주어지지만, 가정용의 경우에는 자신의 물건을 직접 사용한다는 차이점이 있다. 입원실, 중환자실, 재활센터에서는 임상 실습용이 적합하고, 가정에서 돌봄을 받거나 공동주택에 거주하는 경우에는 가정용이 적합하다. 2가지 버전의 점수를 매기는 하부 과제는 모두 같지만, 풀어야 할 문제는 다르므로, 학습 효과를 평가하기 위한 재검사용으로의 사용이 가능하다.

진행

PASS는 작업치료사들에게 무료로 제공된다(PASS@shrs.pitt.edu에 연락하면 된다). 짧은 설문을 작성하면, 작업치료사들은 PASS 박스를 위한 URL 주소를 받는다. 박스에는 PASS-가정용, PASS-임상 실습용, 검사에 필요한 재료, 채점 가이드라인(예: manual; Rogers et al., 2016b) 및 진행 및 채점 영상자료 등이 포함되어 있다.

PASS의 각 26개 항목을 진행하는 모습을 보여주는 영상은 훈련에 사용될 수 있다. 채점 영상은 작업치료사가 26개 항목에 대해 문제점을 보이는 클라이언트를 대상으로 채점하는 장면들을 보여준다. 영상에 나온 클라이언트의 채점표 및 점수표는 부록에 첨부되어 있다. 또한 각 PASS 항목에 대해 작업치료사들이 제작자와 자신의 채점을 비교하여 검사자 간 신뢰도를 계산하는 방법에 관한 정보도 매뉴얼에 포함되어 있다.

또한, PASS 박스에는 작업치료사들이 개발한 항목 및 다른 언어로 번역되거나 문화에 맞게 수정되어 개발한 항목들도 포함되어 있다. 보통 일년에 한 번 PASS 워크숍이 열리는데 기업, 정부 기관 등에서 워크숍에 참여하려면 PASS@shrs.pitt.edu로 연락하면 된다. 채점과 결과 해석에 대한 질문도 같은 주소를 통해 할 수 있다.

PASS 항목의 형식 및 구조는 붙임 12.2 및 12.3에 나와있다(medication management item). 붙임 12.2에 보여진 것과 같이, 모든 PASS 항목에는 '요건' 섹션이 있는데, 여기에서 표준 항목, 진행 요건, 클라이언트 위치선정 등에 관하여 다루고 있다. 이것은 신뢰도에 매우 중요한 부분이다. 평가 전후 자료를 기록하는데, 요건이 같지 않다면, 클라이언트가 개선되거나 안된 상황이 중재의 결과 때문인지 진행조건이 변경되었기 때문인지 정확히 알 수 없다. 또한 붙임 12.2는 작업치료사가 과제를 진행할 때, 클라이언트에게 무슨 말을 하고 어떤 행동을 해야 하는지에 관한 지시 사항에 대해 보여준다. 추가적으로, 붙임 12.2는 3개 분야(독립성, 안정성, 적정성)의 PASS 점수에 대한 템플릿이 담겨있다.

붙임 12.3은 작업치료사의 관찰을 가이드하는 자료 모음 양식이다. 첫째, 클라이언트가 보조 도구 사용을 필요로 할 때, 여기에 대한 사항도 기록하고 집계한다. 다음으로, 주요 하위 과제가 진행 순서대로 나열되어 있는데, 이것은 작업치료사가 관찰하는데 단서를 주고 클라이언트가 과제 수행 시 문제가 발생했을 때 도와줄 준비를 하도록 한다. 이 양식을 통해 클라이언트의 독립성 · 안정성 · 적정성을 채점할 수 있다.

독립성 데이터

각 하부 과제는 두 줄 친 행동 구절[독립성 점수에 중점을 둔 행동(붙임 12.3)]이다. 작업치료사가 하위 과제 1에 대해 도움을 주지 않는다면, 하위 과제 1에 박스 중 '도움 없음'에 × 표시한다. 그러나, 역동성 평가에 대해 클라이언트가 도움을 필요로 하면, 지원은 하지만 단계적으로 도움의 정도를 점차 강화해서 클라이언트가 과제 2로 넘어가도록 한다. 도움의 강도가 가장 낮은 단계에서 높은 단계(1~9)로 갈수록 작업치료사는 더 많은 주의를 기울이게 됨으로 결국 돌봄 비용이 늘어난다.

1~3단계는 언어 지원에 속한다. 1단계는 클라이언트가 과제를 시작하고, 지속하고, 완료할 수 있도록 하고 동기부여를 하는 단계이다. 2단계는 클라이언트의 문제점을 지적하여 스스로 수정할 수 있도록 하는 비지시형 언어 지원이다. 3단계는 지시형 언어 지원으로서, 클라이언트가 스스로 문제를 해결하지 못할 때, 해결 방법을 말로 알려주는 단계이다.

4~6단계는 제스처로 도와주는 단계이다. 4단계는 말로 지시하는 것 외에 손가락으로 가리키는 등의 제스처

붙임 12.2 PASS 요건, 지시 및 채점 템플릿(투약관리 항목-가정용)

과제 #H14: IADL-C 투약관리

가정 요건: 테이블

1. 7일치 투약안내서(1일당 4번 복용)-아침, 점심, 저녁, 취침 시간
2. 클라이언트의 처방전
   - 클라이언트의 처방약이 한 가지만 있다면, PASS 가정용 안전뚜껑(C-P)약병에, 빨간 비타민 약과 함께 라벨에 '아침에 2정, 점심과 저녁에 1정씩 복용'이라고 적혀있는 약으로 대체
   - 클라이언트가 처방약을 복용하지 않고 있으면, PASS 가정용 일반뚜껑에 노란색 비타민 약과 라벨에 '점심에 1정, 자기 전 1정을 복용'이라고 적혀있는 처방약을 추가
3. 클라이언트 앞에 있는 테이블에 1, 2번 품목을 놓음
4. 테이블에 앉아있는 클라이언트

클라이언트	1번	2번
처방약 2가지	둘 중 한 가지 처방약	둘 중 한 가지 처방약
처방약 1가지	비타민(PASS-가정용 안전뚜껑 사용)	클라이언트의 약
처방약 없음	비타민(PASS-가정용 안전뚜껑 사용)	비타민(PASS-가정용 일반뚜껑 사용)

가정에서의 지시사항

"다음 과제는 처방약 관리입니다. 약을 어디에 두었는지 보여주세요[평가를 위해 두 가지 약을 선택하고, 가능하면 복용 시간이 다른 약들을 선택]. 다음 과제를 위해 이 약병 두 개를 빌려야겠어요. 과제가 끝나면 다시 갖다놓을게요." [과제 항목이 설정된 곳에 돌려준다]

"처방약에 표시된 라벨을 읽어보고, 이 약을 복용하는 것과 관련된 지시사항을 찾아보세요[클라이언트에게 자신의 첫 번째 약병이나 안전뚜껑병을 건네주고 클라이언트가 살펴볼 때까지 기다린다]. 오늘 이 약을 복용하였다면, 다음 약은 언제 복용해야 할까요?" [답을 기다린다]

"이 약통은 약을 정리하는 상자입니다. 위에 요일이 적혀있고(가리키며) 옆에 날짜가 적혀있습니다(가리키며). 약통을 사용하여 내일과 모레에 복용할 약을 처방지시에 따라 분배해보세요. 앞으로 할 일을 알고 있나요? 필요한 것이 다 있나요?" [답을 기다린다]

"이제 병에 표시된 처방전을 읽어보고, 이 약을 복용하는 것에 대한 지시를 찾아보세요(클라이언트에게 두 번째 약병 또는 일반뚜껑 약병을 건네주고 기다린다). 오늘 이 약을 복용하였다면, 다음 약은 언제 먹어야 할까요?" [답을 기다린다]

"다시 한번, 내일과 모레 복용할 약을 약통을 사용하여 처방전에 따라 정리해보세요. 무엇을 할지 알고 있나요?" [답을 기다린다]

점수	독립성	안전성	적정성	
			절차	질적측면
3	과제 착수, 지속, 완료를 도움 없이 함	안전하게 과제를 수행함	세부 과제를 정확하고 효율적으로 수행함	최적(모든 과제가 기준에 부합하는 수행결과)
2	7~9단계의 도움은 없었으나, 간혹 1~6단계의 도움을 받음	약간의 위험이 보였으나 도움을 받지 않았음	세부 과제를 비교적 정확하고 효율적으로 수행, 간혹 비효율성, 행동의 반복, 놓치는 과정이 발생함	보통(대부분의 과제에서 표준에 부합하는 수준)
1	9단계 도움은 없었음, 간혹 7~8단계 도움, 1~6단계 도움을 지속적으로 받음	안전사고가 관찰되었으며 미연에 예방하기 위해 도움 제공	세부 과제가 전반적으로 정확성 및 효율성 부족, 빈번한 실수와 과정의 불필요한 반복, 과정의 누락이 발생함	부족(다수의 세부 과제에서 표준에 부합하지 못함)
0	9단계 도움받음, 7~8단계의 도움을 지속적으로 받음, 착수능력 부족	안전사고 위험이 커서 과제를 중단하였고 검사자가 사고를 방지하기 위해 대신 맡아서 함	모든 세부 과제에서 효율성과 정확성이 부족하여 과제가 완료되지 못함	매우 부족(극히 일부를 제외하고 모든 세부 과제에서 기준 이하의 달성)

IADL-C = IADL with a cognitive emphasis; med(s) = medication(s); PASS = Performance Assessment of Self-Care Skills.
출처: *Performance Assessment of Self-Care Skills–Version 4.1,* by J. C. Rogers, M. B. Holm, and D. Chisholm, 2016, Pittsburgh: University of Pittsburgh.

가 추가된다. 5단계는 클라이언트의 상황에 맞게 특정 과제의 순서를 변경하거나 삭제하여 계속 과제를 진행할 수있도록 하는 단계이다. 6단계는 작업치료사가 클라이언트에게 목적하는 바가 무엇인지 알려주기 위해 직접 시범을 보여주는 단계이다. 그러나 모든 과정이 시연에 적합한 것은 아니다. 예를 들어, 한번 덜은 스프는 다시 캔에 담을 수 없다.

7~9단계는 신체적 지원으로 분류된다. 7단계는 손을

사용하여 도와줄 수 있는 단계로 클라이언트가 다음에 입을 옷을 집을 수 있도록 손을 안내하는 동작이 가능하다. 8단계는 작업치료사가 클라이언트의 신체 일부를 들어올려주거나 과제를 직접 도와줄 수 있는 단계이다. 9단계는 전면 지원 단계로 한 가지 과제를 직접 맡아서 수행해 줌으로써, 다음 단계로 넘어가도록 도와주는 단계이다(또는 과제 전체를 대신해 줄 필요가 있을 때).

작업치료사는 도움을 제공하면서, 어려움을 겪은 과제(하위 과제 2)나 도움을 제공한 유형(3단계, 지시적 언어 사용, 붙임 12.3)에 대해 해당 항목에 체크 표시를 한다. 일반적인 규칙으로, 같은 유형의 도움을 3번 이상 제공할 수 없다(3단계, 지시 언어). 왜냐하면, 그럴 경우 더 강도 높은 도움이 필요하다는 뜻이기 때문이다(4단계, 제스처). 작업치료사는 가장 낮은 단계부터 점점 도움의 강도를 높여가야 하지만, 어떤 경우는 시작부터 좀 더 강도 높은 도움을 제공해야 할 때도 있다(안전상의 이유 등으로). 더 많은 사례는 PASS 매뉴얼을 참고한다.

안전성 데이터

'안전성 데이터' 칸에 그림자가 없는 하위 과제는 안전성 이슈로 채점한다(붙임 12.3). 작업치료 작업치료사는 클라이언트 스스로나 작업치료사, 환경에 영향을 미칠 수 있는 클라이언트의 위험한 행동을 관찰하면, '안전성 데이터' 칸에 체크 표시하고 빈칸에 구체적 안전 관련사항을 적는다. 안전에 다른 문제가 없으면 '안전성 데이터'를 빈칸으로 남겨둔다. 더 많은 사례는 PASS 매뉴얼을 참고

붙임 12.3 PASS 세부 과제 항목별 채점 양식(약품관리-가정용) 및 채점 요약

과제 #H14: IADL-C (IADL 과제 인지 영역): 투약관리		독립성 점수											안전성 점수	적정성 점수	
사용된 보조 도구 기술 (Assistive Technology Devices, ATDs) 1. 2. 3. 사용된 ATD 총수: ______		도움 없음	언어 도움 (격려)	비직접적 언어 지시	직접적 언어 지시	제스처	과제 또는 환경 조정	시연	신체적 안내	신체적 도움	전과정 도움	독립성 하부 과제 점수	위험한 상황 관찰 내용	절차: 정확성 부족, 효율성 부족, 과정 누락	질적 측면: 기준에 부합하지 못함, 개선 필요
	도움의 단계 →	0	1	2	3	4	5	6	7	8	9				
세부 과제	세부 과제 영역														
1 1번 약 투약 (안전뚜껑 사용)	첫 번째 투약이 정확하게 완료되고 나서 보고한다(검사 시간, 라벨 지시 준수에 근거).														
2 1번 약 투약 (안전뚜껑 사용)	첫 번째 약병을 쉽게 연다(두 번의 시도 끝에).														
3 1번 약 투약 (안전뚜껑 사용)	첫 번째 병에서 약을 꺼내 이틀 동안의 투약 양을 요일별 정리함에 정확하게 분류한다(약병, 투약주기, 날짜가 표시되어 있음).														
4 2번 약 투약 (일반뚜껑 사용)	두 번째 투약이 정확하면 보고한다(검사 시간, 라벨 지시 준수여부 고려).														
5 2번 약 투약 (일반뚜껑 사용)	두 번째 약병을 쉽게 연다(두 번의 시도 끝에).														
6 2번 약 투약 (일반뚜껑 사용)	두 번째 약병에서 약을 꺼내 향후 이틀 동안의 투약 분을 정확하게 분류한다(모든 약, 투약주기, 날짜가 표시되어 있음).														

종합평균점수
⬆ 독립성 평균점수
⬆ 안전성 점수
⬆ 적정성 점수

C-P = childproof lid; IADL-C = IADL with a cognitive emphasis; med = medication; N-C-P = nonchildproof lid; PASS = Performance Assessment of Self-Care Skills
출처: *Performance Assessment of Self-Care Skills-Version 4.1,* by J. C. Rogers, M. B. Holm, and D. Chisholm, 2016, Pittsburgh: University of Pittsburgh.

한다.

PASS는 안전 조치가 얼마나 긴급한지에 따라 체크한다는 점을 알아야 한다. 예를 들어, 클라이언트가 PASS 수표로 계좌에 입금한다면, 당장 안전성에 위험이 있지는 않지만, 은행 잔고에 대한 이해가 부족하다면 염려되는 일이며 중재가 요구되는 일이다. 하지만, 클라이언트가 욕조에서 느슨해진 수건걸이를 잡고 중심을 잡으려 한다면, 이것은 위험한 일이므로 '안전성 데이터'에 체크 표시를 해야 할 것이다.

적정성 데이터

클라이언트의 과제 수행 적정성에는 2가지 구성요소가 있다; (1) 과정, (2) 질(붙임 12.3). 과제 진행 점수는 각 하위 과제마다 두 줄이 그어진 행동에 적용된다. 클라이언트가 다음과 같은 상황일 때, '과정' 부분에 체크 표시하고 여백에 내용을 적어둔다.

- 하위 과제 행동 수행에서 부정확성을 보일 때(은행 계좌를 계산 및 재계산할 때)
- 효율적인 노력이 부족할 때(냉장고에서가 아니라 수납장에서 우유를 찾을 때)
- 하위 과제 과정에서 단계를 건너뛸 때(머핀을 만들 때, 재료를 한 가지 빼먹는 등)

과제의 질 점수는 붙임 12.3에 있는 한 줄이 그어진 용어에 적용되는데, 이후에 괄호 안에 있는 분류를 한다. 예를 들어, 약품관리 하위 과제 1번에서, 과제의 질은 '정확한 수준(검사 시간, 라벨에 있는 지시 일치 등을 근거로)'의 점수를 받을 것이다. 또한 클라이언트가 하위 과제의 질에 문제가 있다면, 작업치료사는 '질' 칸에 있는 하위 과제에 체크 표시를 하고, 여백에 내용을 적는다. 더 많은 사례는 PASS 매뉴얼을 참고한다.

약품관리 영상: Sandy

PASS 약품관리 항목(영상 12.1, 붙임 12.4)은 클라이언트가 집에서 약품관리를 할 수 있음을 보여줄 수 있는 주요 행동을 다룬다. Sandy는 뇌졸중 생존자(오른쪽 뇌혈관 손상)이다. 그는 혼자 살면서 약품관리 등 BADL, IADL에 책임이 있다. 영상자료 12.1을 최대한 활용하려면, 붙임 12.2와 12.3을 프린트해서 Holm 박사가 Sandy와 약품관리 활동을 진행하는 것을 따라해보면 도움이 될 것이다(영상 12.1, https://aotaorg-my.sharepoint.com/:v:/g/personal/aricci_aota_org/EefBF7_Mj89Bh49rJnW5JQQBsbDh-ZRPxVLJYwrpZtLU-hA?e=1d6rvF). 영상을 보고 나서, PASS의 채점 방식 및 Sandy의 과제 수행 결과 부분으로 넘어간다.

채점

독립성

PASS 항목의 채점은 독립성 데이터로 시작한다. 첫째, Sandy가 하위 과제 1, 2, 3, 5번에 대해 도움이 필요 없었기에, Holm 박사는 하위 과제에 대해 '도움 없음'란에 ×표시하였다(붙임 12.4). 또한 그녀는 '독립성 하위 과제 점수' 열에서 해당 하위 과제 반대편에 3점을 기입하였다. 3점의 의미는(붙임 12.2의 채점 템플릿) 하위 과제 1, 2, 3, 5번에 대해 도움이 주어지지 않았음을 의미한다. 그러나 Holm 박사는 하위 과제 4와 6에 대해 도움을 제공하였다.

하위 과제 4에 대해서, "두 번째 약을 제대로 투약했으면(검사 시간에 맞고, 라벨의 지시를 따랐을 때), 다음에 기록한다." Holm 박사는 Sandy가 정보를 잘못 읽고 있었기에, 투약 라벨을 가리켜주었다. 따라서 '제스처' 칸에 하위 과제 4에 대한 체크 표시가 있다. '독립성 하위 과제 점수'에서, Holm 박사가 하위 과제 4에 2점을 주었다. 채점 템플릿(붙임 12.2)에 따르면, "7~9단계의 도움은 없었지만, 간간히 1~6단계의 도움을 받은 경우, '독립성 하위 과제 점수' 칸에 2점이 주어진다."

Sandy의 하부 과제 6에 점수를 매길 때, Holm 박사는 '언어 지시' 칸에 3점을 기입하였다. "확실하다고 생각하십니까?" 등의 비지시적 언어로 시작할 수도 있었지만, Holm 박사는 처음부터 언어 지시("라벨을 체크해봅시다")라는 높은 단계의 도움을 주었다. 왜냐하면 Sandy가 하위 과제 4에서 이미 라벨 지시를 읽는데 어려움을 겪고 있었기 때문이다. 다음으로 Holm 박사는 또 다른 언어 지시를 제공하였다("좋아요. 라벨을 다시 체크해보실래

붙임 12.4 Sandy의 PASS 수행결과 Holm 박사의 채점 양식(투약 과제-가정용)

과제 #H14: IADL-C (IADL 과제 인지 영역): 투약관리		독립성 점수											안전성 점수	적정성 점수	
사용된 보조 도구 기술 (Assistive Technology Devices, ATDs) 1. 2. 3. 사용된 ATD 총수: ___________		도움 없음	언어 도움 (격려)	비직접적 언어 지시	직접적 언어 지시	제스처	과제 또는 환경조정	시연	신체적 안내	신체적 도움	전과정 도움	독립성 하부 과제 점수	위험한 상황 관찰 내용	절차: 정확성 부족, 효율성 부족, 과정 누락	질적 측면: 기준에 부합하지 못함, 개선 필요
	도움의 단계 →	0	1	2	3	4	5	6	7	8	9				
세부 과제	세부 과제 영역														
1 1번 약 투약 (안전뚜껑 사용)	첫 번째 투약이 정확하게 완료되고 나서 보고한다(검사 시간, 라벨 지시 준수에 근거).	×										3			
2 1번 약 투약 (안전뚜껑 사용)	첫 번째 약병을 쉽게 연다(두 번의 시도 끝에).	×										3			
3 1번 약 투약 (안전뚜껑 사용)	첫 번째 병에서 약을 꺼내 이틀 동안의 투약 양을 요일별 정리함에 정확하게 분류한다(약병, 투약 주기, 날짜가 표시되어 있음).	×										3			
4 2번 약 투약 (일반뚜껑 사용)	두 번째 투약이 정확하면 보고한다(검사 시간, 라벨 지시 준수여부 고려).					✓						2			
5 2번 약 투약 (일반뚜껑 사용)	두 번째 약병을 쉽게 연다(두 번의 시도 끝에).	×										3			
6 2번 약 투약 (일반뚜껑 사용)	두 번째 약병에서 약을 꺼내 향후 이틀 동안의 투약 분을 정확하게 분류한다(모든 약, 투약주기, 날짜가 표시되어 있음).				✓✓ ✓							1		✓	✓

종합평균점수	
독립성 평균점수	2.5
안전성 점수	3
적정성 점수	2

#4 제스처 – Holm 박사는 Sandy가 읽을 라벨 지점을 가리켜주었다.
주: '절차'와 '질적측면' 부분에서 체크 표시가 없었던 이유는 제스처가 기준과의 관련성이 없었기 때문(다음에 '정확하게' 보고)
#6 직접적 언어지시: Holm 박사는 "라벨을 체크해봅시다."라고 말하고 Sandy와 함께 보았다.
#6 직접적 언어지시: Holm 박사는 "좋아요, 라벨을 다시 체크해보고 싶으신가요?"라고 말했다.
#6 직접적 언어지시: Holm 박사는 "음… 다시 시도해봅시다."라고 말했다.

독립성 = 2.5점. 7~8단계의 도움은 없었으나 간혹 1~6단계의 도움을 받음(15/6 = 2.5)
안전성 = 3점 약통을 열고 닫는데 문제가 없었으므로
적정성 = 2점[6개의 세부 과제 중 한 가지에서만 어려움(#4 단서가 기준과 관련성이 없으므로 점수에 반영하지 않음)]

C-P = childproof lid; IADL-C = IADL with a cognitive emphasis; med = medication; N-C-P = nonchildproof lid; PASS = Performance Assessment of Self-Care Skills
출처: *Performance Assessment of Self-Care Skills-Version 4.1,* by J. C. Rogers, M. B. Holm, and D. Chisholm, 2016, Pittsburgh: University of Pittsburgh.

요?"). Sandy의 세 번째 시도에서, Holm 박사는 또 한번의 언어 지시("다시 해봅시다")를 제공하였다.

따라서, '언어 지시' 칸에 3개의 체크 마크가 표시되었다. '독립성 하위 과제 점수' 칸은 1점이었다(붙임 12.2 '독립성' 부분: "9단계 도움은 없었음, 가끔 7~8단계 도움을 받음, 1~6단계의 도움을 지속적으로 받음").

독립성 채점의 마지막 단계는 독립성 요약 점수를 계산하는 것이다. 독립성에 대한 요약 점수는 독립성 하위 과제 점수의 평균이다. Sandy의 약품관리 항목에서 그의 독립성 하위 과제 점수는 3, 3, 3, 2, 3, 1점, 총 15점이었다. 평균점수는 총점에서 하위 과제 수를 나누어 구한다(15/6 = 2.5). 독립성 점수는 소수점은 버림하여 계산한다. 클라이언트를 과대 평가하여 위험에 처하는 것보다 안전하게 낮추어 보는 것이 더 현명하다. Sandy는 약품관리 하위 과제 6개 중 4개에서 독립적이었으나, 문제가 된 2개의 하위 과제는 중재가 필요하다고 볼 수 있다.

독립성 요약 점수가 0~3점이고, 평균이 2.5이면 2점 중반대이다. 이것이 의미하는 것은 Sandy가 1개 이상의 하위 과제에 대해 도움이 필요하다는 의미이다. Sandy가 6개 하위 과제에 대해 도움을 필요로 하였다면, 그의 독립성 요약 점수는 2 + 2 + 2 + 2 + 2 + 2점, 총 12점이고, 평균 점수는 2점이다(12/6). 그의 독립성 요약 점수가 2점이었다 하더라도, 그는 하위 과제 전체에 대해 더 많은 도움을 필요로 하였다.

안전성

하위 과제를 각각 평가하고 평균점수를 내는 독립성 데이터와 달리, 안전성 데이터는 총점으로 채점한다. 약품 관리 하위 과제 6개 중 2개는 안전성 위험이 있다.

- 하위 과제 2: "첫 번째 약병을 쉽게 연다."
- 하위 과제 5: "두 번째 약병을 쉽게 연다."

어떤 약병은 뚜껑을 열 때, 손을 벨 가능성이 있으므로 안전사고의 위험이 있다. 또한 어떤 클라이언트는 자신의 이나 칼을 사용하여 뚜껑을 열고자 한다. 이러한 접근법은 안전사고 위험이 있다. 반면 다른 항목들은 클라이언트의 안전성에 대해 당장의 위험은 없다. Sandy가 약병을 안전하게 열었기 때문에, '안전하지 않은 관찰' 칸에 체크 표시는 없다. 이것은 안전한 실습이 관찰되었음을 의미한다. 붙임 12.2에 있는 채점 템플릿에 따르면, 안전성 점수는 3점이다.

Sandy가 병 1개를 열었을 때 Holm 박사가 안전에 대한 위험을 관찰했다면 어땠을까? 그녀의 안전 문제를 관찰했을 때, 체크 표시를 했을 것이다(하위 과제 2, 5). 채점 템플릿(붙임 12.2)은 안전성을 채점하는데 도움이 된다. 채점 템플릿(붙임 12.2)에서 클라이언트의 안전성 점수 3 또는 2는 도움을 제공하지 않으며, 점수 2는 사소한 위험이 관찰되었음을 의미한다. 클라이언트의 안전을 1 또는 0으로 평가하기 위해, 작업 수행 중에 하나 이상의 안전 문제를 해결하는 지원을 제공해야 하며, 위험의 정도는 안전 점수가 1인지 0인지를 결정한다.

적정성

안전성과 비슷하게 적정성 데이터에 대한 점수 역시 총점으로 합산한다. 그러나 적정성을 채점하는 데는 두 가지 구성요소인 '과정'과 '질적요소'가 있다. Holm 박사는 처음에 다섯 가지 약품관리 하위 과제의 '과정' 또는 '질적요소' 칸에는 체크 표시를 하지 않았다. 그러나, 약품관리 하위 과제 6에 대해서, 그녀는 과정에 체크 표시하고 질적 요소에 체크 표시하였다. 작업치료사가 적정성 요약 점수를 계산할 때, 과정과 질 관련 점수가 다르면, 작업치료사는 가장 낮은 점수를 선택하고 최종 적정성 요약 점수에 반영한다. 클라이언트의 능력을 과대 평가하여 위험한 상황에 놓이지 않게 하는 편이 낫기 때문이다.

과제의 과정 점수는 각 하위 과제에서 두 줄 쳐진 행동에 적용된다. 하위 과제 6번의 해당 내용은 "알약을 두 번째 약병에서 분류한다… 앞으로 2일 동안"이다. Sandy는 알약 분류를 반복함으로써 과제 행동의 정확성이 부족하였기에, Holm 박사는 하위 과제 6의 '과정' 칸에 체크 표시 하였다. 채점 템플릿에 나와있듯이 과정에 대한 중요한 분류(붙임 12.2)는 2점과 1점 사이의 차이점이다. 2점에 대해서는, 과정을 놓치지는 않았을 것이다. 과정을 놓쳤다면 0~1점이 나와야 한다. Sandy의 경우 하위 과제 6 때문에, 그의 수행 결과는 2점에 일치한다.

과제의 질적 점수는 한 줄이 그어진 용어 및 가로 안의 설명에 적용된다. 하위 과제 6에서 이 부분은 "정확하게…(모든 약, 투약주기, 날짜가 표시되어 있음)이다." Holm 박사는 '질적요소' 부분에 체크 표시를 다시 한다. 왜냐하면, Sandy는 언어 도움을 주었음에도 불구하고 알약을 제자리에 놓지 못하고 날짜도 틀렸기 때문이다. 붙임 12.2에 나온 채점 템플릿을 사용하여 Holm 박사는 Sandy에게 2점을 주었다.

'질적요소'에서 2점을 받았다는 것은, 각 하위 과제에 나온 질 관련 기준에 대부분 부합한 '수용 가능한' 점수라 할 수 있다. Sandy는 하위 과제 6에 대해서만 '질적요소' 칸에 체크 표시하고, 다른 5가지 하위 과제에서는 기준에 부합하였기 때문에 질 관련 점수가 2점인 것은 정확한 선택이라고 볼 수 있다. Sandy의 과정 및 질적요소 점수가 2점이었기에, 그의 적정성 요약 점수는 2점이다. 그러나 과정과 질 관련 점수가 다르게 나왔으면, 더 낮은 점수로 결정한다. 클라이언트의 능력을 과대 평가하여 위험한

붙임 12.5 Sandy의 PASS 수행 결과 기록표 샘플

문서화

	독립성					안전성	적정성	
자기관리 기술 수행 평가(PASS)	도움 없음 (독립적)	언어 도움 (최소한의 도움)	제스처 (중간 정도의 도움)	신체적 도움 (최대한의 도움)	전적인 도움 (의존적)	수행중 위험 요소	수행의 적정성	평가되지 않음
기능적 운동 영역								
침대에서의 움직임								×
계단 사용								×
욕조/샤워기 사용								×
변기 사용								×
실내에서 걸어다니기								×
BADL 영역								
구강위생								×
옷 입기								×
발톱깎기								×
인지적 IADL 영역								
장 보기-화폐지불						NA		×
카드로 비용 정산						NA		×
가계부 쓰기						NA		×
우편으로 보낼 청구서 준비하기						NA		×
전화기 사용						NA		×
투약관리		×	×				×	
주요 정보 습득-라디오						NA		×
주요 정보 습득-신문						NA		×
간단한 수리(전등 교체 등)								×
가정에서의 안전 인식						NA		×
빙고 놀이						NA		×
오븐 사용								×
가스레인지 사용								×
날카로운 조리 도구 사용								×
IADL 영역-신체적 부분								
쓰레기 버리기								×
침대시트 교체								×
바닥 쓸기								×
식사준비 후 정리								×

코멘트/권고사항: Sandy는 언어지시나 제스처로 도와주기 전에는 라벨에 나와 있는 투약 지시대로 정확하게 분류하지 못했다. 날짜별로 플라스틱 팩으로 포장하고, 바코드로 날짜와 시간이 기록된 형태로 준비할 것을 권고한다. 플라스틱 팩이 옵션이 아니라면, 그의 여동생이 Sandy가 투약 준비를 할 때 모니터링하고, 필요하면 그가 하도록 한다.

투약관리에 대한 PASS 총점: 독립 = 2.5/3, 안전성 = 3/3, 적정성 = 2/3

(치료사 사인) MBH (날짜) 2018년 2월 16일

BADL = basic activity of daily living; max. = maximum; min. = minimal; mod. = moderate; NA = not applicable; VAMC = Veterans Administration Medical Center.

상황에 놓이지 않게 하는 편이 낫기 때문이다.

문서화

PASS 박스에는 작업치료사들이 PASS에 나온 클라이언트의 점수를 최종집계하는데 사용할 수 있는 그리드 문서와 보고서 양식이 있다. 그리드지에는 PASS의 26개 항목이 모두 포함되어 있다. 작업치료사들은 문서를 복사하고 변경하여 클라이언트의 평가에 사용되는 항목만 포함시킬 수 있다. 작업치료사는 여백에 권고사항이나 중재계획을 쓰고 PASS 데이터에 연결시킬 수 있다.

예를 들어, Sandy의 문서 내용은 그가 과제를 독립적으로 수행하지 못했으며 과제를 성공적으로 완료하기 위해 언어 및 제스처의 도움이 필요했음을 보여준다(붙임 12.5). 그의 수행결과는 안전하였다. 그러나 지역사회 기준에 맞지 않아서 적정성이 부족하였다.

해석 및 중재 고려사항

PASS는 해석하기 수월하다. 왜냐하면 PASS 점수 및 채점양식을 보면 클라이언트가 각 과제를 세부적으로 나누어 수행하면서(하부 과제) 어떤 도움을 어느 수준으로 주는 것이 필요한지 평가할 수 있기 때문이다. 이것은 중재계획에 초점을 제공하고 필요한 도움의 수준과 시작점을 알려준다.

또한 PASS는 과제를 수행하면서 안전사고 위험이 있는지를 평가할 수 있다. 마지막으로, PASS는 과제의 적정성을 판단하고 어떤 과제가 적정하게 수행되지 못했는지, 표준에 맞지 않았던 부분은 어디였는지에 대해 평가한다. 다시 말해, 안전성과 적정성을 측정하여 중재 시점을 정확하게 판단할 수 있다.

PASS는 독립성 · 안전성 · 적정성을 분리한다는 점에서 독특하다. 다른 평가 도구가 가끔 안전성과 질적 측면을 포함한다 하더라도(예: FIM, 의료재활을 위한 표준 데이터 시스템, 2012), 안전성과 질적 데이터는 부수적으로 전체 독립성 점수에 포함되고, PASS처럼 별도로 다루지 않을 때가 많다.

Sandy가 처음에 비교적 덜 복잡한 투약 분배는 정확하게 하였지만, 두 번째 투약 분배를 정확하게 하기 위해서는 몇 가지 도움을 필요로 하였다. Sandy는 혼자 살기 때문에, 그가 투약을 할 때마다 체크해 줄 사람이 없다. 따라서, Holm 박사는 Sandy가 매일 매일 정확하게 투약할 수 있도록 두 가지 권고사항을 제안하였다.

첫째, Holm 박사는 시중 약국에서 저렴하게 구입할 수 있는 비닐팩을 사용하여 월 1회, 시간과 날짜를 표기(아침, 점심, 저녁, 자기 전)하여 1회 복용할 약을 개별 포장할 것을 권고하였다. 이러한 방법으로 Sandy는 일상생활을 독립적으로 할 수 있었다. 두 번째 권고사항은 Sandy의 여동생이 한 달에 한 번 방문하여 그가 복용약을 분배할 때 모니터링하는 것이다. 이렇게 하면 Sandy가 여동생의 일정에 의존하게 될 가능성도 있으나, 합리적인 방법으로 볼 수 있다. 후자의 방법은 Sandy가 방문 날짜를 기억하는 능력에 의존해야 한다. Holm 박사가 일전에 병원 방문 하루 전에 공지했음에도 Sandy가 약속을 잊은 적이 있었음을 감안할 때, 이것이 문제가 될 수 있다.

요약

PASS는 인지적 측면을 중심으로 한 14개 기능적 항목을 포함한 독특한 실행기반 평가 도구이다. 작업치료사들에게 가장 잘 알려지고 많이 연구되어 온 평가 방식이다. PASS는 다양한 필수 ADL, IADL 과제를 평가하는 도구이며, 작업치료사들에게 클라이언트가 안전하게 복귀할 수 있도록 하는 도움을 제공할 수 있다.

검사자들은 클라이언트가 치료 종료 후에 하게 될 기능적 과제들을 예상하여 그에 맞게 수정할 수 있으며, 새로운 항목을 개발하기 위한 양식도 준비되어 있다. 전체적인 PASS와 특정한 항목들이 10개 국어로 번역되어 있으며, 2개 영어의 수정본이 있다. PASS는 임상 돌봄, 임상 연구, 정부 정책 수립(Brown & Finlayson, 2013; Rogers et al., 1999) 및 작업치료 교육에도 많은 기여를 해왔다.

부록 12.A PASS 과제

Sandy의 평가 등급과 점수를 확인한다. 붙임 12.A.1에 제공된 자료의 PASS 의약품 관리 양식을 사용하여 PASS 약물 투여 작업에 참여하는 Desai 부인의 영상을 평가하고 점수를 매긴다(영상 12.2, https://aotaorg-my.sharepoint.com/:v:/g/personal/aricci_aota_org/EVHI_KP09elHpVTe7OoyD68B-T2-0cZBI9LNOy5aahx4Ng?e=JDDa2A). 당신의 결과와 다른 검사자의 결과를 비교한다(붙임 12.A.2). 그런 다음 검사자 간 신뢰도를 계산한다. 보조 기술 장치 목록을 제외하면 PASS 의약품 관리 양식(빈 셀)에 83개에 대한 결과(관찰, 등급, 점수)가 있다. 그런 다음 당신의 결과와 다른 검사자들의 결과가 얼마나 일치하는지를 알아본다. 예를 들어, 83개 중 79개를 일치시킨 경우, 이 PASS 작업에 대한 검사자 간 신뢰도는 95.1%(우수)가 된다.

붙임 12.A.1 PASS 의약품 관리 양식(빈칸)

과제 #H14: IADL-C (IADL 과제 인지 영역): 투약관리		독립성 점수											안전성 점수	적정성 점수	
사용된 보조 도구 기술 (Assistive Technology Devices, ATDs) 1. 2. 3. 사용된 ATD 총수: ____________		도움 없음	언어 도움(격려)	비직접적 언어 지시	직접적 언어 지시	제스처	과제 또는 환경조정	시연	신체적 안내	신체적 도움	전과정 도움	독립성 하부 과제 점수	위험한 상황 관찰 내용	절차: 정확성 부족, 효율성 부족, 과정 누락	질적 측면: 기준에 부합하지 못함, 개선 필요
	도움의 단계 →	0	1	2	3	4	5	6	7	8	9				
세부 과제	세부 과제 영역														
1 1번 약 투약 (안전뚜껑 사용)	첫 번째 투약이 정확하게 완료되고 나서 보고한다(검사 시간, 라벨 지시 준수에 근거).														
2 1번 약 투약 (안전뚜껑 사용)	첫 번째 약병을 쉽게 연다(두 번의 시도 끝에).														
3 1번 약 투약 (안전뚜껑 사용)	첫 번째 병에서 약을 꺼내 이틀 동안의 투약 양을 요일별 정리함에 정확하게 분류한다(약병, 투약 주기, 날짜가 표시되어 있음).														
4 2번 약 투약 (일반뚜껑 사용)	두 번째 투약이 정확하면 보고한다(검사 시간, 라벨 지시 준수여부 고려).														
5 2번 약 투약 (일반뚜껑 사용)	두 번째 약병을 쉽게 연다(두 번의 시도 끝에).														
6 2번 약 투약 (일반뚜껑 사용)	두 번째 약병에서 약을 꺼내 향후 이틀 동안의 투약 분을 정확하게 분류한다(모든 약, 투약주기, 날짜가 표시되어 있음).														

종합평균점수
독립성 평균점수 ⬆
안전성 점수 ⬆
적정성 점수 ⬆

C-P = childproof lid; IADL-C = IADL with a cognitive emphasis; med = medication; N-C-P = nonchildproof lid; PASS = Performance Assessment of Self-Care Skills

출처: *Performance Assessment of Self-Care Skills-Version 4.1,* by J. C. Rogers, M. B. Holm, and D. Chisholm, 2016, Pittsburgh: University of Pittsburgh.

부록 12.A PASS 과제(계속)

붙임 12.A.2 PASS 의약품 관리 양식(작성자)

과제 #H14: IADL-C (IADL 과제 인지 영역): 투약관리		독립성 점수											안전성 점수	적정성 점수		종합평균점수
사용된 보조 도구 기술 (Assistive Technology Devices, ATDs) 1. 2. 3. 사용된 ATD 총수: ___________		도움 없음	언어 도움(격려)	비직접적 언어 지시	직접적 언어 지시	제스처	과제 또는 환경조정	시연	신체적 안내	신체적 도움	전과정 도움	독립성 하부 과제 점수	위험한 상황 관찰 내용	절차: 정확성 부족, 효율성 부족, 과정 누락	질적 측면: 기준에 부합하지 못함, 개선 필요	
	도움의 단계 →	0	1	2	3	4	5	6	7	8	9					
세부 과제	세부 과제 영역															
1 1번 약 투약 (안전뚜껑 사용)	첫 번째 투약이 정확하게 완료되고 나서 보고한다(검사 시간, 라벨 지시 준수에 근거).			✓✓ ✓✓		✓✓						1		✓	✓	2.6
2 1번 약 투약 (안전뚜껑 사용)	첫 번째 약병을 쉽게 연다(두 번의 시도 끝에).	×										3				독립성 평균점수 ⬆
3 1번 약 투약 (안전뚜껑 사용)	첫 번째 병에서 약을 꺼내 이틀 동안의 투약 양을 요일별 정리함에 정확하게 분류한다(약병, 투약 주기, 날짜가 표시되어 있음).	×										3				3
4 2번 약 투약 (일반뚜껑 사용)	두 번째 투약이 정확하면 보고한다(검사 시간, 라벨 지시 준수여부 고려).	×										3				안전성 점수 ⬆
5 2번 약 투약 (일반뚜껑 사용)	두 번째 약병을 쉽게 연다(두 번의 시도 끝에).	×										3				2
6 2번 약 투약 (일반뚜껑사용)	두 번째 약병에서 약을 꺼내 향후 이틀 동안의 투약 분을 정확하게 분류한다(모든 약, 투약주기, 날짜가 표시되어 있음).	×										3				적정성 점수 ⬆

C-P = childproof lid; IADL-C = IADL with a cognitive emphasis; med = medication; N-C-P = nonchildproof lid; PASS = Performance Assessment of Self-Care Skills.

출처: *Performance Assessment of Self-Care Skills-Version 4.1,* by J. C. Rogers, M. B. Holm, and D. Chisholm, 2016, Pittsburgh: University of Pittsburgh.

References

Bingham, K. S., Kumar, S., Dawson, D. R., Mulsant, B. H., & Flint, A. J. (2018). A systematic review of the measurement of function in late-life depression. *American Journal of Geriatric Psychiatry, 26*, 54–72. https://doi.org/10.1016/j.jagp.2017.08.011

Brown, C. L., & Finlayson, M. L. (2013). Performance measures rather than self-report measures of functional status predict home care use in community-dwelling older adults. *Canadian Journal of Occupational Therapy, 80*, 284–294. https://doi.org/10.1177/0008417413501467

Cattell, R. B. (1966). The scree test for the number of factors. *Multivariate Behavioral Research, 1*, 245–276. https://doi.org/10.1207/s15327906mbr0102_10

Chisholm, D. (2005). *Disability in older adults with depression*. Unpublished doctoral dissertation, University of Pittsburgh, Pittsburgh

Ciro, C. A., Anderson, M. P., Hershey, L. A., Prodan, C. I., & Holm, M. B. (2015). Instrumental activities of daily living performance and role satisfaction in people with and without mild cognitive impairment: A pilot project. *American Journal of Occupational Therapy, 69*, 6903270020. https://doi.org/10.5014/ajot.2014.015198

Fillenbaum, G. G., & Smyer, M. A. (1981). The development, validity, and reliability of the OARS Multidimensional Functional Assessment Questionnaire. *Journal of Gerontology, 36*, 428–434. https://doi.org/10.1093/geronj/36.4.428

Goldstein, G., McCue, M., Rogers, J. C., & Nussbaum, P. D. (1992). Diagnostic differences in memory test based predictions of functional capacity in the elderly. *Neuropsychological Rehabilitation, 2*, 307– 317. https://doi.org/10.1080/09602019208401416

Gurland, B., Kuriansky, J., Sharpe, L., Simon, R., Stiller, P., & Birkett, P. (1978). The Comprehensive Assessment and Referral Evaluation (CARE)–Rationale, development and reliability. *International Journal of Aging and Human Development, 8*, 9–42. https://doi.org/10.2190/ CL3J-0E20-97XX-MV5L

Holm, M. B. (2017). *PASSport to improving function*. Paper presented at the Scholarship of Practice Symposium, University of Illinois-Chicago.

Holm, M. B., & Rogers, J. C. (1990a). Functional assessment outcomes: Differences between settings. *Archives of Physical Medicine and Rehabilitation, 71*, 761.

Holm, M. B., & Rogers, J. C. (1990b). Functional performance differences between the health care setting and the home [Special issue]. *Gerontologist, 30*, 327A.

Holm, M. B., & Rogers, J. C. (2008). The Performance Assessment of Self-Care Skills (PASS). In B. Hemphill-Pearson (Ed.), *Assessments in occupational therapy mental health* (2nd ed., pp. 101–110). Thorofare, NJ: Slack.

Keith, R. A., Granger, C. V., Hamilton, B. B., & Sherwin, F. S. (1987). The Functional Independence Measure: A new tool for rehabilitation. *Advances in Clinical Rehabilitation, 1*, 6–18.

Lawton, M. P., & Brody, E. M. (1969). Assessment of older people: Self-maintaining and instrumental activities of daily living. *Gerontologist, 9*, 179–186. https://doi.org/10.1093/geront/9.3_Part_ 1.179

Mahoney, F. I., & Barthel, D. W. (1965). Functional evaluation: The Barthel Index. *Maryland State Medical Journal, 14*, 61–65.

McCue, M., Rogers, J. C., & Goldstein, G. (1990). Relationships between neuropsychological and functional assessment in elderly neuropsychiatric patients. *Rehabilitation Psychology, 35*, 91–99. https:// doi.org/10.1037/h0079052

Pfeffer, R. (1987). The Functional Activities Questionnaire. In I. McDowell & C. Newell (Eds.), *Measuring health: A guide to rating scales and questionnaires* (p. 108). New York: Oxford University Press.

Reitan, R. M. (1958). Validity of the Trail Making Test as an indicator of organic brain damage. *Perceptual and Motor Skills, 8*, 271–276. https://doi.org/10.2466/pms.1958.8.3.271

Rodakowski, J., Skidmore, E. R., Reynolds, C. F., 3rd, Dew, M. A., Butters, M. A., Holm, M. B., . . . Rogers, J. C. (2014). Can performance on daily activities discriminate between older adults with normal cognitive function and those with mild cognitive impairment? *Journal of the American Geriatrics Society, 62*, 1347–1352. https://doi. org/10.1111/jgs.12878

Rogers, J. C., & Holm, M. B. (1990). In-home safety for persons with cognitive impairment [Special issue]. *Gerontologist, 30*, 217A.

Rogers, J. C., Holm, M. B., Beach, S., Schulz, R., & Starz, T. W. (2001). Task independence, safety, and adequacy among nondisabled and osteoarthritis-disabled older women. *Arthritis Care and Research, 45*, 410–418. https://doi.org/10.1002/1529-0131(200110)45:5〈410::AIDART359〉3.0.CO;2-Y

Rogers, J. C., Holm, M. B., Burgio, L. D., Granieri, E., Hsu, C., Hardin, J. M., & McDowell, B. J. (1999). Improving morning care routines of nursing home residents with dementia. *Journal of the American Geriatrics Society, 47*, 1049–1057. https://doi.org/10.1111/j.1532-5415.1999. tb05226.x

Rogers, J. C., Holm, M. B., & Chisholm, D. (2016a). *Performance Assessment of Self-Care Skills-Version 4.1*. Pittsburgh: University of Pittsburgh.

Rogers, J. C., Holm, M. B., & Chisholm, D. (2016b). *Performance Assessment of Self-Care Skills-Version 4.1-Scoring guidelines*. Pittsburgh: University of Pittsburgh.

Rogers, J. C., Holm, M. B., Goldstein, G., McCue, M., & Nussbaum, P. D. (1994). Stability and change in functional assessment of patients with geropsychiatric disorders. *American Journal of Occupational Therapy, 48*, 914–918. https://doi.org/10.5014/ajot.48.10.914

Rubin, E., & Zorumski, C. (2016, June 8). Cognitive impairment in depression: Do cognitive deficits improve when depressive symptoms improve? *Psychology Today*. Retrieved from https://www.psychologytoday.com/us/blog/demystifying-psychiatry/201606/cognitive-impairment-in-depression

Uniform Data System for Medical Rehabilitation. (2012). *The FIM® instrument: Its background, structure, and usefulness*. Buffalo, NY: Author.®

Vygotsky, L. S. (1978). Mind in society: *The development of higher psychological processes*. Cambridge, MA: Harvard University Press.

Williams v. Quinn, 1:05-CV-04673 (N.D. Ill., 2010).

SECTION II.C

평가 Assessment

가정 및 ADL에서의 기능적 인지: 수행기반 평가 도구

13

ADL 작업기반 신경 행동학적 분석 평가: A-ONE

ADL-Focused Occupation-Based Neurobehavioral Evaluation: A-ONE

GLEN GILLEN, EdD, OTR, FAOTA

학습목표

- ADL 작업기반 신경 행동학적 분석 평가(ADL-Focused Occupation-Based Neurobehavioral Evaluation, A-ONE)의 발전 및 배경을 이해한다.
- A-ONE이 기존의 인지 평가와 다른 점에 대해 설명한다.
- A-ONE의 채점 방식을 이해한다.

주요 용어 및 개념

- 일상생활활동(Activities of Daily Living, ADL)
- 신경 행동(Neurobehavior)
- 신경 행동 장애(Neurobehavioral deficit)

서론

일상생활활동 작업기반 신경 행동학적 분석 평가(ADL-Focused Occupation-Based Neurobehavioral Evaluation, A-ONE)는 아이슬란드의 작업치료사 Guðrún Árnadóttir가 1980년대 후반에 개발한 작업치료인 일상생활활동 신경 행동학적 분석 평가(Árnadóttir OT-ADL neurobehavioral evaluation)에서 시작되었다. 당시의 작업치료사라는 직업은 다른 분야의 학문에서 개발된 종이와 펜으로 하는 인지 및 지각 평가 양식을 그대로 차용하여 사용하는 것에 국한되었다.

A-ONE은 다음과 같은 이유로 개발되었다.

- 임상 영역에서 평가 과정과 관련된 작업치료사의 정체성 측면을 보여주기 위한 도구가 필요했기 때문에
- 기존의 인지-지각 평가와 **일상생활활동** 평가의 괴리에 대응하기 위해
- 일상생활활동과 관련된 **신경 행동 장애**(신경학적 기능의 손상으로 인한 과제 수행의 문제점으로 나타나는 기능의 손상)의 영향을 평가하기 위해
- 작업치료사가 클라이언트의 일생생활활동 오류에 대해 전문가로서 관찰하는 동안, 뇌손상에 관한 가설을 만들 수 있도록 하기 위해

A-ONE은 신경 손상이 **신경 행동**(신경 기능에 기반한 행동)에 영향을 미치는 클라이언트에게 사용하기 위해 개발된 최초의 성과 기반 평가 중 하나였다. A-ONE은 ADL에 영향을 미치는 피질 또는 피질하 뇌손상을 가진 사람을 평가하기 위해 작업치료사가 사용하는 표준화된 기준 기반의 표준 장비이다. 이 기구의 목적은 치료사들에게 신경 행동 장애가 자연적인 맥락에서 ADL 성능에 미치는 영향을 결정할 수 있는 능력을 제공하는 것이다. 이를 통해 실무자는 ADL에서 클라이언트의 독립성 결여

붙임 13.1 A-ONE에서 다루는 작업 및 신경 행동 장애

작업 및 일상생활활동	클라이언트 요인(신경 행동 장애)
옷 입기	**특정 장애**
끈조절	운동기능 저하
바지입기	조직화 및 순서화능력 저하
셔츠 및 외투입기	관념실행증
신발신기	공간감각 저하
양말신기	운동실행증
개인위생관리	보속증
목욕 및 샤워	신체실인증
양치하기	장소 지남력 장애
머리빗기	편측 무시
변기 청결하게 사용하기	편측 공간무시
면도하기 또는 화장하기	**전반적 손상**
얼굴 및 상체 씻기	편마비불인증
전환 및 이동	무감정
자세 바꾸기	시각실인증
침대에서 일어나기	입체감각실인증
침대에서 밖으로 이동	주의력 손상
화장실로 이동	신체부위 확인능력 손상
욕조로 이동	회피적 표현
밥먹기	구체적 사고력
포크나 숫가락으로 음식을 입에 가져가기	작화증
컵으로 마시기	혼란
손가락으로 음식을 입에 가져가기	우울
나이프를 사용하여 자르고 바르기	방향감각상실
의사소통	주의산만
이해하기	구음 장애
표현하기	음성모방
	장의존
	좌절
	착수력(장애)
	통찰력(저하)
	짜증
	명칭실어증
	판단(장애)
	적응성
	장기기억력 저하
	동기부여(장애)
	운동지속불능증
	함구증
	의미착어증
	수행지연
	보속증
	불안
	좌우구별능력 손상
	감각기능 저하
	단기기억력 저하
	시각실인증
	베르니케 실어증

A-ONE = ADL-Focused Occupation-Based Neurobehavioral Evaluation

및 더 중요한 것은 독립성 결여의 근본 원인을 문서화할 수 있다(Árnadóttir, 1990, 2010, 2016, 2017). A-ONE이 다루는 직업 및 클라이언트 요인 목록은 붙임 13.1을 참조한다.

배경, 이론 및 발전

A-ONE은 작업치료의 핵심 원리, 특히 작업수행 평가 및 다양한 클라이언트 요소가 어떻게 특정 작업을 지지하거나 제한하는지에 근거하여 발전되었다(Árnadóttir, 1990, 2010, 2016, 2017).

신경 행동 이론 또한 평가 도구 개발에 일조하였다. Llorens(1986)는 신경 행동 이론을 다음과 같이 기술하였다.

> 신경 행동 이론이란, 신경계 기능 지식을 바탕으로 개념이 정립되었으며, 신경계의 기능이란 A) 여러 가지 감각의 통합을 원활히 하기 위해 감각체계를 자극, 현재와 과거의 경험을 통해 의미가 부여된 정보를 인식, 해석, 저장 및 검색하는 일련의 자극 처리 과정, B) 인지, 해석, 저장, 현재와 과거의 경험을 통해 정보를 추출하는 일련의 자극 처리 과정, C) 결과적인 행동 표출로 요약할 수 있다(P. 104).

신경 행동 이론을 그림으로 나타내면 그림 13.1과 같다.

적용대상

A-ONE은 중추신경계 손상을 겪은 클라이언트 중 16세 이상의 클라이언트가 사용하기에 적합하다. 관련 질환은 다음과 같다.

- 산소결핍
- 뇌종양
- 치매(알츠하이머, 전두측두치매)
- 두부손상
- 염증성 질환
- 다발성 경화증
- 파킨슨병
- 뇌졸중
- 독성 및 대사 관련 질환

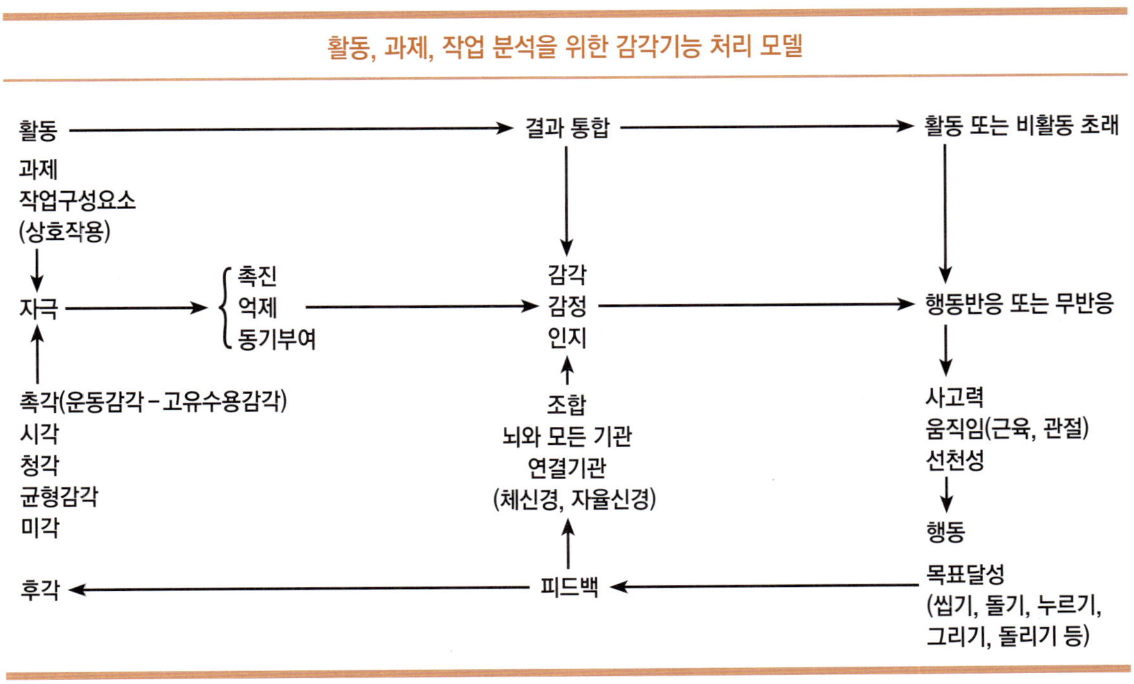

그림 13.1 신경 행동 이론의 도식화

출처: "Activity Analysis: Agreement Among Factors in a Sensory Processing Model," by L. A. Llorens, 1986, *American Journal of Occupational Therapy, 40,* p. 104. Copyright © 1986 by the American Occupational Therapy Association. Reprinted with permission.

본 평가 도구는 신경 행동 기능 손상 다음으로 자조관리 및 기능적 이동에 어려움이 있는 사람들에게도 적합하다. 평가의 목표는 클라이언트의 독립성 및 안전성을 향상시키고, 돌봄자의 부담을 줄이는 것이다. A-ONE의 평가 항목은 작업치료사들이 FIM® (Keith et al., 1987) 평가 방식에서 채점하던 대상 항목과 상관관계가 있어서, 중추신경계 손상 진단을 받고 FIM 검사에서 낮은 점수가 나오면 A-ONE 검사를 재시도해 볼 만하다. 또한 A-ONE은 바텔 지수(Barthel Index; Mahoney & Barthel, 1965)나 간이 정신상태 검사(mini-mental state examination; Folstein et al., 1983; see Arnadottir, 1990, 2010, 2016, 2017)와 유의미한 상관관계가 있다.

진행

A-ONE은 '뇌와 행동: 일상생활활동을 통한 뇌피질 기능 손상 평가(Brain and Behavior: Assessing Cortical Dysfunction Through Activities of Daily Living; Árnadottir, 1990)'라는 교과서로 출판되었다. 특정한 장비는 필요 없으며, 클라이언트의 옷, 세면 도구, 싱크대, 침대, 의자, 식사 도구, 식탁 등이 있으면 된다. 시간적 제약 또는 피로감이 문제가 된다면, 평가를 나눠서 하는 방법도 있다. 예를 들어, 첫 번째 세션에서 이동하고 씻고 옷 입는 과정을 관찰한다면, 두 번째 세션은 식사 시간에 맞추어서 관련 항목을 평가할 수 있다(Árnadóttir, 1990).

전문가 연수과정 진행을 위해서는 5일 간의 교육과정이 필요하다. 교육과정은 전세계에서 다양한 언어로 진행되고 있다.

1. 검사자는 필요한 장비를 갖추고 환경을 설정한다. 재료는 오른쪽과 왼쪽 모두에 두고, 클라이언트의 손에 잘 닿는 곳에 둔다.
2. 검사자는 실제 평가가 이루어지기 전 클라이언트의 언어능력, 통찰력, 조직화능력, 기억력 등을 평가하기 위한 상호작용을 한다. 예를 들어, 간단한 소개를 한 뒤에 이렇게 말한다. "제가 클라이언트분의 의료기록을 볼 수 있어서 어떤 일을 겪으셨는지 알 수 있었습니다. 현재 상태에 대해 직접 이야기를 듣고 싶습니다."
3. 검사자는 검사 과제 관련 지시사항을 전달한다.
4. 클라이언트가 과제를 시작하면 구조화된 관찰을 시작한다. 대부분의 경우 과제의 순서는 침대에서 움직이기, 이동, 보행 또는 휠체어타고 움직이기, 씻기, 옷입기, 밥먹기의 순서로 진행한다.
5. 검사자는 필요한 만큼의 단서를 제공하는데, 언어적 단서 시작해서 신체적 도움으로 단계를 높여 나간다.
6. 검사자는 평가 결과를 문서로 작성한다.

검사자들은 정확한 해석을 위해 맥락을 고려해야 한다. 평가 도구의 특성상 적당한 환경(입원실, 가정, 모의 작업수행 공간, ADL실 등)에서 아침에 검사를 진행하는 것을 선호한다(Árnadóttir, 1990).

채점

A-ONE은 3개의 하부영역으로 구성된다(Árnadóttir, 1990). 첫 번째 하부영역은 기능적 독립성 하부수치인데, 각 항목당 필요한 도움의 수준을 기록한다. 점수는 0~4점 범위로 채점하며, 점수가 높을수록 독립성이 높다는 뜻이다.

- 4 = 독립적이며 여러 가지 환경으로 이동하여 활동을 수행할 수 있다.
- 3 = 감독하에 독립적이다.
- 2 = 언어적 도움을 필요로 한다.
- 1 = 직접 시범을 보이거나 신체적 도움이 필요하다.
- 0 = 수행할 수 없다. 전반적으로 도움에 의존한다.

두 번째 하부영역은 신경 행동 장애 관련 수치이다. 어떤 부위의 손상으로 인해 일상생활활동이 어려운지, 손상정도는 어떠한지를 나타내준다. 0~4점 범위로 채점하며 점수가 높을수록 손상정도가 심각하다고 볼 수 있다.

- 0 = 신경 행동 장애가 거의 관찰되지 않는다.
- 1 = 정보가 추가되면 과제 수행이 가능하나, 일부 신경 행동 장애가 관찰된다.
- 2 = 언어 도움을 제공하여 과제 수행이 가능하나, 수행 중에 신경 행동 장애를 관찰할 수 있다.
- 3 = 시연 또는 다소의 신체적 도움으로 과제 수행이 가능하다.

- 4 = 신경 행동 장애로 과제 수행이 불가능하며, 최대한의 신체적 도움이 필요하다.

세 번째 하부영역은 신경 행동 전반 장애의 수치이다. 일상생활활동 전반에 영향을 주는 손상이 있다/없다의 응답으로 채점된다.

- 0 = 장애가 없다.
- 1 = 장애가 있다.

붙임 13.2 A-ONE의 채점 및 결과 작성 사례

a. 기능적 독립성과 신경 행동 장애 수치의 옷 입기 영역 샘플

기능적 독립성 수치와 신경 행동 특정 장애 하부영역

이름: Mary Wilson **날짜:** 2014년 6월 13일

독립성 점수(IP)

4 = 독립적이며 여러 가지 환경으로 이동하여 활동을 수행할 수 있다.
3 = 보호관찰하에 독립적이다.
2 = 언어적 도움을 필요로한다.
1 = 직접 시범을 보이거나 신체적 도움이 필요하다.
0 = 활동이 불가능하여 전반적으로 도움에 의존한다.

신경 행동 점수(NB)

0 = 거의 신경 행동 장애가 관찰되지 않는다.
1 = 정보가 추가되면 과제 수행이 가능하나, 일부 장애가 관찰된다.
2 = 언어적 도움을 제공하여 과제 수행이 가능하나, 수행 중에 신경 행동 장애를 관찰할 수 있다.
3 = 시연 또는 다소의 신체적 도움으로 과제 수행이 가능하다.
4 = 신경 행동 장애로 과제 수행이 불가능하며, 최대한의 신체적 도움이 필요하다.

사용된 보조 도구

- 휠체어
- 비누 및 접시에 사용하는 미끄럼방지패드
- 특수용도의 칫솔
- 신발 벨크로

주요 일상생활활동	채점					코멘트 및 보충설명
옷 입기	**IP점수**					
셔츠(드레스)	4	3	2	①	0	한 팔을 집어넣고 어깨 매무새 고침
바지	4	3	2	①	0	다리 넣는 부분 정확히 맞춤
양말	4	3	2	①	0	한손으로 신어서 불안정
신발	4	3	2	①	0	불안정함
끈조절	4	3	2	①	0	루프로 단추구멍과 벨크로 맞춤
기타						

신경 행동 장애	**신경 행동 점수**					
운동실행증	⓪	1	2	3	4	
관념실행증	⓪	1	2	3	4	
편측무시	0	1	2	③	4	좌측 신체 부분 제외
신체실인증	⓪	1	2	3	4	
공간감각	0	1	2	③	4	정확한 구멍, 앞/뒤 찾기
편측 공간무시	0	1	②	3	4	좌측 시각 영역에 있는 항목 제외
비정상톤: 우측	⓪	1	2	3	4	
비정상톤: 좌측	0	1	2	③	4	앉은 자세 균형잡기/양쪽으로 다루기(조작하기)
보속증	⓪	1	2	3	4	
조직화/순서화	0	1	②	3	4	활동 단계 계획
기타						

주의: 모든 정의와 채점 영역은 평가 매뉴얼에 설명되어 있음

붙임 13.2 A-ONE의 채점 및 결과 작성 사례(계속)

b. 일상생활활동 측정 요약 시트

활동 작업기반 신경 행동학적 분석 평가(A-ONE)

이름: Mary Wilson	**날짜:** 2014년 7월 29일
생년월일: 1954년 4월 15일	**나이:** 60
성별: 여	**인종:** 백인
좌우특징: 오른손잡이	**직업:** 드레스 디자이너
치료사: Jon Jonsson	**A-ONE 인증번호:** IS89-333

의료 진단

우측 뇌혈관장애(CVA) 2014년 2월 6일

처방약:

사회적 환경

3층 아파트에 혼자 거주
성인이 된 두 딸이 있음

독립성 요약

좌측마비, 감각 및 인지 장애[공간감각, 공간 및 신체 무시, 과제 수행을 위한 조직화(organization)와 순서화, 작업기억력 및 주의력]로 인해 옷입기, 씻기, 위생관리, 전환 및 이동 과제에서 상당한 신체적 도움을 필요로 함. 식사가 준비가 되면 스스로 먹을 수 있음. 개인적 의사소통에 문제는 없으나, 읽고 쓰는 기술에 영향을 주는 감각능력 장애가 있음. 판단력과 통찰력 부족으로 인해 과제 수행에 문제가 있음. 현 상태에서 혼자 살기는 어려움. 가족들의 도움으로 거주가 가능하다면, 신체적 한계 및 휠체어 사용으로 인해 가정에서의 평가를 필요로 함

기능적 독립성 점수

과제	원점수						하부 항목별 점수	보조 도구
옷 입기	1	1	1	1	1		5/20	신발 벨크로 조절
씻기 및 위생관리	1	2	1	1	1	0	6/4	특수용 칫솔, 비누용 미끄럼방지패드
전환 및 이동	1	1	1	1			5/20	휠체어
먹기	4	4	4	3			15/16	접시용 미끄럼방지패드
의사소통	4	4					8/8	-
측정점수(로짓)	0.58							
SE	0.35							

기능적 독립성 하부영역은 점수는 각 항목마다 추가하되 총점을 매기지는 않는다. 다시 말해서, 옷 입기, 씻기, 위생관리, 이동, 전환, 밥 먹기, 의사소통 등의 항목 각각에 점수 결과가 나오며, 항목 전체를 합산하지는 않는다.

신경 행동 장애 관련 수치는 합산하지 않는다. 항목별 장애 부분과 심각도를 따로따로 채점한다. 신경 행동의 전반적 장애 역시 종합하지 않는다. 각 장애는 있다와 없다의 응답으로 각각 채점한다(Árnadóttir, 1990, 2017). 붙임 13.2에 나온 A-ONE의 채점 사례를 참조한다.

붙임 13.3 A-ONE의 문서 작성 사례: 장애 체크 리스트

특정 장애	일상생활활동 영역: 옷 입기
운동기능 저하	V
조직화 및 순서화능력 저하	V
관념실행증	V
공간 관계 장애	V
운동실행증	
보속증	
신체실인증	
지남력 장애	
편측 무시	
편측 공간무시	

A-ONE = ADL-Focused Occupation-Based Neurobehavioral Evaluation.

붙임 13.2 A-ONE의 채점 및 결과 작성 사례(계속)

c. 신경 행동 관련 평가 내용 요약시트

관찰된 신경 행동 장애 목록

특정 장애	D	G	T	F	C
운동실행증					
관념실행증					
편측 무시	3	3	3	1	
신체실인증					
공간감각	3	3	3	1	
편측 공간무시	2	2	3	1	
비정상톤: 우측					
비정상톤: 좌측	3	3	3	1	
보속증					
조직화	2	2	2	1	
길찾기 장애			3		
기타					
감각실어증					
착각성실어증					
명칭실어증					
착어증					
표현실어증					

전반적인 장애	ADL
입체실인증	V
시각 물체실인증	
시각 공간실인증	V
연합성 시각실인증	
질병인식불능증	
좌우구별 장애	V
단기기억력	V
장기기억력	
방향감각상실	V
작화증	
적응성	V
행복감	
무감정	
우울	V
공격성	
짜증	
좌절	

전반적인 장애	ADL
불안	
구체적 사고력	V
통찰력 감소	V
판단력 장애	V
혼란	
경각심 장애	
주의력 장애	V
주의산만	V
착수능력 저하	
동기부여 감소	
수행지연	
부재정신	
기타	
장의존	V

각 일상생활활동 도메인에서 특정 장애가 있는 경우 V 표시함(D = dressing, G = grooming, T = transfers, F = feeding, C = communication)

신경 행동 장애 요약

좌측 마비, 공간감각 장애(옷의 앞뒤 구별, 팔다리를 넣어 옷 입는데 어려움을 겪음), 편측 무시(한쪽을 씻거나 옷을 입지 못함)로 인해 옷입기, 씻기, 몸단장, 위생관리, 이동 및 전환 활동에서 신체적 도움을 필요로 함. 좌측에 놓인 물건을 잘 인식하지 못하고 과제 수행에서 언어적 단서를 필요로 함. 활동 계획을 수립할 때에도 언어적 단서를 필요로 함. 병원 주변의 길을 찾지 못함. 뇌혈관질환이 일상생활활동에 어떠한 영향을 끼치는지에 대한 통찰력이 부족하여 비현실적인 계획을 세움. 판단력 장애로 위험한 움직임을 시도함. 씻거나 몸단장을 할 때 미리 말해주지 않으면 수도꼭지를 잠그지 않기도 함. 가끔 감정이 불안정하고 우울함. 시간과 날짜에 대해 제대로 인지하지 못함. 주의력 저하, 주의산만, 단기기억력 저하 등의 문제가 있어 언어적 도움을 필요로 함.

치료 고려사항:

작업치료사: *Jon Jonsson*

A-ONE 인증번호: *IS89-333*

A-ONE = ADL-Focused Occupation-Based Neurobehavioral Evaluation; CVA = cerebrovascular accident; R/L = right/left; SE = standard error.
출처: "Impact of Neurobehavioral Deficits on Activities of Daily Living," by G. Arnadottir, in *Stroke Rehabilitation: A Function-Based Approach* (4th ed., pp. 605–607), by G. Gillen (Ed.), 2016, St. Louis: Elsevier. Copyright © 2014 by Guðrun Arnadottir. Reprinted with permission.

문서화

A-ONE의 결과를 문서화하는 것은 두 가지 과정을 거친다. 첫째, 검사자는 특정한 기능적 독립성 점수를 요약하여 완성한다. 앞서 말했듯이, 측정 점수는 일상생활활동 총점을 산출하지는 않는다. 검사자는 클라이언트의 기능을 제한하는 장애 목록을 작성한다(붙임 13.3).

해석 및 중재 고려사항

A-ONE은 수행기반 측정 도구이므로, 작업수행을 관찰하는 것이 이 도구의 핵심이다. 어떤 수행기반 측정 도구는 클라이언트가 과제 수행에서 필요로 하는 도움의 수준만을 알려주기도 하지만, A-ONE의 경우, 독립성이 부족한 원인도 함께 밝힐 수 있다는 장점이 있다. 이것

붙임 13.4 영상 13.1 클라이언트에 대한 A-ONE 검사 결과

클라이언트: Ed
진단명: 좌측 중뇌동맥 뇌혈관질환(MCA CVA)
이전 기능 상태: 평가 일주일 전 가정에서 독립적 생활을 하였음
평가: A-ONE
영역: 몸단장 및 씻기
과제: 양치 및 머리빗기

A-ONE Part I

기능적 독립성 수치 및 신경 행동 특정 장애 하부영역

이름: Ed **날짜:** 2018년 11월 14일

독립성 점수(IP)

4 = 독립적이며 여러 가지 환경으로 이동하여 활동을 수행할 수 있다.
3 = 보호관찰하에 독립적이다.
2 = 언어적 도움을 필요로 한다.
1 = 직접 시범을 보이거나 신체적 도움이 필요하다.
0 = 활동이 불가능하여 전반적으로 도움에 의존한다.

신경 행동 점수(NB)

0 = 신경 행동 장애가 거의 관찰되지 않는다.
1 = 정보가 추가되면 과제 수행이 가능하나, 일부 장애가 관찰된다.
2 = 언어적 도움을 제공하여 과제 수행이 가능하나, 수행 중에 신경 행동 장애를 관찰할 수 있다.
3 = 시연 또는 다소의 신체적 도움으로 과제 수행이 가능하다.
4 = 신경 행동 장애로 과제 수행이 불가능하며, 최대한의 신체적 도움이 필요하다.

사용된 보조 도구:

	채점					코멘트 및 보충설명
몸단장 및 위생관리	**IP 점수**					
얼굴 및 상체씻기	4	3	2	1	0	*N/T*
머리빗기	4	3	2	①	0	
양치하기	4	3	2	①	0	
면도, 화장하기	4	3	2	1	0	*N/T*
배변참기/변기사용	4	3	2	1	0	*N/T*
목욕	4	3	2	1	0	*N/T*
기타						

	채점					코멘트 및 보충설명
NB 장애(몸단장)	**NB 점수**					
운동실행증	0	1	2	③	4	
관념실행증	0	1	2	③	4	
편측 무시	⓪	1	2	3	4	
신체실인증	⓪	1	2	3	4	
공간감각	⓪	1	2	3	4	
편측 공간무시	⓪	1	2	3	4	
비정상톤: 우측	0	1	2	③	4	
비정상톤: 좌측	⓪	1	2	3	4	
보속증	⓪	1	2	3	4	
조직화/순서화	0	1	2	③	4	
기타						

All definitions and scoring criteria for each deficit are in the Evaluation Manual. A-ONE = ADL-Focused Occupation-Based Neurobehavioral Evaluation; CVA = cerebrovascular accident; MCA = middle cerebral artery; N/T = not tested.
출처: *The Brain and Behavior: Assessing Cortical Dysfunction Through Activities of Daily Living* (pp. 227–228), by G. Arnadottir, 1990, St. Louis: Mosby.

은 중재 계획에 있어 매우 중요한 정보이다. 행위상실증(apraxia) 또는 작업수행 능력 약화를 겪는 사람과 편측무시증상이 있는 사람에게 제공하는 중재 방법은 다를 수 있다. 장애의 패턴을 이해하는 것은 중재 계획을 수립하기 전에 필요한 매우 중요한 단계이다.

A-ONE은 일상생활활동 및 움직임 제약의 심각성을 문서화할 수 있으므로 퇴원 여부 및 돌봄자의 도움이 필요한지를 판단하는데 유용하다. 연구에 따르면, A-ONE은 시간이 경과함에 따른 상태의 변화도 알려줄 수 있다. 따라서 클라이언트가 치료에 대해 반응하는 것을 바탕으로 어떤 환경이 적합한지 판단하는데 매우 유용하다(Árnadóttir, 1990, 2010, 2017).

신경 행동 전반 장애 하부영역의 두 가지 항목은 특히 중재에 도움이 될 수 있다. '통찰력' 항목은 클라이언트가 자신의 상태 및 장애에 대해 통찰력을 갖는 능력을 의미한다(Arnadottir, 2017). 통찰력에 문제가 있는 사람은 자신의 장애에 대해 비현실적으로 답하고 미래에 대한 진술 또한 비현실적이며, 자신의 장애가 어떤 영향을 미치는지에 대한 통찰력이 부족하다.

'판단(judgment)'이라는 항목은 환경적 정보에 근거하여 현실적인 결정을 내리는 능력의 부족을 나타낸다(Árnadóttir, 2017). 판단력 장애가 있는 클라이언트는 A-ONE 중에 휠체어 브레이크를 잠그지 않거나 물건을 적절하지 않게 가져가는 등 불안전한 행동을 보여준다. 통찰력에 대한 정보를 앎으로써 작업치료사들은 적절한 중재를 제공할 수 있다.

예를 들어, 클라이언트가 자신의 편측 무시증상의 영향에 대해 잘 인지하게 되면, 시각 스캐닝 훈련을 하기에 적당하다고 볼 수 있다. 자신의 어려움에 대한 통찰력이 없다면, 환경을 바꾸어주는 것이 더 좋은 방법일 수 있다. 마지막으로, 클라이언트가 판단 장애가 있다면, 보호관찰 여부와 돌봄자의 도움 수준, 제약을 사용하는 것에 관해 논의하는 것은 전반적 관리 계획 수립에서 필요하다.

A-ONE의 진행 사례를 담은 영상 13.1과 해당 클라이언트의 검사 결과를 정리한 붙임 13.4를 참조하기 바란다(영상 13.1, https://aotaorg-my.sharepoint.com/:v:/g/personal/aricci_aota_org/Ee2NObeeWc-5BvUWdQjZQ3sIBPfRYFVkMle5im_ue-ukwJA?e=-JoAY4c).

References

Árnadóttir, G. (1990). *The brain and behavior: Assessing cortical dysfunction through activities of daily living*. St. Louis: Mosby.

Árnadóttir, G. (2010). *Measuring the impact of body functions on occupational performance: Validation of the ADL-focused Occupation- Based Neurobehavioral Evaluation (A-ONE)* (Umeå University Medical Dissertations, New Series No. 1322). Department of Community Medicine and Rehabilitation/Occupational Therapy, Umeå University, Umeå, Sweden.

Árnadóttir, G. (2016). Impact of neurobehavioral deficits on activities of daily living. In G. Gillen (Ed.), *Stroke rehabilitation: A function-based approach* (4th ed., pp. 573–611). St. Louis: Elsevier. https://doi.org/ 10.1016/B978-0-323-17281-3.00026-5

Árnadóttir, G. (2017). *A-ONE training course lecture notes*. Umeå, Sweden: Author.

Folstein, M. F., Robins, L. N., & Helzer, J. E. (1983). The Mini-Mental State Examination. *Archives of General Psychiatry, 40*, 812. https://doi.org/10.1001/archpsyc.1983.01790060110016

Keith, R. A., Granger, C. V., Hamilton, B. B., & Sherwin, F. S. (1987). The Functional Independence Measure: A new tool for rehabilitation. *Advances in Clinical Rehabilitation*, 1, 6–18.

Llorens, L. A. (1986). Activity analysis: Agreement among factors in a sensory processing model. *American Journal of Occupational Therapy, 40*, 103–110. https://doi.org/10.5014/ajot.40.2.103

Mahoney, F., & Barthel, D. (1965). Functional evaluation: The Barthel Index. *Maryland State Medical Journal*, 14, 61–65.

14

인지 수행 검사

Cognitive Performance Test

JACQUELINE WESSON, BAppSc (OT), MA, PhD,
THERESSA BURNS, OTR

학습목표

- 인지 수행 검사(Cognitive Performance Test, CPT)로 기능적 인지를 측정하는 과정을 이해한다.
- 작업 기억과 집행능력의 생태학적 측정 방법인 인지 수행 검사의 수정본를 이해한다.
- 인지 수행 검사와 임상 모델, 알렌의 인지 장애 모델 간의 차이점을 이해한다.
- 신경 인지 장애에서 기능 관련 진단을 내리는데 기여하는 인지 수행 검사의 역할을 이해한다.
- 인지 수행 검사 진행 및 채점 과정, 표준화의 특성을 이해한다.
- 인지 수행 검사 결과를 해석하고, 중재 계획에 활용하는 방법을 이해한다.
- 인지 수행 검사가 사용될 수 있는 영역 및 대상 인구에 대해 이해한다.

주요 용어 및 개념

- 고령자(Older adult)
- 수행기반(Performance based)

서론

인지 수행 검사(Cognitive Performance Test, CPT; Burns, 2018)는 65세 이상의 **고령자**를 대상으로 기능적 인지를 측정하는 표준화 작업기반 또는 '하향식(top-down)' 방식의 관찰 도구이다. 검사를 진행할 때 작업치료사들은 일상의 과제 중에 목표지향성 활동에 요구되는 작업기억력과 집행능력(Executive Functioning, EF)을 평가하기 위해 수행 과정을 직접 관찰한다. 장애의 심각도는 CPT 수행능력 수준보다 절반 정도 낮은 수준으로 측정하는데, 이것은 일상의 과제 및 작업을 수행하는데 사용하는 기능적 인지 능력을 설명하고 예측할 수 있도록 한다. 이 장의 주요 내용은 CPT 수정본과 이 검사의 심리측정 영역에 관한 것으로 중재를 위한 CPT 근거기반 프로파일을 만들어 내는 CPT 검사 과정을 소개하고자 한다.

CPT는 여러 가지 일상생활활동에 사용하는 정보 처리능력 및 기저 수행 패턴을 측정하는 국제적으로 인정된 도구이다. 이러한 면에서, 개별적으로 과제의 수행 여부를 판단하는 다른 작업치료 평가와 다르다. 즉, 전통적인 기능적 인지 평가는 다양한 일상생활활동을 정량적으로 평가하는데 반해, CPT는 전반적인 기능적 인지 능력을 평가한다.

CPT는 7개의 세부 과제로 구성되어 있는데(약품 상자 만들기, 장 보기, 토스트 굽기, 전화하기, 씻기, 옷 입기, 여행하기), 과제 단서 및 작업 기억 요구사항들이 체계적으로 다양하게 분포되어 있다. 각 인지 수행 검사 세부 과제는 같은 개념 요소를 반복적으로 측정한다(이는 내적 일치도 관련 연구에서 증명된 바 있음; Bar-Yosef et al., 2000; Burns et al., 1994; Douglas et al., 2012). 개인의 작업기억력과 집행능력 측면이 과제를 수행하는 동안 평가된다(과제 계획, 문제 해결, 분리 주의력, 새로운 과제 학습능력 등). 난이도가 높아지면 세부 과제의 단서가 갈수록 복잡해지면서 더욱 조직화되고 복잡한 작업기억력을 요구한다.

작업치료사들은 우선 주의력 분산 요소를 포함하여 과제 세부사항을 제시한다. 이후 평가 중에 피검자가 하는 오류에 대응하여 과제의 개념 및 구체적인 단서를 맞춤 제공함으로써 과제 수행 요구사항을 줄여 나간다. 세부 과제는 수행 단계 점수로 채점하고 임상 환경에서 CPT의 평균점수를 구한다. 이 점수는 CPT 프로파일을 참고하여 해석한다. 이 결과를 보면 기능적 인지 능력치를 예상하고, 수행능력보다 절반 정도 낮은 수준에서 필요한 도움을 제공할 수 있다(표 14.1).

CPT는 초창기에 알츠하이머 클라이언트들을 대상으로 일상생활 과제 수행에서 인지 능력 및 변화를 평가하는 연구 도구로서 개발되었다(Burns, 1986, 1990). 국립노화연구소(National Institute on Aging)에서 진행한 알츠하이머 진행 관련 종단 연구에 따라 신뢰도와 타당도가 증명되었다(Burns et al., 1994). 검사의 첫 6개 항목은 알렌(1985; Allen & Allen, 1987)의 인지 장애 모델에 근거한 것으로서, 전반적 인지, 연합된 운동 행동, 이어지는 루틴 과제 행동(계획된 행동, 탐색 행동, 목표지향적 행동, 지시대로 하는 행동, 자세 관련 행동, 자동반사적 행동 등) 6가지의 순차적 단계를 제시한다. 그러나

표 14.1 CPT 인지 – 기능 프로파일

CPT 프로파일	기능적 인지의 특성
5.6	관련 정보를 활용하여 복잡한 활동과 IADL을 독립적으로 수행할 수 있음. 다른 인지 및 행동적 문제가 있을 수도 있음
5.0	집행능력(조직화, 문제해결, 분산 주의력, 새로운 학습)의 문제로 경도의 기능 저하를 보임. 재정관리, 직업활동, 운전, 복잡한 약 처방 따르기/동반질환 식이요법 등의 IADL 수행에 어려움을 보임. IADL 수행에 대해 감독이나 도움이 필요함. ADL 수행에는 큰 변화 없음
4.5	집행능력의 심각한 손상으로 인해 경도에서 중등도의 기능 저하를 보임: 분리 주의력과 문제 해결능력에 문제. 복잡한 과제 수행에서 일관성이 떨어지고 오류를 범함. IADL 수행 시 세부 내용을 다루는 데에 어려움이 있음. ADL을 스스로 시작하는 능력이 떨어짐. 식사, 재정관리, 의약품 관리 및 동반질환 관리 활동에 어려움이 있어 독립적 생활을 하기에 심각한 위험이 있음. 환경적 자극에 분산 주의력이 떨어져서 운전 시 안전사고 위험이 있음. IADL 도움 및 가정에서 도움이 필요함. 도움이 제공되는 생활환경이 적합함
4.0	중등도의 기능적 저하 단계로, 추상적 사고에서 구체적 사고로의 사고과정. 친숙한 루틴이나 환경에 의존하며 할 일을 정할 때 보이는 단서를 활용함. IADL 수행은 다른 사람이 해주거나 함께 해야 하며, ADL도 기억은 하지만 수행의 질이 떨어짐. 구조화된 루틴과 일상활동 프로그램의 도움을 받을 수 있음. 위험한 활동은 감독과 제한이 필요함. 혼자 살기에 안전하지 않음
3.5	중등도의 기능 저하, 구체적 사고로 처리함. ADL을 시작할 때 세팅이 필요하여 수행 중에도 종종 지시가 필요함. 24시간 돌봄이 필요하며, 돌봄이 제공되는 거주공간이 적합함. 주의집중할 수 있는 간단하고 반복적인 활동이 도움이 됨. 음악듣기 및 애완동물과의 교류 등 간단한 1대1 소통이 적합함
3.0	중등도 및 중증 기능 저하: 과제 수행 시 많은 단서가 필요함. 모든 활동에서 1대1 도움이 필요함. 감각기능 저하: 감각 프로그램의 도움을 받을 수 있음
2.5	움직이는 사물이나 감각처리에 심각한 기능 저하. 익숙한 도구도 잘 사용하지 못함. ADL 수행에도 전적인 도움이 필요함. 돌봄을 받아도 어려움을 겪을 수 있음. 말을 잘하지 않음. 감각기능 손상으로 감각 프로그램의 도움을 받을 필요가 있음
1.0	후기 치매 단계. 주변환경에 반응하지 않음. 호스피스 병동 돌봄이 필요함

출처: *Cognitive Performance Test (CPT) Revised Manual* (p. 2), by T. Burns, 2018, Pequannock, NJ: Maddak. Copyright © 2018 by Theressa Burns. Reprinted with permission

CPT는 알렌의 인지 장애 모델의 일부는 아니다. CPT의 채점 순서를 보면 알렌의 점수(Allen et al., 1992)와 유사해보일지라도, 점수 획득에 도달하는 과정이나 이론적 근거는 다르다.

CPT의 능력치를 각각 해석하는 방법은 소수점 레벨 인지 기능 프로파일 시스템에 설명되어 있다. 이 프로파일은 CPT 초기 단계에서 나온 근거(Bar-Yosef et al., 2000; Burns et al., 1994, 2004; Ebbitt et al., 1989; Thralow & Rueter, 1993)와 신경 인지 장애와 관련된 인지 신경 과학 및 기억력 체계(일화 기억, 의미 기억, 과정기억, 작업 기억)의 규명에 대한 발달사항을 바탕으로 개발되었다(NCDs; Burns, 2013, 2018, 2019; Burns & Levy, 2006; Burns et al., 2018). CPT는 이후 현대의 인지 과학에 맞게 개념 및 용어를 수정하고 경도 및 중증 신경 인지 장애의 진행 단계에 대한 정보를 추가하여 개편되었다(American Psychiatric Association, 2013).

CPT는 장기 기억 저장과 관련된 수행 패턴을 알아보기 위한 인지 기능 측정 도구이다. 특정한 과제 자체보다 클라이언트가 다양한 난이도의 과제에 어떻게 대응하는지의 태도적 측면이 더 중요하다. 측정의 목적은 기능 수행에 관여하는 작업 기억과 집행처리 능력을 평가하는 것이다. 평가의 핵심은 특정한 작업기억력 저하가 어느 정도로 일상생활 작업에 영향을 미치는지를 알아보는 것이다.

피검자들은 CPT에 나온 인지 기능 프로파일에 해당하는 기억 장애 상황을 보여준다. 예를 들어, CPT 프로파일 5가 나온 피검자들은 언어 및 시각정보를 다룰 때 일화 기억이 손상된 모습을 보이지만, 의미 기억은 상대적으로 손상되지 않아서 반복된 지시를 들으면 과제를 잘 수행할 수 있다.

CPT 프로파일 4의 과제 수행 피검자들은 일화 기억과 의미 기억이 모두 손상된 경우이다. 과제 세부사항과 경쟁적인 단서에 대해 주의력이 저하되어 있어서, 검사 중에 제공되는 개념 및 의미 정보를 처리하는 데 어려움을 겪는다. 이러한 정도의 손상을 입으면 IADL에도 어려움이 따른다.

검사에서 제공하는 사물을 사용하기 위해 과정 기억력에 의존하는 것은 CPT 프로파일 3의 피검자들의 특성이라 할 수 있다. 이 단계의 피검자들은 과제 단계를 시작하고 순서대로 나열하는 데에 어려움을 겪는 경우가 많다. 표 14.2에 세부 과제 점수에 맞는 CPT 패턴이 설명되어 있다.

CPT의 연속 타당도는 몇 가지 횡단연구를 통해 증명되었다. CPT는 간이 정신상태 검사(Mini-Mental State Examination, MMSE; Folstein et al., 1975)와 중상 정도의 상관관계가 있으며(range of correlation coeffi-

표 14.2 CPT 점수의 수행 패턴

CPT 과제 점수	CPT 과제 수행 패턴
6 또는 5/5	효율적이고 오류 없이 과제 실행
5 또는 6	여러 가지 문서, 언어, 시각, 환경적 단서 처리능력이 있으나 작업 기억/집행능력 장애로 수행 속도가 느리고, 비효율적이고, 충동적이거나 수정 가능한 명백한 오류를 범하기도 함
4.5 또는 4.0	검사 중에 집행능력 장애를 보임: 여러 가지 과제 세부사항을 잘 따르지 못하고, 과제를 줄이거나 단서를 주지 않으면 지시의 맥락을 이해하지 못함. 각 과제의 주요 목표를 유지할지라도, 그와 동시에 세부사항에 주의를 기울이지 못하거나 주의산만 요인을 억제하지 못함. 의미 기억 장애가 방해요소가 됨.
3.5 또는 3.0	작업 기억/집행능력 장애가 심각함. 검사에 사용된 물건을 사용하기 위해 함축적 과정 인식 단서에 의존하나, 과제의 순서를 지키고 완료하지 못함
2.5	사물을 만지고 잡고는 있으나 관련된 행동을 수행하지 못함

출처: *Cognitive Performance Test (CPT) Revised Manual* (p. 8), by T. Burns, 2018, Pequannock, NJ: Maddak. Copyright © 2018 by Theressa Burns. Reprinted with permission

cients = .47~.88; Bar-Yosef et al., 2000; Burns, 2006; Douglas et al., 2012), AMPS의 처리기술 점수와도 높은 상관관계를 보인다(Fisher, 2010; *r* = .53; Douglas et al., 2012).

CPT 점수는 요양시설에 거주하는 중증 인지 장애 클라이언트들의 일상생활활동(Schaber et al., 2013; Thralow & Rueter, 1993) 또는 지역사회에 있는 경도 및 중증 신경 인지 장애(Neurocognitive Disorder, NCD) 클라이언트들의 정보제공자가 평가한 ADL 및 IADL과 관련되어 있다(Bar-Yosef et al., 2000; Burns et al., 1994). CPT는 현재의 7개 검사 항목을 사용하였을 때, 운전에 제약을 두어야 할 필요성이 있는 시점(특이도 75%)에 비교하여 운전을 그만두어야 하는 시점을 4.7점(민감도 = 89%) 이하로 예측하는데 유용하였다(Burns et al., 2018).

한 연구(Burns et al., 2018)에 따르면, CPT는 기능적 인지 점수 상위권의 피검자들을 정확하게 구별하는 결과를 이끌어낼 수 있음이 증명되었다. CPT는 경도의 신경 인지 장애 클라이언트와 중증 신경 인지 장애 클라이언트(알츠하이머 초기 또는 기타 신경 인지 장애)를 구별할 수 있었다. CPT에서 5단계 범위(5.1~4.8) 점수를 받은 사람들은 경증 신경 인지 장애 클라이언트들(일상생활에 경미한 장애를 보임)과 상관관계가 높았고, CPT 4단계 범위(4.8~4.5) 점수를 받은 사람들은 중증 신경 인지 장애 또는 심각한 기능 저하 클라이언트들과 상관관계가 있었다. 또한 이 연구에서는 경증과 주요 신경 인지 장애(초기)의 CPT 점수가 겹치는 부분이 확인되었다.

CPT는 입원 재활 임상에서, 인지 장애 클라이언트가 퇴원하고 지역사회에 복귀하여 경험할 수 있는 위험한 상황을 예측하여 퇴원을 판단하는 데에 사용되었다(Douglas et al., 2013). 클라이언트들을 6개월 이상 추적 검사한 결과, CPT로 위험한 일을 겪지 않을 사람들을 정확하게 예측할 수 있음을 알 수 있었다(특이도 = 0.91). 하지만 위험 예측에 가장 뛰어난 측정 도구는 AMPS 검사이다(Douglas et al., 2013). AMPS 점수 및 CPT는 MMSE를 포함한 다른 임상 측정 도구보다 예측능력이 뛰어났다.

초창기의 종단연구(Burns et al., 1994)에 따르면, CPT는 경도 및 중증 알츠하이머 클라이언트들의 입원 위험성을 예측하였다. 여기서 기본점수가 낮을수록 위험도가 높아졌다. 종단연구 결과, 병의 진행에 따라 평균 CPT 점수가 급격히 떨어지기 시작하였고, MMSE와 대조적으로 최초의 CPT 점수는 4년 간의 추적기간 동안 입원치료의 위험을 예측할 수 있었다. CPT의 초기 점수가 4.2점 이하인 피검자들은 모두 평가 후 3.6년 이내에 병원에 입원하였으며, 4.2점 이상이었던 피검자의 40%는 계속 지역사회에서 지내고 있다(Burns et al., 1994).

CPT와 관련하여 몇 가지 신뢰도 연구가 완료되었다. 내적 일치도는 기존의 6개 항목 검사에 대해 높은 것(α = .84)으로 나타났으며(Burns et al., 1994), 6개 종목에 문화적 차이를 고려하여 추가한 3개의 세부 과제를 합한 검사도 높은 수치를 나타냈다(α = .95; Bar-Yosef et al., 2000). 약물치료 세부 과제를 추가한 7개 항목 검사와 전화사용 과제를 제외한 6개 과제 검사에서도 꽤 높은 내적 일치도를 보였다(phone subtask was dropped; α = .71; Douglas et al., 2012).

검사자 간 신뢰도 연구는 종종 과제수행 영상(Bar-Yosef et al., 2000; Schaber et al., 2016)을 사용한다. 영상을 보고 채점하는 것은 실시간으로 이루어지지 않기 때문에, 변수가 많은 CPT (Bar-Yosef et al., 2000, p. 75)의 역동성을 어느 정도 안정화시켜서, 신뢰도 계수를 높여준다. 그럼에도 불구하고, 실시간으로 직접 관찰한 연구들(Burns et al., 1994)에서도 검사자 간 신뢰도가 높게 나타났다(.91~.98). 7개 항목 검사(Burns, 2013)에서 검사자가 초보이거나 경험 많은 평가자인 것과 관계없이 검사자 간 신뢰도가 높게 나타났다(Schaber et al., 2016). 검사-재검사 신뢰도도 비슷했다. CPT 초기 버전에서 높은 상관계수를 나타냈다(*r* = .89; Burns et al., 1994).

CPT는 오랜 시간 동안 발전 및 수정을 거듭해오면서(Burns, 2002, 2006, 2013, 2018), 다양한 인구를 대상으로 심리적 특성을 평가한 연구에서 지속적으로 높은 타당도와 신뢰도를 기록해왔다(Bar-Yosef et al., 2000; Burns et al., 1994, 2018; Douglas et al., 2012, 2013; Schaber et al., 2013, 2016). 다양한 임상 환경에서 CPT

관련 연구가 지속되고 있으나, 현재의 CPT 심리 검사의 정당성은 충분하다고 볼 수 있다.

대상 인구

CPT의 주된 대상 인구는 인지 장애가 의심되는 고령자(보통 65세 이상의 노년 인구를 의미하나, 지역별 연령대가 다양할 수 있음)이다. 이들은 임상적 상황에 따라 일상생활활동 또는 복합 일상생활활동에서 어려움을 겪고 있음을 자가보고 또는 지인 보고를 통해 치료사에게 알릴 수 있다. CPT는 지속적인 돌봄에서 신경 인지 장애가 있는 고령자를 대상으로 타당성이 증명되었다.

CPT 초기 버전은 미국 지역사회에 거주하는 알츠하이머 클라이언트를 대상으로 개발되었다(Burns, 1986). 이들을 대상으로 후속 연구가 계속되었는데, 대부분은 미국의 유사한 지역사회 외래 클라이언트들을 대상으로 이루어지고(Burns et al., 1994, 2008, 2018; Schaber et al., 2016), 1건은 같은 내용이나 문화적 차이를 반영하여 수정된 방식으로 이스라엘에서 진행되었다(Bar-Yosef et al., 2000). CPT는 캐나다 재활 병원의 고령자(Douglas et al., 2012, 2013) 및 요양시설에 거주하는 중증 신경 인지 장애 클라이언트들을 대상으로 타당성이 증명되었다(Schaber et al., 2013; Thralow & Rueter, 1993).

CPT는 신경 인지 장애가 있는 상황에서 정신건강에 문제가 있는 사람들을 대상으로 사용하는 것으로 보통 전문가들에 의해 보고되고 있다(Burns, 2019; Burns & Haertl, 2018). 뇌졸중이나 외상성 뇌손상을 겪는 성인(Schaber et al., 2016), 아동 또는 청소년, 비영어권 사람들(이스라엘 제외: Bar-Yosef et al., 2000)을 대상으로 사용된 문헌 기록은 아직 없다.

CPT는 기능 장애를 평가하고 기능을 예측할 수 있다(Douglas et al., 2012). 다음 섹션에서 다양한 목적과 상황의 사례들을 다루고 있다.

진단을 받지 않은 클라이언트들

작업치료사를 찾는 사람들 중에는 인지 장애 또는 기능 장애에 대해 염려는 하지만 제대로 진단을 받지 않고 찾아오는 경우도 자주 있다. CPT는 평가 시점에서 기능적 인지 장애를 평가하기 위해 사용되며, 다양한 분야에서 이루어지는 평가를 통해, 중증 질환(섬망 등)이 완화되면 전반적인 개선이 가능하다. CPT는 지역사회에서 살아가기 위해 필요한 보조의 단계 및 유형은 어떤 것인지, 도움이 제공되는 거주 장소가 필요한지를 판단할 수 있도록 도와준다. 후속적인 재평가 또는 치매를 위한 공식적인 진단 조사가 필요할 수도 있다. CPT는 침상에서 하는 평가가 아니라서, 참가대상자가 지시에 따라 과제를 수행할 수 없는 상황이라면 진행할 수 없다.

외래 병원

외래 병원에서 CPT는 기본 평가 또는 연속적인 기능적 인지 평가를 제공하는데 사용된다. 또한, 가족과 돌봄자는 주요 정보를 제공하고 세션에 적극 참여할 수 있으므로 검사에 포함시킬 수 있다. 작업치료사에게는 검사를 진행함과 동시에 피검자와 돌봄자에게 교육도 제공해야 하기 때문에 복잡하다.

요양시설

요양시설에서 심각한 인지 장애 클라이언트를 대상으로 검사를 진행할 때에는 자조관리 활동 수행능력이 점차 약화됨에 따라 직원의 도움을 받아 진행하는 수정된 방식으로 검사를 진행할 수 있다. 클라이언트가 유의미한 작업에 참여하도록 돕는 최선의 방법을 알아볼 수 있도록 도와준다.

능력의 범위

CPT는 수행능력의 차이가 있는 피검자 간에 차별화된 결과를 도출할 수 있다. 신경 인지 장애 클라이언트들 중경도 및 중증 클라이언트들 간의 결과의 차이를 보여줄 수 있었고(Burns et al., 2018), 정상적으로 건강한 성인과 중증 및 심각한 단계의 신경 인지 장애 성인들 간에 차별화된 타당도를 보여주었다(Bar-Yosef et al., 2000; Burns et al., 1994). 연구에 따르면, 표준화된 MMSE 검사(Folstein et al., 1975) 점수와 인지 수행 검사 점수 간에 중등도의 상관관계가 있었고(Bar-Yosef et al., 2000; Burns et al., 1994; Douglas et al., 2012), 피검자들은 진단 단계에 따라 MMSE 점수에서 예상되는 범위의 수행결과를 보여주었다.

- 건강한 성인의 MMSE 평균 점수는 30점 만점 중 27.7~29.1점 범위
- 치매 성인 클라이언트의 MMSE 평균 점수는 30점 만점 중 10.9~20.3점(Bar-Yosef et al., 2000; Burns et al., 1994).

CPT는 인지 능력에 집중하고 있으며, 측정을 할 때 운동 기술과 감각기능의 영향력을 최소화하는 방향으로 개발되었다(Burns, 2018). 입원 재활치료 표본으로 진행된 한 연구(Douglas et al., 2012) 결과, 동반증상이 CPT 점수에 영향을 주지 않음이 증명되면서, 이를 뒷받침하고 있다. 특정한 병리와 여러 가지 병리의 영향은 알려져 있지 않지만, 더 많은 연구가 필요하다. 운동기능 장애가 검사 수행에 영향을 줄 수는 있으나(Burns, 2018), 검사 중에 치료사가 물리적 도움을 주어 점수에 영향을 주지 않도록 할 수 있다.

인구학적 요인

중증 인지 장애 성인 클라이언트들(Bar-Yosef et al., 2000) 또는 인지 장애가 의심되는 클라이언트들(Douglas et al., 2012)이 CPT 검사를 받을 경우 나이, 성별, 교육수준, 동반증상 등이 결과에 영향을 주지는 않는다. 그러나 검사자들이 고려할 요소 중 하나는 문해력이다. 검사자들이 검사의 자극을 해석해야 하기 때문이다(의약품 라벨을 읽고, 전화번호부를 보는 등; Schaber et al., 2016). 검사 내의 활동이 문화적 차이에 따라 루틴이 아니라 낯선 활동일 경우에도 점수 결과가 왜곡될 수 있다.

검사 진행

현재 사용하고 있는 CPT 매뉴얼은 7개 항목이 있는 CPT 수정본(Burns, 2018)이다. 이 수정본 매뉴얼은 기존의 매뉴얼, 특히 6개 항목의 오리지널 매뉴얼을 완전히 대체하여(Burns, 1992), 이전 매뉴얼들은 더 이상 사용되지 않고 있다. 2002년을 기점으로 CPT 의약품 상자 관련 세부 과제가 추가되면서 여러 가지 사물과 의미-지식 중심의 단서가 들어간 고난도 과제가 추가되어, 평가 도구에 질적 변화가 있었다. 예를 들어, '하루 걸러 아침마다 복용하라' 또는 '필요한 만큼 복용하라'라는 등의 개념은 수행을 위해 정상적인 의미 기억력을 필요로 하고 있는데, 근거자료에 따르면, CPT 프로파일 4 피검자들의 경우에 어려움을 겪는 것으로 나타났다(Burns et al., 2018).

영상 14.1에서 CPT 검사 진행 장면을 확인할 수 있다(영상 14.1, https://aotaorg-my.sharepoint.com/:v:/g/personal/aricci_aota_org/EaOIkL-d6D1Ok3SNEP-gtipMBQSsHk_MtjSu_NRnvSejmmA?e=eLAVth). 작업 프로파일 인터뷰로 시작하여 CPT 평가 및 클라이언트 교육으로 이어진다. 시청자들이 눈여겨볼 점은 작업 프로파일 인터뷰 결과, 클라이언트는 4점대 점수와 도움 필요 수준을 고려할 때 CPT 의약품 상자 세부 과제가 적합한 단계임을 알 수 있었으나, 전체 결과 점수가 4.6점이 나온 것으로 볼 때 인지 기능 능력이 기대이상이었음을 알 수 있다(표 14.1).

예를 들어, 검사 참여에 동의한 재향군인인 George는 재향군인 주관 운전면허 시험을 통과하였다. 그는 경찰관이었고, 30년 이상 야간운전을 했다. CPT 프로파일 4에 해당하는 사람들은 능력의 범위가 넓은 편으로 CPT 의약품 상자 세부 과제는 약품을 관리하는 능력을 평가하거나 CPT 프로파일 단계를 알 수 있는 단일한 평가 도구가 아니다. CPT 프로파일을 판단하려면 CPT 과제 전반을 진행해야 한다. 그리고 그 사람의 약 처방 요법과 작업 프로파일을 함께 고려하여 의약품 관리능력을 판단해야 한다.

CPT를 진행하려면 별도의 공간을 마련하여 표준화된 환경을 설정해야 한다. 키트를 보면 모든 검사 프로토콜과 대부분의 검사 재료가 제공되며, 일부 세부 과제는 치료사가 장소에 맞게 준비해야 하는 것들도 있다. 예를 들어, 키트에는 옷 입기에 쓰이는 외투, 토스트 굽기 과제에 필요한 토스터, 전화, 돈, 장 보기 과제에 들어가는 문구재료는 포함되어 있지 않다. 손상되기 쉽고 현지에서 구할 수 있는 재료 역시 제외된다.

미국 외 지역의 작업치료사들은 현지에 맞는 재료를

준비해야 한다. 예를 들어 필요한 돈은 각 나라 화폐를 사용하거나, 문화적 차이를 반영한 재료로 바꾸어야 한다. 이렇게 하면 제공되는 세부 과제가 제약될 수 있다. 예를 들어, 따뜻한 지방에서는 옷장에 구비할 필요가 있는 두꺼운 외투나 비옷 등이 적절하지 않을 수 있다. 이럴 때 치료사들은 검사 담당자(theressa.burns@va.gov)에게 대체할 재료가 있는지 상의해야 한다. 왜냐하면 검사가 표준화된 과정이기 때문에 일정한 형식을 갖추는 것이 중요한 부분이기 때문이다.

예를 들어, CPT 전화 세부 과제에는 전화번호부 사용이 포함되어 있으며, 모의 전화로 업데이트되었다(Burns, 2018). 검사자들은 임상적 추론을 하여 클라이언트가 전화번호부의 알파벳 이해, 표지 검토, 유의미한 지식 및 기억력을 사용하여 누구에게 전화할지를 결정하는 등의 전화번호부에 나온 복잡한 문서 단서를 이해하는 과정을 채점한다. CPT는 기본적이고 보편적이어야 하므로, 검사는 일반 성인들에게는 비교적 쉬운 단계이다.

경도 또는 중증 인지 장애의 경우, 정확한 결과를 위해 종합적인 평가가 필요할 때는 모든 7개 세부 과제가 진행되어야 한다. 예를 들어, 진단 결과를 뒷받침하고자 하거나 운전능력을 알아보거나 할 때가 그러한 경우이다(Burns et al., 2018). 수용할 만한 혹은 좋은 내적 일치도가 증명되었으며(α = .71~.95 for different versions; Bar-Yosef et al., 2000; Burns et al., 1994; Douglas et al., 2012), 이것은 검사의 성격이 개별적이고, 특정한 영역 중심의 기능 과제가 아닌 전반적인 활동 수행능력을 알아보는 것임을 보여준다(Burns et al., 1994). CPT의 다양한 버전에 관한 연구에 따르면, 치료사들은 이러한 신뢰도를 유지하기 위해 다양한 세부 과제를 진행할 필요가 있다(Bar-Yosef et al., 2000; Burns et al., 1994; Douglas et al., 2012).

또 다른 옵션은 5과제 CPT 세부 과제 평가이다(약품 상자 만들기, 장 보기, 씻기, 토스트 굽기, 전화하기). 이 5개 과제 버전은 7개 과제 검사와 Altman-Bland 비교 특정으로 동시 타당도를 비교하였다(Schaber et al., 2016). 편향도(20.01; 2개 버전 사이 점수가 증가 또는 감소할 가능성)와 일치의 제한(20.3~0.27)을 보면 5과제 CPT 버전은 7과제 CPT 버전과 연계하여 사용할 수 있는 것으로 판명되었다. 그러나 채점하고 평균을 도출할 세부 과제가 적어지는 5과제 CPT 버전은 보통 소수점 단위로 약간 낮은 점수가 나온다.

모든 세부 과제는 단일한 평가 세션 동안 진행되지만, 효과적인 진행을 위해 작업치료사들이 클라이언트의 동선 등의 상황에 맞게 순서를 조정할 수 있다. 보다 도전적인 과제(의약품 상자, 장 보기 과제 등)부터 시작하고, 보다 쉬운 과제로 끝내거나, 어려운 과제와 쉬운 과제를 번갈아 진행할 수도 있다. 과제 개념이나 사물 단서를 관찰하는데 어려움을 겪는 클라이언트라면, 치료사는 모든 과제와 세부사항을 전달한 뒤, 수행 요구사항을 줄이거나 검사 재료를 조정한다. 수행 패턴을 한번 평가하고 나면(채점하면), 해당 과제를 끝내고 다음 과제로 넘어간다.

CPT는 문서, 언어, 여러 단계 상황의 과제 요구사항과 관련하여 제시되거나 함축된 목표를 제시한다. 그리고 검사자는 각 CPT 단계와 관련된 수행 패턴을 관찰한다. 그들은 각 과제 내의 여러 가지 세부 목표를 사용하여 장애를 객관적으로 측정하고 집행능력 장애를 수치화한다(CPT 장 보기 과제의 세부 목표는 사이즈, 가격, 지갑에 있는 돈을 고려하여 선택하는 것). 결정, 문제해결, 세부목표 착수 및 완료 과정에서 범하는 오류를 통해 작업 기억 문제나 기타 집행능력 장애에 대해 알 수 있다. 작업치료사는 클라이언트가 주의 집중 저해요소(검사 재료에 포함되어 있음)를 억제하고 기존의 방법이 아닌 새로운 방법으로 과제를 시도해야 할 때, 모든 관련 정보를 계속 기억하고, 검사 지시에 따라 과제가 완료될 때까지 꾸준히 과제를 지속하는데 어려움을 겪는 것을 관찰할 수 있다.

CPT 수행 단계는 정상 단계(5, 6단계)에서 심각한 장애가 있는 단계(2단계) 범위까지 다양하다. 과제 환경과 다양한 난이도의 인지 기능 요구사항에 대응하는 피검자의 태도가 주요한 관심사이다. 표 14.2를 보면 CPT 세부 과제 점수와 관련된 수행 패턴이 나와있다.

채점

각 CPT 세부 과제 수행은 과제 수행 난이도 총점으로 채점된다(6.0, 5.0, 4.5, 4.0, 3.5, 3.0, 2.5). 6단계까지는 4개 세부 과제(약품 상자 만들기, 장 보기, 전화하기, 여행하기), 5단계까지는 정보 처리 요구사항이 덜 복잡한 3개 과제(씻기, 토스트 굽기, 옷 입기)를 적용한다. CPT의 장점은 채점 영역이 단서 유형별로 정리되어 있어서 채점 시트를 따라하기가 쉽다는 것이다. 초기 지시사항이 제공된 후에, 아래와 같은 단서가 내림차순으로 구성되어 있으며 과제 수가 적은 것은 능력이 적음을 의미한다.

- 일반 의미 단서
- 특정한 의미 단서
- 과제 설정
- 시연

치료사들은 세부 과제 수행 점수가 평가될 때까지 과제 수를 줄여 나간다. 세부 과제 점수를 합한 뒤 과제 수로 나누어 평균점수를 도출한다. 점수는 5.6점(정상 기능 수행)에서 1.0점(심각한 손상)범위이다.

CPT 총점은 평균 수행 또는 평균 점수를 의미하며, Allen(1992)의 '수행 유형' 해석 시스템 또는 수치와 혼동해서는 안 된다. 알렌 수치는 인지 기능의 구체적 단계 및 관련된 IADL 능력을 설명한다. 이러한 단계는 CPT의 높은 점수 단계(CPT 프로파일 5, 4단계)와 일치하지 않는데, 이는 인지 기능과 IADL 능력이 다양하게 관찰되기 때문이다. 또한 알렌 점수 체계는 6단계(정산가능)까지 있는데, CPT 점수 체계는 5.6까지 있다. 그러므로 5단계 및 높은 4단계에서의 알렌 점수는 CPT와 일치하지 않는 장애를 설명한다. 따라서, 이들은 2가지의 서로 다른 수치이고 대체하여 사용할 수 없는 평가 도구이다.

인지 기능 프로파일(Burns, 2018; 표 14.1)은 검사 점수를 해석하는데 사용된다. 프로파일은 서열 척도로 감소한다. 인지 과정에 대한 설명, 작업수행의 기대 패턴, 도움의 유형과 양의 세부사항이 각 단계마다 제공된다. 예를 들어, CPT 프로파일 4.5단계는 경증이나 중등도의 기능 하락으로 설명되는데, 작업 기억, 분산 주의력, 다른 집행능력에 심각한 장애가 있다(Burns, 2018). 이러한 경우 세부사항을 관리하는 능력이 손상되었기 때문에 IADL 수행에 어려움이 있을 수 있다. 그러나 ADL 수행은 처음에 루틴을 시작하는 것이기에 기능이 약간 저하되어도 수행은 가능하다(Burns et al., 2018; Schaber et al., 2013). 이 단계에 있는 사람들은 모든 IADL 관련 도움이 필요하고, ADL도 모니터링을 받고, 잠재적 안전사고의 위험 관련 도움을 받아야 한다.

작업치료사들은 구체적인 단서를 사용하여 친근하고 잘 학습된 루틴과 환경의 단순화를 통해 클라이언트의 작업수행 활동을 개선할 수 있다(Burns et al., 2004; Ebbitt et al., 1989). 치료사들은 이러한 인지 기능 프로파일을 사용하여 신경 인지 능력의 진행에 따라 작업수행 저하를 추적해나갈 수 있다(Schaber et al., 2013). 예를 들어, 운전 수행 및 재정관리가 문제가 될 때와 같이 인지 과정의 저하가 기능적 수행과 연관될 때이다.

CPT 인지 기능 프로파일(Burns, 2018)은 개인의 활동이나 환경적 요건 및 그들의 방해 요소들을 고려하여 사용된다. 이러한 요소들은 다음과 같다.

- 장애에 대한 통찰력 및 인식능력
- 개개인별 특정 활동, 해야만 하는 활동, 원하는 활동
- 특정 과제와 관련된 경험, 기술 또는 부족한 기술
- 운동 또는 시각 장애 및 뇌손상으로 인한 지나친 장애 요인
- 돌봄자나 환경적 지원 정도

진단, 예후 및 특정한 뇌병리학도 중재 계획에 영향을 미친다. 따라서, CPT 해석은 인지 기능 수준이 안정적인지 변동적인지(증진 또는 저하)에 따라, 또한 개인의 체질적 특성에 따라 다양하게 나타난다.

문서화

평가 결과를 문서화할 때 염두에 두어야 할 점은 임상적 상황에서의 평가 목적 및 보고서를 보는 독자가 누구인지이다. 예를 들어, 다학제적 팀이 CPT와 해석에 익숙한 사람들일 경우에는 의무기록에 인지 기능 점수와 프로파일을 짧게 기록할 수 있다. 반면, 외부 기관에 보고할 때는 검사 결과의 의미에 대해 보다 상세한 정보를 담게 된다.

그러나, 어떤 경우에서든 문서에 꼭 들어가야 하는 정보는 다음과 같다.

- 평가의 사유 및 참고 자료
- 클라이언트의 평가 시 협조 정도나 충동적으로 행동했던 경험 등의 전반적 행동을 포함한 내용
- CPT라는 평가 방식의 특징을 분명하게 밝히는 문장: 'CPT는 특정한 ADL, IADL 영역을 개별적으로 평가하는 것이 아니라, IADL 환경에서 작용하기 위해 인지 능력을 통합하는 개인의 능력에 대한 정보를 제공하는 것이 주요 목적이다. 표준화되고 **수행기반**(클라이언트의 과제 완수능력을 직접 관찰하며 평가)인 기능적 인지 평가이다.'
- 사용된 CPT 버전과 세부 과제 및 변경사항
- 검사 점수와 CPT 인지 기능 프로파일을 제공하고, 이 결과가 개인의 작업수행에 어떤 의미가 있는지 설명(하부 과제별 점수에 치중하면 ADL, IADL의 영역별 능력 평가로 오인될 수 있으므로 주의한다)
- 향후 돌봄 계획 및 주안점을 두어야 할 추가 검사들을 추천
- 과제 수행에 영향을 줄 수 있는 환경적 요인에 근거하여 결과의 정확성이 어느 정도인지 설명

미국에서는 검사자들이 CPT에 대해 설명하고 현재의 과정 관련 용어(Current Procedural Terminology, CPT®) 코드 96125, '표준화된 인지 수행 평가(standardized cognitive performance testing; American Medical Association, 2019)[1]'를 사용해서 1시간을 계획해야 한다. 이러한 1시간 서비스 코드는 하루에 한 번만 청구될 수 있으며, 이 시간 동안 돌봄을 위한 교육과 계획이 포함된다. 코드 96125 과정에는 면대면 소통 시간, 검사 결과를 해석하는 시간, 보고서를 준비하는 시간도 포함된다. 작업치료사는 회사와 조율하여 코드 96125에 대한 비용을 청구하도록 해야 한다.

추가 정보에는 오류 유형, 과제 문제가 언제 나타났는지에 대한 세부사항, 과제 완료를 도와준 도움의 수치 및 유형과 같은 과제 수행의 질적 측면이 포함될 수 있다. 작업치료사는 검사 수행 결과와 비표준화된 일상생활활동을 관찰한 것과 비교한 것을 문서화하여 기능적 인지 프로파일과 기대 수행 패턴을 확정해나갈 수 있다.

예를 들어, 4점(중등도 인지 기능 장애: 추상적에서 구체적인 사고 처리)의 수행 점수를 얻은 사람은 의약품 세부 과제 동안, 라벨에 적힌 지시를 따르지 않고 수행 시 오류를 정정하지 않지만 상자에 알약을 넣기는 한다. 가족들의 관찰에 따르면, 클라이언트는 전자 청구서를 무시하고 이것이 왜 문제가 되는지 잘 이해하지 못한다. 클라이언트는 글로 쓰여진 단서를 해석하거나 집중하지 못하고, 오류를 평가하고 수정하거나 특정 행동의 결과를 예상하지 못한다. 사람들의 일상생활 작업수행 사례를 포함시키면 공식적인 CPT 평가 결과의 타당도를 높이는데 도움이 되며 가족들이나 돌봄자의 수행에 대한 이해를 도울 수 있고, 중재 계획을 가이드하는데 필요한 정보를 제공할 수 있다.

CPT의 목적은 작업수행 동안 사용된 기능적 인지 능력 및 정보 처리 기술을 평가하는 것이다. 공식적 보고서에 나온 클라이언트의 장애 요소뿐만 아니라, 장점과 능력을 알아내는 것도 중요하다. 클라이언트의 능력에 관심을 갖고, 인지 기반 과제 분석을 함께 하면, 개인의 능력에 맞는 좀 더 세심한 도움을 제공할 수 있다. 예를 들어, 어떤 피검자가 고난도의 사고력 능력이 부족한 경우, 과제에 아예 참가하지 못하게 하는 대신 특정한 단계를 생략하고 진행할 수도 있다.

해석 및 중재 고려사항

CPT 결과를 정확하게 해석하려면, 작업치료사들은 검사 결과가 작업수행의 전반적인 패턴을 보여주는 기능적 인지의 예상 수치이지, 분야별 기능 측정치가 아님을 분명히 이해해야 한다(Burns, 2006). 즉, 점수는 특정한 검

[1]표시된 코드는 CPT 2019(American Medical Association, 2019, CPT 2019 standard, Chicago: American Medical Association Press)는 작업치료 평가와 개입에 사용될 수 있는 모든 가능한 코드를 대표하지는 않는다. 2019년 이후 사용 가능한 코드는 CPT 코드북을 참조한다. CPT 코드는 매년 업데이트되며 1월 1일부터 발효된다. CPT는 미국 의학 협회의 상표이다. CPT 5자리 코드, 2자리 코드, 수식어 및 설명은 미국 의학 협회의 ⓒ 2019년 저작권이다. 무단 전재 금지한다.

사 과제에 해당하는 능력이 아님을 이해해야 한다. 검사의 주안점은 클라이언트가 일상생활활동을 수행하는 것을 방해하는 정보처리 장애, 특히 집행능력 및 작업기억력의 손상이 어느 정도인지를 평가하고자 하는 것이다(Burns et al., 2018).

사용되는 실제 과제 자체보다 '클라이언트가 다양한 요구사항에 어떻게 대응하는지에 대한 태도가 더욱 중요하다'(Burns et al., 1994, p. 46). 대신, 프로파일은 작업수행 결과를 예상할 수 있는 도구가 된다(Schaber et al., 2013, p. 176). 치료사들은 그러고 나서 이 예측 내용을 개별적인 상황에 적용해서 팀이 클라이언트의 여러 가지 요인을 전반적으로 고려하여 해석하도록 한다. 여러 가지 요인에는 운동기술 제약, 신체적 장애 또는 다양한 세부 과제에 대한 이전 경험 등이 포함된다.

CPT 검사 점수는 검사 매뉴얼에 나온 수행능력보다 절반 정도 낮은 수준인 프로파일 시스템에 따라 해석된다(표 14.1). 이 정보들을 바탕으로 치료사들은 개인의 기능 수치를 설명하고 예측할 수 있다. 과제를 수행할 때 클라이언트가 사용하는 작업기억 및 집행능력에 관한 정보는 과제 분석 원칙에 따라 작업 수행의 다른 영역에도 일반화하여 적용시킬 수 있다. 인지 기능 프로파일의 범위는 5.6점(인지 기능이 정상적임)에서 1점(심각한 인지 기능 장애 및 후기 치매 단계)까지이다(Burns, 2018; 표 14.1).

CPT는 평가 중 클라이언트의 특정한 상황에서 해석되어야 한다. 예를 들어, 클라이언트가 의학적으로 안정적 상태에 있는지, 상황이 호전되는지 또는 나빠지는지 등을 고려해야 한다. 치료사들은 결과를 해석할 때, 기타 수행에 영향을 주는 다른 요소들도 고려함으로써 결과의 정당성을 높일 수 있다. 여러 가지 개인적 · 환경적 · 상황적 요인들이 수행 결과에 영향을 줄 수 있으므로 함께 고려해보아야 한다. CPT 점수는 임상 관찰내용 및 다른 인지 기능 측정 도구도 고려하여 살펴보아야 한다. 왜냐하면 기능 장애를 분류하는 기준이 사용된 도구마다 다양할 수 있기 때문이다(Douglas et al., 2012).

CPT와 인지 기능 프로파일의 중요한 장점은 기능의 문제점 및 돌봄 전략이 무엇인지를 잘 평가할 수 있다는 것이다. 피검자들이 어떠한 방식으로 응답하는지에 대한 통찰력을 갖게 되면 가족 구성원, 돌봄자, 의료서비스 팀에서 클라이언트의 경험을 더욱 잘 이해하고 높은 지식을 통해 맞춤 돌봄을 제공할 수 있다. 기능 장애는 작업수행에 제약을 초래하는 문제이기 때문에, 이러한 정보를 얻으면 심적으로 안심이 된다.

기능이 불분명한 사람들에게 부정적 시각을 갖고 '어렵다', '거부하는' 등의 부정적 용어를 사용하는 경향이 있다. 이는 당사자의 자존감을 떨어뜨리고 객관적인 이유 없이 제약을 가하기도 하며, 참여 기회를 제한할 수도 있다. 기능적 인지를 이해하는 것이 클라이언트, 가족, 돌봄자 및 의료서비스 관계자들에게 열쇠가 될 수 있다.

과제 수행을 돕기 위한 특정한 권고사항은 인지 기능 프로파일의 핵심 구성요소로, 능력의 상태에 맞게 중재 계획을 세울 수 있다. 클라이언트들은 자신의 정보 처리 능력 범위 안에서 가능한 도움을 받는다. 전략에는 더 높은 수준의 언어 단서 사용 및 시지각적 단서(문서, 그림, 시연 등), 고유수용감각 단서, 촉각 단서(손에서 손으로) 사용 등이 포함될 수 있다.

중재는 특정 과제 또는 일상 활동에 초점이 맞추어진다. 치료사들은 정보처리 요구사항을 분석하고, 더 나은 도움을 제공하기 위해 과제나 단서를 수정하거나 환경을 수정할 수 있다. 이러한 중재 접근법은 의료서비스팀에서 개인의 장점과 능력을 활용하여 장애요소를 보완함으로써 바람직한 활동 참여를 극대화할 수 있다.

CPT와 인지 기능 프로파일은 요양시설에 거주하는 중증 신경 인지 장애(NCD) 클라이언트들을 위한 돌봄 및 중재 프로그램을 개발하는데 사용되었다(Sevier & Gorek, 2000; Thralow & Rueter, 1993). 또한 CPT는 치매 클라이언트들이 일상생활활동을 수행하는데 필요한 돌봄 계획을 개발하는데 사용되었다(Thralow & Rueter, 1993). 더 심한 기능 저하를 나타내는 사람들에서, CPT가 행동 반응을 측정하는 능력이 증명되었다. CPT는 언어능력 장애가 있는 중증 치매 클라이언트들을 평가하는데 좋은 도구가 된다. 많은 평가 방법들은 언어 기술을 요구하는데, CPT는 언어뿐 아니라 운동만으로도 평가가 가능하여, 과제수행을 정확하게 평가하고 도움 방법을 안내할 수 있는 도구가 된다.

두 번째로, 평가를 가정에서 사용할 때, CPT는 ADL 및 IADL, 의사소통, 사회화 및 어려운 행동에 대한 돌봄 계획을 세우는데 효과적이라는 것이다(Sevier & Gorek, 2000). 작업치료사들은 클라이언트들을 평가하고 개발 또는 그룹활동으로 도움을 제공하고, 의료서비스 담당자나 가족들에게 클라이언트를 어떻게 도와주는지에 대해 훈련한다. 그 결과, 불안한 행동이 줄어들고, 참여가 늘어났으며, 의료서비스 담당자를 보다 효과적으로 활용할 수 있었다. 이는 의료담당자가 비효율적인 접근 방법을 사용하던 시간을 줄일 수 있었기 때문이다(Sevier & Gorek, 2000, p. 96). 그러나 결과가 공식적으로 수치화되어 보고된 바는 없다.

CPT는 데이케어 센터를 방문한 중증 NCD 클라이언트들을 대상으로 지역사회에서 작업유형을 수정하는 중재 프로그램에 관한 2개의 소규모 연구(Ns = 7, 9)에서 사용되었다(Burns et al., 2004; Ebbitt et al., 1989). 이 프로그램은 클라이언트들의 CPT 프로파일을 근거로 개인특성에 맞게 과제를 주고 수정하기 위해 만들어졌다. 이 프로그램은 타당성있고 만족할만한 결과를 보여주었으며, 경도 및 중증 치매 클라이언트들의 우울증상을 완화시켰다.

Burns 등(2004)은 알츠하이머 클라이언트들의 진행을 늦추는데 기여한 바가 있다고 말했다. 프로그램이 종결되고 클라이언트들이 '기존의' 일상 프로그램으로 돌아갔을 때, CPT와 MMSE의 예상 점수가 기대보다 낮았으며(Han et al., 2000), 4개월 후 돌봄자들의 보고에 따르면 일상생활활동이 상당히 저하되었다. 이 연구결과를 보면, 작업치료사들이 CPT와 같은 표준화된 수행기반 측정 도구를 사용하여 중증 신경 인지 장애 클라이언트들의 기능적 인지 능력을 평가하고 자세하고 개별적인 중재 프로그램을 제공함으로써 작업수행을 향상시키는 것이 매우 중요한 역할임을 시사한다. 이러한 접근법은 여러 가지 연구에서 작업치료사들에게 성공적인 결과를 이끌었다(Gitlin et al., 2008; O'Connor et al., 2017; Wesson et al., 2013).

요약

인지 수행 검사(CPT)는 표준화된, 수행기반 기능적 인지 측정 도구로서 신경 인지 장애(NCD) 클라이언트들 중 노년 인구를 중심으로 타당성이 입증되었다. 치료사들은 일상생활활동을 활용하여 클라이언트가 기능 수행을 할 때 사용하는 인지 과정을 평가하고, 그들의 전반적인 능력에 대한 결론을 내린다. 작업치료사들은 인지 장애가 있는 클라이언트를 평가하고 장애 요인이 복잡한 일상 활동 과제를 수행하는데 어떠한 영향을 미치는지 관찰할 수 있다. 기존의 심리 평가들만 표준화된 평가 방식이었는데 CPT도 표준화된 방법이기 때문에 검사 결과 해석을 신뢰할 수 있다는 것이 장점이다. 즉, 점수의 신뢰도와 타당도가 높고, 실제 생활의 기능과 연관시켜서 일반화시킬 수 있다.

CPT는 미국작업치료협회 등이 판매자로 참여하고 있는 미국의 웹사이트 Maddak.com (https://shop.maddak.com/p/cpt-cognitive-performance-test)에서 구입할 수 있다.

References

Allen, C. K. (1985). *Occupational therapy for psychiatric diseases: Measurement and management of cognitive disabilities.* Boston: Little, Brown.

Allen, C. K. (1992). Modes of performance within the cognitive levels. In C. K. Allen, C. A. Earhart, & T. Blue (Eds.), *Occupational therapy treatment goals for the physically and cognitively disabled* (pp. 85–102). Bethesda, MD: AOTA Press.

Allen, C. K., & Allen, R. E. (1987). Cognitive disabilities: Measuring the social consequences of mental disorders. *Journal of Clinical Psychiatry, 48,* 185–190.

Allen, C. K., Earhart, C. A. & Blue, T. (1992). *Occupational therapy treatment goals for the physically and cognitively disabled.* Bethesda, MD: AOTA Press.

American Medical Association. (2019). *Current procedural terminology (CPT®) 2019 standard.* Chicago: American Medical Association Press.

American Psychiatric Association. (2013). *Diagnostic and statistical manual of mental disorders* (5th ed.). Washington, DC: Author.

Bar-Yosef, C., Weinblatt, N., & Katz, N. (2000). Reliability and validity of the Cognitive Performance Test (CPT) in an elderly population in Israel. *Physical and Occupational Therapy in Geriatrics, 17,* 65–79. https://doi.org/10.1080/J148v17n01_06

Burns, T. (1986). *Cognitive Performance Test (CPT) manual: A measure of cognitive capacity for the performance of routine tasks.* Minneapolis: Minneapolis Veterans Affairs Medical Center.

Burns, T. (1990, December 27). The Cognitive Performance Test: A new tool for assessing Alzheimer's disease. *OT Weekly, 4,* 51.

Burns, T. (1992). Evaluation instruments: Part III: The Cognitive Performance Test: An approach to cognitive level assessment in Alzheimer's disease. In C. K. Allen, C. A. Earhart, & T. Blue (Eds.), *Occupational therapy treatment goals for the physically and cognitively disabled* (pp. 46–50). Bethesda, MD: AOTA Press.

Burns, T. (2002). *Cognitive Performance Test (CPT) manual.* Pequannock, NJ: Maddak.

Burns, T. (2006). *Cognitive Performance Test (CPT) manual.* Pequannock, NJ: Maddak.

Burns, T. (2013). *Cognitive Performance Test (CPT) manual.* Pequannock, NJ: Maddak.

Burns, T. (2018). *Cognitive Performance Test (CPT) Revised manual 2018.* Pequannock, NJ: Maddak.

Burns, T. (2019). Using the Cognitive Performance Test Neurocognitive Practice Model. In B. J. Hemphill-Pearson & C. K. Urish (Eds.), *Assessments in occupational therapy mental health: An integrative approach* (3rd ed., pp. 179–192). Thorofare, NJ: Slack.

Burns, T., & Haertl, K. (2018). Cognitive Performance Test: Practical applications and evidence-based use. *AOTA SIS Quarterly Practice Connections, 3*(4), 17–20.

Burns, T., Lawler, K., Lawler, D., McCarten, J. R., & Kuskowski, M. (2018). Predictive value of the Cognitive Performance Test (CPT) for staging function and fitness to drive in people with neurocognitive disorders. *American Journal of Occupational Therapy, 72,* 7204205040. https://doi.org/10.5014/ajot.2018.027052

Burns, T., & Levy, L. L. (2006). Neurocognitive practice essentials in dementia: Cognitive disabilities reconsidered model. *OT Practice, 11*(3), CE-1–CE-8.

Burns, T., McCarten, J. R., Adler, G., Bauer, M., & Kuskowski, M. A. (2004). Effects of repetitive work on maintaining function in Alzheimer's disease patients. *American Journal of Alzheimer's Disease and Other Dementias, 19,* 39–44. https://doi.org/10.1177/153331750401900109

Burns, T., McCarten, J. R., & Kuskowski, M. (2008). P3-006: Cognitive performance test: Validity of the new Medbox subtask. *Alzheimer's and Dementia, 4*(Suppl.), T518. https://doi.org/10.1016/j.jalz.2008.05.1569

Burns, T., Mortimer, J. A., & Merchak, P. (1994). Cognitive Performance Test: A new approach to functional assessment in Alzheimer's disease. *Journal of Geriatric Psychiatry and Neurology, 7,* 46–54. https://doi.org/10.1177/089198879400700109

Douglas, A., Letts, L., Eva, K., & Richardson, J. (2012). Use of the Cognitive Performance Test for identifying deficits in hospitalized older adults. *Rehabilitation Research and Practice, 2012,* 638480. https:// doi.org/10.1155/2012/638480

Douglas, A. M., Letts, L. J., Richardson, J. A., & Eva, K. W. (2013). Validity of predischarge measures for predicting time to harm in older adults. *Canadian Journal of Occupational Therapy, 80,* 19–27. https://doi.org/10.1177/0008417412473577

Ebbitt, B., Burns, T., & Christensen, R. (1989). Work therapy: Intervention for community-based Alzheimer's patients. *American Journal of Alzheimer's Disease and Other Dementias, 4*(5), 7–15. https:// doi.org/10.1177/153331758900400506

Fisher, A. G. (2010). *Assessment of Motor and Process Skills user manual* (7th ed.). Ft. Collins, CO: Three Star Press.

Folstein, M. F., Folstein, S. E., & McHugh, P. R. (1975). "Mini-Mental State": A practical method for grading the cognitive state of patients for the clinician. *Journal of Psychiatric Research, 12,* 189–198. https:// doi.org/10.1016/0022-3956(75)90026-6

Gitlin, L. N., Winter, L., Burke, J., Chernett, N., Dennis, M. P., & Hauck, W. W. (2008). Tailored activities to manage neuropsychiatric behaviors in persons with dementia and reduce caregiver burden: A randomized pilot study. *American Journal of Geriatric Psychiatry, 16,* 229–239. https://doi.org/10.1097/01.JGP.0000300629.35408.94

Han, L., Cole, M., Bellavance, F., McCusker, J., & Primeau, F. (2000). Tracking cognitive decline in Alzheimer's disease using the Mini-Mental State Examination: *A meta-analysis. International Psychogeriatrics, 12,* 231–247.

O'Connor, C. M., Clemson, L., Brodaty, H., Low, L. F., Jeon, Y. H., Gitlin, L. N., . . . Mioshi, E. (2017). The Tailored Activity Program (TAP) to address behavioral disturbances in frontotemporal dementia: A feasibility and pilot study. *Disability and Rehabilitation, 41,* 299– 310. https://doi.org/10.1080/09638288.2017.1387614

Schaber, P., Klein, T., Hanrahan, E., Vencil, P., Afatika, K., & Burns, T. (2013). Using cognitive-functional assessment to predict self-care performance of memory care tenants. *American Journal of Alzheimer's Disease and Other Dementias, 28,* 171–178. https://doi.org/10.1177/1533317512470206

Schaber, P., Stallings, E., Brogan, C., & Ali, F. (2016). Interrater reliability of the Revised Cognitive Performance Test (CPT): Assessing cognition in people with neurocognitive disorders. *American Journal of Occupational Therapy, 70,* 7005290010. https://doi.org/10.5014/ajot.2016.019166

Sevier, S., & Gorek, B. (2000). Cognitive evaluation in care planning for people with Alzheimer disease and related dementias. *Geriatric Nursing, 21,* 92–97. https://doi.org/10.1067/mgn.2000.107130

Thralow, J. U., & Rueter, M. J. S. (1993). Activities of daily living and cognitive levels of function in dementia. *American Journal of Alzheimer's Disease and Other Dementias, 8*(5), 14–19. https://doi.org/10.1177/153331759300800505

Wesson, J., Clemson, L., Brodaty, H., Lord, S., Taylor, M., Gitlin, L., & Close, J. (2013). A feasibility study and pilot randomised trial of a tailored prevention program to reduce falls in older people with mild dementia. *BMC Geriatrics, 13,* 89. https://doi.org/10.1186/1471- 2318-13-89

15

운동 및 처리 기술 평가(AMPS)

Assessment of Motor and Process Skills

LOU ANN GRISWOLD, PhD, OTR/L, FAOTA

학습목표

- 운동 및 처리 기술 평가(Assessment of Motor and Process Skills, AMPS)의 목적과 초점을 이해한다.
- 수행 분석 시 AMPS의 가치에 대해 설명한다.
- 인터뷰에서부터 문서화에 이르기까지, AMPS의 총 진행 과정에 대해 이해한다.
- AMPS가 적절한 평가 도구인지를 판단할 때, 작업치료사가 고려해야 하는 클라이언트의 특징을 이해한다.

주요 용어 및 개념

- 클라이언트 중심(Client centered)
- 작업기반(Occupation based)
- 작업중심(Occupation focused)
- 수행 분석(Performance analysis)
- 수행 기술(Performance skill)
- 하향식 추론(Top-down reasoning)

서론

운동 및 처리 기술 평가(Assessment of Motor and Process Skills, AMPS; Fisher & Jones, 2012, 2014)의 최초 개발자는 Anne G. Fisher로, 그는 Susan Doble(1991)과 사전작업에 근거하여 1980년대 후반에 AMPS를 발표하였다. Fisher(1992)는 일상생활과 밀접한 관련이 있는 ADL과 IADL 수행을 관찰하여 타당하고 신뢰할 만한 평가 도구로 개발할 필요성을 느꼈다. 특히, Fisher의 AMPS는 **클라이언트 중심**(클라이언트의 요구사항과 우선순위 중심으로 진행), 수행 중심, 개인의 ADL 과제 수행의 질적요소에 초점을 맞춘 평가 도구이다. 다시 말해 AMPS의 특징은 다음과 같다.

- 클라이언트의 중요한 과제를 다루기 위해 개발되었다.
- 클라이언트가 원하는 과제를 수행하는 능력을 평가한다.
- 작업수행에 영향을 미치는 요인 평가가 아닌 작업수행 자체에 초점을 맞춘다.

Fisher(1997)는 다른 평가 도구들과 다른 정보를 제공하고자 하였으며, 작업치료사가 다음과 같은 요소를 평가할 수 있도록 하였다.

- 신체적 능력
- 효율성
- 안전성
- ADL 수행 중에 도움의 필요성

AMPS로 작업치료사들은 수행 분석을 할 수 있다. **수행 분석**이란, 인지나 신체적 능력과 같은 기저의 신체 기능이 아닌, 작업수행 기술의 질과 작업수행의 행동을 평가하는 것이다.

AMPS는 신체기능 손상 평가를 고려하기에 앞서 작업 수행에 초점을 맞추고 있기 때문에, Fisher(1998, 2009)가 개발하고 이후 Fisher와 Marterella(2019)가 확장 · 발전시킨 작업치료 중재 과정 모델(Occupational Therapy Intervention Process Model, OTIPM)에서 설명된 하향식(Top-down) 추론에 따른다. 또한, AMPS는 주된 평가 대상이 작업에 관한 것이므로, **작업 중심** 평가 도구이다. 또한 AMPS는 피검자의 생활과 관련된 작업수행 양상을 근거로 한 평가이기에 작업 중심 평가 도구라 할 수 있다(이 개념과 관련된 추가적인 설명은 Fisher의 문헌을 참고, 2013).

Fisher(1992)는 사람들이 여러 가지 ADL 과제와 특히 IADL 과제를 수행하고자 하며, 이러한 과제들은 여러 단계의 난이도 과제를 제공할 것이다. 과제 단계의 수에만 근거하여 추론하면 작업치료사들이 다양한 과제 수행을 비교하기 어렵다. 따라서, Fisher는 연속적인 ADL 능력에 근거하여 평가 도구를 개발할 필요성을 느꼈다. 연속적인 ADL 능력은 어떤 과제는 다른 과제보다 어려우므로 과제 난이도에 순위를 매겨야 함을 가정한다.

여러 가지 과제 수행의 질을 평가하는 섬세한 평가 도구를 만들기 위해, Fisher(1997)는 어떤 과제 수행에서 관찰할 수 있는 작은 행동의 질을 평가할 것을 제안하였다. 그녀는 이러한 작은 행동들은 ADL 과제 수행을 할 때의 전반적이고, 관찰 가능하며, 목표 지향적인 행동들이므로, '전반적 행동' **수행 기술**이라고 칭하였다. AMPS에는 36개의 수행 기술이 포함되어 있다(AMPS 항목들). 작업치료 평가 패키지(Occupational Therapy Assessment Package, OTAP; Center for Innovative OT Solutions, 2016) 소프트웨어가 ADL 운동기술 측정 및 ADL 처리기술을 다측면의 라쉬분석[1]에서 과제의 난이도별 정렬 및 AMPS의 과제 항목들 측면에서 분석해 준다. 결과는 수행 분석을 면밀하게 나타내므로 ADL 수행의 질적요소를 보여준다.

[1]다측면의 라쉬분석은 여러 가지 상황 및 측면을 기반으로 한 모델을 사용하여 척도를 만들었다(Bond & Fox, 2007). AMPS를 위한 ADL 능력 평가를 하는데 사용되는 측면에는 ADL 기술 항목의 난이도, 수행하는 과제의 어려움, 사람의 능력, 검사자의 심각도가 포함된다.

여러 가지 연구들이 개발되었지만, Fisher는 1995년에 56개의 IADL 과제를 포함한 AMPS 매뉴얼 초판을 발행하였다. 초판에는 컴퓨터로 제작한 보고서를 제공하는 컴퓨터 채점 소프트웨어가 포함되었다. 이후 수년간 새로운 과제가 추가되어서 현재 개인 ADL (Personal ADL, PADL) 및 IADL 개별 과제 142개의 표준화된 과제 선택이 있다. 컴퓨터 채점 소프트웨어인 OTAP는 최근 AMPS 개정판에서 진화되어 더욱 사용하기 편리해졌다.

200개가 넘는 문헌을 통해 AMPS의 신뢰도, 타당도, 민감도 및 실용성이 중재 계획을 가이드하고 중재 후 변화를 기록할 수 있는 평가 도구임이 증명되었다(Center for Innovative OT Solutions, 2018). AMPS는 25여 개국에 제공되었으며, AMPS 사용자 매뉴얼(Fisher & Jones, 2014)은 8개 언어로 번역되었다. OTAP의 현재 버전에서 표준화 표본에 참여한 사람은 2세~103세 장애인, 비장애인 포함 25만 명이 넘고, 출신 국가는 35개국 이상(Fisher & Merritt, 2012)이고, 지역은 다음과 같다.

- 북아메리카
- 영국 및 아일랜드 공화국
- 유럽
- 노르딕 국가
- 호주
- 남아메리카
- 중동

AMPS는 성별, 인종, 국가에 편향된 평가 도구가 아님을 보여준다(Fisher & Merritt, 2012; Gantschnig et al., 2012).

대상 인구

AMPS는 ADL 과제를 수행하는데 어려움을 겪고 있거나 어려움이 예상되는 사람들에게 사용하고자 개발되었다. 성인과 아동에게 사용하며, 클라이언트의 주요 특징은 다음과 같다.

- 정신건강 진단을 받은 사람(Ayres & John, 2015; Rojo-Mota et al., 2014)
- 신경학적 문제가 있는 사람(Bjorkdahl et al., 2013)
- 신체적 장애가 있는 사람(Waehrens et al., 2010),
- 발달 장애가 있는 사람(Gantschnig et al., 2013; Park, 2015).

연구 목적을 위해서, AMPS는 어려움을 경험하지 않고 있는 사람들(건강한 사람들)에게도 사용될 수 있다.

작업치료사들은 ADL 또는 PADL(옷 입기, 샤워하기, 몸단장하기 등) 또는 IADL(식사준비, 청소기 돌리기, 설거지 등)에 어려움을 겪고 있는 클라이언트가 있다면 AMPS를 사용해 볼 만하다. ADL은 배우자, 부모, 아들 또는 딸로서의 역할을 수행하는 행동들이다.

작업 프로파일에 대한 정보를 제공할 때, 클라이언트는 ADL 과제를 완수하고자 1개 이상의 과제에 어려움을 겪고 있음을 보여줄 수 있다. 클라이언트의 목표는 간단한 것에서 IADL 과제를 수행하는 것이다. 주전자에서 음료를 따라내고, 커피를 만들고, 간단한 샌드위치를 만드는 것에서부터 상차림 요리, 샐러드, 음료가 있는 복잡한 요리를 만드는 것까지의 과제를 하고 싶어 한다. 또 다른 목표가 있다면, 바닥쓸기, 청소기 돌리기, 낙엽쓸기, 빨래하기, 설거지, 장 보기 등의 여러 가지 집안일도 포함된다.

AMPS는 작업 중심의 관점을 제공한다는 점에서, 다른 평가 도구들보다 논리적인 평가 도구라 할 수 있다. 즉, AMPS의 주안점은 개인의 작업수행을 지원하거나 제한하는 요소(환경, 신체기능, 동기부여, 과제 요구사항)가 아닌 작업 자체에 있다. 이후 추가적인 평가를 통해 작업치료사들이 작업수행에 영향을 주는 요소들에 대해 그렇다고 확정하거나 제외하도록 도와줄 것이다.

작업치료사는 클라이언트 본인의 ADL, IADL 능력에 대한 견해를 검사하기 위해 캐나다 작업수행 측정 도구(Canadian occupational performance measure; Law et al., 2014)나 이와 비슷한 도구를 사용하고 나서 AMPS의 진행 여부를 판단할 수 있다. 작업수행 평가를 위해 AMPS를 사용하는 치료사들은 신체기능에 초점을 맞춘 검사 도구는 사용하지 않을 것이다. 수행 과정에서의 문제의 원인(신체기능, 환경)을 평가하기 전에 수행의 질을 평가하기 위한 **하향식**(top-down) **추론**이라고 한다.

클라이언트는 신체기능 검사에서 좋은 결과 또는 나쁜 결과가 나올 수 있지만, 실제로 클라이언트에게 필요한 작업을 수행하는 데에서는 또 다른 결과가 나올 수 있다. 예를 들어, 클라이언트가 질문에 답하거나, 단어를 반복하거나, 그림을 그리는 일이 익숙한 일이 아니거나 관련이 없을 때는 잘할 수 없다. 하지만, 주변 환경이 친숙한 과제를 수행하도록 지원할 수 있고, 관련이 있고 원하는 과제는 자연스러운 동기부여가 된다. 따라서, 인지능력(신체기능) 관련 검사에서 기억력이 좋지 않게 나온 클라이언트가 샌드위치는 잘 만들 수 있다(IADL 과제). 샌드위치를 만들 때 환경의 자연스러운 단서가 수행을 도와줄 수 있다. 반대로, 검사 도구 사용 시 기억력 점수가 좋은(사실, 단어를 잘 기억하고 동물 그림을 잘 구별함) 클라이언트가 실제로 ADL, IADL 과제를 수행할 때 효율성이 떨어지는 모습을 보일 수 있다(Doble et al., 1997). 작업수행 평가 또는 ADL 과제 수행능력은 작업수행을 지원하는 기저의 신체기능 평가와 다르다.

AMPS는 작업수행, 특히 ADL에 초점을 맞춘 평가도구이므로, 클라이언트의 진단 결과와는 큰 관련이 없다. 성인과 아동 모두 PADL과 IADL을 필요로 한다. 성인들은 자신들의 역할에서 큰 부분을 차지하는 요리나 집안 청소 등의 작업을 회복하고 싶어한다.

클라이언트가 아동일 경우, IADL은 종종 '허드렛일'이라 불린다. 아이들이 할 수 있는 활동은 침대 정리, 점심 도시락 싸기, 식기 세척기에서 그릇 꺼내기, 낙엽쓸기 등이 있다. 아이들이 학교에서 졸업을 하고 성인이 되면 하고 싶고 기대되는 IADL 과제는 갈수록 복잡해진다. AMPS는 청소년기에서 성인으로 전환되는 시기를 준비할 때 사용할 수 있는 가치 있는 도구이다(Kardos & White, 2006).

연령, 진단, 예리함의 단계(감각), 예후에 따라 성인들은 ADL에 참여한다. 중증 질환 돌봄에서는 의학적으로 안정된 상태가 아닌 클라이언트에게는 PADL이나 기본적인 ADL이 더욱 중요하다. 입원 재활치료 중에 클라이언트는 종종 집으로 돌아가고 싶어한다. 이러한 경우, 작업치료사는 클라이언트가 집에서 하고자 하는 활동이 무엇인지 알아보아야 한다. 가정으로 돌아갈 준비를 위해, 간단한 식사 준비나 집안일에 관해 질문함으로써 평가와 중재를 위해 고려할 과제 유형을 알아볼 수 있다. 클라이언트가 집으로 돌아가서 통원 치료를 받고 있을 때에는 본인이 원하는 쉬운 IADL 과제와 어려운 과제를 스스로 말할 수 있어야 한다.

작업치료사가 AMPS를 진행할 경우에 단계별 돌봄을 적용하면, 클라이언트가 시간이 지나고 다양한 상황에서 ADL과 IADL을 수행할 때 행동의 질적 변화를 추적할 수 있다. 클라이언트가 돌봄 환경을 통해 안정화되면서 과제도 바뀔 것이다. AMPS 평가는 변화 과정을 평가하고 단계별 돌봄을 제공하면서 중재를 가이드할 수 있다는 장점이 있다.

진행

AMPS는 웹사이트(Center for Innovative OT Solutions; https://www.innovativeotsolutions.com)를 통해 얻을 수 있다. 신뢰도있고 타당한 진행 및 채점을 하고 AMPS 검사자로 인증을 받으려면, 작업치료사들은 면대면 과정 또는 온라인 과정을 이수해야 한다. AMPS 매뉴얼은 2권이 한 세트로 구성되어 있다. 1권은 진행 과정, 결과 해석, 표준화, AMPS의 개발과정에 대해 설명하고 있다(Fisher & Jones, 2012). 2권은 AMPS 사용자 매뉴얼로서 과제에 대한 설명, 각 AMPS 기술 항목(수행 기술; Fisher & Jones, 2014)에 대한 채점 영역을 설명하고 있다. 코스 등록과 관련하여, ADL 운동능력과 처리능력의 측정내용과 관련된 보고서 작성을 발간하는데 필요한 OTAP 소프트웨어와 사용자 허가서도 포함되어 있다.

작업치료사들은 과정을 이수하고 10명의 데이터를 제출하여 이를 기반으로 채점 눈금을 작성한다. 치료사의 채점 눈금(검사자로서의 엄격성)은 AMPS 채점 자격보유자가 ADL 능력 측정을 하는데 필요한 다측면 라쉬분석의 한 측면이 된다.

AMPS는 클라이언트가 선택한 ADL 과제에 적합한 자연스러운 상황에서 진행된다. 예를 들어, 요리 과제는 주방에서 하고, 몸단장 과제는 화장실에서 진행되고, 자동차를 청소하는 것은 집 밖에서 진행된다. 자연스러운 환경에서 필요한 도구나 재료는 클라이언트나 치료사가 고른 과제에 맞게 이미 주어져있는 경우가 많다. 그러나 임상 환경에서 검사를 진행할 때에는 일부 물건은 제한적이므로 치료사가 구해야 할 때도 있다.

AMPS의 클라이언트 중심적 관점에 따라 통상적으로 하는 활동을 과제로 하기에 셋팅도 최소한으로 하면 된다. 작업치료사는 클라이언트가 과제를 시작하기 전에 모든 필요한 도구와 재료가 준비되도록 한다. 또한 클라이언트가 환경 설정에 친숙하고 모든 필요한 도구와 재료가 어디에 있는지 숙지하도록 한다.

각 과제는 표준화된 방식이 있으나, ADL 과제 수행 시에는 경우에 따라 다르게 적용할 여지도 충분히 있다. 예를 들어, 클라이언트가 1~2인분 커피나 차를 준비하는 과제가 있다면, '끓인 커피나 내린 커피, 또는 차를 준비하고, 커피나 차를 컵이나 머그잔에 담고, 커피나 차 위에 우유나 크림을 추가하거나, 뜨거운 물을 추가할 수 있다'(AMPS Task A-3; Fisher & Jones, 2014, p. 44). 이러한 영역은 과제의 표준화에 포함되어 있다.

과제가 문화적 차이를 반영하고 클라이언트 중심으로 진행되도록 하기 위해, AMPS 과제에는 선택사항이 따른다. 커피나 차를 서빙하는 과제에서 피검자는 다음사항을 선택할 수 있다.

- 물을 끓여 타먹는 커피 또는 커피머신으로 내려먹기 또는 끓인 물로 타먹는 차 또는 우려서 먹는 차 중 하나 선택하기
- 사용할 커피머신 유형 및 물 온도는 몇 도로 설정할 것인지 선택하기
- 몇 잔이나 서빙할 것인지
- 컵 또는 머그잔에 우유를 넣을 것인지
- 시럽을 추가하거나 함께 서빙할 것인지

클라이언트가 과제 선택(차 끓이기, 우유를 컵에 추가하기, 설탕을 함께 서빙하기 등)과 관련된 결정은 작

업치료사가 AMPS 관찰 내용을 채점할 때 고려하는 사항이다.

AMPS 진행은 OTIPM (Fisher, 2009; Fisher & Marterella, 2019)을 반영한다. OTIPM은 몇 가지 측면에서 「작업치료 실행체계」와 비슷하다(Occupational Therapy Practice Framework: Domain and Process; 3rd ed.; OTPF-3; American Occupational Therapy Association, AOTA, 2014). 그러나, 하향식(top-down) 과정으로서의 OTIPM은 작업 수행능력 저하의 기저 원인을 고려하고, 평가하기 전에 과제를 수행하고 수행 분석을 완료하는 것을 관찰하는 것에 주안점을 둔다. OTPF-3은 관찰을 평가 방식 중 하나로 포함시키지만, 필수 과정으로서는 요구하지는 않는다.

AMPS 진행은 작업치료 인터뷰로 시작하는데, 클라이언트가 해왔던 활동, 현재 하고 있는 활동, 앞으로 하고 싶은 하는 활동에 대해 알아본다. 작업치료사는 어려운 과제 유형은 어떤 것인지에 관한 정보를 수집한다. 가장 중요한 것은 치료사가 클라이언트의 목표에 대해 배우는 것이다. ADL에 어려움을 표하거나 ADL을 수행할 필요성을 표한다면, 치료사는 AMPS를 진행하는 것을 선택할 수 있다. 인터뷰에서 치료사는 클라이언트와 관련성이 높거나 어려운 과제는 무엇인지에 관한 대화에 집중하고, 해당 과제를 AMPS 사용 매뉴얼과 매칭한다.

작업치료 평가 대상자가 인터뷰에 참여할 수 없을 때, 부모, 성인 자녀, 배우자, 돌봄자 등 클라이언트의 지인이 대신 정보를 제공해도 된다. 이 장의 마지막 부분에, Wanda라는 여성의 사례가 AMPS의 진행 사례의 하나로 나와있다.

Wanda는 이전에 하던 과제들을 앞으로도 하고싶다는 의사를 밝혔다. Wanda와 일했던 작업치료사는 간단한 식사 준비 등 그녀가 집에서 해왔던 과제를 다시 하기를 원하는 의사를 분명히 들었기에, AMPS 평가를 사용하기로 결정하였다. Wanda는 가족을 위해 아침을 준비하는 것이 엄마로서 그동안 해왔던 역할이었는데, 이제 하기 어려워졌다고 말했다. 그녀의 치료사는 Wanda가 평소에 아침을 준비할 때 무엇을 준비했는지(커피, 시리얼, 달걀, 팬케이크, 프렌치토스트 등; AMPS 사용 매뉴얼에 포함된 사항들임)에 관해 알아보기 위해 질문하였다.

클라이언트와 관련있는 항목들을 확인한 뒤, 클라이언트가 수행하고 치료사가 관찰할 과제를 함께 결정한다. AMPS 평가를 위해 작업치료사는 적어도 2가지의 AMPS 과제를 관찰한다. 치료사는 AMPS 사용 매뉴얼에 나온 과제 난이도표를 보고 과제의 난이도를 고려한다. 예를 들어, 인스턴트 음료를 준비하는 것은 계란이나 토스트 요리보다 훨씬 쉽다. 클라이언트의 전반적 능력에 맞는 과제를 선택하는 것은 AMPS의 타당한 결과를 얻는데 매우 중요하다. 치료사는 AMPS 과제를 클라이언트와 협의하기 전에 클라이언트의 능력에 맞는 과제의 난이도와 종류에 대해 인지하고 있는 것이 중요하다.

작업치료사는 클라이언트의 배경, 능력, 문화, 관찰장소(집 또는 센터)와 맞는 과제 리스트를 만들어 인터뷰를 준비한다. 치료사는 인터뷰를 원활하게 진행하기 위해 초기 인터뷰때 수집한 정보를 바탕으로 과제 목록에 부연설명을 적어 준비한다. 클라이언트와의 인터뷰를 통해 AMPS 검사에서 수행할 2가지 과제를 정한다.

클라이언트가 2가지 과제를 정하면, 작업치료사와 클라이언트는 첫 번째 과제를 시작한다. 치료사가 과제를 수행할 환경을 수립한다. 이 단계에서 치료사는 피검자가 작업환경에 필요한 도구와 재료의 위치를 잘 숙지하고 있도록 한다. 과제 수행을 준비하는 동안 클라이언트는 과제와 관련된 세부 사항을 평가한다.

Wanda는 시리얼 한 그릇, 우유와 설탕, 오렌지주스 한 잔을 준비하고 싶어 했다. 시리얼 유형을 선택하고 우유와 설탕을 시리얼에 넣고, 오렌지주스를 붓는 일 등이 과제에 필요한 세부 활동들이었다.

클라이언트가 과제를 결정하도록 한다는 것은 평가가 클라이언트 중심이 되도록 한다는 것이다. 클라이언트는 하고 싶은 과제를 선택하고 수행 과제의 평가 영역에 대해 인지한다. 클라이언트는 해당 과제를 자신의 방법으로 수행한다. 이러한 요소들 모두가 클라이언트 중심의 평가를 뒷받침한다. 클라이언트가 과제를 수행할 때, 작업치료사는 클라이언트의 과제 수행을 관찰하고 메모한다. 메모 내용을 바탕으로 클라이언트의 수행 결과를 채점한다.

ADL 과제를 수행하고 난 후 어떤 클라이언트는 종종 과제를 수행할 때 어떻게 했는지에 대해 이야기하고 싶어 한다. 작업치료사는 비교 질 평가(Assessment of Compared Qualities, ACQ; Fisher et al., 2017)를 활용하여 클라이언트들에게 질문을 해서 견해를 들어볼 수 있다. ACQ는 AMPS와 함께 사용되는 평가 도구로서, 피검자의 과제 수행에 대한 견해를 알아보기 위한 11개의 질문으로 구성되어 있다. 클라이언트와 치료사 양쪽의 의견을 조합하는 과정은 클라이언트가 과제 중에 경험한 어려움에 대해 합의를 도출함으로써 클라이언트 중심의 목표를 설정해나갈 수 있다.

클라이언트는 이어서 두 번째 선택한 AMPS 과제를 수행한다. 이 과제 역시 치료사와 클라이언트가 함께 과제 환경을 설정하면서 시작하고, 이어서 클라이언트가 자신의 방식으로 과제를 수행한다. 전 진행과정(작업치료 인터뷰, 2개 과제 선택, 2개의 ADL 과제 수행 관찰, ACQ 진행, AMPS와 ACQ 채점)은 한 시간 정도 소요된다.

채점

과제 완료 여부, 관찰 단계, 필요한 도움 단계를 아는 것은 클라이언트의 퇴원을 결정하고, 독립적으로 살아가는데 필요한 지원을 판단하는데 필수적이다. 그러나, 작업치료사들은 클라이언트가 작업을 수행할 때 질적 요소 또한 고려해야 한다. 특히, 치료사들은 수행 분석을 할 때, 참가자가 ADL 과제를 수행하는 동안 보여준 물리적인 노력과 시간, 공간 효율성 등도 평가해야 한다.

2회의 관찰이 끝나면 작업치료사는 AMPS 사용 매뉴얼의 채점 영역을 사용하여 36개 기술 항목(각 과제당 16개 운동 기술 및 20개의 처리 기술)에 대한 수행의 질을 분석한다. 같은 운동 기술 및 처리 기술이 OTPF-3에 나와있다. AMPS는 평가 영역을 중심으로 채점한다. 각 기술 항목마다 4점 만점으로 채점하는데, 4점인 경우 해당 기술이 우수하고, 1점인 경우 심각하게 부족함을 나타낸다. 심각하게 부족한 기술은 과제 전반에 영향을 주게 된다.

채점 영역은 다음과 같이 요약할 수 있다.

- 4점: 과제를 수행하면서 불필요한 동작, 어색함, 시간과 장소 및 도구 사용의 비효율성, 위험요소, 도움 등에서 감점요인이 없음
- 3점: 작업치료사의 관점에서 수행의 질적 측면이 4점에 비해 다소 떨어진다고 판단되는 경우
- 2점: 과제를 수행하면서 어색함, 불필요한 동작, 비효율성, 안전요인 등으로 과제 수행의 효율성이 떨어진다고 판단되는 경우
- 1점: 과제를 수행하면서 불필요한 동작, 어색함 또는 시간과 공간 및 도구 활용의 비효율성, 도움의 필요성 등 전반적인 문제를 보임

2개 이상의 과제에서 36개 기술 항목을 채점하면 매우 세심한 ADL 과제 수행 결과를 도출할 수 있다.

그런 뒤, 작업치료사는 관찰된 과제에 대한 기술항목 점수를 OTAP 소프트웨어에 입력한다. OTAP 소프트웨어가 다측면의 라쉬 모델을 사용하여 기술항목 점수를 ADL 운동능력 및 ADL 처리능력 수치로 환산하는데, 이것은 ADL 과제 수행 동안 전반적인 동작과 효율성을 나타낸다. ADL 운동능력 수치 또는 ADL 처리능력 수치는 로짓 또는 로그오즈 확률 단위로 나타난다.

다측면의 라쉬분석의 고려사항은 다음과 같다.

- 라쉬 눈금으로 보는 기술 난이도 순위
- 과제 순위
- 클라이언트 능력
- 검사자인 작업치료사 엄격성

결과적으로 능력 수치는 ADL 운동 및 처리능력의 타당하고 신뢰도 있는 측정방법이다. 클라이언트의 ADL 수행 결과는 라쉬 모델에 근거한 능력 측정방식을 사용할 수 있다. 점수를 있는 그대로 합산하는 것은 타당한 측정법이 아니다.

영상 15.1은 James라는 남자가 땅콩버터 샌드위치를 만드는 모습을 관찰한 것을 근거로 분석한 사례를 보여주고 있다(영상 15.1, https://aotaorg-my.sharepoint.com/:v:/g/personal/aricci_aota_org/EfbPS3QN-

Do9KusG6IvaMKDsB2rKTOQN4KOeaB4TlSM1Lu-A?e=4uQBC7). 영상은 또한 OTAP 소프트웨어에서 나온 AMPS 채점 결과도 자세히 보여준다.

문서화

OTAP 소프트웨어는 작업치료사들이 AMPS 평가 결과를 문서화하는데 사용할 수 있는 몇 가지 보고서를 도출한다. 가장 관련이 높은 보고서는 AMPS 결과 보고서(AMPS results report)로서 클라이언트, 가족, 팀멤버들과 공유할 수 있다. AMPS 결과 보고서는 AMPS와 관련된 간단하고, 일반적인 정보를 포함하고 있다. 더욱 중요한 것은, AMPS 결과 보고서가 로짓 모형으로 보고된 클라이언트의 ADL 운동능력 측정과 ADL 처리능력 측정을 2가지 수치를 바탕으로 나타내고 있으며(그림 15.1, 15.2), 측정에 대한 해석을 하고 있다는 것이다.

작업치료사는 AMPS 결과 보고서에 정보를 추가하여 평가 문서를 뒷받침할 수 있다. 치료사들이 정보를 추가하는 이유는 다음과 같다.

- 피검자가 과제를 수행할 때 사용하는 기술 항목 중에서 강점와 약점에 대한 정보를 제공하기 위하여
- 관찰을 하면서 알 수 있는 특정한 상황적 정보를 제공하기 위하여

이러한 자세한 정보를 통해 클라이언트는 작업수행에서의 자신의 문제점을 이해할 수 있다. 치료사는 클라이언트와 협력하여 목표를 추가할 수 있다.

Wanda의 작업치료사는 시리얼 만들기 과제에 대해 결과를 다음과 같이 정리하였다.

> 시리얼과 주스를 준비할 때, Wanda는 애초에 하겠다고 한 쌀제품 대신 오트밀을 선택하였다. 그녀는 과제를 수행하는 내내 움직임이 느리고 각 단계로 넘어갈 때마다 멈추고 망설였다. Wanda는 주스 위치가 선반과 너무 가까워서 주스잔에 부딪혀서 약간 쏟았다.

과제 수행 중에 문제가 발생했을 때 작업치료사가 ACQ를 사용하면 클라이언트의 과제 수행에 대한 자기인식을 알 수 있다. ACQ 인터뷰 동안 클라이언트의 보고 내용과 치료사의 보고 내용에 합의가 도출되면, 목표 설정과 중재 계획은 쉬운 과정이 된다. AMPS 수행 분석에 근거하여 클라이언트와 치료사의 객관적 견해가 일치하지 않으면, 치료사는 클라이언트가 과제 수행 중의 문제를 인지하고 문제로 인한 영향에 대해 이해하고 나서 목표 설정과 중재 계획으로 넘어갈 수 있다. AMPS와 ACQ는 작업기반, 작업 중심 및 클라이언트 중심의 임상을 뒷받침한다.

해석 및 중재 고려사항

ADL 운동능력 측정은 클라이언트가 과제 수행 중에 신체나 사물을 움직이는 능력을 전반적으로 측정하는 도구이다. ADL 처리능력 측정은 클라이언트가 과제를 하면서 시간, 공간, 도구 등을 효율적으로 잘 사용하는 능력 및 과제 중에 생기는 문제를 예측하고 대응하는 능력을 측정하는 것이다. AMPS검사 결과(특히, ADL 운동능력 측정과 ADL 처리능력 측정 결과)는 준거지향 평가와 규준지향 평가의 견해로 해석할 수 있다. 두 가지 견해 모두 AMPS 결과 리포트에 포함되어 있다. ADL 운동 지수와 ADL 처리 지수 각각에, 각 능력 측정치의 준거지향인 해석은 표 오른쪽의 굵은 글씨체로 표현되어 있다(그림 15.1, 15.2). 준거지향적 해석은 능력수치에서 보이는 수행 단계와 일치한다.

그림 15.1에 보이는 AMPS 결과보고서에서 Wanda의 ADL 운동지수는 1.8 로짓으로 약간의 어눌함, 물리적 노력의 증가 또는 두 가지 모두에 해당하는 능력치를 보여주었다. 그녀의 ADL 처리 수치는 그림 15.2에서 보듯이 0.4 로짓으로 과제 수행 중에 중도의 비효율성이 비조직성을 보여주었다. AMPS의 ADL 운동 지수와 ADL 처리 지수는 클라이언트와 가족, 팀 멤버들이 쉽게 이해할 수 있는 시각 이미지를 제공한다. 측정치를 보는 것은 클라이언트가 치료를 받으면서 동기부여가 되도록 하는 효과도 있다.

또한 작업치료사는 준거지향적 관점에서 ADL 운동능력과 ADL 처리능력을 해석할 수 있다. 각 수치 왼쪽에 수직바는 평가 대상 클라이언트와 같은 연령 그룹의 ADL 운동능력 및 ADL 처리능력 범위를 나타낸다. 바 중간에 점은 평균 수치이고, 바의 위와 아래는 최대값과 최소값

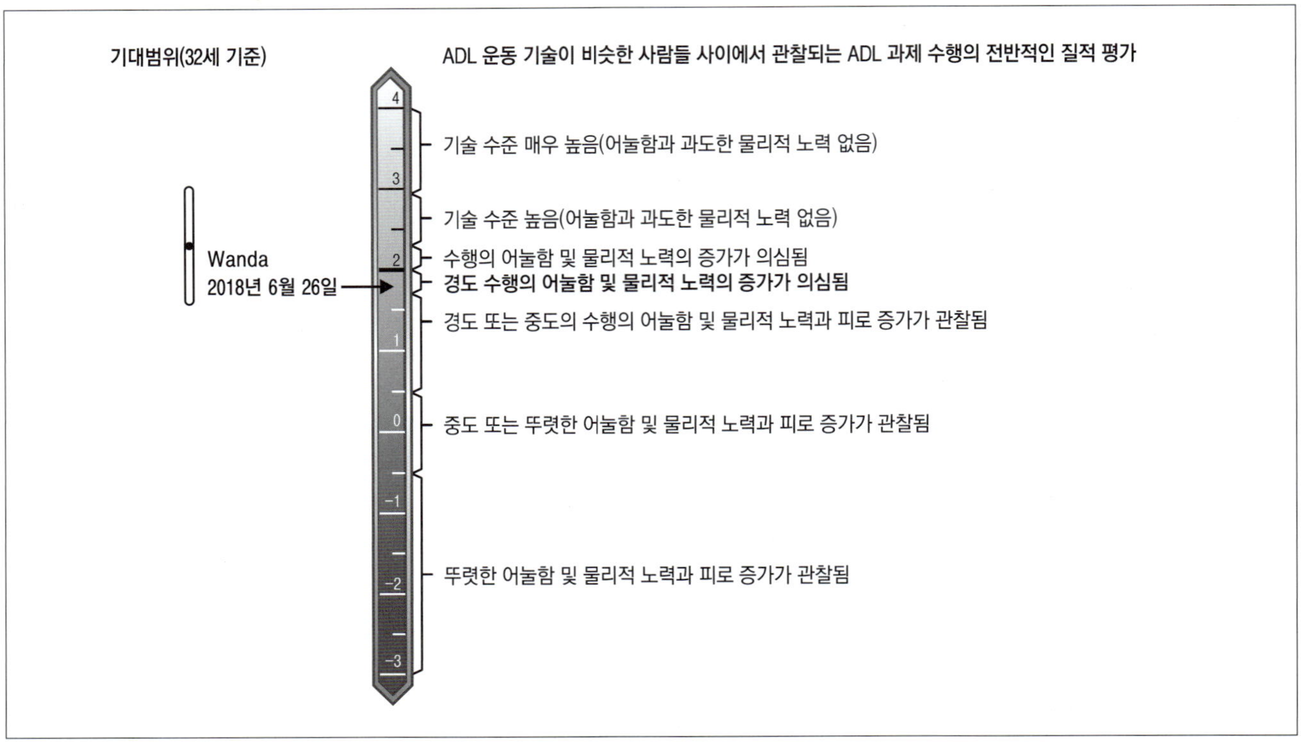

그림 15.1 운동 기술의 평가: Wanda의 ADL 운동능력 평가 결과
출처: *OT Assessment Package* (OTAP software; Three Star Press, 2018).

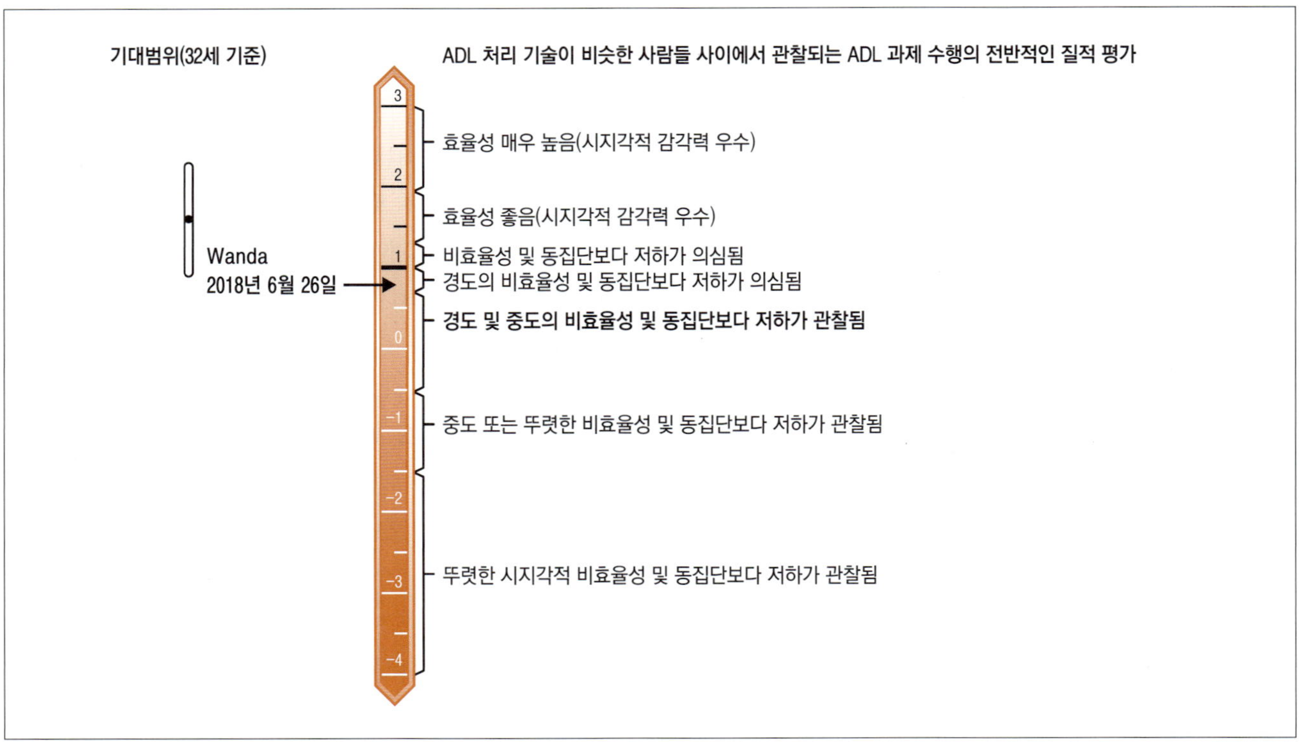

그림 15.2 처리 기술의 평가: Wanda의 ADL 처리능력 평가 결과
출처: *OT Assessment Package* (OTAP software; Three Star Press, 2018).

을 나타낸다.

AMPS 결과 보고서는 피검자의 ADL 운동능력 수치와 ADL 처리능력 수치를 표준화된 z 점수, 정규화 표준 점수, 백분위로 정리한 표도 포함한다. 준거지향 해석은 특히 나이가 어린 클라이언트가 작업치료 서비스를 받기에 적합한지를 판단할 때 사용될 수 있다는 점에서 유용하다. 준거지향 해석은 중재 후에 진전 및 변화를 평가하는데 사용되지는 않으며, ADL 운동능력 수치와 ADL 처리능력 수치만이 신뢰도있고 타당한 변화 수치를 제공한다.

AMPS 보고서에는 작업수행 시 변화를 알아보기 위해 다양한 평가 도구로 여러차례 평가를 수행하는 과정이 구성되어있다. 중재의 효과를 판단하기 위해 AMPS를 사용하는 것은 매우 효과적이며 작업과 관련한 준거기반 임상을 뒷받침한다.

ADL 운동능력 측정과 ADL 처리능력 측정은 지역사회에서 생활하는데 필요한 도움의 정도를 보여준다(Merritt, 2010, 2011). 예를 들어, ADL 운동능력 점수가 1.0 로짓 이하이고, ADL 처리능력 수치가 0.7 이하인 사람들은 중~상 수준의 도움을 필요로 한다(Fisher & Jones, 2014, p. 371).

마지막으로, AMPS의 임상적으로 중요한 역할은 클라이언트와 함께 관찰 및 측정이 가능한 목표를 설정하고 중재를 가이드할 수 있다는 것이다. 작업치료사가 ACQ를 사용했을 때, 클라이언트의 견해를 잘 반영하여 목표 설정 및 중재 계획을 진행할 수 있다.

ACQ 인터뷰 중에 Wanda는 시리얼 과제에서 쓰겠다고 한 재료를 준비하지 못했으며 주스를 쏟았다고 말했다. 그녀는 작업공간이 좁다는 말을 하지 않았다. 그녀는 작업속도가 느렸다는 말은 하였으나, 과제 중에 멈춘 것에 대해서는 말하지 않았다. 따라서, Wanda의 인터뷰 내용과 작업치료사의 관찰내용에 약간의 불일치가 있었다고 볼 수 있다.

작업치료사와 Wanda는 본인이 원하는 ADL 과제를 기본적인 방법으로 수행하면서 달성할 목표를 설정한다. Wanda는 자신이 선택한 시리얼 종류가 자녀들에게 중요했기 때문에, 애초에 말한 시리얼 유형을 준비하고 싶었다고 말했다. 또한 과제 중에 멈추지 않고 시리얼과 주스를 빠른 속도로 준비하고 싶었다. 목표를 설정하기 전, Wanda가 관찰하지 못한 어려운 점이 있었다면 치료사가 지적해 줄 필요가 있을 것이다. 또한 Wanda가 과제에서 기대되는 점에 대해 평가할 수 있도록 도와주기 위해 변경된 전략을 취해야 할 수도 있다.

AMPS는 작업에 중점을 두기 때문에, 작업치료사는 AMPS를 활용하는 것이 원하는 과제의 기본 방향, 클라이언트 중심의 목표 설정 및 중재를 결정하는데 충분한 정보를 제공하는지를 판단하게 된다. 이러한 상황에서 AMPS를 하는 것만으로 충분할 수 있다. 또 어떤 상황에서는 클라이언트의 작업수행을 제한하는 요소를 고려하는 것이 도움이 될 수도 있다. 예를 들어, 치료사는 기억력이 문제임을 확인시킬 만한 이유가 있는지를 판단해야 할 수도 있다.

Wanda의 경우, 작업치료사는 기억력 문제 여부를 확인하기 위해 중재 계획을 바꾸지 않을 것이며, 따라서 그의 수행 분석이 목표 설정과 중재 계획을 하기에 충분하다는 결론을 내렸다. Wanda가 엄마로서의 역할을 수행하도록 빠르게 회복되기 원한다는 것을 인지하고, 치료사와 Wanda는 중재를 위한 보완적 접근을 선택하고 시리얼과 주스를 준비하기 위한 단계적 체크 리스트를 개발하였다. 이후 그들은 Wanda가 원하는 가정에서의 다른 과제를 하도록 돕기 위해 단계적 체크 리스트를 만들었다. Wanda에게 도움이 될 거라고 생각하는 전략을 논의하면서, 비트가 강한 음악을 듣도록 하여 과제를 멈추지 않고 계속 해나가는 것을 돕기로 결정하였다.

요약하면, AMPS는 클라이언트가 자신의 역할을 하기 위해 적어도 두 가지의 과제를 수행하면서, ADL 수행 분석을 하기 위한 표준화된 방법을 제공하는 것이다. AMPS에 있는 표준화 과제들은 다양한 난이도와 문화적 다양성을 포용하고 클라이언트 중심의 임상을 지원함으로써, 사람들이 원하는 여러 가지 과제를 반영한다. AMPS를 진행하면 기본적인 수행 방향을 확립하고 중재 이후 변화를 세심하게 측정할 수 있다. AMPS가 작업에 중점을 두기 때문에, 클라이언트에게 중요한 과제를 다루기 위한 중재 계획을 하는 것과 마찬가지로, 클라이언트 중심의 목표 설정도 순조롭게 진행할 수 있다. AMPS를 사용하면 작업치료사의 역할이 클라이언트, 가족, 팀 멤버들에게 더욱 명확해진다.

References

American Occupational Therapy Association. (2014). Occupational therapy practice framework: Domain and process (3rd ed.). *American Journal of Occupational Therapy, 68*(Suppl. 1), S1–S48. https://doi.org/10.5014/ajot.2014.682006

Ayres, H., & John, A. P. (2015). The Assessment of Motor and Process Skills as a measure of ADL ability in schizophrenia. *Scandinavian Journal of Occupational Therapy, 22,* 470–477. https://doi.org/10.3109/11038128.2015.1061050

Bjorkdahl, A., Akerlund, E., Svensson, S., & Esbjornsson, E. (2013). A randomized study of computerized working memory training and effects on functioning in everyday life for patients with brain injury. *Brain Injury, 27,* 1658–1665. https://doi.org/10.3109/02699052.2013. 830196

Bond, T. G., & Fox, C. M. (2007). *Applying the Rasch model: Fundamental measurement in the human sciences* (2nd ed.). Mahwah, NJ: Erlbaum.

Center for Innovative OT Solutions. (2016). *Occupational Therapy Assessment Package (OTAP) reporting software.* Retrieved from https://innovativeotsolutions.com/software

Center for Innovative OT Solutions. (2018). *AMPS reference list.* Retrieved from https://www.innovativeotsolutions.com/wp-content/uploads/2018/06/ampsReferenceList.pdf

Doble, S. E. (1991). Test–retest and inter–rater reliability of a process skills assessment. *OTJR: Occupation, Participation and Health, 11*(1), 8–23. https://doi.org/10.1177/153944929101100102

Doble, S. E., Fisk, J. D., MacPherson, K. M., Fisher, A. G., & Rockwood, K. (1997). Measuring functional competence in older persons with Alzheimer's disease. *International Psychogeriatrics, 9,* 25–38. https:// doi.org/10.1017/S1041610297004171

Fisher, A. G. (1992). Functional measures, Part 2: Selecting the right test, minimizing the limitations. *American Journal of Occupational Therapy, 46,* 278–281. https://doi.org/10.5014/ajot.46. 3.278

Fisher, A. G. (1995). *Assessment of Motor and Process Skills (AMPS).* Ft. Collins, CO: Center for Innovative OT Solutions.

Fisher, A. G. (1997). Multifaceted measurement of daily life task performance: Conceptualizing a test of instrumental ADL and validating the addition of personal ADL tasks. *Physical Medicine and Rehabilitation, 11,* 289–303.

Fisher, A. G. (1998). Uniting practice and theory in an occupational framework (Eleanor Clarke Slagle Lecture). *American Journal of Occupational Therapy, 52,* 509–521. https://doi.org/10.5014/ajot.52.7.509

Fisher, A. G. (2009). *Occupational Therapy Intervention Process Model: A model for planning and implementing top–down, clientcentered, and occupation–based interventions.* Ft. Collins, CO: Three Star Press.

Fisher, A. G. (2013). Occupation–centred, occupation–based, occupationfocused: Same, same or different? *Scandinavian Journal of Occupational Therapy, 20,* 162–173. https://doi.org/10.3109/11038128.2012.754492

Fisher, A. G., Griswold, L. A., & Korttorp, A. (2017). *Assessment of Compared Qualities.* Ft. Collins, CO: Three Star Press.

Fisher, A. G., & Jones, K. B. (2012). *Assessment of Motor and Process Skills: Vol. 1. Development, standardization, and administration manual* (7th ed., rev.). Ft. Collins, CO: Three Star Press.

Fisher, A. G., & Jones, K. B. (2014). *Assessment of Motor and Process Skills: Vol. 2. User manual* (8th ed.). Ft. Collins, CO: Three Star Press.

Fisher, A. G., & Marterella, A. (2019). *Powerful practice: An occupationcentered reasoning model for occupational therapy.* Ft. Collins, CO: Center for Innovative OT Solutions.

Fisher, A. G., & Merritt, B. K. (2012). Conceptualizing and developing the AMPS within a framework of modern objective measurement. In A. G. Fisher & K. B. Jones (Eds.), *Assessment of motor and process skills: Vol. 1. Development, standardization, and administration manual* (7th ed., rev.; pp. 14–1–14–22). Ft. Collins, CO: Three Star Press.

Gantschnig, B. E., Page, J., & Fisher, A. G. (2012). Cross–regional validity of the Assessment of Motor and Process Skills for use in middle Europe. *Journal of Rehabilitation Medicine, 44,* 151–157. https:// doi.org/10.2340/16501977–0915

Gantschnig, B. E., Page, J., Nilsson, I., & Fisher, A. G. (2013). Detecting differences in activities of daily living between children with and without mild disabilities. *American Journal of Occupational Therapy, 67,* 319–327. https://doi.org/10.5014/ajot.2013. 007013

Kardos, M. R., & White, B. P. (2006). Evaluation options for secondary transition planning. *American Journal of Occupational Therapy, 60,* 333–339. https://doi.org/10.5014/ajot.60.3.333

Law, M., Baptiste, S., Carswell, A., McColl, M. A., Polatajko, H., & Pollock, N. (2014). *The Canadian Occupational Performance Measure* (5th ed.). Ottawa: CAOT Publications.

Merritt, B. K. (2010). Utilizing AMPS ability measures to predict level of community dependence. *Scandinavian Journal of Occupational Therapy, 17,* 70–76. https://doi.org/10.3109/11038120903165107

Merritt, B. K. (2011). Validity of using the Assessment of Motor and Process Skills to determine the need for assistance. *American Journal of Occupational Therapy, 65,* 643–650. https://doi.org/10.5014/ajot.2011.000547

Park, M. O. (2015). Comparison of motor and process skills among children with different developmental disabilities. *Journal of Physical Therapy Science, 27,* 3183–3184. https://doi.org/10.1589/jpts.27.3183

Rojo–Mota, G., Pedrero–Perez, E. J., Ruiz–Sanchez de Leon, J. M., & Miangolarra Page, J. C. (2014). Assessment of motor and process skills in daily life activities of treated substance addicts. *Scandinavian Journal of Occupational Therapy, 21,* 458–464. https://doi.org/10. 3109/11038128.2014.922610

Three Star Press. (2018). *OT assessment package* (OTAP software; Version 3.11) [Computer software]. Ft. Collins, CO: Author.

Waehrens, E. E., Amris, K., & Fisher, A. G. (2010). Performance–based assessment of activities of daily living (ADL) ability among women with chronic widespread pain. *Pain, 150,* 535–541. https://doi. org/10.1016/j.pain.2010.06.008

16

수행 평가의 해석을 돕기 위한 인지 영역별 검사

Cognitive Domain–Specific Testing to Support Interpretation of Performance Assessment

MUHAMMAD O. AL-HEIZAN, MS, OT,
DOROTHY FARRAR EDWARDS, PhD

학습목표

- 신경 심리학적 검사가 작업수행을 평가하는데 기여하는 점에 대해 이해한다.
- 복잡한 ADL 수행능력 평가를 위해 적절한 평가 도구를 선택해야 할 때 생태학적 타당성의 중요성에 대해 이해한다.
- 기능적 인지를 포괄적으로 평가하기 위한 인지 수행 평가 도구에 대해 이해한다.
- 기능적 인지의 임상 평가를 위한 신뢰도 있고 타당한 기능적 인지 평가 도구에 대해 알아본다.

주요 용어 및 개념

- 주의력(Attention)
- 생태학적 타당도(Ecological validity)
- 집행능력(Executive Function, EF)
- 기억력(Memory)
- 메타인지(Metacognition)
- 신경 심리학적 검사(Neuropsychological test)

임상적 신경 심리학적 평가 과정

사람들은 복잡한 일상생활 작업을 효과적으로 수행하기 위해 여러 가지 인지 기술을 필요로 한다. 즉, 주의력, 기억력, 집행능력(Executive Function, EF), 언어이해, 시지각 기술을 필요로 한다. 작업치료사가 클라이언트의 어떤 인지 영역이 손상되었는지를 이해하면 기본 능력을 평가하고, 맞춤 중재 계획을 수립하는데 도움이 된다.

임상 신경학자들은 클라이언트가 ADL, IADL, 여가, 일, 사회 활동에 참여할 때 발생할 인지 능력의 손상에 중립을 두고 있다(Evans, 2010). 작업치료사가 클라이언트의 인지적 강점과 약점을 평가하는 것은 의미 있고 필요한 작업에 참여하는 능력을 사전에 구상하는데 도움이 된다.

특정 인지 기능 평가는 표준화된 심리학적 검사를 많이 시행하고 있다. 심리학적 검사는 특정한 인지 기능을 평가하기 위한 것으로서 표준화된 방법으로 진행하고 채점한다. 검사 개발자들은 표본집단을 대상으로 체계적인 검사를 진행하는데, 검사 목적은 임상에서 평가한 클라이언트의 능력을 표본집단이나 대조군과 비교하기 위한 것이다. 이러한 정보를 통해 검사자는 피검자의 점수가 규준 그룹과 얼마나 차이가 나는지를 알아볼 수 있다(Michell, 1999). 많은 경우, 피검자의 학력 및 나이, 성별 등을 고려한 수정된 규준자료 제공도 가능하다.

표준화된 신경 심리학적 검사의 특징

표준화된 **신경 심리학적 검사**를 사용하면, 특정한 인지 손상 유형에 대한 정보를 제공받을 수 있다. 이러한 검사들은 해당 피검자가 가정이나 지역사회에서 IADL을 수행하는 능력을 예측하는데는 그다지 유용하지 않은 것으로 나타났다(Law et al., 2012; Manchester et al., 2004).

따라서, 이러한 평가 도구들은 생태학적 타당성이 낮다고 할 수 있다(Dawson & Marcotte, 2017). **생태학적 타당성**(ecological validity)이란, 평가 결과가 일상적인 활동과 어느 정도 관련되고, 예측 가능한지, 얼마나 유사한지의 정도를 의미한다(Dawson & Marcotte, 2017).

인지 기술과 전략을 복잡한 실생활 환경에서 포괄적으로 살펴보는 대신, 단일한 인지 능력만을 관찰하다 보면 실생활에서 최적의 작업수행을 하는데 필요한 기능적 인지 능력을 현실적으로 예측하지 못하게 된다. 또한, 작업치료사들은 작업수행을 평가할 때, 환경적 특징 또는 과제 요구사항과 같은 기능적 인지 수행에 영향을 주는 다른 요인들도 고려해야 한다.

그럼에도 불구하고, 심리학적 검사는 작업치료사들에게 가치 있는 정보를 제공한다. 심리학적 검사를 사용하여 클라이언트의 인지적 강점과 약점을 더욱 잘 예측할 수 있다. 치료사들은 검사 결과를 활용하여 중재 계획을 수립하고 실행할 수 있고, 수행기반 기능적 인지 평가 결과를 해석할 수 있다. 심리학적 검사는 다음과 같은 요소에 따라 다양하다.

- 이론적 개념을 표현하는 방식
- 평가 대상인 인지 기능의 복잡성
- 진행의 시간 및 원활한 정도
- 연령과 교육 수준에 따라 나타나는 잠재적 오류
- 표준화된 기준

임상 심리학자들은 클라이언트의 강점과 단점을 알아내기 위해서 항상 인지 기능의 넓은 범위를 배터리형 평가(예: 항상 같은 내용의 많은 평가 항목들을 모두 시행)로 사용하거나 이론에 맞추어진 평가를 일반적으로 사용한다. 그러나, 후자의 경우라도 심리학자들은 최소한의 인지 영역을 평가한다. 평가 영역은 다음과 같다.

- 발병 전의 인지 손상 평가
- 현재의 지적기능
- 주의력, 학습력, 기억력, 집행능력, 언어, 의사소통기술, 시지각력 및 구성 기술을 포함한 특정 인지 능력

본 장에서는 작업수행을 뒷받침하는 일차적 인지 영역을 살펴보고, 각 영역에서 선택된 평가 도구를 개괄적으로 알아본다. 이러한 정보는 수행기반 기능적 인지 평가를 임상적으로 해석하는데 도움이 된다.

인지 손상 발병 전 평가와 현재 지적기능 추론

신경 심리학자는 클라이언트, 필요하면 가족 구성원이나 돌봄 제공자의 구조적 임상 인터뷰를 통해 얻은 정보를, 클라이언트의 발병 전 인지 기능 상태를 추정하기 위한 구조화 검사와 함께 활용한다. 이 인터뷰와 함께 사용하는 검사는 성인 읽기능력 평가를 위한 웩슬러 검사(Wechsler test of adult reading; Wechsler, 2001)나 국가 성인 읽기 검사(National adult reading test; Nelson & Willison, 1991)와 같은 표준 읽기 및 어휘력 능력 평가와 함께 사용된다.

실어증 클라이언트 이외의 신경학적 손상을 경험한 사람들에게서도 어휘력 및 불규칙 발음의 표현능력은 잘 보존되는 편이다. 그 결과, 어휘력이나 단어의 발음능력을 평가하는 도구들은 발병 전 능력을 추정하는데 도움이 되며, 작업치료사는 이후에 손상의 영향을 많이 받은 기능에 대해 외상 후의 능력과 비교해볼 수 있다. 이렇게 하면 작업치료사는 신경학적 질환이나 부상으로 인한 손상이 어떤 것인지를 유추해 볼 수 있다.

IQ로 알려진 일반 지능은 지적능력을 평가하기 위한 검사로 평가된다. 가장 널리 사용되는 평가 도구인 웩슬러 성인 지능 검사(Wechsler Adult Intelligence Scale, WAIS; Wechsler, 2008)는 일정 기간이 되면 새로운 표준화 버전이 출시된다(5th edition of the WAIS is projected for release in 2019). 신경 심리학자는 WAIS의 다양한 규준 데이터를 사용하여 약점과 강점에 대한 프로파일을 만들 수 있다. 신경 심리학자들은 이러한 과정에 진단은 포함시키지 않으며, 이 정보는 진단 평가의 일부로서 현재의 인지 능력 상태를 제공한다.

주의력의 신경 심리학적 평가

주의력(attention)이란, 객관적 · 주관적인 특정한 정보

에 대해 선택적으로 집중하는 행동 및 인지 과정을 의미한다. 주의력은 집중을 위한 정신적 자원을 필요로 한다(Radomski, 2008). 주의력은 제한된 인지 처리 자원을 분배하는 활동이라 설명할 수 있다(Anderson, 2004). 주의력을 분류하는 방법은 여러 가지가 있지만, 이번 장에서는 주의 집중을 지속하거나 선택하거나 분산시킬 수 있는 능력을 평가하는 검사에 중점을 두고자 한다.

주의력은 다양한 범위의 능력을 포괄하는 인지 영역으로서 소음에 자동적으로 집중하는 것에서부터 오랜 시간 동안 집중력을 유지하는 것까지 다양하다(Spikman & Van Zomeran, 2010). 집중을 유지하는 예로는 몇 가지 요리를 준비하는 과제에서 집중을 유지하는 것이 있다(Radomski, 2008; Spikman & Van Zomeran, 2010). **선택적 집중력**은 관련이 없는 정보 또는 주의력 분산을 억제하면서 관련된 정보에 집중하는 능력을 말한다(Sohlberg & Mateer, 2001).

분할 주의력은 사람들이 일상적인 상황에서 한꺼번에 두 가지 이상의 일을 할 때(멀티태스킹) 사용하는 보편적인 기술로서, 집중력 유지 및 선택적 집중력보다 복잡한 기술이다(Spikman & Van Zomeran, 2010). 분할 주의력의 예로는 걸으면서 휴대폰을 사용하는 경우를 들 수 있는데, 이는 모든 연령에 걸쳐서 어려운 일이 될 수 있다(Farmer et al., 2010). 마지막으로, 주의력이란 여러 가지 과제 가운데 주의력을 융통성 있게 전환하는 능력으로서, 전화로 이야기를 나누면서 상 차림이나 요리를 하는 것이다(Radomski, 2008; Sohlberg & Mateer, 2001).

주의력을 평가하는 데는 여러 가지 접근법이 사용된다. 가장 일반적인 접근법은 종이와 연필로 하는 검사와 컴퓨터 프로그램을 이용하는 것이다. 선로잇기 검사(Trail Making Test, TMT; Reitan, 1992)란 주의력, 시각 스캐닝, 눈-손 협응에 관한 정보를 제공하는 평가 방식이다. 검사에는 기본적인 규준이 잘 만들어져 있다. TMT는 선택 주의력과 분할 주의력을 모두 평가한다(Spikman & Van Zomeran, 2010). 이 평가 방식은 외상성 뇌손상, 주의력 손상, 여러 형태의 치매 등 다양한 진단에 대한 뇌기능 손상의 결과를 알아내는데 유용함이 입증되면서 널리 사용되고 있다(Mitrushina et al., 2005).

지속적인 수행 검사(Continuous Performance Test, 3rd ed.; CPT-III; Conners, 2008)는 널리 활용되는 전산 주의력 검사이다. CPT-III는 선택 주의력과 지속 주의력을 모두 평가한다. 작업치료사의 CPT-III 진행 방식은, 피검자가 컴퓨터 앞에 앉아서 특정한 글자가 나오고 움직이는 것을 지켜보도록 하는 것이다. 피검자가 찾고자 했던 글자가 나오면 키보드를 누른다. 검사자는 피검자 수준에 맞게 제시된 속도나 찾아야 할 글자가 나오는 빈도를 조정할 수 있다. CPT-III 검사는 오랜 시간 집중하는 능력이 필요하므로 지속 주의력을 평가할 수 있다(Spikman & Van Zomeran, 2010).

널리 사용되는 또 다른 평가는 일상생활 주의력 검사(test of everyday attention, TEA; Robertson et al., 1996)이다. TEA는 피검자가 일상 활동을 반영한 과제를 수행하는 동안 주의력 기술을 평가한다. TEA는 선택 주의력, 지속 주의력 및 분할 주의력을 평가하며 생태학적 타당도가 높은 것이라고 증명되었다.

기억력과 학습력의 신경 심리학적 평가

기억력(memory)은 정보를 암호화하고, 저장하고 추출하는 능력이라 정의한다(Lezak et al., 2012). 심리학자들은 기억력 기술을 여러 가지 방법으로 분류하는데, 보통 시각이나 언어에 관련한 기억을 평가하지만 요즘은 언어기억력에 좀 더 비중을 두고 있다. 기억력 체계를 여러 가지 방법으로 분류하지만, 가장 널리 인정되는 것은 단기, 작업 및 장기기억력 기술로 분류하는 방법이다.

단기기억력과 작업기억력은 개념적으로는 비슷하지만, 다른 기억 체계이다. 단기기억력은 지능이나 소질과는 관련이 없지만, 작업기억력은 관련이 있다(Cowan, 2008). 단기기억력은 짧은 시간 동안 적은 양의 정보를 간직하는 능력이므로 정보를 적극적으로 활용하는 능력은 아니다(Bradley & Kapur, 2010). 예를 들어, 단기 기억력은 전화번호를 외워서 기억할 때 사용할 수 있다. 단기 기억력의 지속기간은 초 단위이다. 작업기억력 또한 유지 기간이 매우 짧다. 하지만, 작업기억력은 저장된 정보를 활용하는 능력으로서, 정보를 저장하는 능력으로 국한된 단기기억력과는 구분된다(Cowan, 2008).

장기기억력은 정보를 오랜 시간 동안 저장하는 능력이라 정의한다. 단기기억력이나 작업기억력의 지속기간이 18~30초에 불과한 것에 비해 유의한 차이가 있다. 심리학자들은 장기기억력을 서술 기억(일화 기억과 의미 기억으로 나뉨)과 절차(암시)기억력으로 세분화한다. 서술(명시적) 기억은 의식적인 학습력을 가리키고, 절차(비명시적, 암묵적) 기억은 무의식적 학습력을 가리킨다(Ball et al., 2010).

서술 기억 또는 학습된 정보와 관련된 기억은 절차기억에 비해 뇌손상과 질병 및 정상적인 노화에 더욱 취약하다. 일화 기억은 종전의 경험 지식과 경험 상황에 대한 인지나 이해력으로 구성된다(Buckner, 2004; Zoltan, 2007). 일화 기억은 여러 가지 형태의 뇌손상에 특히 취약하다(Budson, 2009; Katz, 2011). 일화 기억이란 과거의 일과 관련된 시간적(언제)·공간적(어디서) 정보를 회상하는 것을 의미한다(Ball et al., 2010; Buckner, 2004). 예를 들어, 치료 세션의 내용을 의식적으로 회상하는 등 그 날에 있었던 일을 기억할 수 있도록 하는 기억력을 말한다(Budson, 2009; Gillen, 2009).

의미 기억이란 세계에 대한 개념, 아이디어, 사실, 용어 등과 같은 것들을 기억하는 능력을 말한다. 이것은 인간이 경험하거나 학습한 것들을 다시 사용하거나 관련 개념들을 인지적으로 연결하여 새로운 정보를 이해하고 기억하게 도와준다. 예를 들어, 우리가 '강아지'라는 단어를 들으면, 개와 관련된 이미지들과 함께 이와 관련된 개념들을 떠올리게 된다. 이런 능력은 대화, 글쓰기, 문제해결 등 여러 가지 일상적인 활동에 필수적이다. 최근에 입력된 정보는 더 기억하기 어렵고, 오랜 기간 동안 의미기억으로 저장되었던 것은 더 오래 기억된다. 따라서, 초기 치매 단계에서 최근의 기억보다 오래된 기억들이 더 잘 기억되는 현상이 관찰된다.

절차 기억이란 의식적인 인지 없이 자동적으로 과제를 수행하는 절차를 기억하는 능력을 의미한다. 절차 기억은 일부러 회상을 할 때보다는 습관을 사용할 때 나타난다. 신발끈을 묶거나 걷는 행위 등이 이에 속한다(Ball et al., 2010; Poon, 1985). 절차 기술과 절차 학습은 자연적 노화나 알츠하이머 등의 신경 인지 손상 초기 단계에서는 그대로 유지된다(Alzheimer's Disease, AD; Kuzis et al., 1999). 기억력의 심리학적 검사는 절차 기억보다는 서술 기억에 중점을 둔다.

서술 기억 검사

단어 리스트 학습이나 이야기 회상은 가장 자주 사용하는 일화 기억 검사 방법으로 언어 기억을 검사하는 여러 가지 표준화된 방식이 있다. 언어 기억을 검사하는 표준 접근법은 12~15개의 단어 리스트를 천천히 보여주고 큰 소리로 읽도록 하는 것이다. 처음에 피검자는 무작위로 나오는 단어 리스트를 반복하여 읽는다. 이것은 언어 회상 및 무관한 단어 리스트를 학습하는 능력을 검사하는 것이다. 20~30분이 지나서 피검자에게 단어를 기억하는지 질문한다. 이것은 지연 회상을 평가하는 검사 과정이다. 어떤 검사에는 주의분산용 단어와 함께 해당 단어 리스트를 보여주면, 피검자가 해당 리스트에 나온 단어를 찾아보라고 하기도 한다. 이는 인지 기억을 측정하는 수단이 된다.

홉킨스 언어 학습 검사(Benedict et al., 1998)와 캘리포니아 언어 학습 검사(California Verbal Learning Test, CVLT; Delis et al., 2017; Lacritz & Cullum, 1998)는 언어 학습과 기억력을 평가하는데 가장 많이 사용되는 평가 방식들이다. 두 가지 평가 방식 모두 견고한 규준데이터가 있다. 두 가지 검사 모두 경도 인지 장애 클라이언트를 대상으로 언어 학습의 측정, 신뢰도, 타당도, 민감도, 특이도에서 높은 수준의 결과가 나온다고 증명되었다(Petersen, 2004). 언어 학습 수행은 연령, 성별, 인종, 교육수준의 영향을 받을 수도 있다. 검사 개발자들은 이러한 염려에 대응하여 인구학적 요소에 따라 규준데이터를 수정하여 제공하고 있다.

가장 포괄적인 다중상황 기억력 검사는 웩슬러 기억지수(Wechsler Memory Scale, WMS; Wechsler, 2009)이다. WMS는 언어 및 비언어기억력을 검사하는 고난도의 검사이다. WMS-IV 버전은 7개의 세부 과제로 구성되어 있는데, 즉각 기억 및 지연 기억 모두 평가 가능하다. 단어 리스트 학습과 더불어 검사는 시각적 피사체 재생, 공간 추가, 상징 기억 등 기억기반 검사가 포함되어 있다. 검사자가 읽어주는 이야기의 세부 내용을 기억하는 능력을 평가하는 세부 검사(논리적 기억 측정)는 자유롭게 회상하는 가운데 회상능력을 측정한다(Bradley & Kapur, 2010). 논리적 기억 세부 검사(logical memory subtest)는 종종 다른 세부 검사 없이 진행된다.

세 번째 개정판으로 출시된 Rivermead 행동 기억 검사(Rivermead Behavioral Memory Test, RBMT; Wilson et al., 1985, 2008)는 가장 널리 사용되는 기억력 임상 평가 방식이다. 이는 외상성 뇌손상 또는 비진행성 뇌손상 클라이언트들을 대상으로 일상의 기억력 문제를 예측하고 시간이 지남에 따른 변화를 모니터링하고자 개발되었다. 세부 항목에는 이름 기억하기, 숨겨진 소속 기억하기, 약속 기억하기, 그림 인지하기, 문장 기억하기(논리적 기억), 지름길 기억하기, 할 일 기억하기, 오리엔테이션 하기, 날짜와 얼굴 인식하기 등이 있다.

이 검사의 세부 검사는 일상의 기억력 기술과 관련된 것이므로 생태학적 타당도가 높다. 또한, CVLT나 RBMT

표 16.1 기억력 및 주의력 검사

도구명/참고문헌	설명	심리학 측정	강점 및 약점
일상생활 주의력 검사(Test of Everyday Attention, TEA; Robertson et al., 1996)	• 선택 기억, 분할 주의력 측정 • 8개 과제 • 지도찾기, 전화번호 찾기(선택적 주의력), 엘리베이터 층 세기, 복권(주의력 지속능력), 전화 등 과제 2가지 이상 수행(분할 주의력) 등이 포함됨 • 45~60분 소요	• TEA와 기타 주의력 측정 방식 간에 중도의 상관관계(r = .42~.63)가 있음 • TEA의 연속적 타당도 증명 • 건강한 고령자와 뇌졸중 클라이언트 간에 모든 TEA 세부 검사 결과에 상당한 차이를 보임(p < .001) • TEA 유사형태의 세부 검사에서 검사-재검사 신뢰도 높음(r = .66~.90)	강점 • 주의력에 관한 기능-신경 해부학적인 전문적 연구를 바탕으로 개발되었음 • 세부 항목의 생태학적 타당도가 높음 약점 • 중증 시각장애인을 대상으로 사용하기 부적합함 • 한 가지 인지 영역을 평가하기에 비교적 긴 시간이 소요됨
지속적 수행 검사(Continuous Performance Test, 3rd ed.; CPT-III; Conners, 2008)	• 8세 이상을 대상으로 한 지속 주의력 및 반응 억제를 검사하는 전산기반 평가 방식 • 피검자에게 글자를 보며 X를 제외한 글자가 나올 때 반응하도록 지시 • 비교를 위해 8세 이상의 규준 데이터로 인종, 교육수준, 거주지에 맞춘 수정된 버전이 있음 • 14분 가량 소요	• 표본들 간의 반분 신뢰도가 높음(평균수치 = 0.92), 내적 일관성도 높음이 증명됨 • 검사-재검사 신뢰도 높음(평균 r = .67). • CPT-III는 주의력 장애 아동과 건강한 아동을 판별하는데 뛰어난 성과를 보여, 판별 타당도가 높음이 증명됨	강점 • 사용 및 휴대가 간편함 • 심리학적 측정 도구로서의 특징이 강함 • 비교를 위한 규준데이터임 약점 • 가격이 고가임
선로잇기 검사(Trail Making Test, TMT; Reitan, 1992)	• 파트 A와 파트 B로 구성 • 파트 A에서는 페이지에 흩어져 있는 원으로 둘러싸인 문자를 연결하도록 지시 • 파트 B에서는 숫자와 문자를 번갈아 연결하도록 함. TMT는 종이와 연필 또는 컴퓨터, 스마트폰으로 진행 가능한 버전이 있음 • 파트 A와 파트 B의 점수는 개별적으로 채점됨	• O'Donnell(1994)은 177명의 지역사회 거주민들을 대상으로 TMT의 안면 타당도를 조사. 그 결과 TMT는 주의력의 여러 가지 측면을 포괄한 복잡한 검사임이 밝혀짐 • 같은 연구에서 함께 조사한 것은 연속 타당도와 4개 기타 신경 심리학적 검사; 분류 검사(Category Test, CAT; Mack & Carlson, 1978), 위스콘신 카드분류 검사(Wisconsin Card Sorting Test, WCST; Meier, 1974),	강점 • 진행이 비교적 쉬움 • 소요 시간 짧음 약점 • 교육수준이 높은 사람들에게 유리할 수 있음 • 지시 내용이 어떤 사람들에게는 잘 이해가 안됨 • 글자를 모르거나, 언어 구사가 어려운 사람, 손 사용에 문제가 있는

표 16.1 기억력 및 주의력 검사 (계속)

도구명/참고문헌	설명	심리학 측정	강점 및 약점
	• 각 과제 점수는 소요된 시간(초)을 의미함 • 지시가 나간 즉시, 시간 측정을 시작해야 함 • 5~10분 소요	등속 연속 덧셈 과제(paced auditory serial-addition task, PASAT; Gronwall, 1977), 시각 탐색 및 주의력 검사(visual search and attention test, VSAT; Trenerry et al., 1990) • 피어슨 상관계수에서 TMT와 타 측정 도구 간의 상관관계가 높음(CAT, *r* = .38; WCST, *r* = .31; PASAT, *r* = .44; VAST, *r* = .30) • Matarazzo 등(1974)에 따르면 뇌심장혈관질환 클라이언트들을 대상으로 파트 A, 파트 B의 검사 재검사 신뢰도가 높음(각각 *r* = .78, .67) • 검사자 간 신뢰도도 두 파트 모두 높음(파트 A: *r* = .94, 파트 B: *r* = .90; Fals-Stewart, 1992)	사람들은 검사하기 어려움
Rivermead 행동 기억 검사(Rivermead Behavioral Memory Test, RBMT; Wilson et al., 1985, 2008)	• 이름, 얼굴, 길, 약속 등을 기억하는 일상 활동에 필요한 기억력 기술을 측정함 • 30~45분 소요	• Wilson과 동료들(1989)은 모든 RBMT 세부검사에서 뇌손상 클라이언트와 건강 대조군 간에 유의한 차이를 발견($p < .001$)함 • 검사자 간 점수가 뇌손상 클라이언트에게서 100% 일치하는 것은 40%이며, 검사자 간 신뢰도가 높음이 증명됨	강점 • 세부 검사가 일상 활동 과제로 구성됨 • 다양한 클라이언트군을 대상으로 기억력 결핍을 조사하는데 유용함 약점 • 시각적 · 언어적 장애가 없는 사람들 위주임
상황 기억 검사(Contextual Memory Test; Toglia, 1993)	• 회상, 기억력 인식능력, 기억력 전략 사용을 역동적으로 평가하는 방식 • 1~2개 테마(ADL 루틴, 식당 등)와 관련된 20개의 사물을 기억 • 30~40분 소요	• RBMT와 높은 상관관계(*r* = .80~.84)를 보여, 연속 타당도가 높음을 증명함 • 유사한 형식에서도 상관관계가 높음(*r* = .85~.94) • 뇌손상 클라이언트들을 대상으로 검사-재검사 신뢰도가 높음(*r* = .85~.94)	강점 • 기억력과 기억력에 대한 자기인식 능력 관련 정보를 제공함 약점 • 평가에 사용되는 그림에 문화적 편견이 있을 수도 있음
홉킨스 언어 학습 검사(Hopkins Verbal Learning Test, HVLT; Benedict et al., 1998)	• 언어 학습 및 기억력 검사. 16세 이상을 대상으로 개발됨 • 가장 많이 사용되는 버전은 HVLT-수정판(HVLT-Revised, HVLT-R; Benedict et al., 1998)임 • HVLT-R에는 3개 학습 시도 과제가 있음: 간격을 두고 회상하기, 예-아니오로 지연 인식 검사, 12개 단어 및 주의분산용 12개 단어를 무작위로 보여주는 검사임 • 채점 기준은 회상한 항목 수, 간격을 두고 회상한 횟수, 유지비율(몇 퍼센트가 끝까지 기억되는지), 인지 판별 능력에 근거함 • 5~10분 소요	• HVLT-R은 건강한 지역사회 거주자들을 대상으로 비교를 위한 규준 데이터를 마련함 • 검사-재검사 신뢰도는 수용할 만한 수준 • 널리 인정된 다른 측정 도구와 높은 상관관계를 보여 구성 타당도가 높음을 증명(Shapiro et al., 1999) • 건강 대조군과 비교했을 때 변별력이 높으므로, 판별 타당도 높음(Shapiro et al., 1999)	강점 • 채점이 쉬움 • 소프트웨어를 사용하여 채점, 규준 데이터와 비교, 채점 결과 보고가 가능 • 중증 클라이언트들에게도 사용 가능 • 다양한 양식이 있음 • 학습 효과없이 반복 검사하기에 적합함 약점 • 진행을 위해 일정 기간 트레이닝이 필요함 • 청각 장애자들에게 사용하기 부적합함

는 일상적인 활동에서 필요한 기억의 중요한 부분이기에 회상 및 인지 기억 기술 평가를 제공한다. 여러 가지 기억력 및 주의력 검사에 대한 자세한 내용은 표 16.1을 참조한다.

언어 기술의 신경 심리학적 평가

언어 이해 기술로 사람들은 다른 사람과 소통하고, 언어 또는 문서 정보를 이해할 수 있다. 이러한 능력이 부족하면, 일상 활동을 수행하는 능력에 심각한 영향을 줄 수 있다. 언어 기술 붕괴를 나타내는 일반적인 명칭을 실어증(aphasia)이라 하는데, 이것은 말하기, 읽기, 듣기, 쓰기 또는 적절한 제스처를 구사하는데 장애를 초래할 수 있다(Cherney, 1995).

실어증은 여러 가지 방법으로 분류할 수 있는데, 가장 일반적인 분류 방법은, 말하는 능력의 특징에 따라 유창성, 비유창성 실어증으로 분류한다(Goodglass, 1993). 유창성 실어증은 클라이언트가 즉각적으로 말하는 능력은 있으나, 듣기능력과 언어 이해능력에 제약이 있다(Woodson, 2008). 유창성 실어증의 가장 일반적인 유형은 베르니케 실어증으로, 반응제약 실어증이라고도 불린다(Woodson, 2008).

베르니케 실어증이 있는 사람들은 일반적으로 말하기 능력이 뛰어나지만 의미를 전달하는데 어려움이 있고, 구어 또는 문어를 이해하는데 어려움이 있다. 그들은 사물의 이름을 말하고 반복하거나 지시를 따르는 능력이 부족하다(Sarno, 1994). 베르니케 실어증 클라이언트들은 주로 읽기와 쓰기에 어려움이 있다(Sarno, 1994).

비유창성 실어증이란 구어 또는 문어 이해력은 어느 정도 있지만 구술능력의 정확성이 떨어지는 경우이다(Sarno, 1994). 브로카 실어증 또는 표현 실어증이 가장 대표적인 비유창성 실어증이다. 비유창성 실어증 클라이언트는 어휘력이나 문법 사용의 부족으로 인해 말하기 속도가 느리고 발음이 어눌한 경향이 있다(Sarno,1994).

브로카 또는 표현 실어증 클라이언트들은 지시를 따를 수 있지만 사물 이름을 말하거나, 구절을 반복하고, 아이디어를 전달하거나 글쓰기를 통해 자신을 표현하는데 어려움을 겪는다. 그러나 기도나 주문외우기, 자동적으로 나오는 친숙한 노래부르기 등은 가능하다(Sarno, 1994). 프렌차이 실어증 선별 검사(Frenchay Aphasia Screening Test; Enderby et al., 1986)는 유창성과 비유창성 클라이언트들 모두에게 적용할 수 있는 보편적이고 신속한 검사 방식이다.

명칭실어증은 경도 실어증 유형으로서, 특히 흔한 사물들과 관련하여 단어 인출을 못하거나 말하고 싶은 단어를 표현하지 못하는 증상을 말한다(Woollams et al., 2008). 명칭실어증 클라이언트들은 사물을 정확하게 묘사하고, 손 제스쳐를 사용하여 사물의 사용방법을 표현할 수 있으나, 사물의 이름을 정확하게 말하지 못하곤 한다. 명칭실어증은 측두엽 손상의 신호가 되며, 진단을 위해 명칭실어증 검사가 널리 사용되고 있다(LaBarge et al., 1992).

보스톤 이름 대기 검사(Boston naming test; Kaplan & Goodglass, 1983)는 60개의 사물을 간단한 선그림으로 표현하여 보여주고 이름을 맞춰보도록 하는 검사로서, 명칭실어증 검사로 가장 널리 사용되는 방식이다. 짧게는 15~30개의 항목으로 검사하는 유형도 있는데, 건강한 사람과 인지 또는 신경학적 손상 클라이언트를 판별하는데 뛰어나다. 나이, 성별, 인종의 차이에 따라 수정된 규준이 있다. 표 16.2는 주로 사용되는 언어 이해력 검사들에 대해 자세히 보여주고 있다.

시각 처리 기술의 신경 심리학적 평가

시각 처리 기술은 반응, 조직, 시각 정보 동화와 관련된 정보를 처리한다(Toglia et al., 2013). 시각 처리 기술은 단순하게는 모양을 맞추는 등의 간단한 과제에서부터, 시각 정보의 홍수 속에서 낯설고 미묘한 시각적 자극에 반응하는 복잡한 과제까지 다양하다. 단순한 시각 처리 문제점으로는 여러 가지 사물이나 사물의 그림, 기본적인 모양들 사이에서 판별의 어려움, 크기, 방향, 위치의 차이점을 평가하는 어려움 등이 있다. 복잡한 시각 처리의 문제점으로는 모양, 사물, 크기, 위치, 자세의 미묘한 차이점을 판별하는 어려움 등이 있다. 이러한 어려움이 있는

표 16.2 언어 이해력 평가 도구

도구명/참고문헌	설명	심리학 측정	강점 및 약점
프렌차이 실어증 선별 검사 (Frenchay Aphasia Screening Test, FAST; Enderby et al., 1986)	• FAST는 의사소통의 어려움이 있는 클라이언트를 선별하는 빠르고 간단한 검사 방식 • 4개 평가 영역: 이해력, 언어 표현력, 읽기, 쓰기 • 양면의 카드를 사용: 한쪽 면은 그림, 한쪽 면은 기하학적 무늬 또는 5개 문장을 보여줌 • 지시를 이행한 결과를 시간과 난이도에 따라 채점 • 3~10분 소요	• 높은 검사자 간 신뢰도(Kendall's W = .97) • 높은 검사-검사 신뢰도(κ = 1.00) • 후천적 언어 장애 검사(screening for acquired language disorders)와 높은 상관관계(r = .74~.92), 연속 타당도가 높음을 증명(Al-Khawaja et al., 1996) • 뇌졸중 이후 실어증에 걸린 클라이언트 판별에서, 민감도 100%, 특이도 79% (O'Neill et al., 1990)	강점 • 진행이 빠르고 쉬움 • 전문전 훈련 불필요 약점 • 타당성 연구 부족 • 시각능력 손상, 시각무시, 주의력 손상, 글자 인식력 부족, 청각장애 클라이언트에게 좋지 않은 결과가 나올 수 있으므로 주의가 필요함
보스톤 이름 대기 검사 (Boston Naming Test, BNT; Kaplan & Goodglass, 1983; Kaplan et al., 1978)	• 치매와 기타 노인병 클라이언트들을 대상으로 실어증 평가에 사용되는 잘 알려진 검사 • 초기의 85개 항목 검사(Kaplan et al., 1978)에서부터 여러 가지 변형된 방식이 있음 • Kaplan과 Goodglass가 개발한 60개 항목 검사가 가장 널리 사용됨 • 사물 그림을 활용하는데, 점차 난이도가 올라감 • 간단한 단어(나무 등)에서 복잡하고 자주 안보는 단어(주판 등)로 진행됨 • 20초 안에 즉각 답할 것을 요하며, 답이 없으면 두 가지 단서(음성단서 1, 의미단서 1)를 제공함 • 즉각 답을 맞힌 횟수, 단서 제공 횟수, 음성단어 및 의미단서를 듣고 맞춘 횟수를 기준으로 채점함	• 중증 뇌전증 클라이언트를 대상으로 높은 검사-재검사 신뢰도(.94) • 건강한 성인을 대상으로 .81의 알츠하이머 클라이언트에는 .97(Huff et al., 1986) 신뢰도 계수를 보임 • 치매 클라이언트와 정상인을 판별할 때, 56~ 80%의 민감도와 54~70%의 특이도 (Salmon et al., 1995) • 다언어 실어증 검사의 시각적 이름 대기 검사에서 높은 상관관계를 보여, 연속타당도 높음을 증명(Axelrod et al., 1994)	강점 • 다양한 대상에 사용 가능 • 정상인과 비교하여 다양한 단계의 실어증 클라이언트를 판별하는 매뉴얼을 제공함 약점 • 시지각 장애 클라이언트들에게 사용이 부적합할 수 있음

사람은 얼굴 표정을 인지하고 해석하거나, 애매하고 불완전한 시각 자극을 이해하는데 어려움을 겪을 수 있다.

편측 공간무시 또는 시공간무시는 뇌반구 중 한쪽 손상 이후에 나타나는 증상이다. 그러나 우반구 손상 이후에 나타나는 경우가 더 많다(좌측 무시가 초래됨). 이는 한쪽 시각의 주의력 및 인지 능력 손상 및 신체나 환경의 편측 자극 처리기능 장애 현상을 의미한다(Unsworth, 2007). 이는 감각기능 손상으로 인한 장애이다. 시공간무시 현상은 이등분선 긋기, 문자나 상징부호 지우기, 모형 및 시계 그리기 등을 통해 평가할 수 있다.

행동 부주의 검사(Behavioral Inattention Test, BIT; Wilson et al., 1987)에는 6개의 기존 세부 검사와 9개의 행동 세부 검사가 포함되어 있다. 기존 검사에 포함된 내용은 다음과 같다.

- Albert test: 무시 공간(주로 좌측)에서 지우지 않은 선 개수
- 이등분 선긋기 과제: 비무시 공간(주로 우측)으로 편향된 길이를 측정

행동 측정 도구에는 그림 스캐닝하기(양쪽에 있는 싱크대 물품 그림을 보고 무엇인지 알아맞히기, 음식이 놓

인 접시 그림을 보고 음식 알아맞히기), 메뉴 읽기, 동전 분류하기, 시간 말하고 정하기가 포함되어 있다. 시각 처리 기술의 두 가지 측정방법은 비운동 시지각 검사(Motor-Free Visual Perception Test, MVPT-3; Colarusso & Hammill, 2003)와 작업치료 성인 지각 선별 검사(Occupational Therapy Adult Perceptual Screening Test, OT-APST; Cooke, McKenna, & Fleming, 2005)이다(표 16.3). MVPT-4는 현재 한국어판으로 표준화되어 판매되고 있다(INPSYT).

표 16.3 시각 처리 및 운동불능증 평가

도구명/참고문헌	설명	심리학 측정	강점 및 약점
비운동 시지각 검사 (Motor-Free Visual Perception Test, MVPT-3; Colarusso & Hammill, 2003)	• MVPT-3은 비운동 시지각능력을 검사하는 평가 도구(운동능력을 제외한 시지각능력 검사) • 5가지의 상호연관된 처리 과정을 측정: 공간 인지, 시각 구별, 전경-배경 식별, 시각 완성, 시각 기억 • 65개 항목. 스프링으로 제본하여 검사자 앞에 세워 놓고 사용. 뒤로 넘기면서 보여줌 • 20~30분 소요	• 국가를 대표하는 표본으로 표준화된 검사 • 4~95세의 다양한 피검자들에 대해 비교 가능한 규준데이터 마련 • MVPT-3은 각 연령별로 내적 일치도가 높은 수준으로, 크론바흐계수 .69~.90을 기록 • 높은 검사-재검사 신뢰도: 34일 간격으로 재검사 결과 4~10세에 r = .87, 11~84 이상 그룹에 r = .90 기록 • MVPT-3의 타당도는 뇌손상, 학습적 어려움이 있는 사람과 건강 대조군 사이에 상당한 차이를 보여 구성 타당도를 증명 • 기타 시지각 검사에 비해 운전 시험에 떨어질 사람을 잘 예측하고 있어 예측타당도 증명	강점 • 검사자와 피검사자에게 친화적인 검사 • 진행이 쉽고 간단 • 전반적인 시지각능력 측정 가능 약점 • 몇 가지 심리학 측정 결과는 MVPT 초기 버전에서 나옴 • 몇 가지 임상군에 대해 적절성 검사 부족
작업치료 성인 지각 선별 검사 (Occupational Therapy Adult Perceptual Screening Test, OT-APST; Cooke, McKenna, & Fleming, 2005)	• 작업치료사들이 뇌졸중 클라이언트를 중심으로 시지각 및 활용을 측정하는 도구. 7개 세부 과제에 25개 항목. 실인증, 시공간 지각, 편측 무시, 신체도식, 실행증, 계산불능, 기능 기술(7개 영역) • 20~26분 소요	• 높은 검사자 내/검사자 간 타당도 기록(양쪽 모두 1.00: Cooke, McKenna, Fleming, & Darnell, 2005). 검사자 간 일치 정도가 83~99% 기록(Cooke, McKenna, Fleming, & Darnell, 2005) • 뇌졸중 클라이언트와 건강 대조군을 판별할 수 있어 구성 타당도 증명(Cooke et al., 2006) • 로웬스테인 작업치료 인지 평가(Loewenstein Occupational Therapy Cognitive Assessment)와 높은 상관관계를 보여 구성 타당도 증명(Cooke et al., 2006) • 하부항목 중 일부는 FIM®(기능적 독립성 측정 도구)과 높은 상관관계를 보여 연속 타당도와 예측 타당도 증명(Cooke et al., 2006)	강점 • 작업수행 관련 기술 평가 가능 • 채점 및 진행이 쉬움 약점 • 중증 인지 장애 클라이언트들에게 부적합함 • 언어이해력이 부족한 사람들에게 부적합함 • 뇌졸중 외의 다른 적용 대상에 대한 타당성이 검증되지 않았음

표 16.3 시각 처리 및 운동불능증 평가 (계속)

도구명/참고문헌	설명	심리학 측정	강점과 약점
행동 부주의 검사 (Behavioral Inattention Test, BIT; Wilson et al., 1987)	• 시각부주의 환자들이 직면한 일상의 문제에 대한 시각적 무시의 유무 및 정도를 평가하는 도구 • 2 섹션(지필 검사, 행동 검사)으로 나뉨 • 지필 검사(conventional test)는 6개 세부 과제, 행동 검사는 9개 세부 과제로 나뉨 • 재검사 시 임상과 학습 효과를 최소화하기 위해 동일한 단계 검사가 여러 가지 있음 • 30~40분 소요	• Wilson 등(1987)이 뇌졸중 클라이언트와 건강 대조군을 대상으로 1주일 간격으로 검사-재검사 신뢰도를 검사한 결과, 진행에 대한 높은 상관관계 기록(r = .83). 뇌졸중 클라이언트의 기능적 문제가 예측 가능하므로 예측 타당도 증명(Jehkonen et al., 2000) • 뇌졸중 클라이언트 가운데 시각무시 유증상자와 무증상자 판별 가능(Halligan et al., 1991)	강점 • 진행이 쉬움 • 시각무시를 판별할 컷오프 점수가 있음 약점 • 시간이 오래 걸림 • 비용이 높음
실행증 검사 (screening for apraxia; Almeida et al., 2002)	• 도구적 행동, 비도구적 행동(의사소통 관련), 무의미한 행동의 무언극화 또는 모방을 요하는 검사 • 각 과제의 5개 관점이 3점 단위로 채점됨(채점에 대해서는 Roy et al., 1998 참조) • 실행증을 철저하고 포괄적으로 검사하는 도구	• 검사자 간 신뢰도의 카파 상관계수가 .71~.78로 나타남. 선별 타당도 증명	강점 • 5개 항목만 검사해서 간단함 약점 • 채점 기준이 모호하고 검사 관리자의 지식과 경험이 동원되어야 함 • 타당성 검증이 미흡함
실행증 평가 (assessment of apraxia; Van Heugten et al., 1999)	• 관념실행증, 관념운동실행증성 평가 도구. 2개 세부 과제: 1) 물건 사용(세 가지 조건에서 3개의 물건이 주어짐) 2) 6개 제스처 따라하기 • 각 과제당 0~3점(가장 정확한 동작에 3점, 인지 불가능한 동작은 0점) • 물건 사용 과제의 만점은 54점, 제스처 따라하기는 36점 만점으로 총 90점 만점 • 86점 이하는 실행증 증상이 있는 것으로 판단	• 높은 내적 일관성 기록(크론바흐 계수, Cronbach's α = .96). 검사자 간 신뢰도는 3개 항목을 제외하고 $\kappa > .60$ 기록. 컷오프 점수인 86점에서 민감도 91%	강점 • 세부 항목이 일상 행동 제스처 및 사물 위주 약점 • 타당성 검증 미흡 • 관념 실행증, 관념운동 실행증만 측정 가능

실행능력의 신경 심리학적 평가

실행능력(praxis)이란 '의도한 움직임을 계획하고 기술적으로 실행할 수 있는 능력'을 말한다(Giles, 2014, p. 90). 실행증(apraxia)이란 쇠약, 비정상적 톤, 감각기능 상실, 인지 손상 또는 비협응성 등으로 인해 의도한 움직임의 실행이 어려운 경우를 말한다(Buxbaum et al., 2008). 작업수행에 영향을 미치는 3가지 주요 실행증의 형태는 다음과 같다.

1. 사지운동 실행증(limb-kinetic apraxia)
2. 관념운동 실행증(ideomotor apraxia)
3. 관념 실행증(ideational apraxia; Pearce, 2009).

실행증은 심각한 정도나 영향력을 측정하기 어려울 수 있으나, 일상 활동 기능에 영향을 주는 것으로 알려져있다(Hanna-Pladdy et al., 2003). 모든 유형의 실행증을 평가할 수 있는 단일한 검사는 아직 없다(Butler, 2002; Buxbaum et al., 2008).

사지운동 실행증(Limb-kinetic apraxia)은 미세한 움직임을 수행하는 능력이 손상된 장애를 가리키는데,

손가락 움직임 검사를 통해 확인할 수 있다(Heilman & Rothi, 2011). 운동 실행증이 있는 사람은 과제를 잘 이해하고 있음에도 의도한 대로 움직이는 과제를 수행하지 못할 수 있다(Giles, 2014). 예를 들어, 이를 닦으라는 지시를 받았을 때, 과제를 분명히 이해하였고, 다른 때는 자동적으로 수행할 수 있는 과제임에도 수행하라고 하면 제대로 수행하지 못하기도 한다.

관념실행증은 목표 달성을 위해 필요한 일련의 동작을 수행하는데 어려움을 겪는다(Hecaen, 1968). 관념실행증 클라이언트들은 움직임을 순서대로 실행하기 어려울 수 있고, 사물을 제대로 사용하지 못하거나, 움직임을 건너뛰거나 반복하는 실수를 할 수 있다(Poeck & Lehmkuhl, 1980). 실행증의 두 가지 측정 도구는 표 16.3에 나와있는 실행증 선별 검사(screening for apraxia; Almeida et al., 2002)와 실행증 평가(assessment of apraxia; Van Heugten et al.,1999)이다.

집행능력의 신경 심리학적 평가

집행능력은 다양한 학문과 임상적 상황에서 여러 가지 방법으로 정의하고 있다(Cramm et al., 2013). **집행능력**(EF)이란, '목적 지향적인 행동을 계획, 구성 및 성공적으로 할 수 있도록 하는 능력으로 구성된 복잡하고 다차원적인 구성체'라고 정의할 수 있다(Suchy et al., 2017, p. 551; see also Lezak et al., 2012). Miyake와 동료들(2000)은 집행능력의 구성요소를 과제 전환, 억제, 업데이트하기로 분류하였다. Lezak 등(2012)은 자유의지, 조직화, 의도적 행동, 효과적 수행으로 구성된 모델을 제시하였다. Suchy(2015)는 집행능력 모델의 구성요소로 자기인식과 사회적 인지를 포함시켰다. 이 모든 개념들이 일상생활의 인지와 관련하여 작업치료사들이 강조하는 중요한 개념들이다.

집행능력은 의도적이고 목적 지향적인 행동을 뒷받침한다. 미래의 행동을 안내하는 계획, 문제해결, 사고력, 조직능력은 고유한 집행능력 기술 영역들이다. 작업 기억은 사람들이 일시적으로 처리, 저장, 정보 활용을 하여 일상 활동을 수행하도록 하는 중요한 집행능력이다(Rabinovici et al., 2015). 작업 기억을 활용하는 사례로는 계산 시 팁을 계산하는 경우로서, 총액을 계산하고, 그 숫자를 기억한 다음, 팁 계산을 위해 셈을 하고, 다시 총액에 보태는 과정이다.

다른 집행능력 기술인 억제력은 '현재 상황에서 적합하지 않거나 무관한, 뚜렷하고 자동적인 또는 이전에 학습된 반응을 수행하지 않는 능력'을 의미한다(Rabinovici et al., 2015, p. 648). 어떤 일상적인 활동을 성공적으로 수행하려면 현재의 목표에 부합하기 위한 자동반사적(자동적, 습관적)인 반응을 억제하는 능력이 필요하다. 억제력이 손상된 사람들은 무관한 자극을 무시하는 것을 어려워하거나 쉽게 주의력이 흐트러지며 충동적이 될 수 있다.

언어 유창성 검사는 관리 조절능력 및 언어능력을 함께 평가한다. 이러한 검사의 일반적인 특징은 단어를 추출하는 필요성인데, 이를 위해서 피검자는 마음 속 어휘 목록에 접근하고, 과제에 집중하고, 특정 제약에 부합하는 단어를 선택하고 반복을 피하는 과정이 필요하다. 이러한 행동 모두 관리 조절 처리 과정을 수반한다(Fisk & Sharp, 2004). 많이 사용되는 언어 유창성 검사는 다음의 두 가지가 있다.

1. 분류 유창성 또는 의미적 단어 유창성(category fluency, also known as semantic fluency; Benton, 1968)
2. 문자 유창성 또는 음소적 유창성(letter fluency, also referred to as phonemic fluency; Newcombe, 1969).

표준화 버전의 과제에서, 피검자들은 1분 간 같은 의미에 해당하는 단어를 가능한 한 여러 가지 말하거나(분류 유창성), 문자 하나가 주어진 가운데 시작하기도 한다(문자 유창성). 각 과제에서 피검자들이 정확하게 말한 단어의 개수를 계산하여 채점한다.

통제 단어 연상 검사(Controlled Oral Word Association Test, Lezak et al., 2012)란 문자와 음소적 유창성을 측정하는 도구인데, 피검자는 ㄷ, ㄱ, ㅇ로 시작하는 단어를 가장 빨리 여러 개를 말한다. 각 글자당 60초의 시간이 주어진다(예: "ㄷ로 시작하는 단어를 되도록 많이 말해주세요."). 동물 이름 대기는 가장 많이 사용되는 분류 및 의미유창성 검사 도구이다(예: "1분간 동물 이름을 되도록 많이 말해보세요."). 일반적으로 음소적 과제보다 의미 과제에서의 수행 결과가 더 좋다.

문자와 분류 유창성 과제에는 유사한 점들이 있지만, 각 과제에서 요구되는 사항을 보면 미묘하지만 중요한 차이가 있다. 분류 유창성 과제는 장 보기 목록 만들기 등의 매일의 생산 과제와 유사하여, 피검자들이 반응을 도출할 때, 실생활과 관련지어 개념을 이해할 수 있다(예: 카테고리 라벨과 카테고리 구성요소 또는 구성요소들과 연관). 반대로, 문자 유창성에서는 과제의 단어가 음소적 카테고리에서 추출되는데, 이것은 일상에서 말하는 활동에서는 거의 하지 않는 과정이므로, 피검자들은 의미적으로 연관짓는 활동을 억제하고 생소한 단어추출 전략을 구사해야 한다(Luo et al., 2010).

이러한 검사들은 다양한 증상의 클라이언트들과 대조군을 대상으로 타당성이 검증되었다. 한 가지 우려되는 점은 과제의 다양성과 진행 과정에 관한 것이다. 규준데이터가 성인과 아동 모두에 대해 있지만, 선택된 규준이 진행중인 검사와 관련되어야 함을 기억해야 한다. 표 16.4에 다음의 집행능력의 세 가지 평가 방식이 나와있다.

1. 비집행 증후군의 행동 평가(Behavioral Assessment

표 16.4 집행능력 평가

도구명/참고문헌	설명	심리학 측정	강점 및 약점
비집행 증후군의 행동 평가 (Behavioral Assessment of the Dysexecutive Syndrome, BADS; wilson et al., 1996)	• 일상의 집행기술 표준 검사. 문제해결, 구성 및 계획능력 평가 • 실제 행동의 6개 세부 검사와 20개 항목의 이형 관련 설문 두 가지와 각 문서에 대해 비교를 위한 대리작성용 문서가 있음 • 두 가지 설문지는 감정적 성격적 변화, 동기부여 변화, 행동 변화, 인지 변화 중심 • 40분 소요	• 6개 세부 검사에서 모두 높은 검사자 간 신뢰도 기록(r = .88~1.00). 100점 만점에 표준편차 15. 매뉴얼에서 비교를 위한 규준 제공 • 다른 표준 집행능력 검사와 높은 상관관계를 보여, 연속 타당도 증명(Norris & Tate, 2000) • 뇌손상 클라이언트와 정상인의 판별능력이 있어, 구성 타당도 증명(Norris & Tate, 2000)	강점 • 일상생활과 연관된 실용적인 검사 • 포괄적인 평가 방법 • 검사 키트 구입 가능, 휴대 간편 약점 • 검사 키트와 추가되는 검사지 가격이 비쌈 • 구성이 미흡 • 몇 가지 세부 검사는 채점이 어려움 • 몇 가지 세부 검사는 진행에서 채점까지 주관적 판단이 관여됨
델리스-카플란 집행능력 시스템 (Delis-Kaplan Executive Function System, D-KEFS; Delis et al., 2001)	• D-KEFS는 8~89세의 아동, 청소년 및 성인을 대상으로 하는 표준 평가 방식 • 9개의 별도 검사가 있는데, 개별적 또는 한꺼번에 진행 가능 • 선로잇기 검사, 언어 유창성 검사, 디자인 유창성 검사, 색깔-단어 연관 검사, 분류 검사, 20개 설문 검사, 단어 맥락이해 검사, 타워 검사, 속담 검사(9개) • 결과가 좋지 않을 때 불필요한 좌절감을 초래할 수 있어 잘하고 못하고에 관해 피드백하지 않고 완료	• 대표적인 표본에 근거한 규준 데이터가 있는 표준 평가 방식 • 모든 검사에서 검사-재검사 상관관계 수치 .62~.80 범위의 높은 신뢰도를 기록. 모든 연령대의 검사에서 높은 반분신뢰도 기록: 언어 유창성 검사의 문자 유창성 조건(.68~.90), 색깔-단어 연관검사(.62~.86), 분류 검사의 분류 인지분야(.62~.81), 20개 질문 검사의 초기 추상화 부분(.72~.87), 속담 검사(.68~.80). 위스콘신 카드분류 검사와의 상관관계로 수렴 타당도 증명 • 캘리포니아 언어 학습 검사(California verbal learning test; 2nd ed.)와 비유효한 상관관계로 판별 타당도 증명 • 다양한 유형의 임상그룹 판별이 가능하여 민감도 증명	강점 • 규모가 크고 국가 대표적인 표본을 근거로 한 규준 데이터 • 많은 타당도 입증 연구를 통해 신뢰도 확보 • 재평가 동안 학습 효과를 최소화하기 위한 대안적 양식 있음 약점 • 과제 요구사항에 대한 이해가 쉽도록 진행방식이 개선될 필요가 있음 • 검사 지시가 다소 복잡하고 반복적임 • 초기에 나온 측정 도구는 신뢰도 상관계수가 높았으나, 이후 추가된 절차 검사는 신뢰도 계수가 낮았음 • 연령이 어린 대상에 대한 규준데이터가 대표성이 약하다는 비판이 있음

표 16.4 집행능력 평가 (계속)

도구명/참고문헌	설명	심리학 측정	강점 및 약점
집행능력 척도-성인버전 (Behavior Rating Inventory of Executive Function-Adult Version, BRIEF-A; Roth et al., 2005), 자가보고 방식	• BRIEF-A는 여러 가지 상황에서 자신의 집행능력에 관해 자가보고하는 75항목으로 구성. 2개 지표-행동제어 지표(Behavioral Regulation Index, BRI)와 메타인지 지표(Metacognition Index, MI)와 9개 하부항목에 근거하여 정보 제공 • BRI는 억제력, 전환력, 감정 조절, 셀프모니터링 능력을 측정. MI는 착수, 작업 기억, 계획, 구성, 과제 모니터링 능력을 측정 • 10~15분 소요	• 18~90세 범위를 대상으로 하는 표준화된 타당도가 증명된 검사 • MI와 BRI 지표는 높은 내적 일치도 기록 (α = .93~.96) • 집행능력 평가 방식과 높은 상관관계(r = .63~.74)가 있어 구성 타당도 증명 • BRIEF-A의 모든 지표에서 외상성 뇌손상 클라이언트와 건강 대조군의 유의한 차이가 나타남으로써 연속 타당도 증명	강점 • 집행능력 문제점을 측정하는 방식이 합리적이고 간단함 • 진행 및 채점에 특별한 트레이닝 불필요함 • 다양한 집행능력 영역을 커버함 약점 • 타당성연구가 미국 표본에만 의존 • 컴퓨터 채점 프로그램이 사용되지 않아 한 손으로 일일이 채점해야 함 • 자가보고가 부정확할 수도 있음
손상에 관한 자기인식 인터뷰 (Self-Awareness of Deficits Interview, SADI; Fleming et al., 1996)	• SADI는 자기인식에 관한 정성적 · 정량적 데이터를 수집하기 위해 개발됨 • 자기인식 손상, 그로 인한 기능 손상에 대한 인식, 현실적 목표 설정능력 등에 대해 자가보고하도록 하는 검사 • 클라이언트의 수준을 아는 치료사가 영역별로 0~3점 범위로 채점(0점은 자기인식 능력이 가장 높음) • 10분 소요	• 높은 검사자 간 신뢰도[계급 내 상관관계(Intraclass Correlation, ICC = .82)]와 검사-재검사 신뢰도(ICC = .94) 기록 • 비집행 증후군 관련 설문과 중간 정도의 상관관계 (r = .40, $p < .05$)기록 • 여러 가지 집행능력 검사에 대한 수행을 잘 예측함	강점 • 중재 계획과 관련된 반구조화 질문 약점 • 클라이언트의 응답으로 자기인식 능력 정도를 판단할 때, 치료사의 주관적 견해가 개입될 수 있음
자연적 행동 오류 인식 (Awareness of Errors in Naturalistic Action; Hart et al., 1998)	• 복잡한 일상생활 과제를 완료한 클라이언트가 9개 항목 설문에 자신의 수행에 대해 답함(5점 만점). 높은 점수일수록 능력치가 높음 • 이 점수를 실제로 받은 점수와 비교하여 자신의 오류를 얼마나 잘 평가하는지 알 수 있음	• 설문의 검사자 간 신뢰도 높음(κ = 95%). 설문에 대한 자가채점 결과, 대조군에 비해 외상성 뇌손상 클라이언트들의 편차가 훨씬 높음을 보여, 내용 타당도 및 구성 타당도 증명. 또한, 치매 클라이언트는 대조군 표본보다 오류에 대한 자가채점에서 정확성이 떨어짐(Giovannetti et al., 2002)	강점 • 검사자가 비교가능한 실제 과제와 연결됨 • 다양한 진단군을 통해 타당성이 검증됨 약점 • 과제에 대한 점수가 실제 인식 기술을 반영하지 않을 수 있음 • 온라인 인식은 평가하지 않음

EF = executive function

of the Dysexecutive Syndrome; Wilson et al., 1996)

2. 델리스-카플란 집행능력 시스템(Delis-Kaplan Executive Function System; Delis et al., 2001)

3. 집행능력 척도-성인버전(Behavior Rating Inventory of Executive Function-Adult Version; Roth et al., 2005), 자가보고 방식

집행능력과 관련하여 또 다른 중요한 기술은 메타인

지이다(자기인식이라고 할 때도 있음). 이러한 맥락에서, **메타인지**(metacognition)란 '자신의 능력을 평가하고 인지하는 능력'을 가리키는데(Katz, 2011, p. 279), 인지 능력 및 신체 능력도 포함된다. 신경 심리학과 재활 관련 문헌에서는 메타인지를 '자기인식'이라는 용어로 표현하였다(Katz, 2011). 사람들은 과제 수행을 성공적으로 이끄는 전략을 생성하는데 메타인지를 사용한다.

Toglia와 Maeir(2018)는 자기인식에 대해 자기인식과 온라인 인식(online awareness)을 포함하는 다중상황 개념으로 설명하였다. 자기인식(self-awareness)이란 자신의 인지적(또는 비인지적) 강점과 약점을 과제 수행 여부과 상관없이 이해하는 것을 가리킨다(Toglia, 2011). 온라인 인식이란, 디지털이나 온라인 상황에서 과제 요구사항을 정확하게 판단하고, 오류를 예상 및 모니터링하고, 활동 중에 수행을 평가하는 능력과 같은 메타인지 기술로 구성된다(Toglia, 2011). 따라서, 온라인 인식은 활동 수행 중에 바뀔 수 있으며, 자기인식을 변화 가능성이 적고 경험에 따라 변화된다(Toglia, 2011).

한편, 자기인식의 두 가지 유형을 잘 구별하는 것이 중요하다. 자기인식(인터뷰 중, 기억력에 관한 문제점을 인지하는 등)은 정상 수준이나, 온라인 인식이 부족(항목을 체크하기 위해 플래너를 보지 못함; Toglia, 2011)한 사람도 있다. 이러한 기술의 평가는 보통 작업치료사가 클라이언트가 자신의 생각대로 인식능력이나 설문에 응답한 것에 대해 주관적으로 판단하여 채점한다. 자기인식의 두 가지 평가 방식은 표 16.4에 나와있다.

1. 손상에 관한 자기인식 인터뷰(Self-Awareness of Deficits Interview; Fleming et al., 1996)
2. 자연적 행동 오류 인식(Awareness of Errors in Naturalistic Action; Hart et al., 1998).

결론

신경 심리학적 검사는 작업수행에 영향을 주는 인지 손상에 관한 정보를 제공할 수 있다. 여러 가지 기능적 인지 수행기반 평가는 이러한 관련 인지 영역에 의존하는 활동을 의식적으로 통합한다. 이러한 인지 측정 도구가 기능적 인지 평가를 대체하도록 사용될 수는 없다. 그러나, 특정한 인지 영역 손상을 평가함으로써 기능적 인지 수행기반 평가를 해석하는데 도움이 될 수는 있다. 인지 능력 손상의 특징 및 정도를 이해하는 것은 작업수행의 치료적인 중재 활동을 문제에 맞게 개별적으로 발달시키는데 유용한 정보가 될 것이다.

신뢰할 만하고 타당한 신경 인지 평가 도구를 만들기 위해 인구학적 · 환경적 요인에 따라 수행에 차이가 발생하는 문제를 해결할 수 있는 표준 범위를 개발하는 데 주력해왔다. 다양한 인구를 대상으로 한 광범위한 검사와 적절한 표준 범위를 설정하는 일은 기능적 인지 평가를 위해 모두 중요한 요건이다. 이러한 평가 도구들이 광범위하게 평가되면서, 표준적 가치로 인하여 검사 결과를 임상적으로 활용할 때, 클라이언트와의 소통과 작업수행에서의 환경적 요인을 고려한 맞춤형 치료 중재를 개발하는 데 더욱 효과적으로 적용시킬 수 있다.

References

Al-Khawaja, I., Wade, D. T., & Collin, C. F. (1996). Bedside screening for aphasia: A comparison of two methods. *Journal of Neurology, 243*, 201–204. https://doi.org/10.1007/BF02444015

Almeida, Q. J., Black, S. E., & Roy, E. A. (2002). Screening for Apraxia: A short assessment for stroke patients. *Brain and Cognition, 48*, 253–258. https://doi.org/10.1006/brcg.2001.1356

Anderson, J. R. (2004). *Cognitive psychology and its implications: John R. Anderson* (6th ed.). New York: Worth.

Axelrod, B. N., Ricker, J. H., & Cherry, S. A. (1994). Concurrent validity of the MAE Visual Naming Test. *Archives of Clinical Neuropsychology, 9*, 317–321. https://doi.org/10.1093/arclin/9.4.317

Ball, K., Ross, L. A., & Viamonte, S. (2010). Normal aging and everyday functioning. In T. D. Marcotte & I. Grant (Eds.), *Neuropsychology of everyday functioning* (pp. 248–263). New York: Guilford Press.

Benedict, R. H. B., Schretlen, D., Groninger, L., & Brandt, J. (1998). Hopkins Verbal Learning Test-Revised: Normative data and analysis of interform and test-retest reliability. *Clinical Neuropsychologist, 12*, 43–55. https://doi.org/10.1076/clin.12.1.43.1726

Benton, A. L. (1968). Differential behavioral effects in frontal lobe disease. *Neuropsychologia, 6*, 53–60. https://doi.org/10.1016/0028-3932(68)90038-9

Bradley, V., & Kapur, N. (2010). Neuropsychological assessment of memory disorders. In J. M. Gurd, U. Kischka, & J. C. Marshall (Eds.), *Handbook of clinical neuropsychology* (2nd ed., pp. 159–183). New York: Oxford University Press. https://doi.org/10.1093/acprof:

oso/9780199234110.003.009

Buckner, R. L. (2004). Memory and executive function in aging and AD: Multiple factors that cause decline and reserve factors that compensate. *Neuron, 44,* 195–208. https://doi.org/10.1016/j.neuron.2004.09.006

Budson, A. E. (2009). Understanding memory dysfunction. *Neurologist, 15,* 71–79. https://doi.org/10.1097/NRL.0b013e318188040d

Butler, J. A. (2002). How comparable are tests of apraxia? *Clinical Rehabilitation, 16,* 389–398. https://doi.org/10.1191/0269215502cr493oa

Buxbaum, L. J., Haaland, K. Y., Hallett, M., Wheaton, L., Heilman, K. M., Rodriguez, A., & Rothi, L. (2008). Treatment of limb apraxia: Moving forward to improved action. *American Journal of Physical Medicine and Rehabilitation, 87,* 149–161. https://doi.org/10.1097/PHM. 0b013e31815e6727

Cherney, L. R. (1995). Management approaches for aphasia. *Topics in Stroke Rehabilitation, 2,* vi–vii. https://doi.org/10.1080/10749357.1995.11754049

Colarusso, R. P., & Hammill, D. D. (2003). *Motor-Free Visual Perception Test* (3rd ed.). Novato, CA: Academic Therapy.

Conners, K. (2008). *Conners' Continuous Performance Test manual* (3rd ed.). Toronto: Multi-Health Systems.

Cooke, D. M., McKenna, K., & Fleming, J. (2005). Development of a standardized occupational therapy screening tool for visual perception in adults. *Scandinavian Journal of Occupational Therapy, 12,* 59–71. https://doi.org/10.1080/11038120410020683-1

Cooke, D. M., McKenna, K., Fleming, J., & Darnell, R. (2005). The reliability of the Occupational Therapy Adult Perceptual Screening Test (OT-APST). *British Journal of Occupational Therapy, 68,* 509–517. https://doi.org/10.1177/030802260506801105

Cooke, D. M., McKenna, K., Fleming, J., & Darnell, R. (2006). Construct and ecological validity of the Occupational Therapy Adult Perceptual Screening Test (OT-APST). *Scandinavian Journal of Occupational Therapy, 13,* 49–61. https://doi.org/10.1080/11038120500363014

Cowan, N. (2008). What are the differences between long-term, short-term, and working memory? *Progress in Brain Research, 169,* 323–338. https://doi.org/10.1016/S0079-6123(07)00020-9

Cramm, H. A., Krupa, T. M., Missiuna, C. A., Lysaght, R. M., & Parker, K. H. (2013). Executive functioning: A scoping review of the occupational therapy literature. *Canadian Journal of Occupational Therapy, 80,* 131–140. https://doi.org/10.1177/0008417413496060

Dawson, D. R., & Marcotte, T. D. (2017). Special issue on ecological validity and cognitive assessment. *Neuropsychological Rehabilitation, 27,* 599–602. https://doi.org/10.1080/09602011.2017.1313379

Delis, D. C., Kaplan, E., & Kramer, J. (2001). *Delis-Kaplan Executive Function System.* San Antonio: Psychological Corporation.

Delis, D. C., Kramer, J. H., Kaplan, E., & Ober, B. A. (2017). *California Verbal Learning Test* (3rd ed.). San Antonio: Pearson.

Enderby, P. M., Wood, V. A., Wade, D. T., & Hewer, R. L. (1986). The Frenchay Aphasia Screening Test: A short, simple test for aphasia appropriate for non-specialists. *International Rehabilitation Medicine, 8,* 166–170. https://doi.org/10.3109/03790798709166209

Evans, J. J. (2010). Basic concepts and principles of neuropsychological assessment. In J. M. Gurd, U. Kischka, & J. C. Marshall (Eds.), *Handbook of clinical neuropsychology* (2nd ed., pp. 15–27). New York: Oxford University Press. https://doi.org/10.1093/acprof:oso/9780199234110.003.02

Fals-Stewart, W. (1992). An interrater reliability study of the Trail Making Test (Parts A and B). *Perceptual and Motor Skills, 74,* 39–42. https:// doi.org/10.2466/pms.1992.74.1.39

Farmer, C. M., Braitman, K. A., & Lund, A. K. (2010). Cell phone use while driving and attributable crash risk. *Traffic Injury Prevention, 11,* 466–470. https://doi.org/10.1080/15389588.2010.494191

Fisk, J. E., & Sharp, C. A. (2004). Age-related impairment in executive functioning: Updating, inhibition, shifting, and access. *Journal of Clinical and Experimental Neuropsychology, 26,* 874–890. https://doi.org/10.1080/13803390490510680

Fleming, J. M., Strong, J., & Ashton, R. (1996). Self-awareness of deficits in adults with traumatic brain injury: How best to measure? *Brain Injury, 10,* 1–16. https://doi.org/10.1080/026990596124674

Giles, G. M. (2014). Cognition and cognitive rehabilitation in neurocognitive disorders. In M. A. Corcoran (Ed.), Neurocognitive disorder (NCD): *Interventions to support occupational performance* (pp. 65–103). Bethesda, MD: AOTA Press.

Gillen, G. (2009). Cognitive and perceptual rehabilitation: *Optimizing function.* St. Louis: Mosby/Elsevier.

Giovannetti, T., Libon, D. J., & Hart, T. (2002). Awareness of naturalistic action errors in dementia. *Journal of the International Neuropsychological Society, 8,* 633–644. https://doi.org/10.1017/S135561770280131X

Goodglass, H. (1993). *Understanding aphasia.* San Diego: Academic Press.

Gronwall, D. M. (1977). Paced Auditory Serial-Addition Task: A measure of recovery from concussion. *Perceptual and Motor Skills, 44,* 367–373.

Halligan, P. W., Cockburn, J., & Wilson, B. A. (1991). The behavioural assessment of visual neglect. *Neuropsychological Rehabilitation, 1,* 5–32. https://doi.org/10.1080/09602019108401377

Hanna-Pladdy, B., Heilman, K. M., & Foundas, A. L. (2003). Ecological implications of ideomotor apraxia: Evidence from physical activities of daily living. *Neurology, 60,* 487–490. https://doi.org/10.1212/ WNL.60.3.487

Hart, T., Giovannetti, T., Montgomery, M. W., & Schwartz, M. F. (1998). Awareness of errors in naturalistic action after traumatic brain injury. *Journal of Head Trauma Rehabilitation, 13,* 16–28. https:// doi.org/10.1097/00001199-199810000-00004

Hecaen, A. (1968). Suggestions for a typology of the apraxias. In M. L. Simmel (Ed.), *The reach of mind: Essays in memory of Kurt Goldstein* (pp. 37–56). New York: Springer. https://doi.org/10.1007/978-3- 662-40265-8_5

Heilman, K. M., & Rothi, L. J. G. (2011). Apraxia. In K. M. Heilman & E. Valenstein (Eds.), *Clinical neuropsychology* (3rd ed., pp. 214–237). New York: Oxford University Press.

Huff, F. J., Collins, C., Corkin, S., & Rosen, T. J. (1986). Equivalent forms of the Boston Naming Test. *Journal of Clinical and Experimental Neuropsychology, 8,* 556–562. https://doi.org/10.1080/01688638608405175

Jehkonen, M., Ahonen, J.-P., Dastidar, P., Koivisto, A.-M., Laippala, P., Vilkki, J., & Molnar, G. (2000). Visual neglect as a predictor of functional outcome one year after stroke. *Acta Neurologica Scandinavica, 101,* 195–201. https://doi.org/10.1034/j.1600-0404.2000.101003195.x

Kaplan, E., & Goodglass, H. (1983). *The Boston Naming Test* (2nd ed.). Boston: Lea & Febiger.

Kaplan, E., Goodglass, H., & Weintraub, S. (1978). *The Boston Naming Test.* Boston: E. Kaplan & H. Goodglass.

Katz, N. (Ed.). (2011). Cognition, occupation, and participation across the life span: *Neuroscience, neurorehabilitation, and models of intervention in occupational therapy* (3rd ed.). Bethesda, MD: AOTA

Press.

Kuzis, G., Sabe, L., Tiberti, C., Merello, M., Leiguarda, R., & Starkstein, S. E. (1999). Explicit and implicit learning in patients with Alzheimer disease and Parkinson disease with dementia. *Neuropsychiatry, Neuropsychology, and Behavioral Neurology, 12,* 265–269.

LaBarge, E., Balota, D. A., Storandt, M., & Smith, D. S. (1992). An analysis of confrontation naming errors in senile dementia of the Alzheimer type. *Neuropsychology, 6,* 77–95. https://doi.org/10.1037/ 0894-4105.6.1.77

Lacritz, L. H., & Cullum, C. M. (1998). The Hopkins Verbal Learning Test and CVLT: A preliminary comparison. *Archives of Clinical Neuropsychology, 13,* 623–628.

Law, L. L. F., Barnett, F., Yau, M. K., & Gray, M. A. (2012). Measures of everyday competence in older adults with cognitive impairment: A systematic review. *Age and Ageing, 41,* 9–16. https://doi.org/10.1093/ ageing/afr104

Lezak, M. D., Howieson, D., Bigler, E. D., & Tranel, D. (Eds.). (2012). *Neuropsychological assessment* (5th ed.). Oxford, England: Oxford University Press.

Luo, L., Luk, G., & Bialystok, E. (2010). Effect of language proficiency and executive control on verbal fluency performance in bilinguals. *Cognition, 114,* 29–41. https://doi.org/10.1016/j.cognition.2009.08.014

Mack, J. L., & Carlson, N. J. (1978). Conceptual deficits and aging: The Category Test. *Perceptual and Motor Skills, 46*(1), 123–128.

Manchester, D., Priestley, N., & Jackson, H. (2004). The assessment of executive functions: Coming out of the office. *Brain Injury, 18,* 1067–1081. https://doi.org/10.1080/02699050410001672387

Matarazzo, J. D., Wiens, A. N., Matarazzo, R. G., & Goldstein, S. G. (1974). Psychometric and clinical test-retest reliability of the Halstead Impairment Index in a sample of healthy, young, normal men. *Journal of Nervous and Mental Disease, 158,* 37–49. https://doi.org/10.1097/00005053-197401000-00006

Meier, M. J. (1974). Some challenges for clinical neuropsychology. In R. M. Reitan & L. A. Davison (Eds.), *Clinical neuropsychology: Current status and applications.* Washington, DC: V. H. Winston.

Michell, J. (1999). Measurement in psychology: *Critical history of a methodological concept.* Cambridge, England: Cambridge University Press. https://doi.org/10.1017/CBO9780511490040

Mitrushina, M., Boone, K. B., Razani, J., & D'Elia, L. F. (Eds.). (2005). *Handbook of normative data for neuropsychological assessment* (2nd ed.). New York: Oxford University Press.

Miyake, A., Friedman, N. P., Emerson, M. J., Witzki, A. H., Howerter, A., & Wager, T. D. (2000). The unity and diversity of executive functions and their contributions to complex "frontal lobe" tasks: A latent variable analysis. *Cognitive Psychology, 41,* 49–100. https://doi.org/ 10.1006/cogp.1999.0734

Nelson, H. E., & Willison, J. (1991). *National Adult Reading Test* (NART): Test manual (2nd ed.). Windsor, England: NFER Nelson.

Newcombe, F. (1969). *Missile wounds of the brain: A study of psychological deficits.* London: Oxford University Press.

Norris, G., & Tate, R. L. (2000). The Behavioural Assessment of the Dysexecutive Syndrome (BADS): Ecological, concurrent and construct validity. *Neuropsychological Rehabilitation, 10,* 33–45. https:// doi.org/10.1080/096020100389282

O'Donnell, J. P., Macgregor, L. A., Dabrowski, J. J., Oestreicher, J. M., & Romero, J. J. (1994). Construct validity of neuropsychological tests of conceptual and attentional abilities. *Journal of Clinical Psychology, 50,* 596–600. https://doi.org/10.1002/1097-4679(199407)50:4〈596::AID-JCLP2270500416〉3.0.CO;2-S

O'Neill, P., Cheadle, B., Wyatt, R., McGuffog, J., & Fullerton, K. (1990). The value of the Frenchay Aphasia Screening Test in screening for dysphasia: Better than the clinician? *Clinical Rehabilitation, 4,* 123–128. https://doi.org/10.1177/026921559000400205

Pearce, J. M. S. (2009). Hugo Karl Liepmann and apraxia. *Clinical Medicine, 9,* 466–470. https://doi.org/10.7861/clinmedicine.9-5-466

Petersen, R. C. (2004). Mild cognitive impairment as a diagnostic entity. *Journal of Internal Medicine, 256,* 183–194. https://doi.org/10.1111/ j.1365-2796.2004.01388.x

Poeck, K., & Lehmkuhl, G. (1980). Ideatory apraxia in a left-handed patient with right-sided brain lesion. *Cortex, 16,* 273–284. https://doi.org/10.1016/S0010-9452(80)80062-1

Poon, L. W. (1985). Differences in human memory with aging: Nature, causes, and clinical implications. In J. Birren & K. W. Schaie (Eds.), *Handbook of the psychology of aging* (2nd ed., pp. 427–462). New York: Van Nostrand Reinhold.

Rabinovici, G. D., Stephens, M. L., & Possin, K. L. (2015). Executive dysfunction. *Behavioral Neurology and Neuropsychiatry, 21,* 646–659.

Radomski, M. V. (2008). Assessing abilities and capacities: Cognition. In M. V. Radomski & C. A. T. Latham (Eds.), *Occupational therapy for physical dysfunction* (6th ed., pp. 261–283). Philadelphia: Lippincott Williams & Wilkins.

Reitan, R. M. (1992). *Trail Making Test: Manual for administration and scoring.* Tucson, AZ: Reitan Neuropsychology Laboratory.

Robertson, I. H., Ward, T., Ridgeway, V., & Nimmo-Smith, I. (1996). The structure of normal human attention: The Test of Everyday Attention. *Journal of the International Neuropsychological Society, 2,* 525–534. https://doi.org/10.1017/S1355617700001697

Roth, R. M., Isquith, P. K., & Gioia, G. A. (2005). *Behavior Rating Inventory of Executive Function: Adult Version: Examiner's manual.* Lutz, FL: Psychological Assessment Resources.

Roy, E. A., Black, S. E., Blair, N., & Dimeck, P. T. (1998). Analyses of deficits in gestural pantomime. *Journal of Clinical and Experimental Neuropsychology, 20,* 628–643.

Salmon, D. P., Jin, H., Zhang, M., Grant, I., & Yu, E. (1995). Neuropsychological assessment of Chinese elderly in the Shanghai Dementia Survey. *Clinical Neuropsychologist, 9,* 159–168. https://doi.org/ 10.1080/13854049508401598

Sarno, M. T. (1994). Neurogenic disorders of speech and language. In S. B. O'Sullivan & T. J. Schmitz (Eds.), *Physical rehabilitation: Assessment and treatment* (3rd ed., pp. 633–653). Philadelphia: Davis.

Sawrie, S. M., Chelune, G. J., Naugle, R. I., & Luders, H. O. (1996). Empirical methods for assessing meaningful neuropsychological change following epilepsy surgery. *Journal of the International Neuropsychological Society, 2,* 556–564. https://doi.org/10.1017/S1355617700001739

Shapiro, A. M., Benedict, R. H. B., Schretlen, D., & Brandt, J. (1999). Construct and concurrent validity of the Hopkins Verbal Learning Test—Revised. *Clinical Neuropsychologist, 13,* 348–358. https:// doi.org/10.1076/clin.13.3.348.1749

Sohlberg, M. M., & Mateer, C. A. (2001). *Cognitive rehabilitation:* An integrative neuropsychological approach. New York: Guilford Press.

Spikman, J., & Van Zomeran, E. (2010). Assessment of attention. In J. M. Gurd, U. Kischka, & J. C. Marshall (Eds.), *Handbook of clinical neuropsychology* (2nd ed., pp. 81–96). New York: Oxford University Press. https://doi.org/10.1093/acprof:oso/9780199234110.003.05

Suchy, Y. (2015). Executive functioning: *A comprehensive guide for clinical practice*. Oxford, England: Oxford University Press.

Suchy, Y., Ziemnik, R. E., & Niermeyer, M. A. (2017). Assessment of executive functions in clinical settings. In E. Goldberg (Ed.), *Executive functions in health and disease* (pp. 551–569). San Diego: Academic Press. https://doi.org/10.1016/B978-0-12-803676-1.00022-2

Toglia, J. P. (1993). *Contextual Memory Test*. Tucson, AZ: Therapy Skill Builders.

Toglia, J. P. (2011). The Dynamic Interactional Model of Cognition in cognitive rehabilitation. In N. Katz (Ed.), *Cognition, occupation, and participation across the life span: Neuroscience, neurorehabilitation and models of intervention in occupational therapy* (3rd ed., pp. 161–201). Bethesda, MD: AOTA Press.

Toglia, J. P., Golisz, K. M., & Goverover, Y. (2013). Cognition, perception, and occupational performance. In B. A. Schell, G. Gillen, M. Scaffa, & E. S. Cohn (Eds.), *Willard and Spackman's occupational therapy* (12th ed., pp. 779–815). Philadelphia: Lippincott Williams & Wilkins.

Toglia, J. P., & Maeir, A. (2018). Self-awareness and metacognition: Effect on occupational performance and outcome across the lifespan. In N. Katz & J. P. Toglia (Eds.), *Cognition, occupation, and participation across the lifespan: Neuroscience, neurorehabilitation, and models of intervention in occupational therapy* (4th ed., pp. 143–163). Bethesda, MD: AOTA Press.

Trenerry, M. R., Crosson, B., DeBoe, J., & Leber, W. R. (1990). *Visual Search and Attention Test*. Odessa, FL: Psychological Assessment Resources.

Unsworth, C. A. (2007). Cognitive and perceptual dysfunction. In T. J. Schmitz & S. B. O'Sullivan (Eds.), *Physical rehabilitation* (pp. 1149–1185). Philadelphia: Davis.

Van Heugten, C. M., Dekker, J., Deelman, B. G., Stehmann-Saris, F. C., & Kinebanian, A. (1999). A diagnostic test for apraxia in stroke patients: Internal consistency and diagnostic value. *Clinical Neuropsychologist, 13*, 182–192. https://doi.org/10.1076/clin.13.2.182.1966

Wechsler, D. (2001). *Wechsler Test of Adult Reading: WTAR*. San Antonio: Psychological Corporation.

Wechsler, D. (2008). *Manual for the Wechsler Adult Intelligence Scale* (4th ed.). San Antonio: Pearson.

Wechsler, D. (2009). *Wechsler Memory Scale-IV*. San Antonio: Pearson.

Wilson, B. A., Alderman, N., Burgess, P. W., Emslie, H., & Evans, J. J. (1996). *Behavioural Assessment of the Dysexecutive Syndrome*. Bury St. Edmunds, England: Thames Valley Test Company.

Wilson, B. A., Cockburn, J., & Baddeley, A. (1985). *The Rivermead Behavioral Memory Test*. Reading, England: Thames Valley Test.

Wilson, B., Cockburn, J., Baddeley, A., & Hiorns, R. (1989). The development and validation of a test battery for detecting and monitoring everyday memory problems. *Journal of Clinical and Experimental Neuropsychology, 11*, 855–870. https://doi.org/10.1080/01688638908400940

Wilson, B., Cockburn, J., & Halligan, P. (1987). Development of a behavioral test of visuospatial neglect. *Archives of Physical Medicine and Rehabilitation, 68*, 98–102.

Wilson, B. A., Greenfield, E., Clare, L. E., Baddeley, A., Cockburn, J., & Watson, P., . . . Crawford, J. D. (2008). *The Rivermead Behavioural Memory Test* (3rd ed.). London: Pearson Assessment.

Woodson, A. M. (2008). Stroke. In M. V. Radomski & C. A. T. Latham (Eds.), *Occupational therapy for physical dysfunction* (6th ed., pp. 1001– 1041). Philadelphia: Lippincott Williams & Wilkins.

Woollams, A. M., Cooper-Pye, E., Hodges, J. R., & Patterson, K. (2008). Anomia: A doubly typical signature of semantic dementia. *Neuropsychologia, 46*, 2503–2514. https://doi.org/10.1016/j. neuropsychologia .2008.04.005

Zoltan, B. (2007). *Vision, perception, and cognition: A manual for the evaluation and treatment of the adult with acquired brain injury* (4th ed.). Thorofare, NJ: Slack.

Zwinkels, A., Geusgens, C., Van de Sande, P., & Van Heugten, C. (2004). Assessment of Apraxia: Inter-rater reliability of a new apraxia test, association between apraxia and other cognitive deficits and prevalence of apraxia in a rehabilitation setting. *Clinical Rehabilitation, 18*, 819–827. https://doi.org/10.1191/0269215504cr816oa.

SECTION III

중재 Intervention

작업치료 평가의 요점은 작업수행에 장애가 있는 영역을 식별하고 클라이언트의 작업수행 개선에 도움이 될 가능성이 가장 높은 방법을 결정하는 것이다. 개입의 측면에서 한 가지 크기가 모든 것에 적합한 것은 아니며, 작업치료사들은 클라이언트의 특정 요구에 맞게 제공되는 개입을 조정해야 한다. 섹션 III은 기능적 인지 개입의 원칙을 설명하는 장으로 시작한다. 17장에서는 학습 이론 관련 기본 원칙과 기능 인식을 다루는 모든 개입 프레임워크의 기초인 인식 모델을 다룬다. 또한 이 장에서는 작업치료사가 인지-기능 평가 프로세스에서 얻은 정보를 사용하여 적절한 개입 접근법을 선택하고 확인된 기능적 인지 능력을 기반으로 각 클라이언트에 대한 표적화되고 개별화된 치료 계획을 개발하는 데 필요한 맥락을 제공한다.

나머지 장(18장~21장)에서는 특정 개입 프레임워크를 검토한다. 평가에 초점을 맞춘 섹션 II의 장과 유사하게, 이 장들은 설명된 개입의 실용적인 적용에 초점을 맞춘 균일한 형식을 따른다. 각 장에는 개입 접근법이 개발된 이유와 접근법의 이론적 근거를 검토하는 소개가 포함되어 있다. 이 장의 나머지 부분은 접근법의 목표 모집단(이 개입이 관련될 개인에 대한 일반적인 테스트 프로파일 포함), 개입의 구성요소 및 제공 방법, 교육 관련 정보(필요한 경우), 접근법을 사용하여 목표와 진행 상황을 문서화하는 방법 그리고 마지막으로 접근법을 사용할 때 치료 활동이나 세션이 어떤 모습일지에 대한 예이다. 이 장에서는 제공된 정보를 보완하기 위한 개입의 관리 사례를 보여주기 위해 영상을 제공한다.

17

중재 선택: 학습 및 전환의 개념

Intervention Selection: Learning and Concepts of Transfer

PEGGY P. BARCO, OTD, OTR/L, SCDCM, CDRS, FAOTA,
GLEN GILLEN, EdD, OTR, FAOTA,
TIMOTHY J. WOLF, OTD, PhD, OTR/L, FAOTA

학습목표

- 학습 절차, 기술 전이 및 인지 중재에서의 학습 이론에 대해 설명한다.
- 클라이언트에 맞는 인지 접근 유형을 선택할 때, 사람, 환경, 작업적 요인이 선택에 어떻게 영향을 미치는지를 이해한다.
- 클라이언트의 기능 수준을 평가하는 것과 작업치료사가 치료를 위해 중재 유형을 선택하는 것이 어떻게 관련되는지를 이해한다.
- 인지 및 학습에 문제가 있는 클라이언트를 치료할 때, 여러 가지 인지 중재 접근(과제/습관 훈련, 전략 훈련, 간접적인 접근법)을 언제 적절하게 사용할 것인지를 판단한다.

주요 용어 및 개념

- 선행적 인식(Anticipatory awareness)
- 인식(Awareness)
- 직접 중재(Direct intervention)
- 영역별 전략(Domain-specific strategies)
- 발생 인식(Emergent awareness)
- 간접 중재(Indirect intervention)
- 지적 인식(Intellectual awareness)
- 메타인지 전략(Metacognitive strategies)
- 전략(Strategy)
- 전략 훈련(Strategy training)
- 과제/습관 훈련(Task/habit training)
- 학습 전이(Transfer of learning)

서론

인지적 문제는 매우 광범위하게 발생하므로, 발달 장애(자폐증 등), 후천적 손상(외상성 뇌손상 등), 후천적 신경 장애(뇌졸중, 치매) 등의 다양한 질환과 관련이 있다. 다양한 전신 질환(만성폐쇄성폐질환, 암)은 직접적·간접적으로 뇌기능에 영향을 주고, 클라이언트의 작업수행과 삶의 질에 영향을 줄 수도 있다(Crichton et al., 2016; Nys et al., 2006). 작업치료사들은 인지 손상으로 인한 기능적 장애가 있는 클라이언트와 돌봄자들을 대상으로 작업수행의 손상을 극복하고 최소화하기 위한 평가 및 중재를 제공하도록 교육된 사람들이다.

본 장에서는 작업치료사가 적절한 중재 접근을 선택하는 것이 클라이언트의 기능적 목표 달성을 돕는 것에 얼마나 중요한 역할을 하는지를 살펴볼 것이다.

본 장의 초반에 언급된 인지-기능 평가(Cognitive-Functional Evaluation, C-FE; 인터뷰, 작업 프로파일, 수행기반 검사 포함)와 관련하여 논의한 내용들은 작업치료사가 원하는 중재 접근을 판단하는데 필요한 정보를 수집하는 데 있어 매우 중요한 과정들이다. 이 정보는 본 장에서 논의할 각 인지 중재 접근과 관련된 이론적 배경과 학습 절차를 이해하는 것과 함께, 치료사들이 의사 결정을 하는데 도움이 된다.

인지 중재 접근: 이론적 배경과 전이의 개념

학습 이론(learning theory)은 작업치료사들이 가장 많이 사용하는 기능적 인지 중재 접근의 개념적 기초를 제공한다(Clark-Wilson et al., 2014; Levy, 2018; McEwen et al., 2018; Toglia, 2018). 기능적 인지 중재 접근은 직접 중재 접근과 간접 중재 접근 방식으로 분류할 수 있다.

직접 중재(direct intervention) 접근이란 클라이언트 중심의 훈련 접근 방식이다. 과제/습관 훈련(18장 참조), 전략 훈련[19장, 20장 참조]을 포함한다. 직접 중재(클라이언트 중심의 훈련) 접근은 수행을 개선시키기 위한 과제 또는 습관을 훈련하거나, 전략을 훈련하는 것이다(전략 훈련 접근 방식; Haskins et al., 2012).

반대로, **간접 중재**(indirect intervention) 접근은 클라이언트를 직접 다루지 않는다. 즉, 생활 환경을 바꾸거나, 과제를 수정하거나, 돌봄자를 교육시키고 훈련하는 것 등이 이에 속한다. 직접적이든 간접적이든 중재의 핵심은 클라이언트의 과제 수행능력에 초점을 맞추어 그들의 참여와 삶의 질을 개선시키는 것을 목표로 하고 있다(Clark-Wilson et al., 2014; Levy, 2018; McEwen et al., 2018; Toglia, 2018).

직접 중재

과제/습관 훈련으로 인지와 관련된 중재를 제공하는 방식

인지 중재 중에 **과제/습관 훈련**(task/habit training)이란 작업치료사가 특정 과제에 대해 클라이언트를 훈련시키는 것이다(Has-kins et al., 2012). 과제/습관 훈련 접근법을 사용할 때, 치료사들은 일반적으로 클라이언트가 안정적으로 과제를 습득하는 모습을 보일 때까지 똑같은 방법과 테크닉을 사용하여 같은 과제를 반복하도록 한다(Clark-Wilson et al., 2014; Trevena-Peters et al., 2018). 클라이언트가 해당 과제를 통해 학습한 것을 다른 과제(또는 상황)로 전이하기를 기대하지 않는다.

과제/습관 훈련 접근의 한 사례로, 외상성 뇌손상(Traumatic Brain Injury, TBI) 클라이언트를 대상으로 반복적이고 체계적인 접근을 시도하여 아침 루틴을 잘 하도록 도와주는 것이다. 이 접근의 이론적 근거는 행동주의(특히, 적용된 활동분석의 과학) 학습이론에 근거한다. 적용된 활동분석의 과학은 클라이언트의 변화에 영향을 주는 행동주의 기술을 활용하고자 하지만, 환경 또는 행동의 상호작용도 고려한다는 특징이 있다.

행동주의적 접근을 사용하는 학습은 자극과 반응 연합의 일부로서 발생한다(Bates, 2016). 최종 결과는 새로운 행동이나 기술을 습득하는 것이다. 학습은 과제를 마스터하는 과정이다. 행동주의적 관점에서 학습을 촉진하는 과정은 반복, 연습, 루틴, 규칙 때로는 보상 등이 있다. 작업치료사의 역할은 클라이언트가 반복과 연습을 통해 과제를 학습하는 것에 집중하도록 하는 것이다. 또한 과제를 수행하면서 루틴을 만들어가는 것도 중요하다.

행동주의에 근거한 과제/습관 훈련 접근 방식은 목표 수립과 행동 수정 등 고난도의 인지 과정에 의존할 수 없는 중증 인지 손상 클라이언트를 대상으로 개발되었다. 이러한 접근에서는 단서나 피드백을 제공하는 것이 인지 손상을 극복하는 보완적인 방법으로 활용된다. 그러나, 이러한 방법으로 행동을 훈련하면, 클라이언트는 학습된 행동을 다른 활동이나 환경으로 전이하는데 필요한 인지 기술을 발달시키지는 못한다.

기능적 인지 손상 클라이언트들을 치료할 때, 흔히 범하는 오류는 중재 활동의 대부분이 행동주의에 기반한 것이어서 클라이언트가 학습한 것을 전이하기 어려워한다는 것이다. 클라이언트가 효과적으로 학습하고 전략을 사용할 수 있다면, 전략기반 중재가 이러한 행동주의기반 과제/습관 훈련 접근의 한계를 극복하는데 적절할 수 있다.

전략/훈련 방식의 인지 중재

전략 훈련(strategy training) 접근 방식을 사용하면, 클라이언트가 기존의 인지적 어려움을 극복하는 전략을 학습하도록 도와줄 수 있다(Haskins et al., 2012). 이러한 접근에서는 클라이언트가 전략을 새로운 활동이나 상황으로 전이할 수 있도록 하는 것을 중요한 목표로 간주한다. 전략은 목표 달성을 향해 행동할 수 있도록 도와주는 도구나 방법을 의미한다.

전략 프로그램에서 사용되는 2가지 전략은 다음과 같다.

1. **메타인지적 전략**(metacognitive strategies): 클라이언트가 인지적 한계를 극복하기 위해 어떠한 상황에서도 사용하는 작업수행에 전반적으로 영향을 주는 보편적 전략을 가르치는데 초점을 두는 것
2. **특정한 영역을 목표로 한 전략**(domain-specific strategies): 유사한 영역의 과제들에서 특정한 인지적 문제점이 발견되었을 때, 클라이언트가 보완적으로 사용할 수 있는 전략 수립에 중점을 둠(약속이나 중요한 정보를 기억하기 위해 노트에 적기 등)

전략 훈련 접근방식의 중재는 인지 학습 이론의 한 분야에서 그 기원을 찾을 수 있다.

인지주의. 인지주의(cognitivism) 관점에서는 클라이언트를 새로운 정보를 기존에 학습된 정보와 비교하는 방법을 인지함으로써 적극적으로 학습하는 사람으로 바라본다(Bates, 2016). 인지주의는 클라이언트가 정보를 처리하고 해석한다는 이론에 근거한다. 반대로 행동주의는 반응 중심의 접근에 가깝다. 학습이 발생하려면 클라이언트는 새로운 정보와 연결시킬 수 있는 이전의 지식을 갖추어야 한다. 이러한 연결고리로 학습된 정보를 새로운 상황과 문제에 적용시키기 시작하게 되는데, 이것이 전략이 개발되는 과정이다.

인지 절차(기억, 통찰력, 정보 처리, 지각 등)는 학습과 전략 전이 기술에서 중요한 역할을 수행한다. 인지주의적 관점에서 학습을 촉진하는 전략에는 내적 전략(정보 분류하기, 개념 연결, 시각 이미지 사용 등)과 외적 전략(노트필기, 체크 리스트 활용, 다양한 캘린더 사용 등)이 있다. 작업치료사의 역할은 클라이언트가 자신의 작업수행을 촉진하는 전략이 무엇인지 평가하고 일상적인 활동에 이러한 전략을 잘 적용하도록 도와주는 것이다. 목표는 클라이언트가 다양한 상황과 활동에서 필요한 만큼 전략을 적용시킬 수 있도록 하는 것이다.

여러 가지 이론들이 인지주의를 바탕으로 발전하였으며, 어떤 이론은 인지주의의 확장판이라고도 여겨진다(Bates, 2016). 여러 가지 관련 이론[통찰 이론(insight theory), 구성주의(constructivism), 수용학습이론(reception learning theory), 발견이론(discovery theory) 등]에서는 작업치료사들이 인지 중재 접근에서 사용하는 학습 절차를 포함한다.

예를 들어, 통찰 이론에서는 학습이 발생하기 위한 최적의 조건을 만드는 것에 중점을 두고 있다. 이것은 새로운 아이디어를 독려하고, 실수를 통해 배우고, 오류를 평가하고, 계속 해결책을 찾아가는 과정을 수반한다. 작업치료사는 클라이언트가 자신이 직면하는 고유한 상황에 스스로 해결책을 찾고, 일상생활에서 그것을 시험해보고 필요하면 수정할 수 있도록 문제 해결능력을 학습하도록 돕는 교육과 가이드를 제공할 수 있다.

메타인지 전략기반 접근을 사용하여 새로운 과제 학습을 하는 것은 클라이언트가 여러 가지 활동과 상황에 보다 쉽게 전이할 수 있는 보편적인 전략을 학습하는데 도움이 된다. 이것은 우리가 이해하는 전이나 일반화 개념과 맥락을 같이 한다. 학습 전이(예: 일반화)란 학습된 환경이 아닌 생소한 상황이나 환경에서 학습된 행동을 재생산하는 능력을 의미한다. 학습된 행동을 다른 기술이나 과제로 전이하는 능력도 포함한다.

전이의 개념: 핵심포인트. 문헌을 통해 정의한 전이와 일반화를 향상시키기 위한 6가지 범주는 다음과 같다(Geusgens et al., 2007).

1. 학습자가 전이가 무엇인지 그리고 어떻게 발생하는지를 이해해야 한다.
2. 학습자는 수행 개선을 위한 전략을 실행하기 전에 자신의 능력에 대해 어느 정도 인지하고 있어야 한다.
3. 학습자는 언제 어디에서 전이가 적용되는지 알아야 한다.
4. 세부적인 지식이 아닌, 보편적인 지식을 가르치는 것이 전이 과정에 도움이 된다.
5. 다양한 상황과 과제, 환경에서 학습이 이루어져야 한다.
6. 전이는 자발적으로 일어나는 것이 아니므로, 학습 도중 직접적으로 다루어야 한다.

이러한 개념들은 여러 가지 전략을 사용해보고, 시도와 실수를 통해 학습할 수 있는 여건 마련이 필요함을 강조하는데, 이 두 가지 요소는 요즘의 행동 훈련 접근에는 부족한 것이다. 한 연구에 따르면, 전략기반 학습이 가능한 클라이언트들은, 실수가 허용되는 환경에서는 학습의 보편적 활용이 잘 될 뿐 아니라, 효율적인 학습 방법도 갖추게 되어 재활시설에 머무는 시간을 단축할 수 있음이 증명되었다(Ownsworth et al., 2013). 이는 클라이언트가 시도와 실수를 통해 학습할 수 있는 여건이라면, 행동주의적 접근을 사용하지 않는 것이 중요함을 보여준다.

간접 중재

간접 중재(indirect intervention) 접근방식은 돌봄자를 교육하고 훈련하거나, 환경 및 과제를 수정하여 클라이언트의 참여와 삶의 질을 개선하는 방식을 의미한다. 간접적 접근방식은 직접적인 클라이언트 훈련을 필요로 하지 않으므로, 클라이언트가 과제나 전략을 '학습'하는 것을 도와주는 방식이 아니다. 이러한 접근 하에서는 클라이언트가 기능을 개선하기 위해 외부인이나 지원에 의존하게 된다. 간접적 접근방식은 치매나 기타 중증 인지 장애 클라이언트들을 대상으로 많이 사용된다.

간접 접근방식은 행동을 수정하기 위해 클라이언트의 환경에 선행적 조치를 위해 적용된 행동을 분석하는 학습이론에 근거를 두고 있다. 예를 들어, 클라이언트가 배회를 하는 경향이 있다면, 문이 열리는 곳에 알람을 설치하여 돌봄자에게 알리는 방법은 적절한 환경 조정 방법이다. 이 과정에서 작업치료사의 역할은 지원적이고, 교육적이고, 종종 환경과 돌봄자 중심이다(Levy, 2018).

중재 선택 시 사람, 환경, 작업적 고려사항

작업치료사는 클라이언트나 지인 또는 돌봄자와 인터뷰를 통해 검사한 내용, 기능적 인지 평가(C-FE) 및 작업프로파일을 통해 사람, 환경, 작업요인들을 고려하기 시작한다. 중재를 선택하는 과정은 이론적 지식과 임상적 추론을 통한 인지적 중재가 통합된 방식이다. 사람, 환경, 작업요인들은 치료사가 적절한 인지적 중재 접근을 선택하는데 필요한 정보이다.

사람(P) 요인

C-FE 과정은 중재 과정에서 고려할 주요한 사람 요인을 결정하는데 필요한 정보를 제공한다. 주요 사람 요인들이란 다음과 같다.

- 클라이언트가 자신의 일상생활 기능에 문제를 초래하는 인지적 손상과 그 유형에 대해 스스로 이야기하는 것들
- 자신의 인지 손상에 대한 자기인식 수준
- 자신의 기능적 목표가 무엇인지 아는 것

특히, 인지 손상으로 인해 자기인식 능력에 문제가 있다고 판단되는 클라이언트들은, 그들을 잘 아는 지인을 통해 정보를 수집하여 직접 제공한 정보와 확인해 보는 것이 도움이 된다. 그밖에 작업치료사들이 고려해야 하는 클라이언트의 사람 요인은 다음과 같다.

- 연령
- 교육 수준
- 발병 전 기능
- 현재의 의학적 소견 및 정신적 예후
- 심리학적 · 사회적 · 문화적 배경

작업치료사가 중재 접근을 결정할 때, 클라이언트가 신경학적 · 교육적 · 심리학적으로 성취할 수 있는 것 이상을 기대하지 않는 것이 중요하다. 클라이언트에게 가장 적합한 중재 접근을 선택하는 데에 있어 인지 손상에 대한 자기인식은 가장 중요한 고려사항이라 할 수 있다(Haskins et al., 2012). **인식**(awareness, 메타인지라고도 함)이란 자신의 인지적 강점 및 약점을 알고 그에 따라 행동을 모니터 및 수정하고 전략을 사용하는 자신의 능력을 아는 지식을 의미한다. 인식에는 지적, 발생적 · 예측적 인식 등의 다양한 수준과 유형이 있다.

인지적 손상에 대한 자기인식 수준

인지 손상 클라이언트들에게는 자신의 인지적 손상을 인식하는 능력이 부족할 때가 많다(Barco et al., 1991; Crosson et al., 1989; Fleming & Ownsworth, 2006; Haskins et al., 2012; Toglia & Kirk, 2000). 인식 손

상의 원인론에 따르면, 신경 인지 손상으로 인한 어려움, 심리학적 문제, 사회적 · 환경적 요인, 현재의 인지적 어려움에 대한 교육 부족 등이 포함된다(Fleming & Ownsworth, 2006; Toglia & Maeir, 2018). 작업치료사들은 원인론에 근거하여 인식의 손상을 다루기 위해 여러 가지 접근 방식을 선택할 수 있다. 작업 프로파일, 클라이언트 및 지인 인터뷰, C-FE 등을 통해 얻은 정보를 사용하여 클라이언트가 자신의 인지적 어려움과 그것이 일상생활에 주는 영향에 대해 얼마나 인지하고 있는지를 판단하는 것이 중요하다.

인지적 손상을 인식하는 것, 특히 그 원인이 신경 인지학적 메커니즘(예: 외상성 뇌손상 이후 발생)과 관련되었을 때, 인식능력이란 있다 또는 없다라고 답할 수 있는 문제가 아니다(Crosson et al., 1989; Haskins et al., 2012). 클라이언트의 인식능력은 전혀 없거나, 일부만 있거나, 완전한 단계 등 다양한 단계로 나타날 수 있다. 어떤 인지적 손상은 인식하면서, 어떤 손상은 인식하지 못할 수도 있다. 인지적 기능의 자기인식 능력은 클라이언트가 치료에 참여할 의지가 있는지 여부와 다양한 작업치료 중재 접근을 통해 개선될 가능성이 어느 정도인지를 판단하는 데 중요한 요인이다.

인식 손상을 둘러싼 용어가 문헌에서 다양하게 나타나 있는데, 뇌손상 이후 발생할 수 있는 인식 손상을 적어도 3가지 유형으로 분류(지적 인식, 발생 인식, 예측 인식)할 수 있다는 것이 일반적으로 수용되는 의견이다(Crosson et al., 1989; Haskins et al., 2012). 인식 피라미드 모델(Awareness Pyramid Model; Barco et al., 1991; Crosson et al., 1989)은 인식능력의 단계를 보여주고, 각 단계별로 어떻게 인식능력을 개선하는지, 적절한 치료법이 무엇인지에 대해 설명한다. 이 주제는 본 장의 큰 틀에서 벗어난 면이 있으나, 자기인식이 발전하면서 자기인식을 개선하고 치료 접근을 수정하는 것이 중요하다(Barco et al., 1991; Doig et al., 2017; Fleming & Ownsworth, 2006; Toglia et al., 2011; Toglia & Kirk, 2000).

지적 인식. 인지 손상의 **지적 인식**(intellectual awareness)이란 인지 손상이 있다는 것을 인식하는 가장 기본적인 인식 단계로서, 인식 지식(awareness knowledge)이라고도 한다. 지적 인식만 있는 클라이언트는 인지 손상이 있다는 것을 언어적으로 표현할 수는 있지만(예: "저 집중하는데 문제가 있어요."), 이 인지 손상이 일상 기능에 실제로 어떻게 영향을 미치는지는 알아차리기 어렵다. 지적 인식은 보다 높은 수준의 인식을 갖추기 위해 필요하다. 즉, 다른 인식단계를 뒷받침하는 피라미드의 가장 바닥에 있는 기본적인 능력으로 알려져있다.

지적 인식이 없는 클라이언트는 어려움이 존재한다는 것을 깨닫지 못하므로 치료나 전략의 필요성을 느끼지도 못한다. 학습 장애를 초래하는 중증 인지 장애가 있으면 클라이언트의 지적 인식의 문제가 가려질 수 있다.

지적 인식이 부족한 현상은 심각한 기억 장애, 학습 장애 및 중증 실어증에서 흔하게 나타난다. 클라이언트는 지적 인식이 발달하는데 필요한 정보를 오랫동안 보존(또는 정보를 충분히 이해)하지 못한다. 클라이언트의 인지 손상에 대한 인식 부족이 부상과 관련이 있다면, 의료 서비스 제공자가 급성기에 하는 교육의 부족 때문이 아닌지 확인하여 이를 배제해야 한다.

발생 인식. **발생 인식**(emergent awareness)은 온라인 인식(online awareness; Toglia & Kirk, 2000)이라고도 하며, 피라미드에서 지적 인식 다음을 차지하는 단계이다. 이 단계에서 클라이언트는 자신의 인지적 어려움을 인식하고 그것이 활동 수행에 어떤 어려움이 있는지 알 수 있다. 클라이언트는 발생 인식이 가능하기 전에 어려움이 존재함을 인식(지적 인식)해야 한다. 따라서, 클라이언트가 자신의 인지적 손상을 인식하고 있을 때, 즉 지적 인식이 있을 때("저 기억력에 문제가 있어요."), 그러나 그것이 실시간으로 자신의 기능 활동을 저해하고 있다는 것을 깨닫지는 못하고 있다면, 발생 인식이 부족하다(예: 클라이언트가 기억력 부족으로 같은 이야기를 반복해서 하고 있다는 것을 인식하지 못함)고 볼 수 있다. 반대로, 발생 인식이 있는 사람은 자신이 대화 내용을 잘 기억하지 못함을 인식하고, 화자에게 천천히 말하고 주요 단어는 반복해달라고 부탁하거나, 대화 장소를 조용한 곳으

로 옮기는 시도를 할 수 있다.

따라서, 발생 인식이 없는 경우, 클라이언트는 자신이 어려움을 겪고 있으며 전략이 필요하다는 것을 인식하지 못한다. 반대로, 자신의 인지 손상으로 인해 어려움이 있다는 것을 인지한다면 필요한 전략을 실행할 수 있게 된다. 클라이언트가 행동과 환경의 관계를 정확하게 자각하지 못한다면 발생 인식이 부족하다고 볼 수 있다. 이러한 현상은 기능적 손상의 여러 가지 유형과 심각한 정도에 따라 다양한 원인이 있을 수 있다.

예측 인식. **예측 인식**(anticipatory awareness)이란 가장 높은 단계의 인식능력이다. 이는 클라이언트가 과제를 수행하기 전에 인지적 결손 문제가 자신에게 어떠한 영향을 줄지 예측하고 계획을 세울 수 있는 능력을 의미한다. 클라이언트가 예측 인식을 갖기 위해서는 지적 인식과 발생 인식을 갖추어야 한다.

예측 인식으로 클라이언트는 인지적 문제로 인해 발생하는 기능적 어려움을 피하기 위해 미리 학습된 전략을 계획하고 실행할 수 있다. 예를 들어, 주의력 손상 문제가 있는 사람은 슈퍼에서 장을 볼 때, 다양한 자극으로 어려움이 있을 것을 예상하고, 사람들이 덜 붐비는 오후 6시 이후 시간을 선택해서 갈 계획을 세울 수 있다.

집행능력이 부족한 사람들 중에 예측 인식이 부족한 사람들이 많다. 이들은 예측, 계획, 문제 해결, 결정능력 등이 부족하다. 따라서, 과제를 수행하기 전에 인지적 어려움에 대처하기 위한 예측, 계획, 전략 수립능력을 발휘하기는 어렵다.

환경(E) 요인

클라이언트를 둘러싼 환경은 현재와 미래의 환경을 포함한다. 현재의 환경에는 중환자실, 급성기 병원, 재활센터, 지역사회기반 치료 및 의료서비스센터 등이 있다. 미래의 환경에는 가정, 직장, 학교, 사회 및 지역사회의 각종 장소들이 포함된다. 작업치료사는 환경 및 향후 환경 변화의 가능성에 대해 주시하는 것이 중요하다.

클라이언트의 지원 환경은 중요한 요인인데, 그들이 기능 활동을 하는 환경에 따라 지원 환경도 변할 수 있기 때문이다. 예를 들어, 가정에서는 가족이 클라이언트의 지원 시스템이 될 수 있고, 직장에서는 직장 상사가 지원 시스템이 될 수 있다. 연구자들이 지속적으로 밝혀온 점은, 인지적 문제가 있는 클라이언트가 향상될 수 있음을 예측하게 하는 주요 요소는 강력한 지원 시스템의 유무였다(Haskins et al., 2012). 어떤 중재 접근에서는 무엇보다도 가정, 직장, 지역사회를 수정하는 등 클라이언트의 지원 시스템을 우선적으로 추적 · 관찰한다. 클라이언트가 지원 시스템이 없거나, 현재 수정 중인 형태가 클라이언트가 기능 활동을 하는 환경으로서 현실성이 부족한 경우, 그것에 기반하여 클라이언트의 성공을 기대하기는 어렵다.

클라이언트의 기능적 상태 및 의료보험 상태도 중재를 뒷받침하거나 제한할 수 있는 환경적 요인이라 할 수 있다. 미국에서는 의료보험 유무에 따라 제공되는 의료서비스의 차이가 계속 벌어지고 있다(Fang et al., 2016; Johnson et al., 2017; Kim et al., 2017). 어떤 중재 접근은 다른 접근방법보다 더 오랜 시간의 작업치료를 필요로 한다. 의료보험은 재활 과정에서 장점 또는 장벽이 될 수 있으며, 안타깝게도 중재 접근의 선택 폭을 제한할 수 있다.

작업(O) 요인

클라이언트들의 작업은 서로 매우 비슷할 수도, 매우 다를 수도 있다. 예를 들어, 대부분의 성인 클라이언트들은 ADL 및 IADL 수행에 중점을 두는 경우가 많다. ADL 요구사항은 모든 사람에서 공통된 요소가 많다. 반대로, IADL 요구사항은 사람마다 매우 다양하게 나타난다. 예를 들어, 모든 사람들이 집을 청소하고 재정을 직접 관리하고 양육의 의무가 있는 것은 아니다.

또한 작업치료사는 클라이언트의 과제가 일상생활 루틴의 일부이고 자동반사적으로 할 수 있는 절차적 과제인지, 다양한 변수가 있고 예측이 불가능한 생소한 과제인지를 이해할 필요가 있다. 옷 입기와 같은 절차적 과제가 손상을 입은 후에 한 손으로 옷 입기를 해야 한다면 생소한 과제가 될 수도 있다.

생소한 과제는 절차 과제와 비교할 때, 여러 가지 인지적인 절차를 필요로 한다. 또한 학습 요구사항에 있어서, 절차적 과제(이닦기, 컵으로 물 마시기, 머리빗기, 신발끈 묶기 등)와 생소하고 자주 하지 않는 과제(잘 안쓰는 손으로 연필 잡기, 새로운 휴대폰에 전화번호 입력하기, 처음으로 수표 쓰기, 가계부 정리하기 등) 간에는 차이가 있다. 따라서, 작업치료사는 인지적 중재 접근을 선택할 때, 과제의 유형(루틴, 절차적 과제, 생소한 과제)을 클라이언트의 사람 요인(질환, 심각한 정도, 진단내용 등)과 관련지어 고려할 필요가 있다.

작업치료사는 클라이언트가 종전에 해왔었지만 지금은 할 수 없고, 하고 싶어하는 과제들이 무엇인지 평가하는 것이 중요하다. 인식의 손상이 있을 때, 클라이언트는 목표로 하는 이전의 작업을 수행하는 것이 현실적이지 않을 수도 있다. 클라이언트 중심이 되어야 하는 작업치료사로서 이럴 때 어려움이 있다. 치료사들은 클라이언트가 목표 달성에 어려움이 있지 않으면서, 치료에서 다루는 여러 가지 기능적 활동을 단계적으로 수행하고, 장기목표와 연결지을 수 있게 해야 한다.

가이드라인: 인지적 중재의 선택

중재 접근을 선택하는 것은 사람, 환경, 작업요인을 포함하는 통합적인 과정이다. 임상적 추론은 각 요인이 치료 선택에 어떠한 영향을 미치는지를 고려하는 과정이다. 통찰과 학습 및 전이능력은 과제/습관 훈련, 전략 훈련 또는 간접 접근 중 하나를 선택하는데 중요한 요인이다. 중재 접근방법은 이론에 근거하고 있으므로 작업치료사들은 이론을 임상에 연결시키는 메커니즘인 이론의 틀을 알고 있어야 한다(Zoltan, 2007). 인지 중재에 대한 이론의 틀은 과제/습관 훈련(Clark-Wilson et al., 2014; Giles, 2018), 전략 훈련(McEwen et al., 2018; Toglia, 2018) 또는 간접 접근방법(Levy, 2018; 표 17.1)으로 분류된다.

인식능력 손상이 심각한 사람(학습능력 및 기억력 장애가 심각한 사람들에게 많이 나타남)의 경우, 과제/습관 훈련이나 간접 훈련에 더욱 잘 반응한다. 지적 인식이나 발생 인식능력이 부족한 클라이언트는 인지 전략(지적 인식능력 부족)을 사용할 이유가 없거나, 언제 그 전략을 실행할지 알 수 없다(lack of emergent awareness; Clark-Wilson et al., 2014). 이러한 클라이언트들은 일반적으로 심각한 인지 장애가 있어서, 학습한 기술을 다른 상황으로 전이하는 과정을 더 어렵게 느낀다. 의식적으로 세션별로 기억해야 할 일이 매우 어렵거나 불가능하다. 클라이언트는 치료 중에 수행한 활동에서 어려움을 겪었던 사실을 기억해야 할 못할 수도 있어, 지적 인식능력을 획득하는 능력에 부정적인 영향을 줄 수 있다.

지적 인식 및 발생 인식이 지속적으로 부족하고 심각한 학습 장애가 있는 경우에는 과제/습관 훈련 또는 간접적인 접근방법이 작업수행을 개선하는데 선호되는 접근법이 될 수 있다. 과제/습관 훈련이 선택된 접근일 때, 작업치료사는 클라이언트 훈련을 위해 신중하게 우선순위를 정하고 과제를 정할 필요가 있다. 기술 훈련은 반복적으로, 암기하고 열심히 연습할 필요가 있다(18장 참조). 이 수준의 중재가 필요한 클라이언트에게 학습내용을 새로운 상황이나 과제로 전이하는 것을 기대하기는 어렵다(사례 17.1).

표 17.1 인지 중재 접근: 관련 이론과 이론의 틀

인지 중재 접근	학습 이론	이론의 틀
과제/습관 훈련(직접 접근)	행동주의 수정된 활동분석	신경 기능적 접근(18장 참조)
전략 훈련(직접 접근)	인지주의	다중상황 접근(20장 참조) 작업기반 인지 중재법(19장 참조)
환경 수정, 돌봄자 교육(간접 접근)	행동주의 수정된 활동분석	인지 장애 모델(21장 참조)

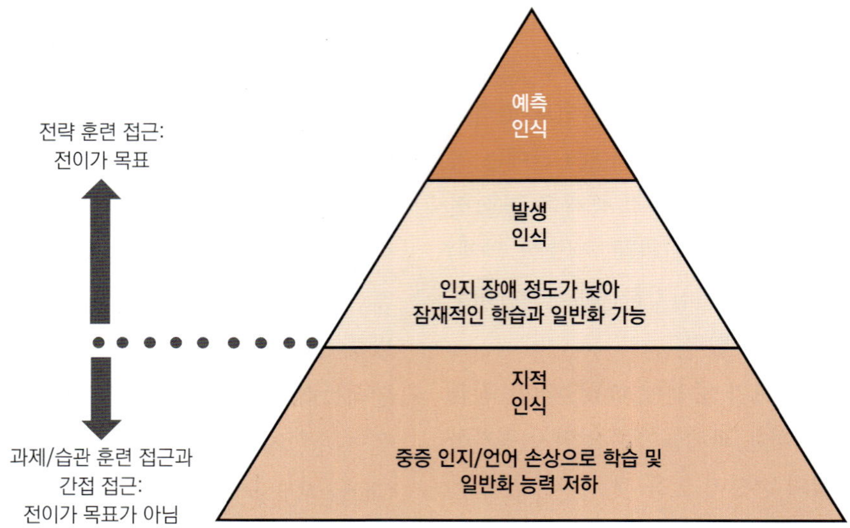

그림 17.1 인식능력에 근거한 인지 중재 접근 선택 및 기술 전이 가능성

출처: "Occupational Therapy for People With Stroke in the Outpatient Rehabilitation Setting," by P. P. Barco and M. S. Dappen, in *Stroke: Interventions to Support Occupational Performance* (Neurorehabilitation in Occupational Therapy Series, Vol. 2, p. 279), by T. J. Wolf (Ed.), 2014, Bethesda, MD: AOTA Press. Copyright © 2014 by the American Occupational Therapy Association. Adapted with permission.

인지 손상에 대한 인식능력이 높은 클라이언트(발생 인식 또는 예측 인식)에게는 인지 중재를 위한 전략 훈련 접근이 더 적합하다(그림 17.1, 17.2). 이 단계의 인식능력이 있는 클라이언트들은 인지 장애나 학습 장애 정도가 심각하지 않다. 이들은 여러 가지 전략을 학습하고 새로운 상황이나 과제로 전이할 수 있는 잠재력을 가지고 있다. 전략 훈련 접근은 다양한 작업과제를 사용할 수 있고, 내적 전략(언어로 리허설하기, 시각적 상상 훈련 활용)과 외적 전략(메모하기, 조용한 장소에서 일하기, 지시 반복해서 말하기, 문제해결 프레임워크 사용하기 등; 사례 17.2)을 통합할 수 있다.

인지 중재 분야에서 이러한 전략을 평가하고 사용하는 접근방법은 이론의 틀에 따라 다양하게 나타난다. 임상에서는 작업치료사가 클라이언트의 능력에 의문점이 있다면, 일단 과제/습관 훈련 접근을 채택하는 것이 일반적이다. 사실은 일반화할 수 있다는 장점 때문에 치료사는 전략 기반 접근을 먼저 시도해야 한다. 치료를 진행하면서 클라이언트가 새로운 전략을 학습하고 적용하지 못한다면, 이때 과제/습관 훈련 접근으로 수정할 수 있다.

적용

본 장에서는 작업치료사가 중재를 선택하는데 중요한 정보를 제공하였다. 각 클라이언트는 사람, 환경, 작업요소에서 장점, 단점의 고유한 조합을 가지고 있다. 중재를 선택하는 과정에서 인식 수준과 학습 장애의 심각 정도를 우선적으로 고려하지만, 어떤 경우에는 특정한 사람, 환경, 작업요인으로 인해 단순하게 갈 수 있는 중재 접근 방식이 비현실적인 것이 될 수 있다. 다음 사례를 고려해 보자.

- 한 클라이언트는 학습 장애가 있고, 지적 인지능력도 부족하다. 그는 간접적인 지원이 필요한데, 현재 집이 없다. 당신은 인지 중재 접근법을 어떻게 수정해야 할까?

답: 과제/습관 훈련 접근으로 치료하는 과정에서 우선순위인 장소가 해결될 수 있는지 판단한 다음, 장기적으로 클라이언트에게 도움이 될 수 있는 거주지 알선을 결정한다. 지역사회 자원이나 사회복지 서비스단체와 협력할 수도 있다.

- 최근에 뇌졸중을 경험한 클라이언트는 약간의 인지 장애가 있지만 학습능력은 있는 편이다. 그녀는 최근

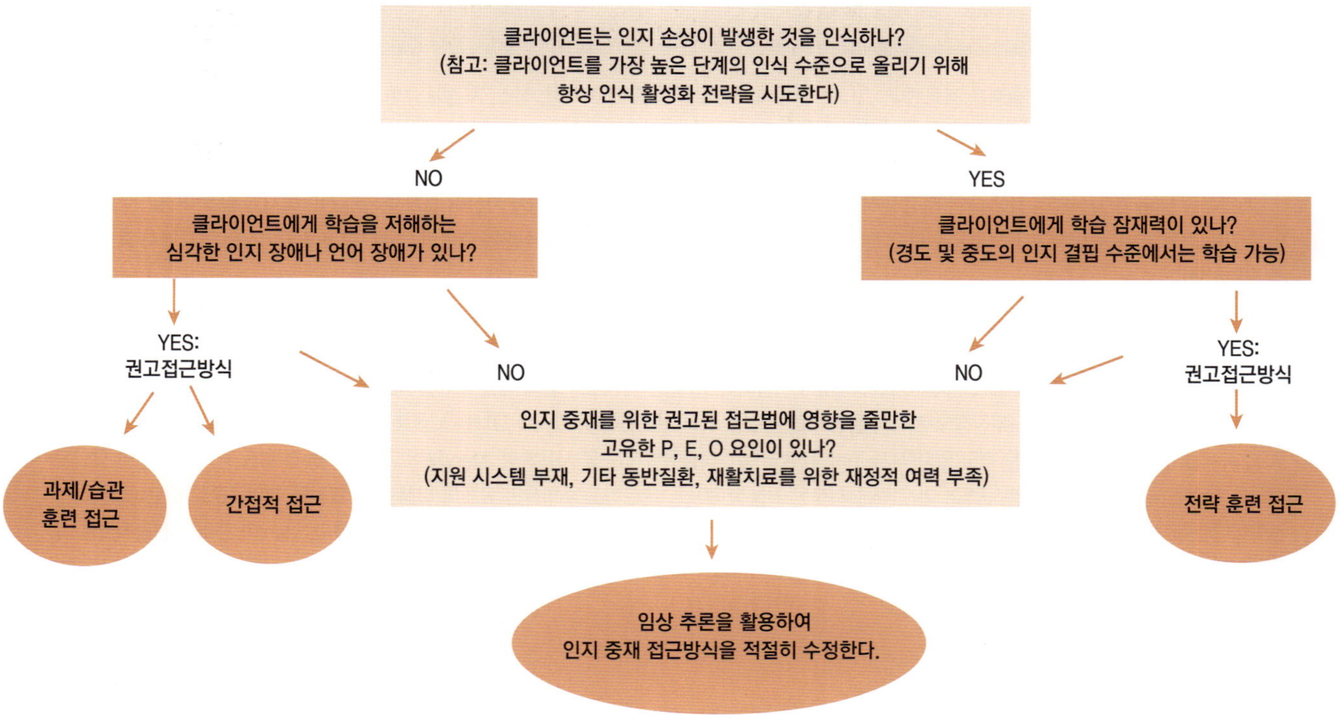

그림 17.2 이론의 틀: 인지 중재 접근을 선택하기 위한 결정 나무

P = person; E = environment; O = occupation

사례 17.1 인지 중재에 대한 과제/습관 훈련 접근법

심각한 TBI를 앓고 있는 17세의 Tom은 란초 로스 아미고스 인지 기능 척도(Hagen, 1997) 5단계(혼란, 부적절하지만 동요하지 않음)에서 6단계(혼란스럽지만 적절함)에 도달했다. 그는 2주 전에 자동차 사고를 당했고, 현재 외상 후 기억상실증에 걸려 있다(Trevena-Peters et al., 2018). 사고가 나기 전, Tom은 고등학교 3학년이었다. 그는 좋은 성적으로 공학을 전공하기 위해 대학에 갈 계획이었다.

Tom 현재 급성기 병동에 있다. 그는 혼란스럽고 장소나 시간 지남력이 없으며(본인 이름은 아는 것 같다), 새로운 정보를 학습하는 것이 어렵다. 그는 현재 단순 지시에 반응하며 친숙한 과제에는 참여하기 시작했다.

작업치료사가 자신을 소개했지만, Tom은 집중하지 못하고 그의 고양이가 어디 있는지만 계속해서 묻고 있다. 치료사는 그에게 어디에 있는지나 무슨 일이 일어났는지를 물었다. 그는 인지적으로 어려움이 있다거나 TBI로 인한 문제가 있다고 인식하지 못한다. 치료사는 Tom이 현재 지적인 인식을 가지고 있지 않다는 것을 알 수 있었다. 그의 현재의 인지적 도전과 회복 단계에서 알 수 있듯이, 그의 학습 능력은 심각하게 손상되었다.

Tom의 인지적 결함에 대한 지적 인식 부족은 그의 혼란과 방향감각 상실로 증명되었다. 그의 심각한 학습 장애는 그의 지남력 부족과 란초 기능 수준으로 증명된다.

작업치료사는 인지 중재를 위해, ADL에서 Tom과 함께 일하기 위한 과제/습관 훈련 접근법을 선택한다. 그녀는 그에게 칫솔을 건네주며 그가 이를 닦을 수 있는지 물어본다. 치료사는 Tom이 칫솔을 어떻게 해야 할지 모르는 것처럼 보인다는 것을 관찰한다; 그는 칫솔로 그의 머리카락을 빗기 시작하고 침대 옆 테이블에 내려놓는다. 과제/습관 훈련을 계속하면서, 치료사는 신경 기능 이론 틀의 일부인 기술을 사용하여 Tom의 양치질을 안내하는 데 초점을 맞춘다(18장 참조). Tom은 그의 통찰력을 향상시키고 인지적 효과를 얻음에 따라 중재 접근법은 전략 훈련 접근법으로 진화할 수 있다.

사례 17.2 전략 훈련 접근을 통한 인지적 중재

50세의 Mary는 약 한달 전에 뇌졸중을 경험했다. 그녀는 현재 외래진료를 받고 있고 사람, 장소, 시간에 대한 지남력이 있다. 작업치료사가 그녀에게 뇌졸중 이후 어떤 어려움이 있는지 질문하자, Mary는 기억력이 떨어지고 멀티태스킹이 어렵다고 대답하였다. 작업치료사는 배우자의 보고와 기능적 인지평가(C-FE)를 통해 이 정보가 정확함을 확인하였다.

치료사는 Mary가 자신의 손상에 대한 지적 인식능력이 있을 뿐 아니라, 식사준비 과제에서 자신이 쉽게 주의가 산만해지고 잘 잊어버리는 것을 잘 알고 있었다(즉, 그녀는 발생 인식능력은 있다고 볼 수 있다). 치료사는 Mary의 인지 결손 수준을 그녀의 C-FE 결과에 근거하여 경도에서 중도 정도로 판단하였다.

치료사는 Mary의 기억력 및 주의력 저하 문제를 해결하는데, 전략 훈련 접근 방식이 적합하다고 판단했다. 치료사는 Mary에게 적용할 수 있는 몇 가지 전략 훈련 이론의 틀을 선택하였는데, 여기에는 일상적인 작업수행에 대한 인지 중심적 접근(Cognitive Orientation to daily Occupational Performance)과 다중상황 접근(Multicontext Approach)이 포함되어 있다. 두 가지 프레임에 대한 자세한 내용은 19장, 20장에 각각 나와있다.

Mary의 목표는 법률사무소 사무장직으로 다시 돌아가고, 운전을 시작하는 것이다. 그러나 그녀는 뇌졸중 이전에 독립적으로 할 수 있었던 몇 가지 IADL 과제를 수행하는데 어려움을 겪고 있다(식사 준비, 돈관리 등). 다중상황 접근을 사용하여, Mary와 치료사는 기능적 활동 중에 주의산만 요인을 줄이는 전략을 시도해보기로 결정하였다. 이 전략은 시작한 기능적 과제를 완료하고 주의산만 요인이 발생할 때 그것을 적어둠으로써 모니터링하는 전략이다(문제 해결은 나중에). 첫 실습으로 간단한 요리 과제로 시작하여 주의산만 요인으로 짧은 대화를 포함시켰다. Mary가 전략을 성공적으로 사용했기에, 치료사는 이 전략을 다른 새로운 상황이나 과제로 전이하도록 안내하였다.

에 많이 좋아져서 이제는 인지 손상에 대한 발생 인식도 갖추고 있다. 그녀는 외래 재활진료는 없고, 자원봉사단체의 3회 방문을 받을 수 있다. 그녀는 전략 훈련 접근이 적합한데, 이것은 더 많은 방문을 필요로 한다. 당신의 인지적 중재 접근은 바뀌어야 할까?

답: 중재를 수정하여 전략 훈련 접근과 간접 접근을 함께 사용할 수 있다. 클라이언트가 충분히 전략을 학습할 때까지 지인을 교육하고 협력하여 학습한 기술을 지역사회에서 전이할 수 있도록 하는 것이 중요하다. 제한적인 방문 횟수를 최대한 활용할 수 있는 계획을 수립하는 것도 중요하다. 예를 들어, 장기간 동안 클라이언트와 지인에게 치료를 제공하기 위하여 3회의 치료 방문을 어느정도 시간 간격을 두고 하는 것이 가장 좋다.

- TBI와 척수 손상이 있는 클라이언트가 중등도의 기억력 장애를 보이는데, 학습능력과 발생 인식능력은 있는 상황이다. 인지적 관점에서, 전략 훈련이 적당하다고 보여진다. 그러나, 클라이언트는 표현 실어증이 있고, 경직과 운동 장애로 인해서 상지의 기능적 사용이 어렵다. 당신의 인지 접근 방법(전략 훈련 접근)을 바꾸어야 할까?

답: 안타깝게도, 클라이언트의 언어 및 운동 장애로 인한 기억력 장애를 도울 수 있는 여러 가지 전략(테이프 녹음하기, 메모하기, 컴퓨터 사용 등)이 별다른 소용이 없을 것 같다. 이런 상황에서는 현실적으로 생각하는 것이 중요하다. 작업치료사는 클라이언트의 재정적 뒷받침이 되는지를 고려함과 동시에 새로운 기술를 활용할 가능성을 검토해야 한다. 클라이언트가 스스로 의사결정하고 통제하도록 허용하면서도, 돌봄자에게 클라이언트를 도와줄 방법을 안내하는 간접적 접근을 사용하는 것도 중요하다. 클라이언트에게 충분한 인식능력이 있기에 의사결정 과정에 클라이언트를 참여시키는 것도 중요하다. 보조 도구에 대한 과제/습관 훈련이 가장 도움이 될 것이다. 치료사와 돌봄자는 클라이언트의 인식능력 수준에서 올 수 있는 좌절과 우울함을 모니터링할 필요도 있다.

작업치료사들은 이처럼 어렵고 예외적인 상황들을 마주칠 수 있다. 이런 상황에서는 임상적 추론이 수반되는데, 항상 옳고 그른 선택지가 있는 것은 아니다. 치료사는 클라이언트의 여러 가지 사람, 환경, 작업요인들을 면밀하게 평가하여 작업개선을 가장 잘 이끌어낼 수 있는 중재 접근법을 선택해야 한다. 어떤 경우에는 중재 접근법이 인식 수준과 인지 손상의 심각성에 근거하여 추천되는 접근법과 동일한 것을 선택할 수 있다. 또 다른 경우에는 클라이언트의 특이한 상황으로 인해 달라질 수도 있다. 목표는 클라이언트의 장점을 바탕으로 어려움을 극복함으로써 기능을 향상시키고 삶의 질을 높이는 방향으로 진행시키는 것이다.

결론

작업치료사들은 각 클라이언트의 개별성을 인지하고, 훈련과 직업 정신 발현을 통해 개인들을 전인격적으로 바라보도록 배워간다. 본 장은 치료사들이 클라이언트에 가장 잘 맞는 인지적인 중재 접근을 선택하도록 도와주는 가이드로 사용되고 있다. 사람, 환경, 작업적 요인을 이해하는 것은 적절한 중재 접근을 선택하는데 매우 중요하다. 클라이언트의 인식능력 수준과 기술을 배우고 전이하는 기술은 적절한 중재 접근을 선택하는 데 중요한 결정 요소들이다. 기능적 인지 중재가 과제/습관 훈련, 전략 훈련, 간접 접근 중 어떤 것이 되었든, 공통적인 목표는 작업수행, 기능, 삶의 질을 개선하는 것이다.

인지 문제가 있는 클라이언트와 활동하고 중재 계획을 개발하는 일은 어려운 일이지만, 작업치료사에게는 보람된 일이기도 하다. 이 과정은 클라이언트가 변화하거나 새로운 정보가 나오면서 창의력, 문제해결 능력, 치료 중재방식을 수정하는 능력을 필요로 한다. 인지적인 중재는 현실적인 목표가 개발되고 달성될 때까지 지속적으로 평가하고, 가르치고, 수정하고, 교육하며 재평가하는 역동적인 과정이다. 작업치료사가 다양한 중재 접근을 적절하게 사용할 수 있게 되면, 여러 가지 중재 방식을 한꺼번에 사용할 수도 있게 된다. 뒤에 나오는 장들에서는 본 장에서 토의한 각각의 중재 접근방식에 대한 자세한 정보와 클라이언트에게 활용하는 방법을 자세히 다룰 것이다.

References

Barco, P. P., Crosson, B., Bolesta, M. M., Werts, D., & Stout, R. (1991). Training awareness and compensation in postacute head injury rehabilitation. In J. S. Kreutzer & P. H. Wehman (Eds.), *Cognitive rehabilitation for persons with traumatic brain injury* (pp. 129–146). Baltimore: Brookes.

Barco, P. P., and Dappen, M. S. (2014). Occupational therapy for people with stroke in the outpatient rehabilitation setting. In T. J. Wolf (Ed.), *Stroke: Interventions to support occupational performance* (Neurorehabilitation in Occupational Therapy Series, Vol. 2, pp. 275–309). Bethesda, MD: AOTA Press.

Bates, B. (2016). *Learning theories simplified.* Thousand Oaks, CA: Sage. Clark-Wilson, J., Giles, G. M., & Baxter, D. M. (2014). Revisiting the Neurofunctional Approach: Conceptualizing the core components for the rehabilitation of everyday living skills. *Brain Injury, 28,* 1646– 1656. https://doi.org/10.3109/02699052.2014.946449

Crichton, S. L., Bray, B. D., McKevitt, C., Rudd, A. G., & Wolfe, C. D. A. (2016). Patient outcomes up to 15 years after stroke: Survival, disability, quality of life, cognition and mental health. *Journal of Neurology, Neurosurgery and Psychiatry, 87,* 1091–1098. https://doi. org/10.1136/jnnp-2016-313361

Crosson, B. C., Barco, P. P., Velozo, C. A., Bolesta, M. M., Cooper, P. V., Werts, D., & Brobeck, T. C. (1989). Awareness and compensation in postacute head injury rehabilitation. *Journal of Head Trauma Rehabilitation, 4,* 46–54. https://doi.org/10.1097/00001199-198909000- 00008

Doig, E., Fleming, J., Ownsworth, T., & Fletcher, S. (2017). An occupationbased, metacognitive approach to assessing error performance and online awareness. *Australian Occupational Therapy Journal, 64,* 137–148. https://doi.org/10.1111/1440-1630.12322

Fang, J., Zhao, G., Wang, G., Ayala, C., & Loustalot, F. (2016). Insurance status among adults with hypertension: The impact of underinsurance. *Journal of the American Heart Association, 5,* e004313. https://doi.org/10.1161/JAHA.116.004313

Fleming, J. M., & Ownsworth, T. (2006). A review of awareness interventions in brain injury rehabilitation. *Neuropsychological Rehabilitation, 16,* 474–500. https://doi.org/10.1080/09602010500505518

Geusgens, C. A. V., Van Heugten, C. M., Cooijmans, J. P. J., Jolles, J., & Van den Heuvel, W. J. A. (2007). Transfer effects of a cognitive strategy training for stroke patients with apraxia. *Journal of Clinical and Experimental Neuropsychology, 29,* 831–841. https://doi. org/10.1080/13803390601125971

Giles, G. M. (2018). Neurofunctional Approach to rehabilitation after brain injury. In N. Katz & J. Toglia (Eds.), *Cognition, occupation, and participation across the lifespan: Neuroscience, neurorehabilitation, and models of intervention in occupational therapy* (4th ed., pp. 419– 442). Bethesda, MD: AOTA Press.

Hagen, C. (1997). *Rancho Los Amigos Scale of Cognitive Functioning.* Bakersfield, CA: Centre for Neuro Skills.

Haskins, E. C., Cicerone, K., Dams-O'Connor, K., Eberle, R., Langenbahn, D., & Shapiro-Rosenbaum, A. (2012). *Cognitive rehabilitation manual: Translating evidence-based recommendations into practice.* Reston, VA: ACRM Publishing.

Johnson, N. X., Marquine, M. J., Flores, I., Umlauf, A., Baum, C. M., Wong, A. W. K., . . . Heaton, R. K. (2017). Racial differences in neurocognitive outcomes post-stroke: The impact of healthcare variables. *Journal of the International Neuropsychological Society, 23,* 640–652. https://doi.org/10.1017/S1355617717000480

Kim, M. J., Lee, H., Kim, E. H., Cho, M. H., Shin, D. W., Yun, J. M., & Shin, J. H. (2017). Disparity in health screening and health utilization according to economic status. *Korean Journal of Family Medi-*

cine, 38, 220–225. https://doi.org/10.4082/kjfm.2017.38.4.220

Lenze, E. J., Host, H. H., Hildebrand, M., Morrow-Howell, N., Carpenter, B., Freedland, K. E., . . . Binder, E. F. (2013). Enhanced medical rehabilitation is feasible in a skilled nursing facility: Preliminary data on a novel treatment for older adults with depression. *American Journal of Geriatric Psychiatry, 21*, 307. https://doi.org/10.1016/j.jagp.2012.11.006

Levy, L. L. (2018). Neurocognition and function: Intervention in dementia based on the Cognitive Disabilities Model. In N. Katz & J. Toglia (Eds.), *Cognition, occupation, and participation across the lifespan: Neuroscience, neurorehabilitation, and models of intervention in occupational therapy* (4th ed., pp. 499–522). Bethesda, MD: AOTA Press.

McEwen, S., Mandich, A., & Poloatajko, H. (2018). CO-OP Approach: A cognitive-based intervention for children and adults. In N. Katz & J. Toglia (Eds.), *Cognition, occupation, and participation across the lifespan: Neuroscience, neurorehabilitation, and models of intervention in occupational therapy* (4th ed., pp. 315–334). Bethesda, MD: AOTA Press.

Nys, G. M. S., Van Zandvoort, M. J. E., Van der Worp, H. B., De Haan, E. H. F., De Kort, P. L. M., Jansen, B. P. W., & Kappelle, L. J. (2006). Early cognitive impairment predicts long-term depressive symptoms and quality of life after stroke. *Journal of the Neurological Sciences, 247*, 149–156. https://doi.org/10.1016/j.jns.2006.04.005

Ownsworth, T., Fleming, J., Tate, R., Shum, D. H., Griffin, J., Schmidt, J., . . . Chevignard, M. (2013). Comparison of error-based and errorless learning for people with severe traumatic brain injury: Study protocol for a randomized control trial. *Trials, 14*, 369. https://doi. org/10.1186/1745-6215-14-369

Toglia, J. (2018). The Dynamic Interactional Model and the Multicontext Approach. In N. Katz & J. Toglia (Eds.), *Cognition, occupation, and participation across the lifespan: Neuroscience, neurorehabilitation, and models of intervention in occupational therapy* (4th ed., pp. 355–386). Bethesda, MD: AOTA Press.

Toglia, J., Goverover, Y., Johnston, M. V., & Dain, B. (2011). Application of the multicontextual approach in promoting learning and transfer of strategy use in an individual with TBI and executive dysfunction. *OTJR: Occupation, Participation and Health, 31*(Suppl.), S53–S60. https://doi.org/10.3928/15394492-20101108-09

Toglia, J., & Kirk, U. (2000). Understanding awareness deficits following brain injury. *NeuroRehabilitation, 15*, 57–70.

Toglia, J., & Maeir, A. (2018). Self-awareness and metacognition: Effect on occupational performance and outcome across the lifespan. In N. Katz & J. Toglia (Eds.), *Cognition, occupation, and participation across the lifespan: Neuroscience, neurorehabilitation, and models of intervention in occupational therapy* (4th ed., pp. 143–164). Bethesda, MD: AOTA Press.

Trevena-Peters, J., McKay, A., Spitz, G., Suda, R., Renison, B., & Ponsford, J. (2018). Efficacy of activities of daily living retraining during posttraumatic amnesia: A randomized controlled trial. *Archives of Physical Medicine and Rehabilitation, 99*, 329–337. https://doi.org/10.1016/j.apmr.2017.08.486

Zoltan, B. (2007). *Vision, perception, and cognition* (4th ed.). Thorofare, NJ: Slack.

18

신경 기능적 접근

Neurofunctional Approach

GORDON MUIR GILES, PhD, OTR/L, FAOTA

학습목표

- 신경 기능적 접근(Neurofunctional Approach, NFA)의 이론적 배경을 설명한다.
- NFA의 대상 집단을 진단명 및 작업수행 손상의 심각성 측면에서 평가한다.
- NFA 중재를 설명하고, 회복 단계 및 기능 장애의 심각성이 다양한 클라이언트를 대상으로 임상적으로 적용하는 방법에 대해 설명한다.
- NFA를 사용하여 관찰 평가 절차, 중재 계획, 과제 분석, 무오류 기술 훈련 사용까지 진행 과정을 설명한다.
- 선행사건 제어, 무오류 학습, 자기발생, 과잉 학습 등에 대해 설명하고, 이러한 기술을 통해 독립적인 기능을 지원하는 암묵적 지식 구조(습관 및 루틴)를 개발시키는 방법을 설명한다.

주요 용어 및 개념

- 무오류 학습(Errorless learning)
- 습관 및 루틴(Habits and routine)
- 과잉 학습(Overlearning)
- 실습(Practice)
- 자기발생 효과(Self-generation effect)
- 과제 분석(Task analysis)
- 치료 동맹(Therapeutic alliance)

배경 및 신경 기능적 접근

이번 장에서는 신경 기능적 접근(Neurofunctional Approach, NFA)을 후천적 신경 손상 및 신경 행동학적 장애를 가진 클라이언트의 재활에 실질적으로 적용하는 방법에 대해 살펴본다(Clark-Wilson et al., 2014; Giles & Clark-Wilson, 1993). NFA는 작업치료사가 사용하는 과제/습관 훈련 접근 방식으로 다음과 같은 단계로 진행된다.

1. 신경 장애 영역을 평가
2. 클라이언트가 필요한 ADL 및 IADL 과제를 성취하도록 설계
3. 클라이언트가 자동적으로 과제를 수행할 때까지 **실습**(practice) 과정(반복적인 행동)을 촉진

따라서 본 접근법은 메타인지 전략 훈련의 반대말로서, 클라이언트는 문제 해결을 가능하도록 하는 내적 사고방식을 배운다(Dawson et al., 2017; Toglia, 2018). 과제/습관 훈련 접근과 메타인지 접근의 차이점을 보다 더 논의하기 위해서, Clark-Wilson 등(2014)과 17장에서 나온 '중재 선택' 부분을 살펴보면 된다.

Giles는 1980년대 후반에서 1990년대 초반에 걸쳐 Clark-Wilson과 함께 NFA를 발전시켰다(Clark-Wilson et al., 2014; Giles & Clark Wilson, 1993; Trevena-Peters, McKay, Spitz, et al., 2018). NFA의 이론적 근거는 학습 이론(learning theory), 운동 학습 이론(motor learning theory) 그리고 사회심리학이다. 1990년대 초반에는 중증 외상성 뇌손상(Traumatic Brain Injury,

TBI) 클라이언트들의 재활 방법에 관한 근거자료가 거의 없었다. 그러나, Miller(1980)는 중증 TBI를 견딘 사람들 또한 충분한 연습을 하면 신경학적으로 건강한 사람들의 기술 수준에 도달할 수 있다는 것을 보여주었다(Giles, 2018).

이러한 관찰을 바탕으로, NFA의 기술 훈련 방법을 개발하였다. 이러한 방법들은 중증 주의력, 기억력, 집행능력에 장애가 있고 장애에 대한 통찰이 부족한 클라이언트들에게 NFA 재훈련을 성공적으로 적용하였다. 많은 경우, 장애를 입은 후 수년이 지나서도 클라이언트들의 생활이 개선되었으며 생활에서 제약들도 줄어드는 것을 알 수 있었다(Parish & Oddy, 2007).

NFA의 핵심은 **습관**과 **루틴**(사람들이 의식적 노력을 기울이지 않고 수행하는 행동들)을 개발하기 위해 만들어진 매우 구조화된 재훈련 프로그램을 제공한다는 것이다. 습관과 루틴이란 조직화 및 의사결정 능력에 문제가 있는 사람들이 문제 해결능력이 없이도 수행할 수 있는 과제들이다. 이 프로그램의 목표는 클라이언트가 독립적으로 수행할 수 있도록 ADL과 IADL을 훈련하는 것이다. 매우 구조화된 훈련 방법은 학습 장애 정도가 비교적 적은 클라이언트들을 대상으로 개선의 효과를 거둘 수 있다(Reber, 2013; Wood & Runger, 2016).

적절한 기술–습관 구조를 개발하는 것은 ADL과 IADL 기술 손상을 초래하는 기능적 인지 손상에 대처하는데 있어 중요하다. 또한 이러한 기술–습관 구조는 TBI와 같은 여러 가지 신경 장애를 초래할 수 있는 신경 장애의 대표적인 형태인 충동제어 장애 클라이언트를 치료하는데 도움이 된다. 학습이 진행되면서 앞선 행동을 단서로 다른 행동이 이어지는 연속적인 행동들이 하나의 단위로 묶여서 점차 한꺼번에 실행될 수 있다(Healy et al., 2012; Wood & Runger, 2016; Yin & Knowlton, 2006). 이것이 습득되면 훈련된 활동들은 다음과 같은 특징을 갖는다.

- 환경 내의 단서들을 사용하며 더 활발하게 수행
- 신속한 실행
- 의사결정 과정 간소화(Wood & Runger, 2016; 암묵적 기억에 의존하는 활동이므로 집행기능 장애와 거의 무관하게 기능할 수 있음)

어떤 ADL 및 간단한 IADL을 다룰 것인지를 선택하는 과정은 사람이 중심이 된다. 그러나, 중증 돌봄 환경에서는 치료사들이 이동, 스스로 먹기 등 클라이언트에게 가장 중요한 ADL을 선택할 수 있다. 클라이언트가 이러한 과제를 스스로 할 수 있게 되면, 치료사는 다음 단계로 목욕하기, 옷 입기, 자조관리와 따뜻한 차나 샌드위치 만들기 등 간단한 IADL로 넘어갈 수 있다(Giles et al., 2019; Trevena–Peters, McKay, & Ponsford, 2018). 습관은 한번 개발되므로 강화되므로 쉽게 변하거나 없어지지 않는다(Wood & Runger, 2016). NFA는 특정한 측정방식이나 중재의 모음이라기보다는 평가와 중재를 위한 프레임워크(몇 가지 원칙으로 구성)를 제공한다. 따라서 클라이언트의 개별적 요구사항에 잘 맞추어 적용할 수 있다.

대상 집단

세계보건기구의 장애능력 및 참여를 분류하는 방법에서(WHO, 2001), 신경 기능적 접근(NFA)은 손상된 인지 과정을 회복하는 것보다는 행동과 참여의 개선에 중점을 둔다[즉, 수행 단계에 초점을 맞춘다; 미국작업치료협회(American Occupational Therapy Association, AOTA, 2014; WHO, 2001)]. NFA는 주로 TBI 중증 클라이언트 및 회복단계의 클라이언트, 뇌혈관 질환 클라이언트들을 대상으로 사용되었다. 이 밖에, 산소결핍증, 신진대사 불균형, 독성에 의한 신경학적 질환(당뇨성 코마, 일산화탄소 중독), 감염(뇌염, 뇌수막염) 클라이언트들에게도 적용이 가능하다.

비슷한 접근법들은 다양한 진행성 신경 장애 질환 클라이언트들 사이에서 작업수행을 개선시킬 수 있는 것으로 증명되었다. 그러나 신경 기능 접근(NFA)은 질병에 의해 결정되는 것이 아니라 클라이언트의 필요에 의해 결정된다(Turner–Stokes, 2008).

경험에 기초한 치료 방법인 NFA는 학습이 가능하다면, 어떤 회복 단계에서도 효과를 낼 수 있다. 1980년대와 90년대에는 중재의 특정한 효과를 별도로 구분하는 것을 목적으로, TBI 클라이언트들(뇌손상 이후 1년 이상 지난 클라이언트들 중 즉각적인 신경 회복의 효과가 제한적인 경우)을 대상으로 초기의 개념 입증 연구를 진행하였다(Whyte et al., 2009). 그러나 이후에는 NFA를 회복 초기[외상후 기억상실증(Posttraumatic Amnesia, PTA)] 및 중증 PTA 재활(Trevena-Peters, McKay, Spitz, et al., 2018; Vanderploeg et al., 2006, 2008) 시에 적용할 경우 효과적이었으며, 기타 연구에서는 이러한 중재 유형은 중증 신경외과 수술 후 급성기 시기에 가능하다고 제안하였다(Kelly & Nikopoulis, 2010).

NFA 대상 인구군은 다음과 같다.

- PTA 클라이언트
- 중증 주의력 및 일화 기억력 저하 클라이언트
- 중증 집행능력(Executive Function, EF) 장애 클라이언트
- 경도 및 중도의 주의력, 기억력, 집행능력, 자기인식 능력 손상 클라이언트

위 사람들은 전략기반 접근법을 사용하기 어려우나, 과제/습관 훈련기반 접근법의 사용은 가능하다.

또한, 경도 장애 클라이언트들 중에 자기인식 능력이 있어 시도-오류를 통한 학습과 전략 훈련이 가능한 사람들은(Ownsworth, 2018) NFA 규칙을 주요 중재 유형의 대안으로 사용하여 특정한 루틴을 개발하고자 할 수 있다. 과제-수행 오류를 인지하고, 후속 시도를 통해 오류를 정정하고 정정된 방법을 시간이 지나도 기억할 수 있는 사람들은 시도-오류 학습과 전략기반 접근법을 가장 잘 활용할 수 있다(17장 참조).

NFA가 적합한 많은 클라이언트들은 ADL 평가를 통해 심각한 손상 장애를 신속하게 밝혀낼 수 있다(외상후 기억상실증이나 중증 외상성 뇌손상 이후). 명확한 ADL 손상이 없는 클라이언트에게는 선별 검사를 사용할 수 있다. NFA 사용이 적절한 클라이언트들은 몬트리올 인지 평가(Montreal Cognitive Assessment, MoCA; Nasreddine et al., 2005)와 같은 인지 선별 검사에서 두드러진 손상을 보이며 기능적 인지 평가에서 장애를 발견할 수 있거나 오류를 인식하거나 적절하게 정정하지 못하는 경향이 있다. 예를 들어, 집행능력 수행 검사(Executive Function Performance Test; Baum et al., 2003)와 자기관리 기술 수행 평가(Performance Assessment of Self-care Skills; Rogers et al., 2016)에서 이러한 사람들은 오류를 범하고 그것을 인지하지 못하며, 과제를 완료하기까지 직접적 단서나 물리적 도움을 필요로 한다.

TBI에서 회복 초기 단계에 있는 클라이언트들이 혼수상태에서 회복되어 자극에 반응할 수 있는 경우, NFA 중재가 적당하다(1단계 단서에 반응할 만큼의 각성 및 주의력을 갖추었을 경우). 클라이언트들은 기억력에 심각한 장애가 있더라도 NFA 중재에 반응할 수 있다. NFA는 PTA 클라이언트부터 중도 및 중증 TBI 클라이언트에 이르기까지 무작위 시도를 통해 ADL 및 IADL 기술을 개선시키는데 효과적임이 증명된 유일한 접근법이다(Trevena-Peters, McKay, Spitz, et al., 2018). 또한 NFA는 TBI 중증 회복 단계에서 인지 접근법으로 효과적임이 증명되었다(Vanderploeg et al., 2008).

진행

연구자들이 인정한 NFA의 정해진 훈련 코스는 아직 없다. NFA를 채택한 작업치료사들은 보통 1993년에 발표된 원저(Giles & ClarkWilson, 1993), 원작자 및 기타 연구자들이 발간한 이 접근의 적용방법 설명서(Giles et al., 1997; Parish & Oddy, 2007; Trevena-Peters, McKay, Spitz, et al., 2018), 이 접근의 기본 원칙 수정본(ClarkWilson et al., 2014) 등을 활용한다.

NFA는 중재 원칙의 모음집으로, 클라이언트의 요구사항에 따라 이 접근의 중심이 된다(기억상실증 기반 혼란은 PTA 기간 중에 관리되어야 하며, 치료 절차를 완전히 거부하면 재활 후기에 심각한 기억 장애가 발생할 수 있다. 또한 다른 사람들은 치료 효과에서 높은 동기부여가 될 수 있다). 적용된 활동분석, 운동 학습 이론, 동기부여 인터뷰(Miller & Rollnick, 2013) 등의 참고자료가 도움은 될 수 있지만, 필수사항은 아니다.

NFA의 적용은 프로그램 개발 중 어느 정도의 융통성을 요구되므로 후반기(훈련 중재 기간)에는 치료사의 특

정한 행동이 요구되므로, 치료사들은 친숙하지 않은 방법으로 자신들의 행동을 구조화해야 한다. Trevena-Peters, McKay, Ponsford(2018)는 치료사들이 클라이언트의 기술을 개선시키는 것과 함께, NFA를 사용하는 것이 치료 동맹을 촉진하고 클라이언트의 불안을 가중시키지 않으면서 치료의 의미 있는 사용을 가능하게 한다고 설명하였다.

본 장에서 NFA를 적용하는 것은 여러 가지 과정으로 설명된다(붙임 18.1). 이 접근방식을 설명할 때, 다수의 연구자들은 여러 가지 접근 방식 요소를 강조하였다(Parish & Oddy, 2007; Rotenberg Shpigelman et al., 2012; Trevena-Peters, McKay, Spitz, et al., 2018). 각 과정의 실질적인 중요성은 중재가 제공되는 환경적 요인에 따라 다르게 적용된다.

1단계: 긍정적인 치료 동맹 개발

NFA의 첫 번째 단계는 클라이언트의 관점, 가치관과 목표, 그들이 하고자 하는 것이 무엇인지(사람 중심)에 집중하여 긍정적인 치료 동맹을 개발하는 것이다. 중증 돌봄 환경에서, 가족과 친구들은 치료사가 PTA 클라이언트를 위해 치료 재훈련 프로그램을 개발하고 진행하는데 도움이 될 수 있는 클라이언트의 선호하는 행동 및 습관에 관한 정보를 제공할 것이다. Trevena-Peters, McKay, Ponsford(2018)는 NFA를 사용하는 치료사들이 PTA 기간 중에 클라이언트를 참여시키는 것에 어려움을 느껴 참여를 독려하는 고유한 방법을 찾게 되었다고 보고하였다. 이것은 관계 형성, 클라이언트가 사용하는 특정 언어, 중재 목표를 설명하는 방법에서 특히 중요하였다.

클라이언트가 PTA에서 회복되었을 때, 클라이언트와 관계를 맺고 클라이언트의 관점을 경청하고 가족 맥락에서의 클라이언트의 역동성을 이해하는 것이 가장 중요하다. 이것은 작업치료의 사람 중심 원칙과 작업치료 치료 과정과 일치한다(AOTA, 2014).

동기화된 인터뷰 원칙은 클라이언트만의 의견이 있고, 외래진료나 가정의료 환경에서 그 관점에 따라 작업하는 것이 치료사의 중재능력의 핵심임을 받아들이도록 한다(Miller & Rollnick, 2013). 치료를 통해 클라이언트와 가족을 이해하는 것이 클라이언트의 요구사항에 잘 대처하는 치료사의 필수능력이라 할 수 있다. 클라이언트의 요구사항을 우선시하는 것은 진실되고 치료적인 참여 및 발전을 이끌 수 있는데, 이는 통찰력 부족의 관점에서 특히 중요하다.

2단계: 관련 정보를 수집하고 이해

2단계는 클라이언트의 현재 기능 상태를 이해하고, 그들의 중재에 대한 예상 반응을 평가해보는 과정이다. 이것을 2단계 과정에 해야 할 업무로 설정해 두었지만, 작업치료사는 클라이언트와 가족들을 만나서 활동을 시작하기 전부터 관련 정보를 수집하고 이해해야 한다. 치료사는 돌봄자나 의료기록을 통해 클라이언트의 손상 정도와 신체, 인지, 행동, 기능 상태 및 중재의 부적합성 여부(치료 기간과 예상되는 치료 반응 관련 고려사항) 등을 평가하는 것이 중요하다. 특히 중증 돌봄 환경에서 가족 구성원들은 치료사가 클라이언트를 본격적으로 만나기 전에

붙임 18.1 신경 기능적 접근의 단계별 과정

1. 클라이언트의 관점, 가치, 목표와 클라이언트가 하고 싶어 하는 것에 초점(사람 중심)을 맞춘 긍정적인 치료 동맹을 개발한다.
2. 관련 정보를 수집하고 수용하여 자연스러운 환경에서 클라이언트의 현재 기능을 이해하고 중재에 대한 가능한 반응을 파악하기 위해 관련 정보를 수집하고 통합시킨다.
3. 클라이언트의 목표에 대한 사례 양식을 만들고, 이를 사용 가능한 자원 및 현재 제약 조건에 맞춰 조정한다.
4. 재훈련 프로그램으로 변환 · 시행할 수 있는 수행 목표를 개발한다(즉, 행동으로 명확하게 서술된 목표).
5. 과제의 성격, 클라이언트 특성, 환경 자원 및 제약 조건을 참조하여 일상적인 상황에서 수행을 관찰한다.
6. 사람, 활동 및 환경 분석을 통해 개발된 기술 재교육 프로그램을 개발한다(해당하는 경우, 보조 도구 또는 환경 지원 포함).
7. 클라이언트의 일상생활에서 기술들이 자동성(automaticity), 일반화(generalization) 및 지속성(maintenance)이 나오도록 발전시킨다.
8. 클라이언트에게 적합한 피드백을 제공하면서 진행과 참여를 격려한다.

손상이나 신경 질환의 배경에 대해 잘 알고 있을 것을 기대한다. 이렇게 시작되는 첫 대면은 가족과 치료를 위해 관계 형성을 해나가는 데 매우 중요한 지점이 된다.

3단계: 클라이언트의 목표와 가능한 자원 판단

3단계에서 작업치료사는 클라이언트의 목표를 정하고, 이것을 가능한 자원 및 현재의 제약과 조화시켜야 한다. 또한 회복 과정에서 클라이언트의 상태에 따라 치료사는 중재 방안을 세우기 위해 사례 개념화를 해나갈 필요가 있다. 이러한 형태는 정해진 목표나 클라이언트와의 소통 방법에 영향을 주게 된다. 클라이언트가 상황을 잘 이해하고 있나? 그들이 지시에 순응하고 있나? 활동을 미루고자 하지는 않는가?

PTA 기간에서처럼 초기 회복 시기에 또는 심각한 신경 인지 장애가 있는 클라이언트들 사이에서는 클라이언트가 자신이 뇌손상을 입었고 치료가 필요하다는 사실을 알고 있는지에 대한 병식력을 확인하는 것이 중요하다. 활동들을 소개하는 방법은 클라이언트 참여에 중요하다. 치료사들은 클라이언트에게 부담이 될만한 질문은 피하려 할 수도 있다("샤워할 준비가 되었나요?" 등). 혼란스러워하는 클라이언트에게 간단한 기본 정보를 제공하는 것이 좋다("뇌손상을 앓아 병원에 입원하게 되어서, 제가 목욕과 옷 입기를 스스로 하도록 도와드리려 합니다"). 어떤 사람들은 선행적 통제에 더 잘 반응한다(예: "샤워하시는 거 도와드리러 왔습니다", "샤워 물 틀어놨습니다"). 클라이언트가 기억상실 상태일 경우, 치료사는 클라이언트와 소통할 수 있는 최선의 방법들을 여러 가지로 실험해보면서 찾을 수 있다.

회복 후기의 안정화 단계에 있으나 치료에 반감을 보이는 클라이언트인 경우, 동기부여적 인터뷰 기술을 활용한 비대립적 접근이 도움이 될 수 있다. 이러한 상황에서는 치료를 시작하기 전 클라이언트와의 좋은 관계를 확립하는 것이 전제 조건이 된다.

4단계: 작업수행 목표 수립

NFA 과정에서 4단계는 프로그램을 유지하는 것으로 전환될 수 있는 작업수행 목표(행동학적으로 명확하게 보이는 목표)를 세우는 단계이다. PTA 기간 동안, 클라이언트가 한 번의 힌트만으로 스스로 기능 수행을 할 수 있다면, 치료사는 다음 단계로 넘어갈 수 있다. 도움이 필요하다면, 기능 수준을 평가하고 유지 프로그램을 실행한다.

클라이언트가 ADL 또는 IADL을 스스로 할 수 없다면, 치료사는 클라이언트의 기능에 대한 인식 향상 노력에 반응을 할 것인지, 재훈련 프로그램을 실시하는 것이 좋을지를 판단해야 한다. 예를 들어, 치료사가 보기에 주방에서의 활동이 안전해 보이지 않을 때, "주방에서 차를 끓일 때 특히 조심하셨으면 좋겠습니다"라고 말하면 행동을 수정할까, 수정하지 못할까 생각해본다. 말로 알려주어도 스스로 인지하지 못하는 클라이언트라면 과제/습관 훈련 또는 재훈련 접근이 필요할 것이다.

외상후 단계에서 클라이언트들이 행동 목표를 갖게 되면, 이를 클라이언트가 받아들일 수 있는 방식으로 우선순위를 정하는 것은 치료사의 몫이다. 통찰력이 부족한 클라이언트들 본인이 어떤 도움이 필요한지 잘 모르는 경우가 많다. 처음에는 클라이언트가 재활 노력을 잘 수용할 수 있도록 하기 위해 보다 덜 급한 목표에서부터 시작하는 것이 좋다. 과제 내용이 자신의 손상사항을 직접적으로 드러내는 과제는 거절할 수 있는데, 이때는 손상이 드러나지 않는 재명명화된 과제부터 시작하면 받아들일 수 있다. 예를 들어, 길 건너기 훈련이라고 하면 거절할 수 있는데, 편의점까지 걸어가는 훈련이라고 하면 받아들일 수 있다(편의점을 가려면 길 건너기를 해야 함).

5단계: 수행 관찰

5단계는 수행을 관찰하는 단계로서 과제의 특성, 클라이언트의 특성, 환경적 요인 및 제약요소 등을 관찰한다. 기본적인 과제 수행이 어떻게 정해지는지는 클라이언트의 환경 및 회복 단계 시점에 따라 다양하다. 지역사회 환경에서는 자연스러운 관찰이 가능할 때가 많으나, 입원실에서의 관찰은 관찰하고 있다는 단서가 주어진 가운데 진행된다. 가능하면 클라이언트가 과제를 시작할 때 최소한의 단서만 사용하는 것이 좋다(예: "일어날 때, 옷 입을 때, 샤워할 때, 토스트 만들 때, 길 건널 때 등 보통 때 어떻게 하시는지 보여주세요"). 클라이언트가 한 가지 단서로 적절한 행동을 하지 못하면, 스스로 시작할 수 있을 때까지 필요한 단서를 추가한다(영상 18.1, https://aotaorg-my.sharepoint.com/:v:/g/personal/aricci_aota_org/EepWXiT9lKBInxZfSEo0WA4BXu7jTj9Dad-Wm1209BiN8Dg?e=cSKIH4).

클라이언트가 스스로 하지 못하면, 치료사의 과제는 자발적으로 하는 행동을 관찰하여 재훈련 프로그램을 구성하는 것이다(즉, ADL 또는 IADL 중에 단서 없이도 자동적으로 하는 것은 재훈련 프로그램에 포함시킬 수 있다). 이렇게 하면 새롭게 학습해야 할 양이 줄어든다. 예를 들어, 한 번의 단서에 반응하여 양치질을 할 수 있는 클라이언트가 세수하는 것부터 시작하여 스스로 양치질을 할 수도 있다.

치료사는 클라이언트가 활동을 요청하고 과잉 학습된 활동을 프로그램에 추가하는 방법에 대해 알고 있어야 한다. 클라이언트가 '능력의 섬'을 만들 수 있는지(충분한 과제 수행의 연속성) 관찰해야 하지만, 클라이언트의 안전이 보장되고 성공의 성취감을 높이도록 중재해야 한다. 치료사는 클라이언트에게 도움을 제공하기 전에 과제를 완료할 기회를 주어야 한다. 작업수행 관찰은 통상적으로 수일에 걸쳐 진행한다. 또한 치료사는 관찰 중에 개별화된 과제 분석(과제 완료에 필요한 주요 행동을 평가하는 과정)을 통해 목표한 ADL 또는 간단한 IADL 과제를 완료할 수 있는 일련의 행동들을 개발할 수 있도록 한다.

치료사들은 표준화된 측정 방법에 의해 채점을 할 수 있다(FIM®; Keith et al., 1987). NFA 중재에 참여하기 위하여, 클라이언트는 지시를 이해하고 그에 따라 행동하는 과정을 따를 수 있어야 한다. 신경 손상에서 초기 회복단계에 있는 클라이언트들에게 이러한 능력이 일관적으로 나오지 않는 것이 치료에 반드시 장애가 되지는 않는다. 왜냐하면 회복 과정과 루틴의 개발로 인해 단서가 있는 지시를 따르기가 더 쉬워질 것이기 때문이다. 관찰 과정 동안, 치료사는 재훈련 프로그램에 필요한 단서의 양과 유형에 관해 가정하는데, 클라이언트가 특정한 단서에 반응하는 방법을 자세히 관찰하는 과정은 6단계에 포함된다.

6단계: 기술-재훈련 프로그램 개발

6단계는 클라이언트의 목표가 정해지고 치료사가 어떻게 관련 기능을 시도할지, 언제 최소한의 도움을 제공할지에 대해 정하고 나서 시작되는 단계이다. 이 단계에서는 사람, 활동, 환경 분석을 통해 개발된 기술-재훈련 프로그램(도움과 환경적 지원을 적절할 때 포함시킴)을 개발한다. 기준점을 정하고 나서, 치료사는 클라이언트에게 단서가 필요한 부분에 중점을 두고, 어떤 단서에 클라이언트의 특정 행동을 이끌어내는지, 어떤 행동에서 단서가 필요한지를 알아본다("세수하세요" 또는 "세수 수건 집으세요" 중 어떤 단서가 좋을지 등). 클라이언트는 할 일을 손글씨로 메모할 수 있으며, 세부 루틴표를 미리 만들어두는 것은 스스로 하는 것으로 간주될 수 있다. 또한 단서가 제공될 경우 단서의 개수, 물리적 도움을 받아 수행한 것 등을 반영하여 채점한다. 그러나 프로그램이 어떻게 제시되는지에 따라 클라이언트의 과제 수행 성과가 다양하게 나타날 때가 많다. 치료사의 과제는 클라이언트의 특정한 행동을 가장 잘 이끌어낼 수 있는 적합한 단서를 평가하는 것이다. 치료사는 단서의 명칭을 바꾸거나 다단계 행동을 잘 이끌어낼 수 있도록 여러 가지 단서를 사용해야 할 수도 있다("세수하세요"라는 단서가 부족하여 보다 자세한 단서가 필요하다면, "수건을 들고, 비누를 수건에 묻히고, 그것으로 얼굴을 씻으세요"라고 말한다).

단서를 제공할 때 오류를 범하지 않도록 해야 한다(무오류 학습; Haslam & Kessels, 2018). 왜냐하면, 중증 장애가 있는 클라이언트들은 한번 오류를 범하면 만회하기 어려울 수 있기 때문이다. 따라서 단서 제공은 구체적이고 직접적인 것을 위주로 하며, 추상적 단서("다음에는 무엇을 해야 할까요?")나 직접 언급이 없는 단서는 피한다(Wolery et al., 1990).

NFA는 활동 전체에서 단서가 제공되는 전체적 과제 방식을 취하여, 프로그램에 참여할 때마다 과제를 성공적으로 이끄는 단서가 적용되도록 한다(붙임 18.2, 사례 18.1). 클라이언트의 일관성있는 과제 수행을 이끌어내는 가장 짧은 단서를 활용해야 한다.

인지 손상과 신체 손상이 동시에 있는 클라이언트의

붙임 18.2 신경 기능적 접근 프로그램 적용 사례: 걸어서 카페가기 목표

1. 클라이언트와 프로그램 목표 수립과 참여 방법을 선택하고, 프로그램 목표에 대해 합의함
2. 클라이언트가 스스로 하는 일과 최소한의 단서가 있어야 하는 일을 판단하기 위한 관찰 기준을 수립함. 거리의 특정한 부분에서 안전조치가 필요한지 점검함. 클라이언트는 체크 리스트나 지도가 필요한지 검토함
3. 클라이언트가 과제를 시도한 순서와 행동의 연결이 바르게 된 것을 기록하여 이것을 재훈련 프로그램에 통합시켜서 새로운 학습을 최소화하도록 함. 체크 리스트나 지도가 클라이언트에게 어떻게 도움이 되었는지 설명함
4. 클라이언트의 신체적 운동 장애 및 재훈련 프로그램 장소 등을 고려하여 개인에 맞는 과제 분석을 시행함. 단서는 상황에 맞게 만들어야 함
5. 가장 효과적인 단서를 결정하는 작업수행. 행동 유도를 최소화하는 방법도 사용 가능하나, 가장 효과적인 단서 수준을 정하는 것이 우선임. 단서는 구체적이고 개별적이어야 함. 안전에 대한 고려도 우선순위에 넣어야 함
6. 제공한 단서를 기록하는데 공식적으로 문서화된 단서 체계 수립함
7. 과제 유도 방법이 같은 전체적 과제 재훈련 방법을 실행하고, 매일 제공된 단서 및 신체적 도움을 기록하고, 직원들은 단서 시스템과 프로그램 제공 방법을 잘 알아서 일관성이 유지되도록 함
8. 클라이언트에게 발전사항에 대해 피드백 제공함

주의: 길 건너기 프로그램의 경우, 안전이 매우 중요한 요소라서, 프로그램을 시작하기 전에 관련 팀의 동의를 얻어야 함. 행동 예측이 어렵고 충동적이거나 지시를 잘 따르지 않는 클라이언트와 길 건너기 훈련을 하지 말 것. 팔 하나 정도의 거리를 유지하고 위험한 상황에서 즉각 멈출 준비가 필요함. 클라이언트의 독립성이 향상되면 함께 건너기를 시도하되 클라이언트의 시선밖에 있는 뒤편에서 건너면서 안전한 수행을 위한 단서를 제공. 최종 평가를 위해, 함께 건너는 치료사 외에 다른 사람이 클라이언트의 안전성을 평가하도록 함. 치료사들은 자신만의 판단과 전문성을 바탕으로 클라이언트에게 도움 없이 길을 건너는 것을 추천할 것인지를 판단해야 함

경우, 프로그램 초반에 신체적 도움이 필요할 수 있으나, 치료사는 클라이언트의 회복 상태를 근거로 스스로 활동을 잘 습득할 수 있는지 판단해야 한다. 예를 들어, 재활 기간 동안 독립적인 이동은 가능해 보이지만, 독립적인 보행이 어려워 보인다면, 재훈련 프로그램의 초점은 휠체어를 스스로 사용할 수 있도록 하는 것에 주력해야 한다.

일부 클라이언트는 일부 프로그램 단계에 대해 신체적 지지(가이드 보조)가 필요할 수 있지만 목표는 클라이언트가 독립적으로 수행할 수 있는 신체적 루틴을 개발하는 것이다. 신체적 안내를 사용함으로써 치료사는 클라이언트가 작업을 수행할 수 있도록 신체적 지원을 제공하고(클라이언트를 위해 작업을 수행하는 대신) 작업 순서에 따라 클라이언트가 학습할 수 있도록 촉진시키는 동작을 안내하는 동시에 구두 단서를 제공한다. 클라이언트는 물리적 지도를 받거나 받지 않고 과제를 수행함으로써 학습한다.

학습을 도와주기 위해 환경을 바꾸는 방법도 있다. 예를 들어, 보상전력을 사용하여 단서를 만드는데 사용할 수 있다. 클라이언트가 단서에 대해 정해진 패턴대로 반응하게 되면(단서에 대한 반응이 일관적이면), 작업치료사는 해당 단서들을 전산화하거나, 문서로 저장해서 작업치료 전문가가 아닌 사람도 훈련을 받으면 사용할 수 있도록 한다. 클라이언트가 보유한 수행 기술의 손상 특성(운동기능과 인지 기능 손상이 합쳐져서 활동 요구사항에 영향을 끼침)과 작업수행이 발생하는 환경 모두가 재훈련 프로그램의 구조에 영향을 끼치기 때문에, 과제 분석과 재훈련 프로그램은 필요에 따라 수정되기도 한다.

7단계: 자동성, 보편성, 기술 유지

7단계는 클라이언트의 일상생활에서 자동성, 보편성, 기술 유지를 위한 단계이다. 기능적 재훈련 프로그램의 단서 체계가 확립되면, 클라이언트는 프로그램의 효과를 보기 위해서 여러 가지 상황에서 그것을 활용할 수 있어야 한다(학습의 발생 및 기술의 습득; Healy et al., 2012; Wood & Runger, 2016). 학습은 누적되며, 연구자들은 프로그램을 반복할 때마다 절차 학습의 근거가 되는 신경 메커니즘에서 변화가 일어난다는 가설을 확립하였다(Wood & Runger, 2016).

단서는 오류를 예방하기 위해 제공된다(무오류 학습; Haslam & Kessels, 2018). NFA에서의 학습은 경험적이며, 앞서 언급했듯이 오류는 피해야 한다. 특히 학습 초기의 오류는 되도록 피하는 것이 중요하다. 우리의 경험

사례 18.1 중증 TBI 및 ADL 수행 장애가 있는 클라이언트

1번 클라이언트는 20세인 오른손잡이 남자인데, 자동차 사고로 인해 오른쪽 전두엽 타박상과 함께 심각한 닫힌 뇌손상을 입었다. 그의 글라스고 코마 지수(Glasgow coma scale score; Teasdale & Jennett, 1974)는 급성질환 전문병원에서 3점이었고, 4주 간의 혼수상태를 겪은 후 5주 간의 코마 회복 기간을 거쳤다. 급성질환 전문병원에서 퇴원한 후 5개월의 재활 서비스를 받았다.

아급성 치료센터에서 8개월 간 입원한 후, 1번 클라이언트는 실내에서 스스로 휠체어를 움직일 수 있었고 하지에 더 심한 왼쪽 마비가 나타났다. 이소성 골화증으로 오른쪽 팔꿈치를 10%가량 펴지 못하였다.

프로그램 참가 후에 1번 클라이언트의 기억력이 심하게 저하되었다. 복잡한 숫자를 20분 이상 기억하지 못하고 한문단 길이의 이야기를 즉각 기억해내지 못했으며, 시간이 지나서 기억해내는 일은 거의 전무하였다. 선로잇기 검사 A (Reynolds, 2002)에서 클라이언트의 성적은 매우 낮았으며, 선로잇기 검사 B는 아예 완료하지 못했다. 3일 동안 관찰한 결과, 클라이언트는 스스로 목욕하고 옷을 입을 수 없었다. 이동을 신체적으로 도와줄 수 없었던 부모에게는 중요한 치료 목표였다. 작업치료사는 아침 위생관리 프로그램 22개 항목을 개발하여 20일 동안 가이드를 했다(붙임 18.3).

붙임 18.3 아침 위생관리 프로그램

시작 전에 할 일: 세면대 옆에 클라이언트가 입을 옷 놓아두기

1. 이불 걷어내기
2. 다리를 옆으로 빼기
3. 침대에서 일어나 앉기
4. 신발 신기
5. 발을 땅 위에 평평하게 딛기
6. 휠체어로 팔 뻗기(양팔 사용)
7. 휠체어에 앉기
8. 세면대로 가기(세면대 바로 앞에 앉기)
9. 속옷 벗기
10. 양치하기
11. 세면대 물 채우기
12. 세수하기(씻고, 헹구고, 닦기)
13. 팔 씻기(씻고, 헹구고, 닦기)
14. 세면대에서 휠체어를 뒤로 빼고 바퀴를 잠근 뒤, 팔걸이에 손을 올리고, 엉덩이를 들어올려 일어나고, 속옷을 벗고 앉기
15. 사타구니 씻기(씻고, 헹구고, 닦기)
16. 상의 입기
17. 신발 벗기
18. 양말 신기
19. 속옷과 바지를 발끝으로 걸치기
20. 신발 신기
21. 손을 팔걸이에 넣고, 엉덩이를 구부려 일어서서, 속옷과 바지를 끌어올린 뒤 앉기
22. 머리 빗기
23. 잘 했어요, 당신은 몸을 씻고 옷을 입었네요!

6일차가 되자, 필요한 단서가 줄어들었다. 8일차에는 신체적 도움이 필요 없었고, 20일차에 1번 클라이언트는 프로그램을 스스로 완료할 수 있었다. 이후 3개월 간 추적 검사를 진행하였다.

에 따르면, 대부분의 클라이언트들이 이러한 유형의 기술 훈련 효과를 볼 수 있었는데, 단서를 잘 따라가지 못하고 착수에 어려움을 겪는 클라이언트의 실패율이 가장 높았다. 클라이언트의 운동 기술 문제를 해결하기 위해 신체 동작을 가르쳐주는 경우가 아니라면, 신체 동작이 반드시 일치할 필요는 없다. 그보다 각각의 구별된 행

동을 순서대로 하는 것이 중요하다(Wood & Runger, 2016).

작업치료사는 클라이언트가 단서에 반응하는 것을 매일 기록해야 한다. 클라이언트에게 효과가 있는 단서 목록을 정리하여 전자 파일을 만들거나, 종이 파일을 비치함으로써, 해당 팀에서 각 과정에 클라이언트가 어떻게 반응하는지를 매일 기록하도록 한다. 치료사는 마지막 활동이 끝나고 다음 단서를 제공하기 전에 시간 간격을 조금씩 늘임으로써 학습이 되고 있는지를 평가할 수 있다. 클라이언트의 시작 단계가 정확하지 않아보이면, 치료사는 오류가 발생하기 전에 개입하여 정확한 행동이 나오도록 단서를 제공하면서 도와주어야 한다. 클라이언트가 단서 없이 다음 단계로 전이하면, 학습 효과가 분명해질 것이다.

클라이언트는 처음에 여러 가지 단서가 필요했던 행동의(예: 세수하는 과제를 위해 "수건 들어보세요", "수건에 비누를 묻히세요", "수건으로 얼굴을 닦으세요… 오른쪽 귀… 왼쪽 귀…"라고 말하던 것을 "세수하세요"로 간략하게 말한다) 세부 루틴을 발전시킬 수 있다. 50개 단서로 시작한 프로그램이 단계적으로 통합되면서, 한 가지 단서로도 복잡한 행동을 할 수 있게 된다(Wood & Runger, 2016). 중재가 제공될 때마다, 치료사는 클라이언트가 필요로 하는 단서를 기록하고 진행표를 작성해 나갈 수 있다. 작업치료사가 아닌 사람들이 프로그램을 진행할 때, 치료사는 적절한 시기에 학습을 평가하고 단서를 통합할 수 있도록 정기적으로 검사해야 한다.

연구자료에 의하면, 신경학적으로 건강한 사람들의 경우, 학습이 점근곡선을 따른다고 한다(Lally et al., 2010). 그 결과, 프로그램 초기가 가장 중요할 수 있으나, 단서가 갑자기 줄어드는 것을 기대할 수는 없다. 학습은 어느 변곡점을 지나면 분명해지기 때문이다. 임상경험에 의하면, 중증 뇌손상 클라이언트들은 10일 이내부터 학습현상이 일어난다. 그러나 이것은 회복단계에 있는 신경 손상 클라이언트들의 ADL 재훈련과 관련하여 공식적으로 확인된 바는 없다.

Trevena-Peters 등(Trevena-Peters, McKay, Spitz, et al., 2018; Trevena-Peters, Ponsford, & McKay, 2017)은 PTA 기간(평균 기간 = 44.31일) 중에 평균 3~4주(60분 치료세션을 평균 15.39일 동안 진행; Trevena-Peters, McKay, & Ponsford, 2018; Trevena-Peters, McKay, Spitz, et al., 2018)의 치료 결과, NFA의 효과가 다른 치료보다 뛰어남을 보여주었다. Ehlhardt 등(2008)은 신경 발생적 기억력 손상 클라이언트들을 대상으로 한 근거기반 임상 가이드라인에서, 연습의 기회가 많을수록 더욱 지속력 있는 학습이 가능해진다고 밝혔다. 연구자들이 검토한 여러 단계 절차를 다룬 16가지 연구 중, 14건에서 긍정적인 치료 결과를 보여주었고, 1건을 제외한 모든 연구에서 6~30회 이상의 치료를 진행하였다. Ehlhardt 등이 검토한 연구 중에 긍정적인 결과를 보여주지 않은 2개 연구는 훈련 세션 진행 횟수가 4회 미만이었다.

이렇게 매일 단위로 진행하는 특성상 프로그램 진행자의 능력에 대한 우려가 발생할 수도 있다. 어떤 TBI 재활센터에서는 센터 직원들이 작업치료사가 개발한 프로그램을 진행하도록 훈련을 받을 수 있지만, 대부분의 상황에서 프로그램은 일주일 전부 실행하지 않는다. 신경학적으로 건강한 학습자들을 대상으로 연구한 근거에 따르면, 학습 과정 초기에 학습을 하지 않는 날이 학습에 큰 장애가 되지 않으며, 임상 실습에서 매일 중재를 할 수 있는 상황은 없다. 그러나 프로그램에서 매일 해야 하는 활동(이동, 화장실 사용, 목욕, 옷 입기, 식사 등)을 다룰 때는 가능한 한 일관성을 유지하려고 했다. 프로그램을 제공할 수 없는 경우, 클라이언트가 다른 방식으로 작업을 수행하기보다는 직원이 클라이언트를 위해 작업을 수행하도록 권장한다.

기억력 손상은 있지만, 착수능력을 갖춘 아급성 클라이언트들의 경우, 치료사가 각 프로그램 수행 시에 단서를 제공하는 대신, 체크 리스트 종이에 문서로 지시하는 방법이 가능하다. 지역사회에 거주하는 사람의 경우, 전자기기 신호 시스템이 클라이언트의 학습을 돕는 것으로 나타났으나 학습이 진행됨에 따라 필요하지 않게 되었다(Wilson et al., 2005).

8단계: 피드백 제공

NFA 과정의 마지막 단계는 클라이언트의 발전과 참여를 독려하기 위해 적절한 피드백을 제공하는 단계이다. 클라이언트 학습자들에게 제공할 피드백 유형은 그들의 손상정도에 대한 자기인식과 진행 중인 훈련에 대한 태도에 따라 달라진다. 학습이 발생하고 독립성이 증가함에 따라, 어떤 클라이언트들은 자신의 학습에 대해 검토하는 일이 매우 즐거운 경험이 된다. 또 어떤 사람들은 아직 독립성이 발달하지 못했다는 평가를 받으면 낙심하게 된다. 보상을 최대한 제공하는 것이 장기간 훈련을 지속하는데 도움이 된다는 연구 결과가 있다. 따라서, 보상을 두드러지게 늘리는 것이 훈련 지속에 도움이 될 것이다(Abe et al., 2011). Parish와 Oddy(2007)는 이전 학습 성공사례를 살펴보는 것이 프로그램 참여를 독려하는데 도움이 된다고 밝혔다.

문서화

프로그램의 지속성을 위해 기록 보관은 NFA의 매우 중요한 부분이다. 치료사들은 신체적 도움이 필요한 단계, 단서가 필요한 단계, 독립적으로 할 수 있었던 과제는 어느 단계였는지 등에 대해 알아야 한다. 클라이언트의 수행 실적도 매일 달라지므로, 주간 평균 결과를 보는 것이 학습을 문서화하는데 더 좋은 자료가 될 수 있다. 따라서 진행상황을 단서 및 신체적 지원의 필요성이 감소되는 측면으로 도표화할 수 있다.

SOAP 노트[주관적 내용(Subjective), 객관적 내용(Objective), 평가(Assessment), 계획(Plan)]는 클라이언트를 치료하는 직원들을 위해 케이스 정보를 명확하게 기록할 수 있는 자료이다. 다음은 클라이언트에게 NFA를 사용한 학습의 여러 단계를 문서화한 SOAP 노트의 예이다(영상 18.1은 NFA 적용 2단계에 해당).

SOAP 노트 1

2018.10.15

S: 클라이언트의 엄마가 말했다. "아이가 자기 스스로를 돌보지 못한다면, 우리가 집에서 그 아이를 돌볼 수는 없어요."

O: ADL 과제 수행 시 스스로 시작하고 참여하는 능력을 기르기 위해 60분 동안 클라이언트를 진료함. 클라이언트는 "예"라고 대답했지만, "평소에 아침에 하던대로 씻고 옷을 입으세요."라는 언어 단서를 주었음에도 과제에 착수하지 않음. 그는 간단한 1단계 단서에 대한 행동을 시작하지 않았지만, 1단계 단서와 촉각의 단서를 합하여 제공했을 때 반응을 보임. 그는 침대에서 휠체어로 이동할 때, 옆에서 언어 및 촉각 단서를 제공하는 것을 필요로 함. 클라이언트는 개인 위생 행동을 할 때 100% 1단계 단서를 필요로 함

A: 클라이언트는 ADL 수행 시 착수능력에 어려움을 보였으나, 1단계 단서와 촉각 단서를 조합하여 제공하는 것은 잘 따랐다.

P: 근거기반 임상 NFA 접근에 따르면, 전문적인 작업치료(1~2 세션)와 ADL 재훈련 실행(10~15 세션)을 계속할 것이다.

SOAP 노트 2

2018.10.18

S: 주관적 보고사항 없음

O: 클라이언트와 60분 동안 스스로 목욕하기와 옷 입기 과제 진행. 클라이언트의 인지 손상 및 신체 장애를 고려하여 22단계의 맞춤형 ADL 프로그램을 단서와 함께 진행. 클라이언트는 씻고 옷입는 루틴을 수행하기 위해 14가지 언어 단서를 필요로 했지만, 신체적 도움은 필요로 하지 않음. 그는 몸을 움직이기 위해 발을 즉각적이고 정확하게 이동시켰고, 침대에서 휠체어로 이동할 때에는 잡아주는 도움을 필요로 함

A: 클라이언트는 학습이 진행되고 있으며, ADL을 스스로 수행하는 능력이 향상되었다. 4일 간의 프로그램 기간 동안, 씻고 옷입는 루틴을 수행할 때 필요로 하는 단서의 개수가 첫날 30개(어떤 과정은 처음 할 때 여러 개의 단서를 필요로 함)에서 오늘은 14개로 줄어들었다. 6개 프로그램 과정에서 처음에 신체적 도움을 필요로 했던 단계에서 오늘은 도움이 필요없는 모습을 보였다.

P: 클라이언트는 10일 동안 ADL 과제를 수행하면서, 오류를 최소화하고 단서의 횟수를 줄이기 위해 전문적인 작업치료를 진행하는 것이 필요하다. ADL 독립성이 향상되면 목표를 상향조정할 것이다.

중재 고려사항

무작위 대조군 실험을 근거로 한, 여러 가지 저서에서 Trevena-Peters와 동료들(Mortimer et al., 2019; Trevena-Peters, McKay, & Ponsford, 2018; Trevena-Peters, McKay, Spitz, et al., 2018; Trevena-Peters et al., 2017)은 PTA 클라이언트들에게 NFA 적용효과에 대한 이해를 크게 확장시켰다. NFA로 ADL 재훈련을 하는데 드는 비용은 훈련과 감독 비용을 포함하여 총 클라이언트의 치료비용의 2.5%를 차지했지만, 다른 치료방법들보다 클라이언트 전체 비용을 절감시켜주는 효과가 있었다(Mortimer et al., 2019).

아급성 단계에서 중도 인지 장애와 신체적 문제가 함께 있는 경우, 클라이언트의 작업수행 문제점의 원인은 독립적 수행을 하기 위해 적절한 전략을 수립하는 능력이 부족하기 때문인 경우가 많다. 이러한 상황에서 작업치료사는 전략을 제공하고 클라이언트가 그것을 잘 사용할 수 있도록 훈련한다. 치료사가 개발한 전략과 클라이언트의 크게 손상되지 않은 학습능력이 만나 빠른 개선을 가져올 수 있다(Giles et al., 2019).

아급성 TBI 클라이언트들을 연구한 자료에서는 ADL과 IADL이 클라이언트의 수행능력과 비례 관계가 있음을 보여주었다(Giles et al., 2019). NFA는 ADL과 간단한 IADL(붙임 18.4)의 어려움은 다룰 수 있지만 완전히 루틴화되기 어려운 IADL은 클라이언트가 스스로 생소함에 대처해야 하는 부분이 있어 NFA만으로 해결하기는 어렵다.

어떤 클라이언트의 경우, 자신의 손상을 인식하지 못하여 재활 또한 거부한다. 치료 접근법 연구자들은 결손을 인식하는 것이 메타인지 전략 지시기반 중재(인지기반 작업수행, 다중상황 접근)의 전제조건이라고 말한다. 인지기반 중재란, 일상생활의 문제를 해결하는 방법을 발전시키기 위해 생소한 '사고력 루틴'을 적용하는 것을 배우도록 하는 것이다(Dawson et al., 2017; Toglia, 2018). 인식이란 특정한 기능 영역에서 향상될 수도 있다는 근거가 있지만(Toglia et al., 2010), 통찰력과 신경 행동적 손상이 심각한 사람들에게 이러한 유형의 중재가 과연 효과가 있을지는 의문의 여지가 있다(Clark-Wilson et al., 2014; Crosson et al., 1989; Ergh et al., 2002). 메타인지 전략을 사용하기 위해서 클라이언트에게 필요한 것은 다음과 같다.

- 기능의 한계점에 대해 인식
- 중재 전략의 타당성 인지(Ergh et al., 2002)
- 전략을 학습할 만한 인지능력

병식력은 NFA 적용에서 덜 중요하다. 많은 클라이언트들이 자신이 인지 장애가 있다는 사실을 부인하더라도, 클라이언트와 인지 장애에 대한 수용에 중점을 두지 않고 인지 장애에 대해 계속 논의를 하면 자신의 수행을 향상시키는데 도움이 될 수 있다. 훈련은 불편한 주제로 주의를 끌지 않고, 클라이언트가 정해진 시간 동안 같은 방법으로 같은 행동을 수행하도록 하기만 해도 진행이 될 수 있다. TBI 또는 뇌졸중 및 이로 인한 장애가 있다는 것을 인식하는 것은 꼭 필요하지 않다.

아급성 단계에서 클라이언트가 읽을 줄 알고, 착수능

붙임 18.4 ADL과 간단한 IADL 사례: 재훈련 프로그램의 개발

- 목욕하기
- 옷 입기
- 구강 청결
- 길 건너기
- 동네 가게, 카페, 헬스장 가기
- 슈퍼에서 장 보기
- 버스 타기
- 빨래하기
- 따뜻한 음료 만들기
- 간단한 식사 준비하기
- 비용 계산 및 지불하기
- 투약관리하기

붙임 18.5 인스턴트 코코아 만들기를 위한 체크 리스트 프로그램

시작 전에 할 일: 컵, 티스푼, 핫초코 믹스, 주전자를 싱크대 옆에 두기

1. 정수기로 주전자에 차가운 물을 받아 0.1L 눈금까지 물을 붓기
2. 스위치를 켜서 빨간 불이 들어오는 것을 확인(불이 안 들어오면 플러그가 꽂혀있는지 확인)
3. 핫초코 믹스 2스푼을 컵에 넣고 정수기 물을 반 정도 채워서 잘 섞기
4. 주전자 물이 끓으면(저절로 꺼지거나, 불이 꺼진다), 뜨거운 물을 컵에 1인치 정도의 높이만 남겨놓고 부은 뒤 티스푼으로 젓기
5. 냉장고로 가서 우유를 가져오기
6. 남은 1인치 중 반 정도를 우유로 채워 넣기
7. 우유를 냉장고에 넣기
8. 컵을 조심스럽게 옮겨서 식탁에 놓기
9. 식탁에 앉아 따뜻한 코코아를 즐긴다!

박스 18.1 재훈련 프로그램 요소

- **활동 연쇄:** 기능 과제는 복잡한 자극-반응의 연속체로서, 한 가지 활동이 끝나면 그것을 자극으로 또 다른 단계가 이어지는 과정이라고 볼 수 있다(Kazdin, 2012). 3가지 활동 연쇄 방법은 다음과 같다.
  1. 역연쇄 학습법
  2. 순연쇄 학습법
  3. 작업 전체 학습방법

  신경 기능적 접근에서, 전체 과제 방법은 실용적인 장점과 과제 완료의 자연적 강화 효과 때문에 가능할 때마다 채택되는 방법이다(Martin et al., 2000; McDonnell & Laughlin, 1989; Spooner, 1984).
- **단서 제공:** 과제를 이끌어내도록 하는 일들을 단서(cues, prompts)라고 한다. 단서는 모든 생활 환경에서 사용할 수 있지만, 어떤 단서는 과제를 이끌어내기 충분치 않거나 의미를 잃어버릴 때가 있다(예: 복잡한 사거리에 오면 안전하게 길을 건너도록 제공하는 단서가 충분하지 않게 된다). 치료사는 이때 추가적인 단서를 제공하여 과제 수행을 가능하도록 도와준다(예: 클라이언트가 커브길에 들어서면 "멈추세요"라고 말한다). 치료사들은 여러 가지 유형의 단서로 학습을 촉진할 수 있다.
- **무오류 학습:** 충분한 단서를 제공하는 '비계(scaffolding)' 학습법은 정확한 과제 수행을 도와주기 위한 것이다. 학습이 발생하면서 비계는 점차 줄어들지만, 정확한 과제 수행을 할 수 있는 정도로 유지한다(Haslam & Kessels, 2018).
- **과잉 학습:** 과잉 학습이란, 과제를 통달하는 수준 이상으로 기술을 연습하는 것으로, 연습을 지속하여도 과제 수행에 개선이 관찰되지 않는 상태를 말한다(Driskell et al., 1992; Krueger, 1929; Postman, 1962). 과잉 학습을 하면 해당 기술이 본인의 기술 저장소에 들어가서 기술을 수행할 때 불필요한 노력이 줄어든다(Clark-Wilson et al., 2014; Giles & Clark-Wilson, 1993).
- **연습:** 연습은 과제를 반복하는 것이다. 기능적으로 동일한 자극에 동일한 반응이 나온다. 수행 기술의 발전은 연습을 통해 가능하다(Healy et al., 2012; Newell & Rosenbloom, 1981).
- **보상:** 보상제는 과제가 반복될 가능성을 높이는 일을 말한다. 연구자료에 의하면, 강화는 즉각적 학습을 도와준다고 한다(Dolan, 1979; Lahey & Drabman, 1974; O'Doherty, 2004; O'Doherty et al., 2001). 장기 유지 효과는 자연스런 조건이나 체벌적인 조건보다 예상보상 조건에서 더 효과적이며, 그 효과는 사회적 보상(Fischer & Born, 2009; Sugawara et al., 2012), 오프라인 수면과도 관련된 효과(Abe et al., 2011)로 확장된다.
- **자기-생산 효과:** 자기-생산 효과는 클라이언트가 스스로 활동을 시작할 때 주어지는 학습의 장점이다. 자기-생산과 무오류 접근을 함께 사용하면 무오류 학습만으로 이루어지는 학습보다 개선효과가 크다는 연구결과가 있다(Goverover et al., 2010; Haslam & Kessels, 2018; Haslam et al., 2017).
- **과제 분석:** 과제 분석은 과제를 완료하는데 필요한 주요 과제를 평가하는 과정이다.
- **치료 동맹:** 동맹의 세 가지 구성요소는 다음과 같다.
  1. 클라이언트와 치료사의 감정적 교류 강화
  2. 목표에 대해 상호 합의
  3. 중재의 핵심요소를 구성하는 과제에 대해 상호 합의(Bordin, 1979)

력도 갖추고 있다면, 치료사들은 체크 리스트를 사용하여 스스로의 노동 부담을 줄여가면서 학습 과정을 이끌 수 있다(붙임 18.5). 초반 세션 동안(세션 3~4), 치료사는 문서로 제공하는 지시가 특정 행동을 이끌어내는데 충분한 단서가 된다면 사용할 수 있다(즉, 클라이언트가 제공한 단서에 의도된 행동을 잘 이행하는지 관찰한다). 클라이언트는 지시를 따라 행동을 하고, 체크 리스트를 지워나간다. 많은 클라이언트들의 경우, 체크 리스트를 따르는 훈련 기간이 지나면 단계가 내재화되어 체크 리스트가 더 이상 필요하지 않게 된다.

클라이언트의 재훈련 프로그램 학습을 원활하게 할 수 있는 여러 가지 요소들은 박스 18.1을 참조한다.

결론

여러 가지 연구에 따르면, NFA는 처음 의도한 것보다 훨씬 더 광범위하게 적용되고 있으며 실질적이고 비용면에서도 효율적이고, 클라이언트와 치료사의 관계를 개선하고 결과도 향상시킬 수 있는 평가 방식임이 증명되었다(Giles, 2010; Trevena-Peters, McKay, & Ponsford, 2018; Trevena-Peters, McKay, Spitz, et al., 2018; Trevena-Peters et al., 2017; Vanderploeg et al., 2008). 그러나 NFA의 효용성에 관한 근거가 많기는 하지만, 이상적인 평가 기간과 적용 강도에 관해 더 많은 고찰이 필요하며, NFA가 적절한 방법이 되지 못하는 클라이언트는 어떤 유형인지에 대해서도 더 많은 연구가 필요하다.

References

Abe, M., Schambra, H., Wassermann, E. M., Luckenbaugh, D., Schweighofer, N., & Cohen, L. G. (2011). Reward improves long-term retention of a motor memory through induction of offline memory gains. *Current Biology, 21,* 557-562. https://doi.org/10.1016/j.cub.2011.02.030

American Occupational Therapy Association. (2014). Occupational therapy practice framework: Domain and process (3rd ed.). *American Journal of Occupational Therapy, 68*(Suppl. 1), S1-S48. https://doi.org/10.5014/ajot.2014.682006

Baum, C. M., Morrison, M. T., Hahn, M., & Edwards, D. F. (2003). *Test manual: Executive Function Performance Test.* St. Louis: Washington University in St. Louis.

Bordin, E. S. (1979). The generalizability of the psychoanalytic concept of the working alliance. *Psychotherapy, 16,* 252-260. https://doi.org/10.1037/h0085885

Clark-Wilson, J., Giles, G. M., & Baxter, D. M. (2014). Revisiting the Neurofunctional Approach: Conceptualizing the core components for the rehabilitation of everyday living skills. *Brain Injury, 28,* 1646- 1656. https://doi.org/10.3109/02699052.2014.946449

Crosson, B., Barco, P., Velozo, C., Bolesta, M., Cooper, P., Werts, D., & Brobeck, T. C. (1989). Awareness and compensation in postacute head injury rehabilitation. *Journal of Head Trauma Rehabilitation, 4,* 46-54. https://doi.org/10.1097/00001199-198909000-00008

Dawson, D., McEwen, S. E., & Polatajko, H. (2017). *Cognitive Orientation to daily Occupational Performance in occupational therapy: Using the CO-OP Approach™ to enable participation across the lifespan.* Bethesda, MD: AOTA Press.

Dolan, M. P. (1979). The use of contingent reinforcement for improving the personal appearance and hygiene of chronic psychiatric inpatients. *Journal of Clinical Psychology, 35,* 140-144.

Driskell, J. E., Willis, R. P., & Copper, C. (1992). Effect of overlearning on retention. *Journal of Applied Psychology, 77,* 615-622. https://doi. org/10.1037/0021-9010.77.5.615

Ehlhardt, L. A., Sohlberg, M. M., Kennedy, M., Coelho, C., Ylvisaker, M., Turkstra, L., & Yorkston, K. (2008). Evidence-based practice guidelines for instructing individuals with neurogenic memory impairments: What have we learned in the past 20 years? *Neuropsychological Rehabilitation, 18,* 300-342. https://doi.org/10.1080/09602010701733190

Ergh, T. C., Rapport, L. J., Coleman, R. D., & Hanks, R. A. (2002). Predictors of caregiver and family functioning following traumatic brain injury: Social support moderates caregiver distress. *Journal of Head Trauma Rehabilitation, 17,* 155-174. https://doi.org/10.1097/00001199-200204000-00006

Fischer, S., & Born, J. (2009). Anticipated reward enhances offline learning during sleep. *Journal of Experimental Psychology: Learning, Memory, and Cognition, 35,* 1586-1593. https://doi.org/10.1037/ a0017256

Giles, G. M. (2010). Cognitive versus functional approaches to rehabilitation after traumatic brain injury: Commentary on a randomized controlled trial. *American Journal of Occupational Therapy, 64,* 182-185. https://doi.org/10.5014/ajot.64.1.182

Giles, G. M. (2018). Neurocognitive rehabilitation: Skills or strategies? (Eleanor Clarke Slagle Lecture). *American Journal of Occupational Therapy, 72,* 7206150010. https://doi.org/10.5014/ajot. 2018.726001

Giles, G. M., & Clark-Wilson, J. (Eds.). (1993). *Brain injury rehabilitation: A Neurofunctional Approach.* San Diego: Singular.

Giles, G. M., Clark-Wilson, J., Baxter, D. M., Tasker, R., Holloway, M., & Seymour, S. (2019). The interrelationship of functional skills in individuals living in the community, following moderate to severe traumatic brain injury. *Brain Injury, 33,* 129-136. https://doi.org/10. 1080/02699052.2018.1539762

Giles, G. M., Ridley, J. E., Dill, A., & Frye, S. (1997). A consecutive series of adults with brain injury treated with a washing and dressing retraining program. *American Journal of Occupational Therapy, 51,* 256-266. https://doi.org/10.5014/ajot.51.4.256

Goverover, Y., Chiaravalloti, N., & DeLuca, J. (2010). Pilot study to examine the use of self-generation to improve learning and memory in people with traumatic brain injury. *American Journal of Occupational Therapy, 64,* 540-546. https://doi.org/10.5014/

ajot.2010.09020

Haslam, C., & Kessels, R. P. C. (Eds.). (2018). *Errorless learning in neuropsychological rehabilitation: Mechanisms, efficacy, and application*. New York: Routledge. https://doi.org/10.4324/9781315660738

Haslam, C., Wagner, J., Wegener, S., & Malouf, T. (2017). Elaborative encoding through self-generation enhances outcomes with errorless learning: Findings from the Skypekids Memory Study. *Neuropsychological Rehabilitation, 27*, 60–79. https://doi.org/10.1080/09602011.2015.1053947

Healy, A. F., Schneider, V. I., & Bourne, L. E. (2012). Empirically valid principles of training. In A. F. Healy & L. E. Bourne (Eds.), *Training cognition: Optimizing efficiency, durability and generalizability* (pp. 13–39). New York: Psychology Press.

Kazdin, A. E. (2012). *Behavior modification in applied settings* (7th ed.). Long Grove, IL: Waveland Press.

Keith, R. A., Granger, C. V., Hamilton, B. B., & Sherwin, F. S. (1987). The Functional Independence Measure: A new tool for rehabilitation. *Advances in Clinical Rehabilitation, 1*, 6–18.

Kelly, F., & Nikopoulis, C. (2010). Facilitating independence in personal activities of daily living after a severe traumatic brain injury. *International Journal of Therapy and Rehabilitation, 17*, 474–482. https:// doi.org/10.12968/ijtr.2010.17.9.78037

Krueger, W. C. F. (1929). The effect of overlearning on retention. *Journal of Experimental Psychology, 12*, 71–78. https://doi.org/10.1037/ h0072036

Lahey, B. B., & Drabman, R. S. (1974). Facilitation of the acquisition and retention of sight-word vocabulary through token reinforcement. *Journal of Applied Behavior Analysis, 7*, 307–312.

Lally, P., Van Jaarsveld, C. H. M., Potts, H. W. W., & Wardle, J. (2010). How are habits formed: Modelling habit formation in the real world. *European Journal of Social Psychology, 40*, 998–1009. https://doi. org/10.1002/ejsp.674

Martin, D. J., Garske, J. P., & Davis, M. K. (2000). Relation of the therapeutic alliance with outcome and other variables: A meta-analytic review. *Journal of Consulting and Clinical Psychology, 68*, 438– 450. https://doi.org/10.1037/0022-006X.68.3.438

McDonnell, J., & Laughlin, B. (1989). A comparison of backward and concurrent chaining strategies in teaching community skills. *Education and Training in Mental Retardation, 24*, 230–238.

Miller, E. (1980). The training characteristics of severely headinjured patients: A preliminary study. *Journal of Neurology, Neurosurgery, and Psychiatry, 43*, 525–528. https://doi.org/10.1136/ jnnp.43.6.525

Miller, W. R., & Rollnick, S. (2013). *Motivational interviewing: Helping people change* (3rd ed.). New York: Guilford Press.

Mortimer, D., Trevena-Peters, J., McKay, A., & Ponsford, J. (2019). Economic evaluation of activities of daily living retraining during posttraumatic amnesia for inpatient rehabilitation following severe traumatic brain injury. *Archives of Physical Medicine and Rehabilitation, 100*, 648–655. https://doi.org/10.1016/j.apmr.2018.08.184

Nasreddine, Z. S., Phillips, N. A., Bedirian, V., Charbonneau, S., Whitehead, V., Collin, I., . . . Chertkow, H. (2005). The Montreal Cognitive Assessment, MoCA: A brief screening tool for mild cognitive impairment. *Journal of the American Geriatrics Society, 53*, 695– 699. https://doi.org/10.1111/j.1532-5415.2005.53221.x

Newell, A., & Rosenbloom, P. S. (1981). Mechanisms of skill acquisition and the law of practice. In J. R. Anderson (Ed.), *Cognitive skills and their acquisition* (pp. 1–55). Hillsdale, NJ: Erlbaum.

O'Doherty, J. P. (2004). Reward representations and reward-related learning in the human brain: Insights from neuroimaging. *Current Opinion in Neurobiology, 14*, 769–776. https://doi.org/10.1016/j.conb.2004.10.016

O'Doherty, J., Kringelbach, M. L., Rolls, E. T., Hornak, J., & Andrews, C. (2001). Abstract reward and punishment representations in the human orbitofrontal cortex. *Nature Neuroscience, 4*, 95–102. https://doi.org/10.1038/82959

Ownsworth, T. (2018). Errors: Friend or foe? The theory and evidence base for error-based learning. In C. Haslam & R. P. C. Kessels (Eds.), *Errorless learning in neuropsychological rehabilitation* (pp. 164–179). New York: Routledge. https://doi.org/10.4324/9781315660738-11

Parish, L., & Oddy, M. (2007). Efficacy of rehabilitation for functional skills more than 10 years after extremely severe brain injury. *Neuropsychological Rehabilitation, 17*, 230–243. https://doi.org/10.1080/09602010600750675

Postman, L. (1962). Retention as a function of degree of overlearning. *Science, 135*, 666–667. https://doi.org/10.1126/science.135.3504.666

Reber, P. J. (2013). The neural basis of implicit learning and memory: A review of neuropsychological and neuroimaging research. *Neuropsychologia, 51*, 2026–2042. https://doi.org/10.1016/j.neuropsychologia. 2013.06.019

Reynolds, C. R. (2002). *Comprehensive Trail-Making Test*. Austin, TX: Pro-Ed.

Rogers, J. C., Holm, M., & Chisholm, D. (2016). *Performance Assessment of Self-Care Skills* (Version 4.1). Pittsburgh: University of Pittsburgh.

Rotenberg-Shpigelman, S., Erez, A. B., Nahaloni, I., & Maeir, A. (2012). Neurofunctional treatment targeting participation among chronic stroke survivors: A pilot randomised controlled study. *Neuropsychological Rehabilitation, 22*, 532–549. https://doi.org/10.1080/ 09602011.2012.665610

Spooner, F. (1984). Comparison of backward chaining and total task presentation in training severely handicapped persons. *Education and Training of the Mentally Retarded, 19*, 15–22.

Sugawara, S. K., Tanaka, S., Okazaki, S., Watanabe, K., & Sadato, N. (2012). Social rewards enhance offline improvements in motor skill. *PLoS One, 7*, e48174. https://doi.org/10.1371/journal.pone.0048174

Teasdale, G., & Jennett, B. (1974). Assessment of coma and impaired consciousness: A practical scale. *Lancet, 304*, 81–84. https://doi.org/10.1016/S0140-6736(74)91639-0

Toglia, J. (2018). The Dynamic Interactional Model and the Multicontext Approach. In N. Katz & J. Toglia (Eds.), *Cognition, occupation, and participation across the lifespan: Neuroscience, neurorehabilitation, and models of intervention in occupational therapy* (4th ed., pp. 355–385). Bethesda, MD: AOTA Press.

Toglia, J., Johnston, M. V., Goverover, Y., & Dain, B. (2010). A multicontext approach to promoting transfer of strategy use and self regulation after brain injury: An exploratory study. *Brain Injury, 24*, 664–677. https://doi.org/10.3109/02699051003610474

Trevena-Peters, J., McKay, A., & Ponsford, J. (2018). Activities of daily living retraining and goal attainment during posttraumatic amnesia. *Neuropsychological Rehabilitation, 8*, 1–16. https://doi.org/10.1080/ 09602011.2018.1441033

Trevena-Peters, J., McKay, A., Spitz, G., Suda, R., Renison, B., & Ponsford, J. (2018). Efficacy of activities of daily living retraining during post-traumatic amnesia: A randomised controlled trial. *Archives of Physical Medicine and Rehabilitation, 99*, 329–337. https://doi. org/10.1016/j.apmr.2017.08.486

Trevena-Peters, J., Ponsford, J., & McKay, A. (2017). Agitated behavior and activities of daily living retraining during posttraumatic amnesia. *Journal of Head Trauma Rehabilitation*. Advance online publication. https://doi.org/10.1097/HTR.0000000000000363

Turner-Stokes, L. (2008). Evidence for the effectiveness of multidisciplinary rehabilitation following acquired brain injury: A synthesis of two systematic approaches. *Journal of Rehabilitation Medicine, 40*, 691-701. https://doi.org/10.2340/16501977-0265

Vanderploeg, R. D., Collins, R. C., Sigford, B., Date, E., Schwab, K., & Warden, D. (2006). Practical and theoretical considerations in designing rehabilitation trials: The DVBIC Cognitive-Didactic Versus Functional-Experiential Treatment Study experience. *Journal of Head Trauma Rehabilitation, 21*, 179-193. https://doi.org/10.1097/00001199-200603000-00010

Vanderploeg, R. D., Schwab, K., Walker, W. C., Fraser, J. A., Sigford, B. J., Date, E. S., . . . Warden, D. L. (2008). Rehabilitation of traumatic brain injury in active duty military personnel and veterans: Defense and Veterans Brain Injury Center randomized controlled trial of two rehabilitation approaches. *Archives of Physical Medicine and Rehabilitation, 89*, 2227-2238. https://doi.org/10.1016/j.apmr.2008.06.015

Whyte, J., Gordon, W., & Rothi, L. J. (2009). A phased developmental approach to neurorehabilitation research: The science of knowledge building. *Archives of Physical Medicine and Rehabilitation, 90*(Suppl.), S3-S10. https://doi.org/10.1016/j.apmr.2009.07.008

Wilson, B. A., Emslie, H., Quirk, K., Evans, J., & Watson, P. (2005). A randomized control trial to evaluate a paging system for people with traumatic brain injury. *Brain Injury, 19*, 891-894. https://doi.org/10.1080/02699050400002363

Wolery, M., Griffen, A. K., Ault, M. J., Gast, D. L., & Doyle, P. M. (1990). Comparison of constant time delay and the system of least prompts in teaching chained tasks. *Education and Training in Mental Retardation, 25*, 243-257.

Wood, W., & Runger, D. (2016). Psychology of habit. *Annual Review of Psychology, 67*, 289-314. https://doi.org/10.1146/annurev-psych- 122414-033417

World Health Organization. (2001). *International classification of functioning, disability and health*. Geneva: Author.

Yin, H. H., & Knowlton, B. J. (2006). The role of the basal ganglia in habit formation. *Nature Reviews Neuroscience, 7*, 464-476.

19

작업기반 인지 중재법(CO-OP)

Cognitive Orientation to daily Occupational Performance

HORTENSIA GIMENO, DIP (OT), MSc, PhD, KATHERINE DITTMANN, BSc, MKin, MPT, HELENE POLATAJKO, BOT, MED, PhD, OT Reg. (Ont.), OT (C), FCAOT, FCAHS, SARA McEWEN, BSc (PT), MSc, PhD

학습목표

- 작업기반 인지 중재법(Cognitive Orientation to daily Occupational Performance, CO-OP) 접근의 발전 배경을 이해한다.
- 성인과 아동 등 다양한 인구를 대상으로 CO-OP를 사용한 결과 증명된 근거에 대해 논의한다.
- 성인, 아동 등에서 CO-OP로 인한 학습전이에 관해 발표된 연구 내용을 평가한다.
- CO-OP 접근의 주요 개념을 이해하기 위해 사례와 영상자료를 검토한다.

주요 용어 및 개념

- 클라이언트 중심, 작업 중심 목표(Client-centered, occupation-focused goal)
- 인지 전략 사용(Cognitive strategy use)
- 역동적 수행 분석(Dynamic performance analysis)
- 가능화 원리(Enabling principle)
- 전반적 인지 전략(Global cognitive strategy)
- 발견 유도(Guided discovery)

접근의 배경, 이론 및 발전

배경

작업기반 인지 중재법(Cognitive Orientation to daily Occupational Performance, CO-OP) 접근은 발달협응장애(Developmental Coordination Disorder, DCD)가 있는 아이들의 작업수행을 개선하는 것을 목표로 1990년대에 개발되었다(DCD; Miller et al., 2001; Polatajko & Mandich, 2004). DCD 아동은 일상 활동 수행 시 운동협응의 어려움을 겪는데(Blank et al., 2012), 그들의 운동 손상은 다른 인구에 비해 상대적으로 정도가 낮은 편이다.

그러나 인지 장애를 포함한 보다 복잡한 손상 클라이언트들은 이 접근을 통해 효과를 볼 수 있다. 다양한 연령과 진단 그룹을 대상으로 연구한 결과, CO-OP와 그것의 확장 버전들로 여러 가지 기능적 기술을 습득하고 클라이언트의 여러 가지 삶으로 전이시킬 수 있는 학습을 할 수 있다는 것이 밝혀졌다(Scammell et al., 2016).

CO-OP는 뇌손상을 입은 사람(Dawson et al., 2009; Dawson, Anderson, et al., 2013; Dawson, Binns, et al., 2013; Missiuna et al., 2010) 또는 뇌졸중(McEwen, 2009; McEwen, Donald, et al., 2015; McEwen, Huijbregts, et al., 2009; McEwen, Polatajko, et al., 2009, 2015; McEwen, Polatajko, Davis, et al., 2010; McEwen, Polatajko, Huijbregts, & Ryan, 2010; Poulin et al., 2017; Skidmore et al., 2017; Wolf et al., 2016)과 주관적 인지 문제를 호소하는 노인(Dawson et al., 2014)과 같은 인지 장애가 있는 인구에서 효능을 입증했다. 그러나 CO-OP는 인지 손상을 줄

이는 것 자체를 목표로 하는 인지 재활 기술은 아니다. 그보다는 기능적 기술 습득 또는 재습득하는 과정을 원활히 하기 위해 기능적 인지에 초점을 맞춘 재활 접근법이다.

이 중재법을 '전략을 사용하고 가이드 된 깨달음 등을 사용하는 과정을 통해 기술 습득이 이뤄지도록 하는 클라이언트 중심, 수행기반, 문제 해결 접근'이라고 설명한다(Polatajko & Mandich, 2004, p. 2). 중재의 4가지 목적은 다음과 같다.

1. 기술 습득
2. 인지 전략 사용
3. 일반화
4. 학습 전이(Polatajko & Mandich, 2004)

이러한 목적은 CO-OP의 7가지 주요 특징을 적용함으로써 달성된다.

1. 클라이언트 중심, 작업 중심 목표
2. 역동적 수행 분석
3. 인지 전략 사용
4. 발견 유도
5. 가능화 원리
6. 가족 또는 지인의 개입
7. 중재 포맷 및 구조

이론적 프레임워크

몇 가지 이론적, 근거기반 관점이 작업기반 인지 중재법(CO-OP) 접근을 규정하는데, 여기에는 클라이언트 중심, 인지 및 운동 학습 이론을 포함한다. 이 접근은 메타인지 프레임워크를 사용하여, 일상에서 어려운 과제를 중재 대상정하고 문제 해결 전략을 발전, 적용, 생성시키고자 한다. CO-OP 치료사는 클라이언트가 스스로 선택한 목표를 달성하기 위한 전략을 만들어내고, 평가 및 정교화하기 위해 문제 해결 틀을 사용하도록 적극적으로 클라이언트를 참여시킨다. CO-OP의 이러한 측면은 동기부여와 참여를 향상시킬 뿐만 아니라 다른 목표로의 전이 및 일반화를 지원하여 치료 중재 기간 동안을 뛰어넘어서까지도 장점을 제공한다.

그림 19.1은 CO-OP 접근이 작동하는 메커니즘의 이론적 모델을 제공한다. 방금 언급한 7가지 주요 기능 중 다음의 5가지는 필수 요소이다.

1. **클라이언트 중심, 작업 중심 목표:** 치료사와 클라이언트가 평가 및 평가 결과를 반영한 중재를 위한 작업 문제의 우선순위를 결정함으로써 파트너십 관계에서 도출되는 목표. 이러한 목표를 설정할 때 치료사는 클라이언트의 지식과 경험을 명시적으로 평가하고 중재 과정에 적극적으로 포함시킴
2. **역동적 수행 분석**(Dynamic Performance Analysis, DPA): 과제 수행 및 활동을 어떻게 분산시킬 수 있는지, 가능한 전략은 무엇인지 평가하는 과정
3. **인지 전략 사용:** 기술 습득, 일반화 사용, 전이를 뒷받침하기 위한 문제 해결 기술들로 구성
4. **발견 유도:** 치료사가 클라이언트를 독려하여 목표 달

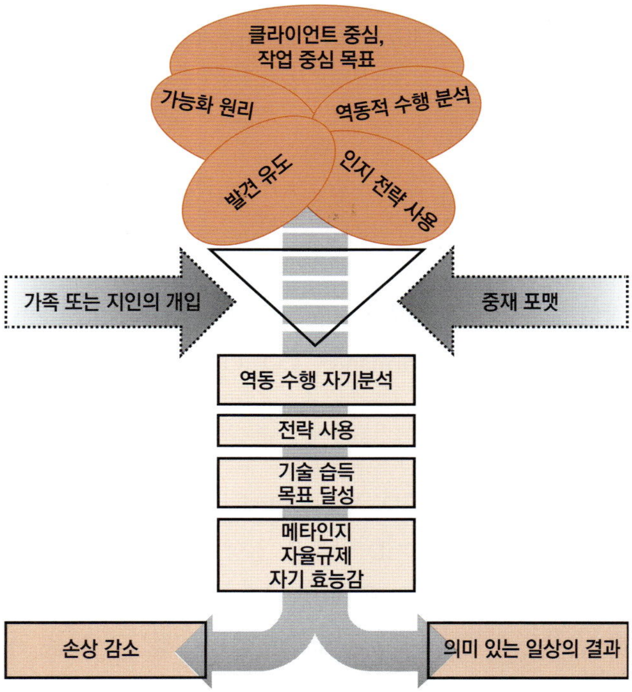

그림 19.1 CO-OP 접근의 이론적 모델

출처: "Essential Elements and Key Features of the CO-OP Approach," by E. Skidmore, S. E. McEwen, D. Green, J. van den Houten, D. R. Dawson, and H. J. Polatajko, in *Cognitive Orientation to daily Occupational Performance in Occupational Therapy* (p. 17), by D. R. Dawson, S. E. McEwen, and H. J. Polatajko (Eds.), 2017, Bethesda, MD: AOTA Press. Copyright © 2017 by the American Occupational Therapy Association. Reprinted with permission.

성을 위해 분석 및 문제 해결 전략을 스스로 사용하도록 하는 비간접적인 치료 과정

5. **가능화 원리:** 목표 달성을 위해 촉진, 안내, 코칭, 교육, 독려, 경청, 성찰, 격려 및 사람들과의 협업과 관련된 원리들

이러한 요소들은 그림 19.1 맨 위에 나와있다. 남아있는 두 가지 요소, 즉 가족 또는 지인의 개입과 중재 포맷 및 구조의 구성요소로 여겨진다. 그들은 필수적인 요소를 지지하지만 중재 효과를 만들어내는데 필수적이지는 않다. 구조적 요소에 의해 뒷받침되는 5가지 필수 요소는 클라이언트에게 역동적인 수행 자기분석 기술과 인지 전략을 사용하는 방법을 가르쳐서 기술 습득 및 목표 달성으로 이어지게 한다. 이러한 성공은 메타인지, 자기 효능감 및 자기조절의 개선을 가져온다. 이러한 메커니즘을 통해 클라이언트는 의미 있는 일상생활활동 참여를 함으로써 손상 감소 및 개선을 경험한다.

발전

Polatajko와 동료들(Miller et al., 2001; Polatajko & Mandich, 2004)은 인지 기반 수행 개선을 위해 '목표-계획-행동-점검'(Goal-Plan-Do-Check, GPDC)을 사용한 Meichenbaum(1977)의 자가지시적 문제 해결 접근법에 근거하여 작업기반 인지 중재법(CO-OP)을 고안하였다. GPDC는 **전반적 인지 전략**(메타인지 전략으로서 보편적인 문제 해결 전략)에 근거한 개념이므로, 참가자들은 그들의 일상생활에서 이러한 통합적인 개념을 적용하는 것을 학습한다.

GPDC는 CO-OP의 핵심 개념으로, 함께 적용되는 개념들은 영역별 전략, DPA 포함, 안내된 발견, 가능화 원리 등 모두 클라이언트 중심의 철학에 근거하고 있다. 이러한 방법들은 클라이언트가 스스로 '계획'하고 '행동'을 점검하는 것을 설명하도록 한다. 이와 함께, 그들은 클라이언트가 인지, 운동, 그외 문제 영역 등을 포함한 작업수행 문제점에 대한 해결책을 발견하도록 도와준다.

CO-OP는 하향식(top-down) 방식이다. 즉, 치료 시 수행 구성요소보다는 전체적인 기능적 과제 또는 작업을 수행하는데 중점을 둔다. 수행 구성요소(기억력, 주의력, 코어 안정성, 양측통합 등)들은 주변으로 옮겨놓고 기능적 기술을 직접 습득하는 일이 중심이 된다. 기술 습득 및 신경 가소성 관련 현대 이론과 같은 맥락에서, CO-OP는 기존의 시각, 즉 기술의 구성 요소부터 차례로 습득하여 기능적 기술을 습득할 수 있다는 논리를 반박한다.

CO-OP는 인지 손상을 완화하는 것을 목적으로 하는 인지 재활 접근이 아니라, 인지 손상 클라이언트들을 포함하여 다양한 인구를 대상으로 기능적 기술을 다루는 전체적 접근 방식이다. 연구에 따르면, CO-OP는 다양한 진단을 가진 아동들을 대상으로 효과적인 목표를 달성해 왔다는 것을 보여준다. 소아와 아동 인구에서 CO-OP 접근을 사용한 두 가지 사례를 보여줄 것이다.

대상 인구

CO-OP가 재활을 학습기반 접근방식으로 다루기 때문에 어떤 환경에서 누구에게 사용될 것인지를 생각해볼 때, 적용 대상 범위는 넓다고 볼 수 있다. 2016년에 진행된 한 문헌고찰에서, CO-OP를 7명의 아동과 성인을 대상으로 적용한 사례를 연구한 27개의 동료 평가(peer review) 연구 문헌을 밝혀냈다(Scammell et al., 2016). 추후 연구에서 CO-OP가 긍정적 결과를 이끌어냈던 대상 인구 목록이 추가되었다. DCD 아동이나 뇌졸중을 앓고 있는 성인 등 어떤 인구집단에서는 CO-OP의 사용이 매우 효과적이었다는 근거자료가 있는 반면, 어떤 사람들에게는 현재까지도 긍정적 효과에 대한 근거가 부족한 경우도 있다. 이에 앞으로 이루고자 하는 내용은 다음과 같다.

- CO-OP의 치료가 효과적인 것으로 발표된 근거를 통해 인정된 대상 인구를 인지 손상 클라이언트들 중심으로 대략적인 검토
- CO-OP 치료의 구체적 사례를 설명
- CO-OP 치료를 시작하기 전에 작업치료사들이 고려해야 할 클라이언트의 전제조건을 권고

Scammell 등(2016)은 CO-OP가 DCD, 자폐증(전반적 발달 장애 및 아스퍼거 증후군), 외상성 뇌손상 아동에게 사용하기 위해 연구했음을 밝혔다. 이후 발간된

연구자료들에서는 검사 아동 대상을 뇌성마비, 다운증후군, 주의력 손상, 뇌전증 등으로 넓혀왔다. 이들을 대상으로 평가한 결과, 선택된 목표를 개선시키는데 효과가 있었고, 보편적 사용 및 전이가 가능하였음이 보고되었다. 이 밖에 알려진 운동 및 인지 장애(CP와 근육 장애) 클라이언트들을 대상으로도 동일한 결과가 나왔다.

CO-OP는 뇌졸중, TBI 성인 클라이언트들이나, 주관적 인지 저하를 겪는 고령자를 대상으로도 평가가 진행되어 왔다. 성인 관련 연구들은 대부분 인지 손상 클라이언트들을 포함시키므로 인지 손상 클라이언트들만을 대상으로 한 연구가 특히 많은 편이다.

결론적으로, CO-OP는 뇌졸중 클라이언트들을 대상으로 할 때, 다른 목표로 보편적 활용 및 전이(Ahn et al., 2017; Houldin et al., 2018; McEwen, Polatajko, et al., 2015), 기능적 독립(Skidmore, 2015)에 관해 보다 크고 지속적인 효과가 있는 것으로 나타났다. 대조 조건과 비교하여, CO-OP 또는 CO-OP에서 파생된 치료는 무감정, 인지 유연성, 참여, 삶의 질, 자기인식, 자기 효능감 및 상지 기능에도 영향을 미치는 것으로 나타났다(Skidmore et al., 2018; Skidmore, Dawson, et al., 2015; Skidmore, Whyte, et al., 2015; Wolf et al., 2016).

CO-OP는 초기 CO-OP 중재 방식을 수정하여 여러 치료 상황에 제공되었다. 아동을 대상으로 한 연구는 대부분 외래진료 환경이나 가정에서 진행되었다. 뇌졸중 성인 클라이언트를 대상으로 한 연구에는 다음과 같은 조건이 포함된다.

- 급성 재활(뇌졸중 발병 후 1~2주 간의 입원 환경)
- 아급성 재활(뇌졸중 발병 후 3개월 이내, 외래진료 환경)
- 만성 뇌졸중(뇌졸중 발병 후 6개월 이상 경과 후)

단일 사례 연구에서 밝혀진 것은, 지역사회에 거주하는 TBI 성인 클라이언트들을 대상으로 원격재활 모델로 CO-OP를 진행하는 것도 타당하다는 것이다(Ng et al., 2013). 집행능력(EF) 장애 클라이언트들에 대해서, Dawson과 동료들(2009)은 치료 세션을 처음 10회에서 20회로 확대하였다. 또한 CO-OP는 학제 간 모델을 통해서도 진행되었다(McEwen et al., 2017).

Polatajko와 Mandich(2004)는 작업치료사가 특정 클라이언트에게 CO-OP를 시행하기 전에 고려할 전제조건에 대해 다음과 같이 제시하고 있다.

- 클라이언트가 습득하거나 개선하고자 하는 기술이 있어야 한다.
- 치료사와 치료를 진행할 만한 인지 및 소통 기술이 있어야 한다.
- 치료사의 도움으로 학습이 가능할 만한 행동 반응 능력이 있어야 한다.

CO-OP의 주요 목적은 기술 습득이기 때문에, 클라이언트는 치료사가 중점을 두고 학습하고자 하는 기능적 기술이 적어도 하나는 있어야 한다. 클라이언트가 의미있고 중요하다고 생각하여 선택한 기술이면 더욱 좋다. 물론, 아이들의 경우 부모나 교사가 방향을 정해서 아이의 손글씨 쓰기능력을 개선하고자 하는 등 예외적인 경우도 있다. 이러한 경우, CO-OP 치료사가 아이들이 중재에 참여할 수 있도록 유도하는 기술을 활용한다. 또한, 클라이언트나 지인들과 협의하여 CO-OP에서 다루어질 추가적인 기술이 클라이언트에게 중요한 기술이 되는지 확인하여 진행한다.

클라이언트의 전제 조건으로, 클라이언트-치료사 간의 협력이 가능한 만큼의 인지, 의사소통, 행동 반응능력이 필요하다. 표준화된 검사에 근거하여 그 정도가 얼만큼인지 정해져 있지는 않다. 치료사와 클라이언트의 조합에 따라 정도의 차이가 많이 나기 때문이다. 또한, 인지 능력, 지적능력, 소통능력이 매우 낮은 클라이언트들에게서도 놀라운 성공 사례가 보고되기도 하므로, 정확한 한계를 정하기 어려우며, 치료사의 전문성이 크게 좌우된다고도 볼 수 있다.

예를 들어, Halayko와 동료들(2016)은 다운증후군 아동이 두발 자전거를 타는 것을 학습하도록 하기 위해 수정된 CO-OP 접근을 사용하였다. Gimeno와 동료들(2016)은 말을 못하는 젊은 사람 1명과 중도 학습 장애가 있는 사람 2명을 대상으로 연구를 진행하였다. 치료사들은 종종 자신의 결핍에 대한 자기인식 능력이 낮은 사람들이 CO-OP 진행에 적절한지에 대해 질문한다. 연구에 따르면, 자기인식 능력이 낮은 사람들도 대조군에 비해 기능적 독립성을 개선시키는데 CO-OP기반 인지 전략 훈련의 효과를 볼 수 있다(Skidmore et al., 2018).

진행

앞서 말했듯이, CO-OP 접근법은 7개의 주요 특징이 있는데, 그중 5가지는 적절한 진행을 위한 필수 요소이고, 나머지 2가지는 상황에 따라 달라질 수 있는 구조적 요소이다. Polatajko와 Mandich(2004)는 주요 특징의 뛰어난 통합을 통해 CO-OP 진행을 설명하였다. 최근에 Dawson 등이 편집한 저서에는 특정 인구와 치료 상황에 맞는 진행 관련 업데이트, 뉘앙스, 발전사항들이 반영되어 있다(2017).

책은 CO-OP 접근을 배우기 위한 좋은 자료가 될 수 있지만, 임상 또는 연구 실습에서 CO-OP를 실행하고자 하는 치료사들은 공인된 CO-OP 교육 연수회에 참가해야 한다. 교육자들은 국제 CO-OP 아카데미에서 자격증을 받은 사람들로, 홈페이지에서 명단을 확인할 수 있다(http://co-opacademy.ca/education-and-workshops/co-op-workshops/finding-a-certified-instructor/.)

현재 표준 CO-OP 연수회는 3일 동안 2개의 파트로 나누어 진행된다. 파트 1은 CO-OP의 주요 특징을 평가하고 실습하는 2일 간의 과정이다. 파트 2는 파트 1이 끝나고 수개월이 지나서 진행하며 학습한 것들을 정리하는 1일 과정이다. 치료사들은 중재 시간에 CO-OP를 실습해보고, 짧은 케이스 스터디를 준비해서 마지막 학습 정리로 마무리한다. 케이스 사례는 소그룹으로 진행하고, 치료사들은 그들의 임상 환경에서 CO-OP를 사용하여 성공했던 점과 어려웠던 점을 논의한다. 그리고, 더 어려운 시나리오를 가지고 실습할 수 있는 추가적인 기회도 가지게 된다.

3일 간의 CO-OP 연수회에 참석했거나 유사한 과정을 거친 치료사들은 후속 단계를 거쳐 CO-OP 치료사 자격을 획득한다. 자격증 획득 과정은 CO-OP의 7가지 과정을 잘 진행하고(클라이언트와 CO-OP를 진행하는 비디오 영상 첨부 포함), 소그룹 형식에서 후보자들 가운데 질문, 응답, 토론하는 과정에서 우수한 모습을 보여야 한다. CO-OP 교육자 자격증 취득 과정에 대한 자세한 정보는 CO-OP 아카데미 홈페이지에 나와있다(www.coopacademies.co.uk)

단계별 진행

CO-OP는 일정한 선을 따라 진행되는 과정이 아닌 반복의 과정이므로, 단계별 지시가 잘 드러맞지는 않는다. 그림 19.2에는 GPDC에 근거한 클라이언트 중심, 작업 중심의 목표 수립으로 시작하는 과정이 나와있다. 목표를 세우고 나면, 작업치료사와 클라이언트가 함께 목표에 부합하는 계획을 세운다.

계획을 세우는 과정은 상호작용의 과정으로, 처음에

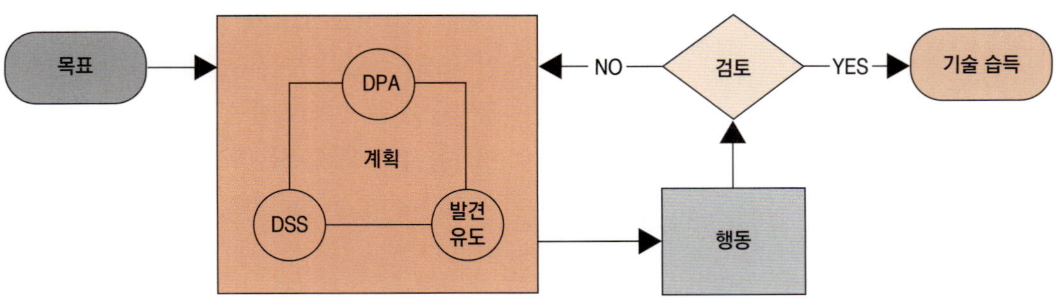

그림 19.2 CO-OP 전반적 전략 사용 과정

CO-OP = Cognitive Orientation to daily Occupational Performance; DPA = dynamic performance analysis; DSS = domain-specific strategies.

클라이언트가 제안한 목표가 임상 환경에 맞으면 수행하도록 하고, 임상 환경에서 가능하지 않으면 어떻게 목표를 세우는지에 대해 설명한다. 목표가 시간 및 공간의 제약이나 과제의 특성 때문에 임상 환경에서 가능하지 않다면(예: 시내버스를 타고 슈퍼에 가서 장 보기), 클라이언트는 치료사에게 어떻게 목표를 달성할 수 있을지에 대해 설명한다.

이러한 초기의 수행(또는 설명) 과정에서, 치료사는 수행의 세분화 지점을 발견한다. 치료사는 클라이언트가 세부 내용별로 문제를 해결하는 전략을 찾아내도록 안내한다. 클라이언트가 계획을 정하면, 계획대로 '실행'하고 계획의 효과가 있었는지를 점검해보도록 지도한다.

계획을 수행하고 목표가 달성되면 기술 습득이 된 것이므로 과정이 끝나게 된다. 처음에 몇번 반복하는 과정에서, 계획이 성공적이지 않거나 절반만 성공할 때가 많다. 그러면 클라이언트는 계획의 수정이 필요하다는 것을 배우게 된다. 클라이언트와 치료사는 다시 계획 과정으로 돌아가서, DPA를 사용하여 클라이언트가 새로운 계획을 생각해내고 필요한 만큼 다시 시도해 보도록 안내한다(영상 19.1, https://aotaorg-my.sharepoint.com/:v:/g/personal/aricci_aota_org/EcsbMQGtTX9Mg87PybcumaoBNSnOXkNn5d-Q_ypm5YVW5A?e=0x37pS). 본 장에서는 두 가지 사례를 통해 CO-OP의 진행 과정을 자세히 보여주고자 한다.

기타 진행 관련 고려사항

CO-OP는 항상 클라이언트, 삶의 환경, 임상 환경의 특성을 고려하여 진행된다. 최근에 나온 CO-OP 관련 책은(Dawson et al., 2017) CO-OP의 목표 수립, 다양한 인구집단으로 CO-OP 사용, 부모나 지인이 참여한 사례, 그룹 포멧으로 CO-OP 진행, 서로 다른 학계 간에 CO-OP를 사용, E 헬스에서의 CO-OP의 현황 등에 관해 정보를 제공한다. 또한 CO-OP 관련 책들은 진행에 도움이 되는 다양한 문서 중심 도구도 소개하고 있다(Dawson et al., 2017; Polatajko & Mandich, 2004).

CO-OP를 연구에서 사용하는 사람들은 CO-OP 충실도(fidelity) 체크 리스트를 신중하게 적용하여 치료의 정확성에 대해 검증해야 한다(McEwen et al., 2018). 그들은 또한 국제 CO-OP 아카데미의 지원을 받아야 한다.

사례 19.1과 사례 19.2는 아동 및 성인 집단에서 CO-OP 접근을 설명한다.

목표와 문서화

CO-OP는 클라이언트 중심의 수행 과제를 평가하는 과정에서 목표를 세우고 작업치료사와 클라이언트 간의 파트너십을 수립하는 협동적인 접근 방식이다. 클라이언트 중심의 목표 수립은 중재의 핵심요소로서 CO-OP에서 매우 중요하다. 또한, 의미 있는 목표를 수립하는 과정은 기술 습득, 보편적 사용, 전이를 이끌어내는데, 이것이 CO-OP의 목적이라 할 수 있다.

CO-OP에서 목표를 세우는 과정에는 다음과 같은 내용이 포함된다.

- 맥락 제공
- 작업수행 요소 평가
- 수행을 목표로 전환하는 과정

클라이언트(가능하면 가족 포함)를 참여시키려면, 의사결정 과정에서부터 그들을 참여시키는 것이 중요하다. 즉, 목표를 세우는 과정, 목표가 사용되는 방법, 목표에 대한 한계점(이 목표는 특정한 환경에서만 가능하다는 설명; 병원, 클리닉, 가정 또는 지역사회) 등을 설명해주어야 한다. 캐나다 작업수행 측정(Canadian Occupational Performance Measure, COPM; Law et al., 2014)을 활용하면 수행 과제들을 문서화하고, 클라이언트가 인지한 목표 수행에 대한 중재 전과 후의 결과에 대해 평가할 수 있다. COPM은 ADL에서 수행 관련 문제점을 평가하는 반구조화된 인터뷰이자, 클라이언트 자신의 일상 활동에 영향을 주는 수행 관련 문제점 및 우선순위 치료 과제를 평가할 수 있도록 돕는데 많이 사용되는 측정 도구이다.

몇 가지 CO-OP 치료 목표 사례로는 다음과 같은 것이 있다.

- 2살 손주 안아주기
- 발꿈치 들고 수납장에서 그릇 꺼내기

사례 19.1 Carol, 선천적 근육긴장이상증 클라이언트

Carol은 양성 유전성 무도형 진단을 받아 사지 운동 장애가 있다. 또한 그녀는 강박 장애, 불안, 집행능력 손상 증상도 있다. 운동 면에서, Carol은 혼자 걸을 수 있어서 근육긴장이상증이 하지에 영향을 주지는 않는다. 그녀는 난간을 잡고 오르내리는 계단 등 특정 상황을 제외하고는 대부분 혼자 걸어다닐 수 있다. 근육긴장이상증은 그녀의 상지와 몸통에 영향을 준다.

기능면에서 Carol은 물건을 다루는 것이 어려운데, 식사준비를 할 때 도움이 필요하며, 재료별로 다루기 어려운 것들을 가려서 사용한다(버터 대신 부드러운 마가린 사용). 다른 간근대성-근육긴장이상 클라이언트들과 마찬가지로, 액체나 날카로운 칼을 손으로 만지거나 뜨거운 것을 오븐에서 꺼내야 하는 등의 과제는 근육긴장이상증을 악화시킬 수 있다.

Carol의 독립성 수준은 환경에 지지가 어느 정도 되는지와 밀접한 관련이 있다. 그녀는 현재 가족과 형제들과 살고 있는데, 내년이면 대학교에 가게 되어 커피를 가져오거나 간단한 식사준비를 혼자 할 수 있어야 한다. Carol의 기능적 수준에 대한 내용은 그림 19.3에 기록되어 있는데, 이것은 세계보건기구(WHO)에서 작성한 국제기능장애분류(International Classification of Functioning, Disability and Health)를 근거로 하고 있다(2001).

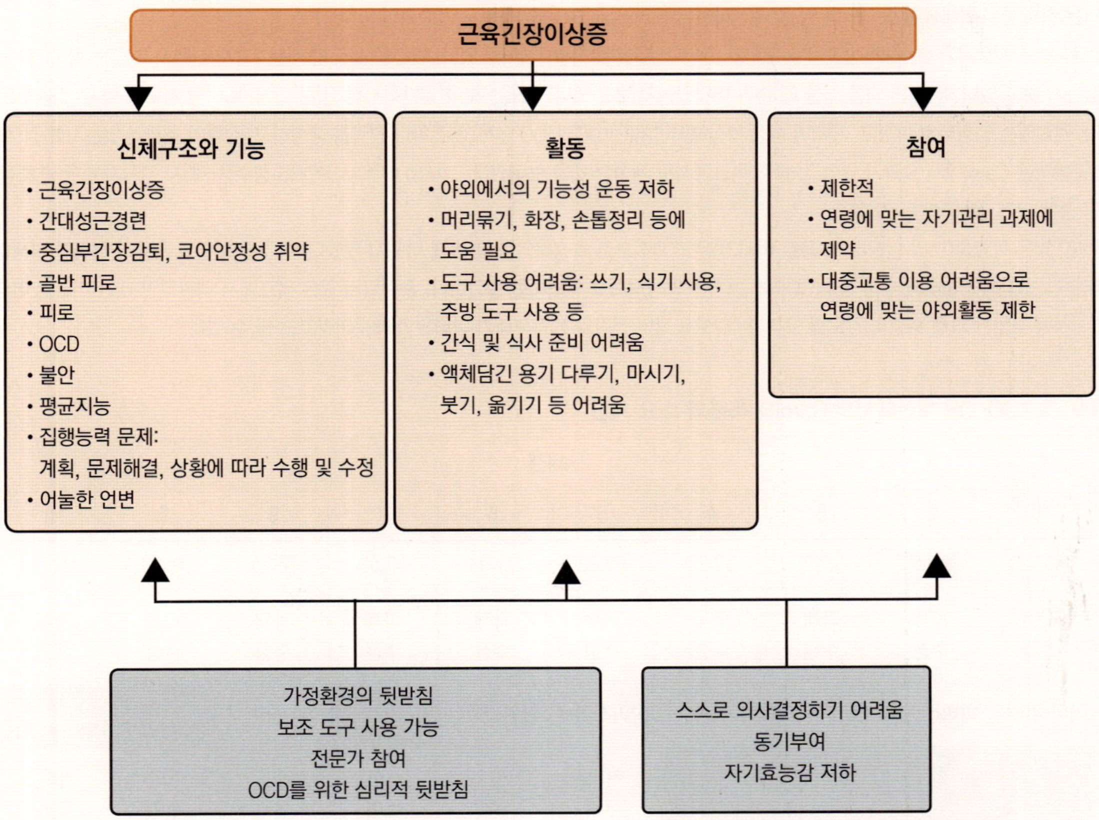

그림 19.3 Carol의 손상 정도 및 기능수준(국제기능장애분류에 따라)

ICF = International Classification of Functioning, Disability and Health (World Health Organization, 2001); OCD = obsessive-compulsive disorder

처음 3개 목표는 CO-OP 세션에서 직접 다루고, 나머지 2개 목표(머리 단장하기, 음료 마시기)는 전이와 보편적 사용을 평가하는데 사용되었다. 캐나다 작업수행 측정(Canadian Occupational Performance Measure, COPM)과 수행의 질 평가 척도(Performance Quality Rating Scale, PQRS; Martini et al., 2015)를 사용하여 기준과 중재 이후의 수행 정도를 평가하였다.

CO-OP 접근은 연구 프로젝트의 일부로 Carol에게 사용되었다(Gimeno et al., 2018a, 2018b, 2019). 본 연구를 시작하기 전에, Carol은 인지 행동 치료의 경험이 많았다. 그녀는 어렸을 때 뇌성마비(CP) 진단을 받았기에(CP는 근육긴장이상증의 유전적 원인임이 밝혀지면서 후에는 크게 다루어지지 않음) 어릴 때부터 작업치료와 물리치료를 받았다.

사례 19.1 Carol, 선천적 근육긴장이상증 클라이언트(계속)

Carol은 그녀의 선천적 근육긴장이상증을 고려하여, 비자발적 움직임을 줄이기 위한 뇌자극 수술을 하였다. 수술 성공에도 불구하고, Carol은 계속 수행의 어려움을 보여서, CO-OP 연구에 참여하게 되었다.

모든 CO-OP 중재 세션은 Carol의 집에서 진행하였으며, 대부분 엄마가 동석하였다. 세션은 보통 1시간 가량 지속되었고, Carol과 가족들의 스케줄에 따라 주 1~2회씩 진행하였다. CO-OP 접근 포맷에 대하여, 10개 치료 세션에서 중재를 진행하고, 세션 1은 GPDC 전반적 전략을 안내하는데 할애하였다. 전반적 전략은 DPA와 마찬가지로 세션 내내 사용되었다. CO-OP 접근의 고전적인 전달방식으로, 목표는 한 번에 한 가지씩 제안하였다. 세션별 소요 시간 및 세션에서 Carol과 치료사가 중점을 둔 목표는 붙임 19.1에 나와있다.

Carol에게 처음 4개의 세션은 첫 번째 목표인 아이라이너 그리기에 집중하였다. 세션 2, 3차에서 치료사가 2번 목표도 제안하였으나, Carol은 다음 목표로 넘어가기 전에 1번 목표를 달성하는 것이 중요하다고 보았다. CO-OP는 클라이언트 중심의 접근방식이므로, Carol과 치료사는 이 목표에 더 많은 시간을 할애하기로 했다.

중재에 대한 기록을 보면(붙임 19.2), 세션 5차에서 Carol이 두 번째 목표인 커피와 쿠키 나르기를 처음 시도했음을 알 수 있다. 이 기록에는 각 세션별로 나온 축약적 대화내용이 표기되어 있고, 세션마다 두드러진 CO-OP의 특징도 기록되어 있다.

세션 5를 보면 치료사가 Carol의 발견을 유도하고, DPA가 활용된 정황을 볼 수 있다. 발견을 유도할 때는 2가지 선택지가 있는 질문("컵 안에 물이 얼마나 찼는지 보고 있니? 아니면 컵을 잡을 때 손이 어디있는지 보고 있니?") 또는 보다 일반화시킨 질문("그 밖에 어떤 시도를 할 수 있을까요?")을 하기도 한다. 계획에는 명칭이 붙여졌고, 계획이 점점 복잡해지면서(GPDC의 'DO'단계) 세션마다 전략을 생성하고, 전략이 효과가 있는지를 검토하였다.

이 접근방식은 Carol에게 효과가 있었고, 중재 목표에서도 개선된 것을 보여줬다. 그녀의 COPM, PQRS 점수를 제3자 검사자를 통해 채점한 결과, 중재 기간 중에 크게 향상되었다(표 19.1).

훈련하지 않은 목표들(머리 단장하기, 음료 마시기)은 객관적으로 측정하였을 때 크게 바뀌지 않았다. 이것은 보편적 사용과 전이가 발생하지 않았음을 의미한다. 그러나 Carol의 수행 점수(COPM 관련)는 임상적으로 유의미한 결과이다. 훈련되지 않은 목표에서 객관적인 개선이 없는 이유는 기본적으로 Carol이 경험한 과제 수행의 강도를 고려할 때, 효과적인 전략을 생각해내기 어려웠기 때문이라고도 볼 수 있다.

붙임 19.1 CO-OP 세션에서의 Carol의 목표와 소요 시간

<table>
<tr><td rowspan="8">중재 전 기본 평가</td><td colspan="10">세션</td><td rowspan="8">중재 후 목표 검토</td></tr>
<tr><td>1</td><td>2</td><td>3</td><td>4</td><td>5</td><td>6</td><td>7</td><td>8</td><td>9</td><td>10</td></tr>
<tr><td>45:12</td><td>69:27</td><td>57:39</td><td>50:23</td><td>68:22</td><td>71:03</td><td>60:08</td><td>78:25</td><td>48:39</td><td>45:46</td></tr>
<tr><td>GPDC 소개</td><td>과제 수정</td><td>과제 수정</td><td>과제 수정</td><td>과제 수정</td><td>과제 수정</td><td>과제 수정</td><td>과제 수정</td><td>과제 수정</td><td>과제 수정</td></tr>
<tr><td>아이라이너</td><td>아이라이너</td><td>아이라이너</td><td>아이라이너</td><td>아이라이너</td><td>아이라이너</td><td></td><td>아이라이너</td><td colspan="2"></td></tr>
<tr><td colspan="4"></td><td>커피, 쿠키 나르기</td><td>커피, 쿠키 나르기</td><td>커피, 쿠키 나르기</td><td>커피, 쿠키 나르기</td><td>커피, 쿠키 나르기</td><td>커피, 쿠키 나르기</td></tr>
<tr><td colspan="6"></td><td>베이컨 굽고 샌드위치 만들기</td><td>베이컨 굽고 샌드위치 만들기</td><td>베이컨 굽고 샌드위치 만들기</td><td rowspan="2"></td></tr>
<tr><td>과제 설정</td><td>과제 설정</td><td>과제 설정</td><td>과제 설정</td><td>과제 설정</td><td>과제 설정</td><td>과제 설정</td><td>과제 설정</td><td>과제 설정</td></tr>
</table>

Values indicate session duration (in minutes:seconds). CO-OP = Cognitive Orientation to daily Occupational Performance; GPDC = Goal-Plan-Do-Check

사례 19.1 Carol, 선천적 근육긴장이상증 클라이언트(계속)

붙임 19.2 커피 나르기 목표를 위해 사용된 CO-OP 세션 및 주요 특징

대화	주요 CO-OP 특징
치료사(T): 커피를 나를 때 가장 큰 문제점은 뭐라고 생각하세요?	발견 유도
Carol (C): 잡는 방법이요.	DPA
T: 그렇군요. 생각해봅시다. 어떤 식으로 잡나요?	발견 유도
C: 여기를 잡아요(머그컵 손잡이를 손가락에 대며).	DPA
T: 그렇게 하는군요. 그럼 다른 방법으로 잡는 방법이 있을까요?	발견 유도
C: 이렇게 하거나, 이렇게 할 수도 있어요(여러 가지 머그컵을 잡는 방법을 보이며).	전략 생성
T: 네. 그렇다면 각각의 방법으로 컵을 잡고 걸어볼까요?	계획 생성
C: 네, 해볼게요.	행동
T: 그렇다면, 계획을 세울 때 처음에 어떤 것에 중점을 둘까요?	검토하기
C: 잡는 방법을 바로 잡았으면 좋겠어요.	발견 유도
T: 좋아요. 잡는 방법에 대해 연구해봅시다. 우선 컵에 물을 채워볼래요?	발견 유도
C: 그래야 할까요?	
T: 본인이 결정하세요. 뜨거운 물이 염려되나요?	발견 유도
C: 네.	DPA
T: 원하면 차가운 물부터 시작해봐요.	발견 유도
C: (컵에 차가운 물을 채운다).	행동
T: 지금 하는 걸 보니까 머그컵을 손으로 잡고 물을 채울 때도 계속 그대로 잡고 있네요. 뜨거운 물이면 싱크대 위에 올려놓고 해야겠지요?	발견 유도
C: 네. 뜨거운 물이면 손이 떨려서 쏟았을 것 같아요. 하지만 뜨거운 물일 때 제가 왜 손이 더 떨리는지 모르겠어요.	DPA
T: 그것이 내가 작업하고 주목하기를 바라는 것이에요. 마스카라를 하는 등 갑자기 손이 불규칙적으로 움직이는 동작에 집중하면 무슨 일이 있었나요?	발견 유도
C: 더 심하게 떨렸어요.	DPA
T: 물을 옮길 때 손떨림은 어떤가요?	발견 유도
C: 더 많이 떨릴 것 같아요.	전이
T: 머그컵에 물을 채우려고 물을 틀 때는 어떤가요?	발견 유도
C: 괜찮아요.	

사례 19.1 Carol, 선천적 근육긴장이상증 클라이언트(계속)

붙임 19.2 커피 나르기 목표를 위해 사용된 CO-OP 세션 및 주요 특징(계속)

대화	주요 CO-OP 특징
T: 수행 결과는 괜찮았나요?	발견 유도
C: 네.	검토
T: 물이 손에 흘렀나요?	발견 유도
C: 아니요.	검토
T: 물이 흐를까봐 걱정되었나요?	발견 유도
C: 그닥 걱정되진 않았아요. 크게 상관하지 않았거든요.	DPA
T: 좋아요. 그럼 어떻게 컵을 잡을지 생각해봅시다.	발견 유도
C: 손가락 2개로 하면 좋을 것 같아요.	계획 명칭 정하기
T: '손가락 2개'계획이라고 부를까요?	
C: 네, 이렇게 하는 것이 손가락 2개 계획이에요(컵을 두 손가락으로 잡으며).	행동
C: (활동 시연)	
T: 손이 끼나요?	검토 유도
C: 네(치료사에 보여주며).	DPA
T: 왜 손이 많이 끼나요?	DPA 유도
C: 제가 압박을 많이 하고 있어요. 너무 꽉 쥐게 되요.	DPA
T: 좋아요. 다른 방법으로 쥐려면 어떻게 할까요?	발견 유도
C: 세 손가락 계획이요.	계획 명칭 정하기
C: (행동 시연)	행동
C: 이렇게 하니 손가락이 많이 조이지 않아요.	검토
T: 좋아요. 세 손가락으로 잡았을 때 물을 약간 쏟았네요. 제가 보기에 컵을 옮기면서 컵을 유난히 집중해서 쳐다보는 것 같던데, 어떤 생각을 했나요?	발견 유도
C: '쏟아지면 안되는데' 라는 생각을 했어요. 그래서 쏟았던 것 같아요.	DPA
T: '쏟고 싶지 않아'라고 생각했나요? 아니면 '치료사가 보고 있는데', 아니면 무슨 일이 일어날지 전혀 생각하지 않았나요?	발견 유도
C: 저는 '쏟고 싶지 않아'라는 생각을 하면서 동시에 '쏟을 것 같아'라고 생각했어요.	DPA
T: 좋아요. 그럼 '난 쏟을 것 같아, 난 쏟을 거야'라고 생각했던 거네요?	DPA 재확인
C: 네.	DPA 재확인

CO-OP = Cognitive Orientation to daily Occupational Performance; DPA = dynamic performance analysis

사례 19.1 Carol, 선천적 근육긴장이상증 클라이언트(계속)

표 19.1 COPM과 PQRS 사전 검사 및 사후 검사 점수(Carol)

	점수			
	수행		만족도	
목표	사전 검사	사후 검사	사전 검사	사후 검사
COPM				
(T) 아이라이너 그리기	1	5	1	5
(T) 커피와 쿠키 옮기기	3	6	2	5
(T) 베이컨 굽기	2	6	2	6
(UT) 머리 단장하기	3	5	3	4
(UT) 음료 들고 마시기	2	4	2	4
	사전 검사		사후 검사	
목표	M	SD	M	SD
PQRS				
(T) 아이라이너 그리기	4.50	1.25	8.17	1.60
(T) 커피와 쿠키 옮기기	3.03	1.87	6.5	0.55
(T) 베이컨 굽기	7.62	2.12	8.17	1.33
(UT) 머리 단장하기	6.29	0.85	6.5	1.22
(UT) 음료 들고 마시기	7.48	2.08	8	1.55

COPM = Canadian Occupational Performance Measure(캐나다작업수행측정); M = mean(평균점수); PQRS = Performance Quality Rating Scale(질적인 수행측정); SD = standard deviation(표준편차); (T) = trained(훈련한 항목); (UT) = untrained(훈련하지 않은 항목)

사례 19.2 Roger, 고령의 좌측 뇌출혈 클라이언트

Roger는 69세 좌측 뇌출혈 클라이언트로 그 결과 우측이 마비되었다. 오른쪽 상지는 하지보다 더 손상되었으며 팔보다 손이 더 손상되었다. 그는 지팡이를 이용해야 혼자 걸어다닐 수 있었고, 계단을 오를 때는 난간이나 벽을 짚고 한 계단씩 오르내릴 수 있었다.

Roger는 몬트리올 인지 평가(Nasreddine et al., 2005) 결과, 30점 만점에 20점을 받아 인지 손상과 집행능력 손상이 있음을 알 수 있었다. Roger는 종종 무관한 답을 했고, 주의산만해져서 한 과제에 오래 집중하지 못했다. 또한 계획 수립, 순서 정하기, 모니터링, 자기인식, 집중 및 정보 입수 등에 어려움을 보였다. 그는 처음 과제 수행에서 어떤 문제가 있는지 분석하기 어려워했고, 깊이 생각하지 않고 충동적으로 결정하고 계획을 세우는 경향을 보였다.

Roger가 CO-OP 연구에 참여할 때는 뇌졸중 발병 후 9개월이 지났을 때였고, 입원 및 오래 재활을 모두 경험한 후였다. 그는 쾌활하고 말이 많은 편이었다. 그는 한 가지 주제에 집중할 때, 중간에 상기시켜줘야 했으며 평가 중에 일상을 기억하는 것을 어려워하였다. 그는 사회적 모임을 좋아하고, 친구들과 커피 마시기를 즐기는 사교적인 사람으로 자신을 소개하였다. 그는 아파트에서 룸메이트 한 명과 함께 살고 있었다. 영어가 제2 외국어라 교육 수준이 높지는 않았다. Roger는 문해력과 영어 구사력 부족으로 문서 자료를 사용하기를 원치 않는 것 같았다.

Roger는 물리치료사와 보조자가 운영하는 뇌졸중 클라이언트를 위한 인지 전략 훈련(CO-OP의 변형된 형태)의 근거자료 수집을 위한 연구에 자발적으로 참여하였다. 이 프로그램은 그룹 치료로 운영되었으나, 피검자별로 맞춤형 목표 설정과 운동 프로그램을 제공하였다. 8주 간의 활동 프로그램은 주 2회씩, 회당 90분 간 진행하였다.

매주 피검자는 물리치료사와 1대1 면담을 통해 선정한 목표를 실천하기 위한 과정을 진행하였다. 이러한 세션 동안, 그들은 GPDC 방식을 사용하여 각자 선택한 목표를 달성하기 위한 전략을 수립하였다. 발견을 유도하는 지시를 통해 클라이언트가 전향을 수립하고, 문제 해결을 스스로 할 수 있도록 지원하였다.

사례 19.2 Roger, 고령의 좌측 뇌출혈 클라이언트(계속)

프로그램과 평가 소개

이러한 CO-OP기반 프로그램을 위해, Roger는 본격적인 중재 전에 물리치료사와 60~90분 간의 중재 준비 세션에 참여하였다. 이 세션에서 Roger는 프로그램 전체 과정에서 목표 달성과 향후 목표 설정을 위해 사용할 GPDC를 사용하는 방법을 배웠다. 이러한 교육세션이 끝나고 Roger와 물리치료사는 COPM을 사용하여 그에게 중요한 목표를 수립하였다. Roger는 중요도 순으로 3가지 목표를 아래와 같이 정하였다.

1. 지팡이를 짚고 걸어가서 그의 사교모임에 참석하기(COPM 점수에 중요도10점)
2. 모임에 가서 지팡이가 없이 계단을 올라가서 화장실로 가기(중요도 9점)
3. 친구들과 이야기할 때 테이블에 팔꿈치를 올리고 머리에 손 짚기(중요도 10점)

역동적 수행 분석

DPA를 사용하여 치료사는 Roger가 수행하는 모습을 지켜보았다. Roger의 계획은 한발씩 딛고 계단을 올라가는 것이었는데, 그의 계단 오르는 과제는 상호교대 동작이 잘 되지 않아 그리 잘 수행하지 못했다. Roger는 자신의 수행 모습을 검토하면서, 상호적이지 않은 모습에 대해 이렇게 말하였다. "올라가면서 이쪽 발을 올리고 잠시 힘을 뺀 다음, 다시 이쪽 발을 올린다."

치료사는 그가 "힘을 뺀다"라고 표현하는 동작이 무릎을 구부리는 동작임을 알려주었다. 구부린 다음 힘을 주고 다시 펴는 동작이라고 그가 대답하였다. Roger는 이러한 영역에 대한 인지 전략을 '구부리고-힘 빼기'라고 이름 짓고 계단을 오를 때마다 이 전략을 사용하였다. 그는 20분의 목표 실습 세션 동안 동작의 질과 자신감 면에서 개선을 보였다.

Roger가 그의 구부리고-힘 빼기 전략을 사용하여 자신감을 얻자, 치료사는 그가 왼쪽으로 힘이 쏠려있고, 오른쪽 다리에 무게를 분산하는 대신, 난간에 지나치게 기대고 있음을 깨닫도록 안내했다. "난간 2개를 모두 사용하면 오른쪽에 힘을 분산시킬 수 있을 것 같습니까?" 치료사의 이러한 질문은 발견 유도의 한 사례이다. 클라이언트가 유도의 성격이 적은 질문에 어려움을 표했기에 치료사는 이러한 접근을 사용하였다.

Roger는 이러한 접근 방식이 도움이 될 것임에 동의하고 시도하기로 했다. 2개 난간을 사용하여 과제를 해본 후에, Roger는 힘의 균형을 맞추는데 도움이 되는 느낌을 얻을 수 있었다. 이러한 새로운 깨달음(느낌)을 가지고 이번에는 두 번째 난간을 사용하지 않고 다시 계단오르기를 시도하였다.

피드백의 목적으로 발견 유도를 계속 사용하면서 치료사는 "해보니 어떠셨어요?"라고 질문하였다. Roger는 '균형을 잡고 싶어'함을 알 수 있었다. 치료사는 질문하였다. "균형을 잡고 있는지 아닌지를 어떻게 알 수 있을까요?". Roger는 난간과의 거리가 그에게 피드백을 제공한다는 것을 확인할 수 있었다. 그는 그의 과제 수행에 대한 질문에 대답하기 위해서 같은 과제를 여러 번 해보아야 했다(표 19.2).

표 19.2 발견유도 및 영역별 전략(Roger)

목표: 계산 오르내리기	역동적 수행분석	발견유도	영역별 전략
첫 번째 초점: 계단 오르기 전 무릎 중심잡기	Roger는 괜찮지만 완벽하지 않았다고 생각했으며, 연습하면 좋아질거라고 확신했다. 어떤 연습을 하면 좋아질 것인지에 대해 분명하게 표현하지 못했다. 무엇을 할지 대략적으로 알고 영역별 전략을 사용하였다.		행동에 주의를 기울임: Roger에게 '굽히고-힘 빼기,' 전략의 의미는 한발을 다시 내디딜 때, 몸을 진탱할 수 있을만큼 튼튼하게 무릎을 유지하고 충분한 힘을 가해서 다음 계단으로 올라갈 때 펴도록 하는 것이다.
두 번째 초점: 오른쪽 다리에 무게 더 실어보기 (측면이동)	Roger는 그가 난간에 지나치게 기대고 있음을 평가하였다.	치료사: "오른쪽에 똑같은 무게를 주고 있는 것 같나요?" Roger: "해볼게요.(판단을 위해 과제를 다시 수행) 아니요, 왼쪽에 무게가 더 실립니다." 치료사: "오른쪽에 무게를 더 분산하려면, 어떻게 할까요?" Roger: "(다시 해본 후에) 난간에 덜 기대야 해요."	'움직임을 느끼기'를 확립하기 위해 작업지식 전략을 보완했다. 바깥쪽으로 체중 이동을 하는 경우, Roger는 오른쪽 다리에 더 많은 체중이 실리는 '느낌'을 얻기 위해 양쪽 난간을 사용해 보았다. 이후에 난간과 자신의 거리에 좀 더 주의를 기울임으로써 몸의 균형을 더 잘 잡을 수 있었다.

사례 19.2 Roger, 고령의 좌측 뇌출혈 클라이언트(계속)

Roger의 작업치료 초반에 그는 치료사로부터 그의 수행에 대한 평가를 자주 요구하였다. 그는 우선 스스로 자신을 평가해 보도록 권고를 받았고, 이후에 치료사는 Roger가 매회 시도하면서 어떤 점이 달라졌는지를 스스로 발견하도록 도와주었다. 치료사는 "느낌이 어땠나요?" 또는 "이번 시도가 먼저한 시도보다 나아졌나요?" 등의 유도 질문을 하였다. 이렇게 하면 Roger가 스스로 시도들 간의 차이점에 대해 이야기하고 필요한 전략을 생각해 보도록 대화가 진행될 수 있었다.

Roger는 프로그램 내내 자가평가를 통해 자신감을 갖게 되었고, 점점 필요한 도움도 줄어들었다. 추후에 그는 다른 행동에서도 같은 전략을 어떻게 사용하였는지 설명하였다. 그는 걸을 때 굽히고 쉬는 전략을 사용하였고, 그가 팔걸이에서 매우 가깝게 앉아 있으면, 앉았다 일어날 때 무게 중심을 잘 옮길 수 있는지 알 수 있었다. 그는 CO-OP로 기대하는 결과 중 하나인 기술 전이를 설명하고 있었다.

진행사항을 추적하기 위해 치료사는 COPM을 사용하였다. 이는 주로 중재 전후와 추후 추적 시에 사용하지만 프로그램 중간에도 진행하였다. 치료사가 Roger에게 준 점수는 추후 추적 검사 시에 10점 만점에 8점이었으나, Roger는 자신의 계단 오르기가 개선된 점에 매우 만족하여 자신에게 10점 만점을 주었다. 다른 2개 목표에 대한 그의 COPM 점수 또한 개선되었다(표 19.3).

객관적 평가 수치에 따르면, Roger는 보행 속도, 지구력 및 균형감각에서 모두 개선을 보였다. 그는 또한 기술의 전이를 평가할 때도 향상된 모습을 보였다. Roger는 중재 프로그램 이후, 한 달 후에 추적 검사를 하였을 때도 계속 개선되고 있었다(표 19.4).

표 19.3 Roger의 목표별 COPM 점수

	COPM 수행 점수			COPM 만족도 점수		
목표	사전 검사	사후 검사	추적 검사	사전 검사	사후 검사	추적 검사
걷기	6.5	8	8	6.5	8	8
계단 오르내리기	7	9	10	8	9	10
머리에 손 짚기	6	8	10	8.5	8	10

COPM = Canadian Occupational Performance Measure

표 19.4 4개 표준 성과 측정표에 따른 Roger의 진행 상황

결과	MCID 또는 MDC	사전 검사	사후 검사	추적 검사
5미터 걷기 검사(m/s)	MCID = 0.16	0.31	0.56a	0.53b
6미터 걷기 검사(m)	MCID = 34.4	128.7	170a	175b
버그 균형 척도(Berg et al., 1989)	MDC = 4.7	43/56	51/56a	51/56b
지역사회 균형과 운동 척도 (community balance and mobility scale; Howe et al., 2006)	MDC = 8	17/96	20/96	26/96b

m = meters; MCID = minimal clinically important difference; MDC = minimal detectable change; m/s = meters per second. [a]Change score was greater than or equal to the MCID or MDC from pretest to posttest. [b]Change score was greater than or equal to MCID from posttest to follow-up

성공한 부분 검토하기

Roger는 처음에 GPDC의 공식적인 단어를 잘 이해하지 못하였다. 그러나 그는 GPDC의 과정대로 행동하였다. "다시 해볼게요."라는 말을 자주 하였고, 그가 하고 있는 행동을 체크하고, 필요하면 수정하여 전략을 다시 수립하였다(굽히고-힘을 빼고-굽히고-힘을 빼고).

처음에 Roger는 치료사로부터 매번 확인을 받고자 하였다. 스스로 판단하지 못하고 치료사에게 피드백을 요구하였다. 발견 유도는 전략 개발에 도움이 되지 않았지만, 그가 자가평가하는 방법을 배우도록(다시 말해, DPA를 사용하도록) 도와주었다.

- 난간을 붙잡고 지팡이 없이 계단 오르기
- 지하철 타고 복잡한 도시로 일하러 가기
- 가족 식사를 위해 그릇을 깨지 않고 식탁으로 잘 옮겨 놓기
- 도움을 받지 않고 바닥에서 일어나 앉기
- 아이라이너 그리기
- 다른 특별 안전장치 없는 일반 자전거 타기
- 샌드위치 만들기
- 차와 시리얼볼 나르기

CO-OP가 여러 가지 환경과 여러 유형의 클라이언트를 대상으로 사용되기에, 현재 시점에서 문서화하는 기준은 없다. 작업치료사는 업계의 기준을 따를 것을 권고한다. 그럼에도, 다음과 같은 보편적인 가이드라인을 제시하고자 하는데, 그것을 클라이언트들이 자신의 특정한 상황에 가장 적합한 문서화 방법을 확립하도록 권장한다(붙임 19.3과 사례 19.2).

CO-OP의 구성요소를 문서화할 때는 다음과 같은 사항을 고려한다.

- 클라이언트 중심의 의미 있는 목표를 명확하게 정의한다.
- 클라이언트가 선택한 목표와 목표 중심의 중재를 하기 위한 계획을 수립한다.
- 목표 달성 여부를 어떻게 평가하고 모니터링할 것인지에 대한 방법을 대략 정한다(COPM 또는 다른 도구).
- 기준 점수(COPM, PQRS, 기타), 진행 점수 및 퇴원 가능 점수를 문서화한다.
- 효과적인 전략과 중간에 포기한 전략을 기록한다.
- 클라이언트의 말을 가능할 때마다 기록한다(이것이 전략의 일부가 되기 때문에).
- 성공적인 전략은 다른 사람들이 따라할 수 있게 가능한 자세히 기록한다.

중재 고려사항

CO-OP는 작업치료사들이 클라이언트들과 상호작용하며, 클라이언트들이 목표를 달성하기 위해 자신들만의 문제해결 기술을 습득하고 발전시키도록 소통하고 강화하는 매우 중요한 접근 방식으로써 광범위하고 유용한 접근이다. '대상 인구' 부분에서 언급하였듯이, CO-OP의 효과를 보기 위한 전제 조건으로, 클라이언트들은 충분한 인지, 소통, 행동 반응능력을 갖추어야 한다. 이러한 조건에 부합하지 않으면, 다른 접근 방식을 고려해보아야 한다. CO-OP 접근을 위한 중요한 특성은 DPA라 할 수 있다.

CO-OP의 주요 특징인 DPA를 사용하면서, 작업치료사들은 어떤 유형의 중재가 수행 문제에 가장 적합한 해결방법인지(동기부여적 · 인지적 · 환경적 · 능력 배양적 유형 등) 평가할 수 있다.

클라이언트가 과제를 하고 싶지 않다고 할 때, CO-OP치료사들은 다양한 방법으로 동기를 강화할 수 있다. 또한 클라이언트가 과제 방법을 잘 모른다면, 추가적 정보를 제공하고, 작업적 또는 환경적 지원이 부족하다면 수정해주고, 클라이언트의 능력이 부족하다면 능력 보강에 중점을 두어 도움을 줄 수 있다.

CO-OP와 함께 다른 접근 방식을 사용하여 중재 방안을 수립할 수 있다. 손상을 경감시키거나 근력 훈련 등의 능력을 보강하는 중재 방식은 근거기반이고 과제 중심적이면 CO-OP 접근에 포함될 수 있다. 또한, 치료사는 클라이언트가 연결되는 치료와 운동 역시 개인적으로 의미 있는 목표를 달성하는데 도움이 된다는 것을 이해하고, 그것도 계획에 포함시키는 것에 동의하게 해야 한다.

다양한 인구를 대상으로 여러 가지 근거가 쌓였음에도 불구하고, CO-OP 연구가 가능하지 않은 조건들도 있다. CO-OP의 이론적 근거에 따르면, 다양한 적용 대상에 효과적일 수 있지만, 이 접근 방식이 유용하지 않을 것 같은 사람들도 있다. 예를 들어, CO-OP는 말로 하는 것이 중심이 되는 중재 방식이므로 적응 과정이 필요하며 의사소통 방식이 갖추어지지 않은 클라이언트가 사용하기에는 적합하지 않다. CO-OP는 클라이언트의 참여를 요구하기 때문에 참여의지가 없는 클라이언트들에게는 적절하지 않다. 마지막으로, CO-OP는 인지를 사용하여 주어진 환경에 적응하는 능력을 필요로 하므로, 인지 능력이 떨어지는 클라이언트들에게는 적합하지 않을 수 있다.

붙임 19.3 SOAP 포맷을 사용한 Roger의 케이스 문서화

분류	메모
주관적(Subjective) 주관적 부분에서의 목표는 중재의 목표를 명확하게 평가하는 것이다. 이것은 클라이언트의 전략을 수립하였을 때, 그것을 문서화하는 기회가 된다('무릎들기', '높이 디디기' 등).	클라이언트의 목표: 발가락을 부딪히지 않고 걸어다니기. 클라이언트는 걷는 프로그램을 계속하는데, 걸으면서 발가락이 부딪히지 않도록 개선하는 방법은 생각하지 않고 있다.
객관적(Objective) 치료사는 자신의 경험을 통해 DPA를 문서화할 수 있다. CO-OP는 특정한 손상에만 집중하는 대신, 과제 수행을 하면서 어려울 때 손상 부위에 대해 평가하는 방식이다. 관련된 손상 요인을 여기에 기록할 수 있다. 전통적인 SOAP 형식과는 비교하여 큰 차이점은 치료 섹션에 클라이언트가 말한 인용문과 설명을 포함한다는 것이다. 토의, 계획 및 발견 유도는 모두 목표 달성뿐만 아니라 기술의 일반화 및 전이를 달성하기 위한 문제 해결 치료 접근 방식의 일부라는 점을 유의하는 것이 중요하다. 따라서 문서화를 중재 회기에 포함시켜야 한다.	클라이언트는 지팡이를 짚고, 오른쪽 발가락이 부딪히고, 대부분 발꿈치를 땅에 디디면서 걷고 있으며, 오른쪽 다리는 바깥쪽으로 돌아가있다. Rx: 클라이언트는 계단오르기를 연습하였고, 난간 없이도 잘 하게 되었다. 클라이언트가 다리와 발을 들 수 있음을 알게 되었다. 배운 기술을 걷기에 전이할 수 있었고, 자동적으로 할 수 있을 때까지 의식적 사고가 필요하다는 개념도 배웠다. 클라이언트는 "항상 이렇게 걸었어요.", "예전에는 그런 생각을 할 필요가 없었어요."라고 했으며 클라이언트는 걸을 때 '내 발을 들어올리기로 결정'하는 인지 전략을 확인했다.
평가(Assessment)	클라이언트는 변화를 꺼려하고 계속 치료사에게 방법을 물어본다("어떻게 해야 할지 그냥 말씀해주세요"). 클라이언트는 발을 들 수 있으며, 발가락 부딪히기를 줄이고 잘 걸을 수 있도록 계속 전략을 수립하고 과제별로 연습해야 할 것이다.
계획(Plan)	자가평가 기술을 개발하는 것이 중요한 시점이다. '발을 들기로 선택하는' 전략을 연습하고 걷는 프로그램을 계속 진행한다.

Rx = prescription; SOAP = Subjective, Objective, Assessment, Plan

References

Aarnoudse-Moens, C. S., Smidts, D. P., Oosterlaan, J., Duivenvoorden, H. J., & Weisglas-Kuperus, N. (2009). Executive function in very preterm children at early school age. *Journal of Abnormal Child Psychology, 37,* 981-993. https://doi.org/10.1007/s10802-009-9327-z.

Ahn, S. N., Yoo, E. Y., Jung, M. Y., Park, H. Y., Lee, J. Y., & Choi, Y. I. (2017). Comparison of Cognitive Orientation to daily Occupational Performance and conventional occupational therapy on occupational performance in individuals with stroke: A randomized controlled trial. *NeuroRehabilitation, 40,* 285-292. https://doi.org/10.3233/NRE-161416

Berg, K., Wood-Dauphine, S., Williams, J. I., & Gayton, D. (1989). Measuring balance in the elderly: Preliminary development of an instrument. *Physiotherapy Canada, 41,* 304-311. https://doi.org/10.3138/ ptc.41.6.304

Blank, R., Smits-Engelsman, B., Polatajko, H., Wilson, P., & European Academy for Childhood Disability. (2012). European Academy for Childhood Disability (EACD): Recommendations on the definition, diagnosis and intervention of developmental coordination disorder (long version). *Developmental Medicine and Child Neurology, 54,* 54-93. https://doi.org/10.1111/j.1469-8749.2011.04171.x

Cameron, D., Craig, T., Edwards, B., Missiuna, C., Schwellnus, H., & Polatajko, H. J. (2017). Cognitive Orientation to daily Occupational Performance (CO-OP): A new approach for children with cerebral palsy. *Physical and Occupational Therapy in Pediatrics, 37,* 183-198. https://doi.org/10.1080/01942638.2016.1185500

Coenen, M. A., Eggink, H., Tijssen, M. A., & Spikman, J. M. (2018). Cognition in childhood dystonia: A systematic review. *Developmental Medicine and Child Neurology, 60,* 244-255. https://doi.org/10.1111/dmcn.13632

Craje, C., Aarts, P., Nijhuis-van der Sanden, M., & Steenbergen, B. (2010). Action planning in typically and atypically developing children (unilateral cerebral palsy). *Research in Developmental Disabilities, 31,* 1039-1046. https://doi.org/10.1016/j.ridd.2010.04.007

Cramer, S. C., Sur, M., Dobkin, B. H., O'Brien, C., Sanger, T. D., Trojanowski, J. Q., . . . Vinogradov, S. (2011). *Harnessing neuroplasticity for clinical applications. Brain, 134,* 1591-1609. https://doi.org/10.1093/brain/awr039

Dawson, D. R., Anderson, N. D., Binns, M. A., Bottari, C., Damianakis, T., Hunt, A., . . . Zwarenstein, M. (2013). Managing executive dysfunction following acquired brain injury and stroke using an ecologically valid rehabilitation approach: A study protocol for a randomized, controlled trial. *Trials, 14,* 306. https://doi.org/10.1186/1745-6215- 14-306

Dawson, D. R., Binns, M. A., Hunt, A., Lemsky, C., & Polatajko, H. J. (2013). Occupation-based strategy training for adults with traumatic brain injury: A pilot study. *Archives of Physical Medicine and Rehabilitation, 94,* 1959-1963. https://doi.org/10.1016/j.apmr.2013.05.021

Dawson, D. R., Gaya, A., Hunt, A., Levine, B., Lemsky, C., & Polatajko, H. J. (2009). Using the Cognitive Orientation to Occupational Performance (CO-OP) with adults with executive dysfunction following traumatic brain injury. *Canadian Journal of Occupational Therapy, 76,* 115-127. https://doi.org/10.1177/000841740907600209

Dawson, D. R., McEwen, S. E., & Polatajko, H. J. (Eds.). (2017). *Cognitive Orientation to daily Occupational Performance in occupational therapy.* Bethesda, MD: AOTA Press.

Dawson, D., Richardson, J., Troyer, A., Binns, M., Clark, A., Polatajko, H., . . . Bar, Y. (2014). An occupation-based strategy training approach to managing age-related executive changes: A pilot randomized controlled trial. *Clinical Rehabilitation, 28,* 118-127. https://doi. org/10.1177/0269215513492541

Dayan, E., & Cohen, L. G. (2011). Neuroplasticity subserving motor skill learning. *Neuron, 72,* 443-454. https://doi.org/10.1016/j.neuron. 2011.10.008

Diaz Heijtz, R., & Forssberg, H. (2015). Translational studies exploring neuroplasticity associated with motor skill learning and the regulatory role of the dopamine system. *Developmental Medicine and Child Neurology, 57*(Suppl. 2), 10-14. https://doi.org/10.1111/dmcn.12692

Friel, K. M., Kuo, H. C., Fuller, J., Ferre, C. L., Brandao, M., Carmel, J. B., . . . Gordon, A. M. (2016). Skilled bimanual training drives motor cortex plasticity in children with unilateral cerebral palsy. *Neurorehabilitation and Neural Repair, 30,* 834-844. https://doi.org/10.1177/1545968315625838

Gharebaghy, S., Rassafiani, M., & Cameron, D. (2015). Effect of cognitive intervention on children with ADHD. *Physical and Occupational Therapy in Pediatrics, 35,* 13-23. https://doi.org/10.3109/01942638.2014.957428

Ghorbani, N., Rassafiani, M., Izadi-Najafabadi, S., Yazdani, F., Akbarfahimi, N., Havaei, N., & Gharebaghy, S. (2017). Effectiveness of Cognitive Orientation to (daily) Occupational Performance (CO-OP) on children with cerebral palsy: A mixed design. *Research in Developmental Disabilities, 71,* 24-34. https://doi.org/10.1016/j.ridd.2017.09.007

Gimeno, H., Brown, R. G., Lin, J.-P., Cornelius, V., & Polatajko, H. J. (2019). Cognitive approach to rehabilitation in children with hyperkinetic movement disorders post-DBS. *Neurology, 92*(11), e1212-e1224. http://doi.org/10.1212/WNL.0000000000007092

Gimeno, H., Brown, R., Lin, J. P., & Polatajko, H. (2016). Functional skills acquisition following cognitive based intervention after deep brain stimulation in children with hyperkinetic movement disorders: Results of 6 multiple baseline design experiments. *Developmental Medicine and Child Neurology, 58*(Suppl. 1), 2-18.

Gimeno, H., Polatajko, H., Cornelius, V., Lin, J. P., & Brown, G. B. (2018a). Protocol for N-of-1 trials proof of concept for rehabilitation of childhood-onset dystonia: Study 1. *Canadian Journal of Occupational Therapy, 85,* 242-254. https://doi.org/10.1177/0008417417707532

Gimeno, H., Polatajko, H., Cornelius, V., Lin, J. P., & Brown, G. B. (2018b). Protocol for N-of-1 trials with replications across therapists for childhood-onset dystonia rehabilitation: Study 2. *Canadian Journal of Occupational Therapy, 85,* 255-260. https://doi.org/10.1177/0008417417707734

Halayko, J., Magill-Evans, J., Smith, V., & Polatajko, H. (2016). Enabling 2-wheeled cycling for youth with Down syndrome. *Pediatric Physical Therapy, 28,* 224-230. https://doi.org/10.1097/PEP.0000000000000240

Hallett, M. (2005). Neuroplasticity and rehabilitation. *Journal of Rehabilitation Research and Development, 42,* xvii-xxii.

Henshaw, E., Polatajko, H., McEwen, S., Ryan, J. D., & Baum, C. M. (2011). Cognitive approach to improving participation after stroke: Two case studies. *American Journal of Occupational Therapy, 65,* 55-63. https://doi.org/10.5014/ajot.2011.09010

Houldin, A., McEwen, S. E., Howell, M. W., & Polatajko, H. (2018). The Cognitive Orientation to daily Occupational Performance approach and transfer: A scoping review. *OTJR: Occupation,*

Participation and Health, 38, 157–172. https://doi.org/10.1177/1539449217736059

Howe, J. A., Inness, E. L., Venturini, A., Williams, J. I., & Verrier, M. C. (2006). The Community Balance and Mobility Scale: A balance measure for individuals with traumatic brain injury. *Clinical Rehabilitation, 20*(10), 885–895.

Ismail, F. Y., Fatemi, A., & Johnston, M. V. (2017). Cerebral plasticity: Windows of opportunity in the developing brain. *European Journal of Paediatric Neurology, 21,* 23–48. https://doi.org/10.1016/j.ejpn.2016.07.007

Jackman, M., Novak, I., & Lannin, N. (2014). Effectiveness of hand splints in children with cerebral palsy: A systematic review with meta-analysis. *Developmental Medicine and Child Neurology, 56,* 138–147. https://doi.org/10.1111/dmcn.12205

Jackman, M., Novak, I., Lannin, N., & Froude, E. (2017). Parents' experience of undertaking an intensive Cognitive Orientation to daily Occupational Performance (CO-OP) group for children with cerebral palsy. *Disability and Rehabilitation, 39,* 1018–1024. https://doi.org/10.1080/09638288.2016.1179350

Kirkpatrick, E. V., Pearse, J. E., Eyre, J. A., & Basu, A. P. (2013). Motor planning ability is not related to lesion side or functional manual ability in children with hemiplegic cerebral palsy. *Experimental Brain Research, 231,* 239–247. https://doi.org/10.1007/s00221-013-3687-x

Kirton, A. (2013). Modeling developmental plasticity after perinatal stroke: Defining central therapeutic targets in cerebral palsy. *Pediatric Neurology, 48,* 81–94. https://doi.org/10.1016/j.pediatrneurol.2012.08.001

Kolb, B., & Muhammad, A. (2014). Harnessing the power of neuroplasticity for intervention. *Frontiers in Human Neuroscience, 8,* 377. https://doi.org/10.3389/fnhum.2014.00377

Law, M., Baptiste, S., McColl, M. A., Opzoomer, A., Polatajko, H., & Pollock, N. (2014). *The Canadian Occupational Performance Measure.* Ottawa: CAOT Publications.

Martini, R., Rios, J., Polatajko, H., Wolf, T., & McEwen, S. (2015). The Performance Quality Rating Scale (PQRS): Reliability, convergent validity, and internal responsiveness for two scoring systems. *Disability and Rehabilitation, 37,* 231–238. https://doi.org/10.3109/09638288.2014.913702

McEwen, S. (2009). *Using the Cognitive Orientation to daily Occupational Performance (CO-OP) treatment approach with adults with stroke: Efficacy and adaptations.* Doctoral dissertation, University of Toronto.

McEwen, S., Cirone, D., & Lee, B. (2017). Incorporating a cognitive strategy approach into an outpatient stroke physiotherapy programme: Case report. *Physiotherapy Canada, 69,* 193–196. https://doi.org/10.3138/ptc.2016-13

McEwen, S. E., Donald, M., Dawson, D., Egan, M. Y., Hunt, A., Quant, S., . . . Linkewich, E. (2015). A multi-faceted knowledge translation approach to support persons with stroke and cognitive impairment: Evaluation protocol. *Implementation Science, 10,* 157. https://doi. org/10.1186/s13012-015-0346-6

McEwen, S. E., Huijbregts, M. P., Ryan, J. D., & Polatajko, H. J. (2009). Cognitive strategy use to enhance motor skill acquisition poststroke: A critical review. *Brain Injury, 23,* 263–277. https://doi.org/10.1080/02699050902788493.

McEwen, S., Polatajko, H., Baum, C., Rios, J., Cirone, D., Doherty, M., & Wolf, T. (2015). Combined cognitive-strategy and taskspecific training improve transfer to untrained activities in subacute stroke: An exploratory randomized controlled trial. *Neurorehabilitation and Neural Repair, 29,* 526–536. https://doi.org/10.1177/1545968314558602

McEwen, S. E., Polatajko, H. J., Davis, J. A., Huijbregts, M., & Ryan, J. D. (2010). "There's a real plan here, and I am responsible for that plan": Participant experiences with a novel cognitive-based treatment approach for adults living with chronic stroke. *Disability and Rehabilitation, 32,* 540–550. https://doi.org/10.3109/09638280903180189

McEwen, S. E., Polatajko, H. J., Huijbregts, M. P., & Ryan, J. D. (2009). Exploring a cognitive-based treatment approach to improve motor-based skill performance in chronic stroke: Results of three single case experiments. *Brain Injury, 23,* 1041–1053. https://doi.org/10.3109/02699050903421107

McEwen, S. E., Polatajko, H. J., Huijbregts, M. P., & Ryan, J. D. (2010). Inter-task transfer of meaningful, functional skills following a cognitive-based treatment: Results of three multiple baseline design experiments in adults with chronic stroke. *Neuropsychological Rehabilitation, 20,* 541–561. https://doi. org/10.1080/09602011003638194

McEwen, S. E., Polatajko, H. J., Wolf, T., & Baum, C. (2018). CO-OP *Fidelity Checklist.* Retrieved from http://www.co-opacademy.ca/wp-content/ uploads/2018/04/CO-OP-Fidelity-Checklist-Apr-4-2018.pdf

Meichenbaum, D. (1977). *Cognitive-behavior modification: An integrative approach.* New York: Plenum Press.

Miller, L. T., Polatajko, H. J., Missiuna, C., Mandich, A. D., & Macnab, J. J. (2001). A pilot trial of a cognitive treatment for children with developmental coordination disorder. *Human Movement Science, 20,* 183–210. https://doi.org/10.1016/S0167-9457(01)00034-3

Missiuna, C., DeMatteo, C., Hanna, S., Mandich, A., Law, M., Mahoney, W., & Scott, L. (2010). Exploring the use of cognitive intervention for children with acquired brain injury. *Physical and Occupational Therapy in Pediatrics, 30,* 205–219. https://doi.org/10.3109/ 01942631003761554

Nahum, M., Lee, H., & Merzenich, M. M. (2013). Principles of neuroplasticity- based rehabilitation. *Progress in Brain Research, 207,* 141–171. https://doi.org/10.1016/B978-0-444-63327-9.00009-6

Nasreddine, Z. S., Phillips, N. A., Bedirian, V., Charbonneau, S., Whitehead, V., Collin, I., . . . Chertkow, H. (2005). The Montreal Cognitive Assessment, MoCA: A brief screening tool for mild cognitive impairment. *Journal of the American Geriatrics Society, 53,* 695- 699. https://doi.org/10.1111/j.1532-5415.2005.53221.x

Nava, E., & Roder, B. (2011). Adaptation and maladaptation insights from brain plasticity. *Progress in Brain Research, 191,* 177–194. https://doi.org/10.1016/B978-0-444-53752-2.00005-9

Ng, E. M., Polatajko, H. J., Marziali, E., Hunt, A., & Dawson, D. R. (2013). Telerehabilitation for addressing executive dysfunction after traumatic brain injury. *Brain Injury, 27,* 548–564. https://doi.org/10.3109/ 02699052.2013.766927

Pirila, S., Van der Meere, J. J., Rantanen, K., Jokiluoma, M., & Eriksson, K. (2011). Executive functions in youth with spastic cerebral palsy. *Journal of Child Neurology, 26,* 817–821. https://doi.org/10.1177/ 0883073810392584

Polatajko, H., & Mandich, A. (2004). Enabling occupation in children: *The Cognitive Orientation to daily Occupational Performance (CO-OP) Approach.* Ottawa: CAOT Publications.

Polatajko, H. J., McEwen, S. E., Ryan, J. D., & Baum, C. M. (2012). Pilot randomized controlled trial investigating cognitive strategy use to improve goal performance after stroke. *American Journal of Occupational Therapy, 66,* 104–109. https://doi.org/10.5014/

ajot.2012.001784

Poulin, V., Korner-Bitensky, N., Bherer, L., Lussier, M., & Dawson, D. R. (2017). Comparison of two cognitive interventions for adults experiencing executive dysfunction post-stroke: A pilot study. *Disability and Rehabilitation, 39*, 1-13. https://doi.org/10.3109/09638288. 2015.1123303

Scammell, E. M., Bates, S. V., Houldin, A., & Polatajko, H. J. (2016). The Cognitive Orientation to daily Occupational Performance (CO-OP): A scoping review. *Canadian Journal of Occupational Therapy, 83*, 216-225. https://doi.org/10.1177/0008417416651277

Skidmore, E. R. (2014). Activity interventions for cognitive problems. *Pediatric Blood and Cancer, 61*, 1743-1746. https://doi.org/10.1002/ pbc.24781

Skidmore, E. R. (2015). Training to optimize learning after traumatic brain injury. *Current Physical Medicine and Rehabilitation Reports, 3*, 99-105. https://doi.org/10.1007/s40141-015-0081-6

Skidmore, E. R., Dawson, D. R., Butters, M. A., Grattan, E. S., Juengst, S. B., Whyte, E. M., . . . Becker, J. T. (2015). Strategy training shows promise for addressing disability in the first 6 months after stroke. *Neurorehabilitation and Neural Repair, 29*, 668-676. https://doi. org/10.1177/1545968314562113

Skidmore, E. R., Dawson, D. R., Whyte, E. M., Butters, M. A., Dew, M. A., Grattan, E. S., . . . Holm, M. B. (2014). Developing complex interventions: Lessons learned from a pilot study examining strategy training in acute stroke rehabilitation. *Clinical Rehabilitation, 28*, 378-387. https://doi.org/10.1177/0269215513502799

Skidmore, E. R., Holm, M. B., Whyte, E. M., Dew, M. A., Dawson, D., & Becker, J. T. (2011). The feasibility of meta-cognitive strategy training in acute inpatient stroke rehabilitation: Case report. *Neuropsychological Rehabilitation, 21*, 208-223. https://doi.org/10.1080/ 09602011.2011.552559

Skidmore, E. R., McEwen, S. E., Green, D., Van Den Houten, J., Dawson, D. R., & Polatajko, H. J. (2017). Essential elements and key features of the CO-OP Approach. In D. R. Dawson, S. E. McEwen, & H. J. Polatajko (Eds.), *Cognitive Orientation to daily Occupational Performance in occupational therapy: Using the CO-OP Approach to enable participation across the lifespan* (pp. 11-20). Bethesda, MD: AOTA Press.

Skidmore, E. R., Swafford, M., Juengst, S. B. & Terhorst, L. (2018). Self-awareness and recovery of independence with strategy training. *American Journal of Occupational Therapy, 72*, 7201345010. https:// doi.org/10.5014/ajot.2018.023556

Skidmore, E. R., Whyte, E. M., Butters, M. A., Terhorst, L., & Reynolds, C. F., III. (2015). Strategy training during inpatient rehabilitation may prevent apathy symptoms after acute stroke. *PM&R, 7*, 562-570. https://doi.org/10.1016/j.pmrj.2014.12.010

Steenbergen, B., Jongbloed-Pereboom, M., Spruijt, S., & Gordon, A. M. (2013). Impaired motor planning and motor imagery in children with unilateral spastic cerebral palsy: Challenges for the future of pediatric rehabilitation. *Developmental Medicine and Child Neurology, 55*(Suppl. 4), 43-46. https://doi.org/10.1111/dmcn.12306

Townsend, E., Stanton, S., Law, M., Polatajko, H., Baptiste, S., Thompson- Franson, T., . . . Campanile, L. (1997). *Enabling occupation: An occupational therapy perspective*. Ottawa: CAOT Publications.

Wolf, T. J., Polatajko, H., Baum, C., Rios, J., Cirone, D., Doherty, M., & McEwen, S. (2016). Combined cognitive-strategy and task-specific training affects cognition and upper-extremity function in subacute stroke: An exploratory randomized controlled trial. *American Journal of Occupational Therapy, 70*, 7002290010. https://doi.org/10.5014/ajot.2016.017293

World Health Organization. (2001). *International classification of functioning, disability and health*. Geneva: Author

20

다중상황 접근

Multicontext Approach

CHELSEA J. STEINBERG, MS, OTR/L,
SHARON ZLOTNIK, PhD, OTR/L

학습목표

- 다중상황 접근[Multicontext (MC) Approach]의 이론적 틀을 이해한다.
- 다중상황 치료 구성요소를 이해한다; 다양한 환경 활용, 과제 분석, 전이 영역 확립, 메타인지 전략 훈련, 처리 전략, 신규정보와 이미 학습한 지식, 기술과의 연결 등
- 다양한 상황과 활동에 걸쳐 인지 수행 오류를 제어하기 위해 클라이언트-주도 전략을 생성하며 전략을 이행하기 위한 유도 질문을 이해한다.
- 클라이언트가 복잡한 기능적 과제를 스스로 효율적으로 실시하도록 다양한 기능적 인지 치료를 적용, 수정, 구성한다.
- 모든 기능적 활동에 걸쳐 전략 사용에 대한 자기인식 및 일반화를 증진하기 위해 과제 전부터 과제 후까지 사용할 질문에 대해 논의한다.

주요 용어 및 개념

- 메타인지(Metacognition)
- 자기인식(Self-awareness)
- 전략 훈련(Strategy training)

서론

다중상황 접근[Multicontext (MC) Approach]이란 메타인지 프레임워크를 사용한 전략기반 중재 방식으로 처음에는 기존의 치료 중심 또는 증상 중심적 접근의 대안으로 알려졌다(Toglia, 1991). 이것은 역동적 상호작용 인지 모델을 근거로 한다. 즉, 치료사가 외적 요인(환경, 상황, 활동 요구사항 등)과 내적 요인(사람의 특성, 처리 전략, 메타인지 등)을 분석하고 조정하여 클라이언트의 학습과 다양한 환경에서 치료효과 일반화를 최적화하고자 하는 것이다(Toglia, 1992, 2018).

다중상황 접근은 치료사가 클라이언트들이 일상생활에서 경험하는 여러 가지 기능적 인지 관련 도전 과제를 해결하기 위해 전략 사용, 자기인식, 자기 모니터링, 자기조절 기술을 잘 활용하도록 훈련하는 가이드라인을 제시하는 것이다(Toglia, 2018). **전략 훈련**(strategy training)이란 클라이언트가 기능적 인지 과제를 수행하기 위해 효과적인 전략과 자기 모니터링 기술을 잘 활용하여 인지 수행 오류를 스스로 인지하고 해결하도록 도와주는 과정이다. 또한 클라이언트 스스로 전략을 발견하고 문제를 해결할 수 있도록 일반적인 질문을 하면서 자신의 인지 증상을 이해하도록 도와주는 과정이기도 하다(Toglia, 2017).

클라이언트가 학습한 기술을 실생활에 일반화시키는 능력을 강화하기 위해, 다중상황 접근은 클라이언트의 현재 기능 단계에서 훈련을 시작하여 4개의 일반화 단계(근전이, 중간, 원전이, 극원전이)로 차츰 진행 단계를 높

여간다. 각 일반화 단계에서, 치료 프로그램은 학습한 전략을 인지 요구사항이 비슷한 단계의 다양한 다른 활동으로 적용해 나간다. 1단계 전이란 클라이언트가 목표한 전략을 다양한 과제로 스스로 전이할 수 있는 단계를 말한다. 연구에 따르면, 이 접근방식은 클라이언트가 기능적 활동 및 과제를 수행하는 90% 이상의 시간 동안 전략을 사용할 때 가장 성공적이라고 할 수 있다(Toglia, 1991).

치료란 클라이언트가 기능적 인지 과제에서 스스로 효과적인 전략을 수립하고 모니터링함으로써, 과제 수행 중에 하는 오류들(생략, 건너뛰기, 불필요한 행동, 반복 등)을 스스로 인지하고 대처하도록 도와주는 과정이다(Toglia, 2017). 작업치료사는 클라이언트와의 질문 유도 및 중재의 시간을 통해 과제 수행 시 관찰되는 오류를 분석하여, 클라이언트 스스로가 같은 실수 유형이 여러 가지 상황에서 반복적으로 나타남을 깨닫도록 도와준다. 자기인식 능력이 발달하기 시작하면, 클라이언트가 수행 오류를 극복하고 모니터링 및 관리를 위한 전략을 스스로 발견할 수 있도록 한다(Toglia & Kirk, 2000; Toglia et al., 2012).

치료가 진행되고 **자기인식**(self-awareness) 능력(과제 요구사항에 대한 지식, 상황의 맥락, 자신의 능력에 대한 믿음 간의 역동적 관계)이 발달하면, 치료 활동은 덜 구조화된 방식을 취하게 된다. 클라이언트 스스로 일상생활에서의 기능 활동과 유사한 치료 활동을 평가할 수 있게 된다. 이것은 클라이언트의 일상생활 경험과 더욱 유사한 상황으로써 동기와 참여를 강화한다. Toglia (2018)는 다중상황의 개념과 이론적 근거에 대해 자세히 설명하고 있다.

대상

다중상황 접근은 정보 처리, 학습, 뇌기능에 문제가 있는 인지 장애 클라이언트들에게 적합한 접근방식으로 성인, 청소년, 아동 모두가 포함된다. 공간 무시(Toglia, 2011), 시지각, 물체 인식 장애(Perez et al., 1996; Toglia, 1989), 집행능력(Executive Function, EF) 장애, 기억력 장애 클라이언트 모두 대상이 된다(Toglia et al., 2010). 관련 문헌에 따르면, 다중상황 접근은 다양한 신경질환과 손상을 가진 클라이언트에게 사용될 수 있으며 구체적인 질환은 다음과 같다.

- 뇌졸중
- 외상성 뇌손상
- 다발성 경화증
- 루푸스병
- 파킨슨병
- 경도 인지 손상
- 주의력 장애
- 정신건강 질환

다중상황 접근은 특히 경계성 및 경도 인지 손상 클라이언트들에게 유용하다. 그러나 중도 인지 손상을 보이는 클라이언트들에게도 효과가 있는 것으로 보고되고 있다.

치료는 다양한 환경에서 행해질 수 있다. 입원, 급성 재활시설 뿐만 아니라 외래진료 프로그램, 지역사회 환경, 교육적 서비스에서도 가능하다. Waldman-Levi와 Obermeyer(2018)는 최근에 다중상황 접근을 집행능력 장애 아동들을 대상으로 학교기반 환경에서 진행하였다. 문헌에 따르면, 다중상황 접근은 정신건강에 문제가 있는 피검자(Josman & Regev, 2018) 및 루푸스 여성 클라이언트(Harrison et al., 2005) 등 다양한 클라이언트 그룹 프로그램에서도 활용되었다.

시행

특정한 훈련이나 자격증이 필요한 것은 아니지만, 치료사들은 역동적 상호작용 모델, 인지, 집행능력 구성요소에 대한 배경지식이 필요하다. 그들은 다중상황 접근의 가이드라인을 숙지하여 기능 활동에 있어서 전략 사용의 최적화, 자기인식, 자기 모니터링에 대해 잘 알고 있어야 한다. 다중상황 접근을 실행하려면 다음과 같은 능력이 필요하다.

- 기능적 오류 패턴, 과제 방식 또는 사용된 전략 등의 기능적 인지 과제 수행 전반을 분석하는 능력
- 학습 과정에 대한 선언적 지식, 진행 중인 인지 활동에 대한 평가, 현재 활동의 조절을 포함하는 **메타인지**

(metacognition, 자기 모니터링, 자기인식 포함) 측면을 이해하는 능력

- 과제 수행을 돕는 중재나 유도 질문을 잘하는 능력
- 일반화가 일어날 수 있도록 비슷한 인지 및 기능적 수준의 활동을 활용하는 능력

또한, 중재의 핵심은 클라이언트가 자기 효능감을 높이고, 스스로 인지 증상을 이해하도록 도와주는 방법을 수립하는 것이다. 이를 위해서는 클라이언트와 협력적 관계를 잘 형성할 필요가 있다. 추가적인 자료를 통해 다중상황 접근의 배경과 훈련 및 진행에 대한 심층적인 이론적 설명을 클라이언트에게 제공할 수도 있다(Toglia, 2011, 2017, 2018). 중재의 발달 배경 및 전체적인 가이드라인과 워크시트가 있는 매뉴얼이 계속 만들어지고 있다(Toglia & Foster, in press).

메타인지 이론적 틀의 사용

활동 전, 활동 중, 활동 후의 논의를 다루는 메타인지 이론적 틀은 모든 치료 세션에서 널리 사용된다. 이 프레임워크는 다른 곳에서도 설명되고 있으며(Goverover et al., 2007; Toglia et al., 2010, 2018), 본 장의 케이스 사례에도 나와있다.

메타인지 이론적 틀은 중재와 유도 질문 과정에서 기술이 필요하다. 이상적으로는 작업치료사가 치료를 실행하기 전에 동료와 유도 질문하기를 연습해보면 도움이 된다. 모의 작업수행을 통해 클라이언트의 인지 수행 오류에 대한 자기 인식, 오류에 대처하는 전략 수립을 유도하기 위해 치료사가 질문하는 과정을 시연해보는 것이다.

영상 20.1은 사용 가능한 활동 전후 안내 질문의 사례를 보여준다. 직접적인 단서나 지시를 포함하지 않고 성공적으로 중재하기 위한 예술과 기술이 포함되어 있다. 다중상황 접근에서의 중재는 특정한 과제 중심이라기보다 자기 발견과 문제 해결에 이르도록 하는 일반적인 질문 위주가 된다(영상 20.1, https://aotaorg-my.sharepoint.com/:v:/g/personal/aricci_aota_org/Ea6tpjqcFnpLnWoGuXP6Cj4B0Jjpk89TJBRZeYTX-t0We7w?e=skXZFO).

권고하였듯이, 치료에 참여하는 치료사는 '클라이언트–치료사' 위주의 상호작용(동료, 친구, 가족 구성원)을 하고, 인터뷰를 이끄는 연습을 해야 한다. 연습이나 치료 중에 영상을 찍어 검토하는 것은 치료사가 자신의 활동을 성찰하고 분석하는 기회를 제공하는 이상적인 방법이다. 이러한 연습은 직접적인 언어 단서를 주는 것을 자제하고, 반구조화된 상황 속에서 보다 일반적인 질문을 자연스럽게 할 수 있게 한다. 치료사들은 대부분 인지 치료를 진행할 때 직접적인 언어 단서 또는 제스처 단서를 주는데 익숙하기 때문에, 과제나 증상과 관련되지 않은 열린 질문을 실습하는 것이 처음에는 어려울 수 있다.

Toglia(2017)는 과제 전후에 사용할 수 있는 반구조화된 질문을 제공함으로써, 클라이언트의 자기인식 능력과 전략생성을 최적화시키는 치료에서 사용할 수 있도록 하였다. 이런 과정의 내용은 과제 전후 논의 시간에도 활용될 수 있다. 붙임 20.1은 전략 개발을 촉진하기 위해 과제 전에 치료사들이 할 수 있는 질문의 사례를 제공한다. 유사한 질문이 과제 직후에 사용될 수도 있다.

다중상황 가이드라인(Toglia & Foster in press)에 포함된 내용은 다음과 같다.

- 클라이언트의 자기인식 능력과 자기 모니터링을 개선하기 위한 메타인지 기술을 사용하는 방법에 대한 자세한 정보
- 유도 질문하기에 대한 권고사항
- 다양한 사례

가능한 한 클라이언트에게 직접적으로 제언을 하거나 전략을 선택해 알려주는 것은 자제하는 것이 좋지만, 클라이언트의 자기인식 능력이 부족한 경우에는 보다 일찍 구조화된 접근으로 안내해주는 것이 필요할 수도 있다.

다중 과제 및 환경과 수평 연속체의 사용

정보의 일반화는 클라이언트가 다양한 상황에서 학습한 기술이나 전략을 적용해야 할 때 필요하다. 특정한 전략은 한 가지 과제나 환경에서만 적용되는 것이 아니라, 여러 가지 기능적 과제에서 활용될 수 있다(Toglia, 1992,

붙임 20.1 전략 수립 질문 샘플

- "시작하기 전에, 이것을 하는 제일 좋은 방법을 생각해 봅시다…"

일반 매개 샘플

- "과제를 완료하는데 도움이 되는 특별한 방법이나 전략을 생각해볼까요?"

증상별 매개 샘플(일반적 인지 증상과 관련; 치료사가 관찰한 증상 선택)

- "다음 단계를 추적하는데 도움이 되는 일은 무엇이 있을까요? 모든 것의 위치를 파악하는 것? 어떤 부분이 처음으로 와야 하는지 평가하기?"
- "세부적인 사항에 주의를 기울이려면 어떻게 하면 좋을까요?"

과제별 매개 샘플(과제 구성요소 관련)

- "쿠키를 언제 오븐에서 꺼낼지를 당신에게 상기시켜주려면 어떻게 할까요?"
- "각종 청구서를 납부해야 할 때, 이미 납부한 것을 추적하려면 어떻게 할까요?"

전략 제안 및 선택지 제안

- "도움이 될 만한 방법이 여러 가지 있을 것 같은데, 목록을 적는 게 좋을까요? 머리에 기억하는 것이 좋을까요?"

출처: *Schedule Activity Module: Functional Cognitive Rehabilitation Activities and Strategy-Based Intervention* (p. 25), by J. Toglia, 2017, Hastings on Hudson, NY: MC CogRehab Resources.

2018). 작업치료사들은 최적의 결과를 내기 위해 다양한 맥락과 상황 속에서 과제 난이도를 조절하며, 다중상황 접근을 사용해야 한다.

기능적 인지 치료 활동은 수평적으로 구성되는데, 과제는 점점 물리적 또는 개념적 유사성이 달라짐을 볼 수 있다(Toglia, 1991). 영상 20.1을 보면 하나의 과제가 어떻게 서서히 바뀌는지, 그리하여 마지막 과제는 처음 과제와 외관상 완전히 다른 과제가 되어있는 모습을 볼 수 있다. 이렇게 접근하면 클라이언트는 모든 기능적 상황에서 배운 전략을 어렵지 않게 적용할 수 있게 된다.

다양한 상황에 반복적으로 노출되어 실습할 기회를 가지면 클라이언트는 전략의 본질을 이해하고 해당 전략이 적용될 수 있는 상황을 유추할 수 있게 된다(Toglia, 1991). 클라이언트가 다양한 활동에서 같은 전략을 실습하여 성공적인 결과를 얻으면(수평적 진행), 치료활동의 난이도를 점차 올린다(수직적 진행). 이러한 과정이 붙임 20.2와 영상 20.1에서 잘 나타나있다.

구조화된 활동

MC 치료의 초기 단계에서 구조화된 유사한 과제를 사용하는 것은 자기인식 능력과 전략 사용을 강화하는데 매우 중요한 요소이다. 구조화된 활동은 클라이언트의 인지능력에 맞춘 중요성과 도전적 요소들을 포함해야 한다. 이러한 활동은 활동 전반에서 관찰된 특정 수행 오류를 해결할 수도 있다. 일상생활의 기능적 과제와 유사한 치료활동을 통해 클라이언트는 참여 및 동기가 강화됨과 동시에 자신의 현재 능력 수준을 평가하고 도전 과제를 평가할 기회를 얻을 수 있다. 또한 일상생활의 상황과 유사한 기능적 활동을 함으로써 해당 전략들이 실생활에서 활용되고 전이될 가능성이 높아진다는 기대감도 올라간다(Toglia, 2017, 2018).

일상 도구들 사용이 포함된 MC 치료 프로그램을 설계한 구조화된 기능적 인지 활동 세트가 있다. 작업치료사들은 다양한 인지 영역이 훈련될 수 있도록 각 요소들을 다양한 활동에 삽입하여 활용할 수 있다(Toglia, 2017). 미리 짜여진 활동 목록을 활용하면 준비 시간이 단축되고 효율성은 높아지며 과제 요구사항에 일관성이 생기므로 전략을 보편적으로 활용하기 좋아진다.

유사한 인지 요구사항들은 수행을 자기 모니터링하고 같은 전략을 보편적으로 사용하는 연습을 할 기회를 제공한다. 예를 들어, 여러 가지 과제의 요구사항이 일관적으로 그 사람의 물건 기억능력을 요구한다면, 클라이언트는 정보를 추적하는데 도움이 되는 보편적인 전략을 만들어갈 수 있게 된다. 어떤 클라이언트는 말을 하면서 기억

붙임 20.2 치료 세션 전반에 걸친 다중상황 수평적 활동의 샘플(조사 및 위치하기)

모든 활동에서는 10개 목록에서 정보를 찾고 위치를 확인하는 것이 필요하다.
전형적인 수행 오류: 목록의 정보를 추적할 수 없다(예: 항목을 잊거나 위치를 잃어버리는 경우).
모든 활동에서 수행 오류를 제어하기 위한 샘플 전략: 검색 중에 주요 단어의 구두 리허설(큰 소리로 말하기, 속삭이기 또는 내부 대화 사용)
활동 전반에 걸친 샘플 지침: "목록에서 처음 3개 항목을 기억하고 해당 항목이 …에 있는지 또는 안에 있는지 확인하세요."

<u>스케줄 모듈</u>	<u>스케줄 모듈</u>	<u>스케줄 모듈</u>	<u>스케줄 모듈</u>	<u>일상적인 활동</u>
수업 및 활동 주간 스케줄 관광 활동 및 행사일정	TV 프로그램 일정 해야 할 일정 또는 일정관리	그림 메뉴 메뉴 작성 <u>명함 모듈</u> 명함 또는 이름 목록	<u>보충</u> <u>활동</u> 주방 수납장 욕실 사무용품 옷장	하루, 시간 그리고 약통 정리함에 넣어야 할 약을 추적한다. 주말에 집으로 돌아갈 때 포장 목록에서 처음 3개 항목을 추적한다.
과제 착수	→	유사점	→	차이점
	근거리 이동	중간	원거리 이동	

출처: *Schedule Activity Module: Functional Cognitive Rehabilitation Activities and Strategy-Based Intervention* (p. 4), by J. Toglia, 2017, Hastings on Hudson, NY: MC CogRehab Resources. Copyright © 2018 by J. Toglia. Adapted with permission.

하는 전략을 선택하여 여러 가지 활동에 적용할 수 있을 것이다. 그런 다음 일상생활에서 슈퍼에 가서 장 볼 목록을 기억하거나 복용할 약을 정리할 때 같은 전략을 적용할 수 있다.

일련의 구조화된 기능적 활동과 추가 모듈은 홈페이지(www.multicontext.net)에 나와있으며 구입 가능하다. 기능적 활동 목록을 보면 크게 네 가지로 분류(수준 및 활동, 볼거리, TV 편성표, 할 일)된 다양한 종류의 활동과 지시를 포함하고 있다(Toglia, 2017). 메뉴, 목록, 카드를 활용한 추가적인 메뉴 모듈도 있다.

활동 세트와 모듈에 나온 테마로는 찾기, 목록 만들기, 방향 전환하기, 정보 검색하기, 복잡한 질문에 답하기 등이 포함된다. 모듈에는 다양한 과제 난이도가 있어 치료사가 클라이언트의 인지능력에 맞게 과제 난이도를 매치시킬 수 있도록 한다. 더 쉬운 난이도에서는 기본적인 인지 지각 기술을 목표로 하는 과제들로써, 즉각 기억하기, 매칭하기, 속도 조절하기, 간단한 지시 따르기, 서로 다른 지시나 과제 구성요소 간 전환하기 등이 있다. 난이도가 올라가면 멀티태스킹, 동시 전환, 다양한 범위의 내용 기억하기, 고난도의 구성능력 등을 요한다.

치료하는 동안에 자기인식 능력이 생겨나기 시작하면, 구조화된 활동은 서서히 줄일 수 있으므로 클라이언트가 치료 활동을 스스로 정하는 비중을 키우는 것이 좋다. 보다 복잡한 활동의 경우, 이전의 구조화된 활동과 유사한 포맷으로 구조화하면 전략의 전이 및 일반화가 더 잘될 수 있다.

대안적 방법 및 고려사항

치료사가 자기인식 능력과 전략 사용을 촉진하기 위해 다중상황 접근의 일부로서 사용할 수 있는 대안적 방법과 기술에는 다음과 같은 것이 있다.

- 역할 바꾸기
- 영상 피드백
- 목표성취척도(Goal Attainment Scale, GAS)
- 목표 찾기 기술

다중상황 접근을 활용하려면 훈련과 조직화가 필요하다. 또한 다양한 종류의 활동과 자료를 쉽게 구할 수 있어야 한다.

평가 시 고려사항

다중상황 접근을 진행하려면 클라이언트가 과제를 수행

하는 과정에 중점을 둔 수행 분석을 필요로 하는데, 분석 요소는 다음과 같다.

- 사용된 방법
- 발생하는 오류 유형
- 수행 오류에 대한 평가 및 자가수정
- 수행을 도전 과제에 맞게 조정해나가는 능력

전략 사용 및 자기인식에 관한 정보는 활동의 내적·외적 측면 모두에서 다중상황 치료에 대한 근거를 제공한다. 예를 들어, 주간 달력 계획 수립 활동(Weekly Calendar Planning Activity, WCPA)과 상황기억력 검사(Contextual Memory Test, CMT)는 모두 활동 중의 전략 사용과 인식능력에 관한 정보를 제공하는 표준화된 도구이다. 이러한 도구들의 보완적 측정 도구로 자기인식 결손 인터뷰(Self-Awareness Deficits Interview), 자기조절 기술 인터뷰(Self-Regulation Skills Interview, SRSI), 일상생활 설문(Daily Living Questionnaire, DLQ), 인지적 자기효용성 설문(cognitive self-efficacy questionnaire) 등이 있다. 이러한 추가적 인식능력 설문과 평가 자료는 다중상황 웹사이트(www.multicontext.net)에서 찾아볼 수 있다.

치료 시 도구와 재료 준비

치료 활동이 쉽게 진행되도록 하려면, 치료사들은 구조화된 활동을 확립하고 토론을 위한 가이드라인도 미리 만들어두어야 한다. 치료를 시작할 때, 구조화된 행동 세트를 미리 준비하는 것은 치료 시 표준화된 접근을 가능하게 하는 중요한 요소이다. 이러한 치료 접근은 자기인식능력과 전략 사용을 촉진할 수 있다. 활동이 유사한 재료 및 도구로 구조화되고 실행되는 경우라면, 클라이언트는 특정 목표 전략과 보다 의미 있게 연결되도록 만들 수 있다.

문서화

미국작업치료협회(2018)의 가이드라인에 따르면, 단기 및 장기 목표는 측정 가능하고, 유의미하고, 작업기반이고, 클라이언트의 능력과 직접적 관련이 있으며 원하는 작업을 수행하도록 하는 것이라고 설명하고 있다. 작업치료사가 다중상황 접근에서 목표를 문서화할 때, 목표 문서화는 다음과 같다.

- 클라이언트의 인식능력과 수행 오류 인지를 반영함
- 전략 생성 및 활용을 나타내야 함
- 전략을 사용하면서 기능 수행이 어떻게 개선되었는지 보여주어야 함

이러한 문서화 방법이 사례 20.1에 잘 나와있다. 이 사례에서, 인식능력과 전략 사용이 기능적 활동의 독립성을 위한 전제조건으로 포함된다.

다중상황 접근에서 사용되는 메타인지 이론의 틀 또한 경과기록을 구조화하는데 사용될 수 있다. 예를 들어, 경과기록의 소제목을 '과제 전', '과제 중', '과제 후'라고 붙일 수 있을 것이다(Toglia & Foster in press). 과제 전, 치료사는 클라이언트의 도전 과제 평가 및 예측능력, 수행 개선을 위한 전략 생성능력, 수행 오류 위험을 줄이는 능력에 대해 의견을 기록한다. 과제 중에는 치료사가 전략 사용 빈도, 전략의 효과, 오류가 발생할 때 수정하는 능력에 관해 의견을 적는다. 과제 후에 치료사는 클라이언트의 수행 및 전략 사용에 대한 자기인식능력, 대체 전략을 평가하는 능력, 일상생활에서 전략을 성공적으로 사용하는지 여부 등에 관해 의견을 기록한다.

중재 고려사항

다중상황 접근은 언어의 적용 가능성에 따라 크게 달라진다. 따라서, 언어능력 장애가 있는 클라이언트들은 언어 적용 또는 유도 질문의 효과를 기대하기 어렵다. 따라서, 다중상황의 원칙상, 이러한 클라이언트에게는 적용이 제한되며, 치료사는 필요에 따라 촉각, 운동감각을 통한 치료 기술, 시각적 유도 및 피드백 등을 적절히 활용해야 한다(Toglia, 2011).

MC 접근이 적합하지 않은 클라이언트는 다음과 같다.

- 중도에서 중증의 치매 및 인지 장애 클라이언트
- 단서에 반응을 잘 못하거나, 유도질문에 잘 따라오지 않거나, 방어적인 부정을 하거나, 제안이나 전략 사용을 거부하는 클라이언트

- 학습 및 변화 인식능력이 떨어지는 클라이언트

이러한 경우, 인지 수행 장애를 인식하는 것이 다중상황 접근의 중요한 측면이기 때문에 작업치료사들은 신중하게 점진적으로 치료를 시행하거나 다른 접근법을 고려해 보아야 한다(Fleming & Ownsworth, 2006; Katz et al., 2002; Toglia & Kirk, 2000).

수행의 어려움을 인지하는 것은 어떤 사람들에게는 불편한 경험이 될 수 있다. 특히, 현재 상태를 부인하는 사람, 방어적인 성격의 소유자, 실수나 실패를 인정하지 않고 도움을 요청하는 것을 어려워하는 사람, 융통성이 부족한 사람들에게는 더욱 그렇다. 따라서, 클라이언트 중에 오류를 범했을 때 외적 요인을 탓하거나, 오류를 인지해야 할 때 적대감이나 분노를 드러내는 사람들에게는 과제 중심의 훈련이나, 필요에 따라 과제나 환경을 조정해주는 접근이 클라이언트의 안전문제와 기능을 향상시키는데 더 효과가 있을 수 있다(Toglia & Kirk, 2000).

인식능력이 부족하거나, 판단력 장애, 부정적인 클라이언트들에게도 다른 접근법을 고려해 보아야 한다. 이런 사람들은 위험한 행동을 할 가능성이 더 높다(예: 운전 및 돈관리). 클라이언트의 안전을 보장하기 위해, 치료사는 환경이나 과제를 조정하거나 행동 관리 방법을 사용하는 등 외적인 보상을 활용할 필요가 있다(Katz et al., 2002; Sohlberg, 2000). 과제가 기능에 중요한 경우에는 단서를 활용하여 반복적인 연습을 위주로 하는 과제 중심적 접근을 활용할 수 있다. 이러한 사례로 신경 기능적 접근(Neurofunctional Approach, Giles, 2018; 18장 참조)이 있다.

다중상황 접근은 다양한 전략을 사용하기 위한 폭넓은 가이드라인을 제시한다. 따라서, 목표 관리 방식(Levine et al., 2011)을 포함한 전략을 사용하는 다른 접근들이 이러한 접근과 함께 사용될 수 있다. 다중상황 접근에서는 기술을 활용하는 방법도 있는데, 그 예로 자동적 메시지를 통해 자기점검 또는 전략 사용을 유도하는 방법 등이 있다. 보호자가 개입하여 작업수행 문제 중심으로 함께 협동해 문제를 해결하는 방식이 다중상황 접근을 보완하는 전략이 될 수 있다.

사례

사례 20.1은 치료사가 다중상황 접근을 사용하여 어떻게 치료를 진행하는지 보여준다. 한 케이스는 최근에 뇌종양 제거 수술을 한 70세 남성으로서, 초기 평가에서 자신의 인지 능력에 대한 통찰력 및 인식능력이 부족하고 최소한의 전략을 사용하고 있는 것으로 보였다. 이 사례에서 치료사는 다음과 같이 치료를 진행한다.

- 기능적, 기술기반 평가를 사용한다.
- 과제 전후에서 자기인식 능력과 전략을 평가한다.
- 수평적 또는 수직적 연속선상에서 치료 활동을 서서히 발전시켜 나간다.
- 과제 전, 중간, 후에 유도된 매개를 통해 자기인식 능력을 높이도록 도와준다.

또한 각 사례에서 사용된 방법의 실행 및 효과에 대해 자기평가, 예측 기회, 전략에 관한 논의를 자세히 설명한다. 자기인식과 전략 사용에 초점을 둔 목표 샘플이 포함되어 있다. 진행 과정을 문서화하는 과정 또한 설명하고 있다.

사례 20.1 Brian(뇌종양 클라이언트)

배경 및 작업 프로파일

Brian은 두 달 전에 다발성 전두엽 뇌종양을 진단받은 70세 남성이다. 전문의는 그의 운동 및 인지 기능의 새 문제들을 관리하기 위해 수술과 퇴원 후 외래 작업치료에서 기능 평가를 의뢰하였다.

Brian은 40년 이상을 대형 투자 회사에서 매니저로 일하고 은퇴하였다. 현재 도시에서 엘리베이터가 있는 아파트에서 아내와 살고 있다. 그는 두 번째 집이 있는 프랑스로 자주 여행을 떠난다.

수술 전에 Brian은 모든 ADL 과제를 스스로 했고 집안 재정을 관리했으며 약관리도 할 수 있었다. 또한 각종 집안 일을 도움 없이 할 수 있었다. 그는 요리를 무척 배우고 싶어하며 프랑스에서 생활할 때 주민들과 대화하기 위해 불어도 배우고 싶어한다. Brian은 또래들과의 모임을 즐겨서 부인과 함께 저녁식사 모임 등에 자주 참석한다. Brian과 아내의 진술에 따르면 그의 치료 목적은 돌봄의 부담을 줄이고 Brian이 독립적으로 과제를 수행하고 기본적인 자조관리에 참여하도록 하는 것이다. 매일 복용할 약을 스스로 관리하는 등의 복잡한 집안일을 스스로 하고, 사회 생활도 더 잘하고자 하는 목표도 있다.

초기 인지 수행 평가

치료사는 CMT 또는 WCPA를 포함한 기술 및 기능기반 수행 평가 진행을 하고 나서, 표준화된 작업 프로파일 및 인터뷰를 진행하였다. 두 가지 평가 모두 자기인식 및 전략사용에 관한 다중상황 치료 계획 수립과 관련된 정보를 직접적으로 제공하였다. 수행기반 평가와 함께 치료사는 SRSI를 사용하여 과제 상황 밖의 인식능력을 평가하였다. 자가보고 형식으로 하는 참여 및 활동의 제한은 DLQ를 통해 평가되었다.

표 20.1을 보면 Brian의 초기 평가 결과의 주요 내용, 해석 및 결론이 요약되어 있고 기능적 문제점, 장점과 약점, 인식능력, 전략 사용에 관한 내용도 포함되어 있다. 표 20.2를 보면, Brian의 WCPA 평가를 통해 관찰된 그의 전략, 수행 시 오류 및 패턴, 과제 후 인식능력에 관한 결과를 알 수 있다.

전반적으로 초기 평가 결과를 보면, Brian의 수행오류 패턴은 사전 계획능력 부족, 회상능력 부족, 정보 추적능력 부족으로 요약할 수 있다. 인터뷰나 과제 수행을 통해 Brian의 인식능력도 떨어짐을 볼 수 있었다. 그러나, 그는 대체로 과제 수행 후에 어려움을 즉각 인지하는 능력이 있었다. 그의 전략 사용도 제한적이었다. 그러나 전략을 생성하는 능력은 있었다.

표 20.1 Brian의 초기 평가 개요

평가 시 고려사항	평가 내용 요약

클라이언트의 기능적 인지 문제 및 관찰 내용	• 스스로 기본적인 자조관리 가능
	• 아내가 도와주는 일
	  • 식사 준비하기
	  • Brian의 약 복용 시간 체크
	  • 약속 시간 정하고 기억하기
	• 추가적인 조사를 통해 Brian이 보고한 것
	  • 집중력이 떨어지고 무엇인가 기억하기 어려움
	  • 일상적인 활동을 순조롭게 하기 어려움
	• DLQ에 대하여 Brian은 여러 가지 복잡한 과제나 인지 영역 관련 과제는 아내의 걱정에도 불구하고 어려움이 거의 없거나 미미하였음

배우자의 기능적 인지에 대한 염려	• 정보를 지속적으로 기억하기 어려움: 5분 전에 이야기한 내용을 잊어버림(지시, 날짜, 사회적 대화 등) • 병원 갈 시간을 잘 챙기지 못함 • 전날 있었던 일을 기억하기 어려워함 • 의사의 기본적인 지시들(약 복용, 일정한 양의 물 섭취)을 잘 이행하지 못함 • 정기적으로 목욕하기 등 일상생활 자조관리에 어려움을 보임 • 친구들과 잘 어울리려 하지 않음(피곤하다는 이유로) Brian 아내의 이야기를 들어보면, Brian의 기능 저하의 주요 문제는 착수능력 저하와 동기 약화

사례 20.1 Brian(뇌종양 클라이언트)(계속)

표 20.1 Brian의 초기 평가 개요(계속)

평가 시 고려사항	평가 내용 요약
인지적 장점	• 주의 전환하기 • WCPA 수행 중에 주의산만 요인을 무시하고 30분 이상 집중 가능 • WCPA에서 2~3개의 단어나 사물, 3~4가지 규칙을 기억할 수 있음 • CMT에서 관련 항목을 기억하고 개념적으로 연결을 지을 때, 시각화 기술 및 연관능력이 뛰어남 • 수행 오류가 발생했을 때 스스로 인식하고 정정할 수 있음(WCPA 수행 시 집안일을 중복 수행하여 정정한 경우) • WCPA 수행 중에 치료사가 고의적으로 제공한 주의산만 요인을 무시하고 문제 해결을 수행함
인지적 어려움	• 몬트리올 인지 평가(Montreal Cognitive Assessment, MoCA)에서 30점 만점에 24점을 기록-기억력 및 집행능력 영역에서 경도의 인지 장애를 보임 • CMT 결과에서 즉각 회상 및 지연 회상기능에 손상이 의심됨 • WCPA 수행에서, 사전 계획 기술이나 과제의 효율성 저하를 보임 • 인지 수행 활동에서, 효과적 통찰력이나 예측 인식능력이 부족함 • 기본적인 자조관리 및 IADL 과제를 수행할 때, 자신의 인지 문제와 연관지어 생각하는 능력이 부족함
인식능력	일반적인 자기인식 능력 • 자기조절 기술 평균점수 7.166점을 기록, 중간에서 낮은 수준의 인식능력, 전략적 지식, 전략 사용능력을 보임 • "나는 특정한 전략을 사용하고 있지 않으며, 그냥 내 시간을 보내려고 한다."라고 대답함 과제에 대한 인식 • 과제 전 조정: CMT에서 Brian은 진행 전에 자신의 회상능력을 과소 또는 과대 평가하지 않고 정확하게 예상함(12개를 기억할 것으로 예상) • 과제 중 인식: WCPA 진행 중에 자신의 오류 2개를 스스로 정정. 시간 관련 오류는 정정하지 못하였고, 자신의 정보 추적능력 및 지시 이해 능력에 대한 통찰력은 부족하였음 • 과제 후 인터뷰: WCPA에 대한 과제 후 인식능력 우수. 과제를 시작하기 전에 다음에 할 과제를 '사전계획'하고 할일 목록을 읽어보려 하는 자세를 보임. CMT(연결하기, 분류하기, 스토리텔링)를 진행하고 나서 어떤 전략의 효과가 좋았는지에 관한 통찰력이 우수함

전략 사용	• 과제 전 자가생성된 전략
	  • 인터뷰나 사전 평가에서 사용한 전략이 없었음
	• 과제 내에서의 전략 사용
	  • CMT 중에 스스로 이야기하는 전략 사용: 그의 전략 점수는 6점으로 동년배의 평균점수 이하로서, 효과가 떨어지는 낮은 수준의 전략사용을 보임
	  • WCPA 중에 표시하는 전략을 효과적으로 사용(WCPA 진행 중 절반 정도 사용)
	  • 자기점검의 빈도가 갈수록 줄어듬
	  • 사전 계획 및 우선순위 정하기 능력 부족: 과제 실행계획이 없는 반면, 발생한 오류를 정정하는 것에 더 중점을 두는 경향을 보임
	• 과제 후
	  • CMT 완료 후 내용 연결하기, 스토리텔링, 분류하기를 사용하여 항목을 기억함
	  • WCPA 완료 후 더 추가로 사용한 전략은 없었으나, 관찰된 전략에 대해서는 인식함

CMT = Contextual Memory Test; DLQ = Daily Living Questionnaire; EF = executive functioning; MoCA = Montreal Cognitive Assessment (Nasreddine et al., 2005); WCPA = Weekly Calendar Planning Activity.

사례 20.1 Brian(뇌종양 클라이언트)(계속)

치료 목표

Brian은 가정에서 스스로 여러 가지 일을 할 수 있기를 원했다. 즉, 스스로 약을 복용하고, 일정을 관리하고, 아내의 잔소리 없이 일상생활 루틴을 할 수 있기를 원했다. Brian은 또한 다시 요리를 할 수 있고 친구들과 어울릴 수 있다면, 자존감과 삶의 질이 높아질 것이라고 말했다. 궁극적으로 Brian은 파리에 있는 자신의 두 번째 집으로 무난히 오갈 수 있는 것을 장기적인 목표로 생각하고 있었다.

Brian의 아내는 Brian이 스스로 일정을 관리하고 아침에 자조관리 루틴을 수행하고, 일정량의 물을 섭취하고 약도 잘 복용할 수 있으면 좋겠다고 말했다. 그녀는 또한 Brian의 돌봄자로서의 역할이 결혼생활에 부담을 주고 관계형성에도 좋지 않아서 그 역할이 줄어들기를 바란다고 말했다.

표 20.2 WCPA 초기 점수, 관찰 내용 및 과제 완료 후 인터뷰 진행상황

평가 내용	점수	과제 후 인터뷰 내용
계획 시간(분:초) 총 시간(분:초) 준수한 규칙 수(0~5) 사용된 전략 후(관찰 + 기록)	0:35 12:25 4 3(3+0)	**과제의 어려움에 대한 인식:** Brian은 과제의 어려움에 대한 통찰력이 미미하여, 수행에 대한 인식능력을 평가하기 위해 추가적인 조사가 필요하였다. 그는 우선 변화의 여지가 많은 약속을 먼저 입력하는 것을 알고 있다고 말하였고, '[거기]에 함정이 있는 것으로 보였다'. 그가 자신의 일정 10개 중 8개를 소화했을 거라고 예측한 것으로 보아, 그의 수행에 대한 자기인식은 '낮다'라고 볼 수 있다. 그는 과제에서 많은 실수를 했음에도 '다소 쉬운' 과제였다고 평했으며, 효과적인 방법을 사용했다고 생각하였다.
총 일정(약속) 수(0~10) 정확하게 이행한 일정(0~10) 놓친 일정	10 4 0	**전략 생성:** Brian은 과제를 하면서 3개 전략(키워드에 동그라미하기, 멈추고 점검하기, 실행한 일정에 체크표시 하기)을 사용하였다. 그는 다른 전략은 사용하지 않았다. 그러나, 과제를 완료하고는 자신의 오류를 인식하였으며, 그는 '사전 계획' 및 '미리 읽기' 지침과 다음 약속 목록의 전략을 추가로 생성했다.
배치 오류 시간 오류 반복 오류 미완료 오류 총 오류 횟수 스스로 수정한 오류	5 2 1 0 8 2	**관찰 내용:** Brian은 적절한 계획수립 없이 과제를 시작하였다. 그는 일정 목록을 미리 읽어보거나 향후에 발생할 문제에 대비하여 스케줄 구성 및 융통성 발휘 등을 하지 못하였다. 대신에 일정을 순서대로 기입하였다. 과제를 하면서 일정의 변동으로 실수를 하였을 때, 한숨을 쉬면서 다른 시간으로 스케줄을 수정함으로써 실수를 바로잡고자 했다. 그는 지시사항을 거의 보지 않았으며, 토요일-일요일이 바뀐 것은 언급하지 않았으며 표시된 정확한 시간을 언급하는 것 외에는 모든 규칙을 따랐다. 그는 작업을 마친 후에 확인하지 않았다.

min:sec = minutes:seconds; no. = number of; WCPA = Weekly Calendar Planning Activity.

역동적 상호작용 모델(Dynamic Interactional Model, DIM)과 다중상황 접근 사용을 근거로, 치료사는 치료의 목적을 다음과 같이 정리하였다.

- Brian의 수행에 대한 자기인식과 과제에 대한 통찰력을 높임
- 오류를 더 잘 수정하고 예방할 수 있도록 자기 모니터링을 증진
- 비슷한 요구사항이 있는 복잡한 과제를 수행할 때 전략을 생성하고 사용하도록 유도함
- 자율성과 안전성을 개선하기 위해 다양한 활동에서 전략을 수행하도록 유도함

Brian의 단기 목표는 다음과 같다.

- 약관리를 스스로 하기 위한 전제 조건으로 Brian은 추가적 중재나 치료사나 배우자의 단서제공 없이 80%의 확률로 자신의 오류를 인지할 수 있다.
- 5단계 식사준비 활동을 스스로 하기 위한 전제 조건으로 정보와 과정을 정확히 기억하기 위해 과제 전에 1회 적어도 2개 전략(목록을 만들거나 말로 반복해보기 등)을 수립한다.
- 매일의 일정과 활동을 스스로 관리하기 위한 전제조건으로, 정해진 전략(목록 만들기, 기억장치 도구, 말로 반복해보기 등)을 추가적 도움이나 유도 질문 없이 80% 이상의 확률로 실행한다.

사례 20.1 Brian(뇌종양 클라이언트)(계속)

다중상황 접근의 관점에서 Brian의 단기 목표들은 자기인식 능력, 전략 수립, 전략 실행을 강조하였다. 궁극적으로 이러한 목표들은 그의 장기 목표들을 달성하는데 초석이 되는 것들이었다.

- Brian은 IADL 과제를 스스로 할 수 있는 확률을 높이기 위해 다양한 활동에서 스스로 단서(외우기, 일정 목록 만들기 등)를 100%의 확률로 평가, 생성 및 사용할 수 있다.
- Brian은 의미있는 IADL 과제에 착수하고 참여하는 능력을 개선하기 위해 복잡한 과정이 들어가는 식사준비 과제 전에 적어도 2가지의 인지 감각적 전략을 스스로 평가하고 사용할 수 있다.
- Brian은 배우자의 도움 없이 일상생활에서 일정한 양의 물 마시기를 100%의 확률로 스스로 시작하고 모니터링 및 관리함으로써 독립적이고 효과적인 자기인식 능력을 갖춘다.

이러한 목표를 달성하기 위해 Brian은 치료사나 아내로부터 유도 및 단서를 제공받는 등의 인지 구조적 지원을 받을 필요가 있으며, 일정, 착수, 리마인더를 위한 보조 도구 등도 필요로 한다. 예를 들어, 구글 캘린더나 스마트폰 어플(Aida Reminder, Water Tracker, Can Plan) 등을 사용하면 그의 아침 루틴이나 보다 복잡한 과제를 수행할 때 스스로 시작하고 순서대로 진행하는데 도움이 된다. 이러한 도구들을 사용함으로써 스스로 정해진 양의 물 마시기를 할 수 있게 되고, 치료 목적을 따라가도록 상기시켜주는 효과도 있다.

치료 프로그램 설명

외래 클라이언트들을 위한 다중상황 치료 프로그램은 총 6주 간의 일정으로 매주 2회씩 45분 간 진행한다(표 20.3). 표 20.3은 12회의 치료 세션의 주요 고려사항, 사용된 기법, 활동 샘플, 각 치료 세션마다 관찰되는 결과 요약 등을 소개하고 있다. 세션은 수평적 과제 진행 방식을 취하여, 클라이언트가 유사한 수준의 인지 사항을 요구하는 2~3개의 활동을 완료하도록 한다. 이러한 활동들은 전략 사용을 연습하고 자기인식 능력을 개선하는데 도움이 될 것으로 선택하였다. 초기 세션에서는 Brian이 정보를 오랫동안 기억하지 못하고 단계를 건너뛰는 경향이 있어 그 점을 중점적으로 도와주고자 하였다.

1~3 세션에서 Brian은 오류를 발견하고 치료 내적 · 외적으로 정정하는 것을 연습하였다. 치료사는 그가 아침 루틴 목록을 만들고, 복용할 약 목록을 만든 후, 일주일에 한 번씩 약통을 재검토하는 과정을 감독하였다. 이 세션들 중에 과제 전후로 유도 질문하는 과정의 주 목적은 자기인식능력을 강화하는데 있었다. 모든 치료 세션에서의 중재 과정은 유도 과정인데, 그 예로는 "과제 중 쉬웠던 부분과 어려웠던 부분에 대해 말씀해주세요.", "정보를 놓치지 않았다고 확신하세요?" 등의 질문을 하는 것이다.

1~3 세션에서 자기인식 능력이 생기기 시작하면서 치료사는 Brian이 스스로 효과적인 전략을 수립하여 사용하도록 하는데 중점을 두었다. 치료의 방향은 미리 계획을 세우거나 정보를 기억하는 단서 시스템을 만들어 사용하면 과제를 더욱 성공적으로 완료할 수 있음을 스스로 인지하도록 도와주는 것이다. Brian은 4 세션쯤에는 스스로 목록을 만들기 시작하였다.

이 시점에서 치료사 주도의 조사는 훨씬 줄어들었다. Brian이 스스로 수행의 오류 패턴을 즉각 인지하였기 때문이다. 그는 자신이 여러 가지 활동을 하면서 같은 유형의 어려움을 겪고 있음을 알게 되었다. 6 세션쯤에 Brian은 스마트폰의 알리미(약복용, 자조관리 루틴, 일정 체크 등)를 무시하지 않으려면 어느 정도 아내의 도움이 필요함을 인지하게 되었다.

4~6 세션 동안 Brian의 아내 역시 그가 다양한 IADL 과제를 위한 자기인식 능력과 독립성을 강화하기 위해 유도 질문을 더욱 많이 사용하였다. Brian이 특정한 ADL, IADL 과제를 시작하지 못하는 상황에는 아내가 "이제 어떻게 할거죠?", "이럴 때 도움 될만한 특별한 전략이나 방법이 있나요?" 등의 질문을 하도록 훈련을 받았다.

7~9 세션에서는 치료사가 유도 질문을 통해 다양한 과제에 적절한 전략을 발견하도록 도와주었다. 예를 들어, IADL 과제를 재료나 주제별로 목록을 만들어서 세부적인 단계로 쪼개는 방법 등을 시도하였다. 이는 외부의 보조 도구에서 외적인 전략으로 전환하는 일도 포함된다. 내적 전략을 사용함으로써 Brian은 보조 도구나 단서로 돌아갈 필요 없이 복잡한 단계를 처리하고 일관성 있게 계획대로 해나갈 수 있었다. 또한 과제를 보다 효율적으로, 과정을 놓치지 않고 독립적으로 수행할 수 있었다.

7~9 세션 중에 Brian은 그가 사용하는 전략이 연속적인 활동 선상에서 연결해주는 역할을 한다는 것을 스스로 인지하게 되었다. 유도 질문과 중재를 통해서 그는 목록을 만들면 요리나 장 보기 등 생소하고 복잡한 과제를 더욱 효율적으로 할 수 있음을 알 수 있었다. Brian은 점심을 준비할 때 미리 목록을 정하고 식료품 저장고로 가서 찾은 재료를 체크표시할 수 있었다. 그러나 보다 시끄럽고 혼잡한 환경(아내가 주방에 있고, TV나 음악이 나오고 있을 때)에서는 주의가 산만해져서 목록을 체크하는 일을 100% 정확하게 하지 못했다. 그 결과, 이미 찾은 재료를 다시 찾는 일도 발생했다. 그러나 Brian은 시끄러운 환경이 장애가 될 수도 있음을 스스로 인지하지 못하였다.

Brian이 1~6 세션을 거치면서 수평적 연속선상에서 전략 사용 및 전이를 배우고 나서, 7~12 세션에서는 활동의 난이도가 높아졌고, 전략은 더욱

사례 20.1 Brian(뇌종양 클라이언트)(계속)

표 20.3 Brian의 다중상황 접근 치료 세션 상세 내용

치료 시 고려사항	매우 유사 →	약간 유사	다름 →	매우 다름
	1~3 세션	4~6 세션	7~9 세션	10~12 세션
세션 중점사항	오류 인지 및 수행 인식 능력 **전략** • 시작하기 위해 과정 목록 또는 스스로 단서 만들기를 통해 사전 계획 • 과제 항목을 기억하기 위해 기억장치 보조 도구 사용	자기 모니터링, 오류 인지, 수행의 자기인식 **전략** • 시작하기 위해 과정 목록 또는 스스로 단서 만들기를 통해 사전 계획 • 과제 항목을 기억하기 위해 기억장치 보조 도구 사용	활동 전에 스스로 전략 탐구, 활동 중에 자기 모니터링, 활동 후에 자기평가를 유도 **전략** • 과정을 시작하기 위해 필요 시 항목을 구성하고 연결하는 사전 계획 작업 • 항목을 기억하기 위해 보조 도구와 함께 내적 기억전략을 스스로 수립	활동 전에 스스로 전략 탐구, 활동 중에 자기 모니터링, 활동 후에 자기평가를 유도 **전략** • 과정을 시작하기 위해 필요 시 항목을 구성하고 연결하는 사전 계획작업 • 항목을 기억하기 위해 보조 도구와 함께 내적 기억전략을 스스로 수립
샘플 활동	10개의 아침루틴 목록을 만들어 정해진 순서대로 진행 복용약 목록을 만들고 라벨과 지시에 따른 주간 복용 계획 수립	동네 헬스장에 참가하거나 온라인 영상을 통한 운동을 시작하기 위해 필요한 과정 목록 작성 스마트폰 앱 기억장치를 사용하여 주방에 들어갈 때 일정량의 물 섭취가 생각나도록 함	주간 계획표를 작성하여 약 복용, 사회활동, 집안일 목록을 정리: 기억하기 위해 큰 소리로 말하면서 외우기 장 보러갈 때 장 보기 목록 작성, 주방 식품 저장고에 빠진 물품 목록 정리, 스스로 내적 전략을 수립하여 구입할 재료목록 외우기	여행갈 때 챙겨야 하는 짐의 목록 작성: 내적 시각 상상을 사용하여 필요한 단계를 미리 계획하고 파악 주변의 식당 목록을 작성한 후 컴퓨터로 리뷰 및 예약 가능 시간 검색: 내적 기억 전략으로 외우기와 필기를 통해 별 4~5개를 받은 식당을 기억
사용된 기술	오류를 발견하고 치료 내·외적으로 수정하는 연습 어려움에 대한 자기인식 개선을 위해 치료사가 사전 사후 유도 질문: • Brian이 상황의 유사점을 볼 수 있도록 도와줌 • 수행을 성찰하고 예상했던 것과 비교하도록 질문 치료사는 과제에 접근하는 방법들을 함께 탐구하고 세부 사항을 최대한 저장하도록 하기 위해, Brian이 스스로 목록을 만들 필요성을 인지하도록 도와주는 전략을 사용	비슷한 구조의 과제(운동 루틴을 만들기 위한 계획 수립)에서 목록 작성하기 등의 전략을 사용할 수 있도록 사전 유도 질문 과제 전후에 유도 질문: 문제를 예상하고 전략수립을 유도 전략 사용 유도: Brian이 어려움을 예상하고 과정을 필기하지 않고 외적 기억 보조 도구를 사용하도록 유도 기능적 과제 수행 중에 치료 외적으로 진행된 아내의 유도 질문	외적 도구 사용에서 내적 전략(높은 수준의 인식능력과 모니터링 요구) 사용으로 전환하도록 유도 질문 주의산만 요소 없이 과제를 수행할 수 있는 방법을 찾도록 유도 치료사의 과제 전후의 유도 질문: 찾는 내용을 잘 추적하기 위해 내적 전략(크게 말하기, 연결짓기)을 사용하도록 유도	유도 질문의 도움을 덜 받으면서 스스로 활동을 선택하고, 필요한 전략을 찾는 실습 과제의 난이도가 올라가면서 유도 질문은 단순한 전략에서 복잡한 전략으로 전환하도록 하는데 중점을 둠

사례 20.1 Brian(뇌종양 클라이언트)(계속)

표 20.3 Brian의 다중상황 접근 치료 세션 상세 내용(계속)

치료 시 고려사항	매우 유사 →	약간 유사	다름 →	매우 다름
	1~3 세션	4~6 세션	7~9 세션	10~12 세션
결과	인식능력: 초기의 구조화된 과제에서, 이전에 경험한 오류 및 어려움을 연상시키기 어려워함. 질문을 통해 어려움을 사전에 평가하고 오류를 정정함으로써 모니터링 시작. 그러나 여전히 인지하지 못한 오류가 있었음. 자기성찰이 나타났음: 그는 오류를 분별할 수 있었고 과제를 다시 시도하면 오류를 줄이기 위한 대체 방법을 생각할 수 있었음 전략 수립: 사전에 전략을 수립할 때 도움을 필요로 함. 비슷한 도전 과제를 보았을 때 전략을 떠올릴 수는 있으나 활용하는데 도움이 필요 전략 착수 및 빈도: 50% 확률로, 목록작성 등 외부 전략위주로 1~2개 전략 사용. 연습을 거듭하며 전략 사용 빈도가 높아지고, 중재 없이 스스로 목록작성을 할 수 있게 됨 기능적 수행: 종이에 작성한 목록으로 아침 루틴을 수행했으나, 30%는 아내의 구두 안내가 필요하였음. 그는 미리 만들어진 목록을 사용하여 감독 하에 알약통을 3번 세팅할 수 있었고, 세 번째 시도에서 안내 없이 오류를 스스로 수정했음	인식능력: 유사한 과제를 반복하면서 문제점 예상, 전략 착수, 모니터링, 성찰능력 상승. 오류의 특성이 일관적이지 않아서 과제 중 또는 검토 기간에 오류를 인지하고 대처하는데 어려움. 과제 이후에 자기 모니터링 전략이 도움이 되었음을 인지, 다음에도 사용하고자 함. 그렇게 하기 위해 자기점검 워크시트를 만들기도 함 전략 수립: 최소한의 질문만으로 전략을 검토할 수 있으며 아래와 같이 할 수 있게 되었음: • 과제 전에 계획을 수립하기 위해 과제를 세부 단위로 쪼개기 • 재료를 구성하고 진행한 사항은 목록에서 제외하는 전략 • 자기점검 시간에 지시문을 재검토하고 오류를 평가 사전 전략 수립은 개선되었지만, 전략 실행은 여전히 어려웠음. 전체적으로 75% 확률로 1~2개 전략을 성공적으로 사용하였음 전략 착수 및 빈도: 과제 중에 전략대로 밀고나가는 능력이 향상됨. 여러단계 활동 목록을 작성할 때 일관성이 있었고, 50% 확률로 자기점검을 실시. 6 세션에서 즉각 새로운 전략 사용(시각적 외부 보조 도구). 직접적 도움을 주는 외적 보조 도구에서 보다 높은	인식능력: 덜 구조화되고 기능적으로 어려운 활동을 하면서, 경험에 따라 어려움을 예상하고, 오류를 예상하여 말할 수 있었음. 자가 모니터링 사용 증가: 오류 평가를 위해 시각적 도움 없이 75% 확률로 모니터링 실시. 자가 모니터링 방법으로 혼잣말하기도 사용-주의산만을 스스로 감지하고 "Brian, 집중하고 목록을 봐."라고 혼잣말을 함 전략 수립: Brian은 추가 조사 없이 과제 전 질문하기에서 최소 3가지 전략(내적 및 외적 모두)을 생각해냈음. 과제후 질문을 통해, 실패한 전략에 대해 대안을 수립하기 어려워함 전략 착수 및 빈도: 활동 중에 도움 및 단서 없이 100% 확률로 목록 작성, 시각적 보조 도구, 자기점검 등의 외적 전략 사용. 외적 전략과 함께 내적 전략을 사용하기 시작하였으나, 실행확률은 50%에 그침. 자가 모니터링 전략으로 큰소리로 말하기와 자기-단서 만들기를 사용하였으며, 여러 단계 과정 및 항목을 외우기 위해 말로 외우기를 시도함 기능적 수행: ADL 아침 루틴을 스스로 수행하고, 목록표도 점점 이용하지 않게 됨. ADL 수행 시 목록을 보지 않고 말로 외우기	인식능력: 전반적으로 Brian은 자신의 강점을 알고 있었고, 이는 아내가 부담했던 보살핌의 짐이 줄어듦. 실수를 발견하고 즉각 수정했으며, 외적 보조 도구 없이 자기점검을 실행. 과제의 어려움과 오류 발생원인을 인식함 전략 수립: 과제 전에 적어도 3개의 전략을 생각해냈고, 외적 전략위주에서 내적, 고난도 전략으로 전환됨. 높은 수준의 적응능력을 보여, 과제 후 질문 유도에서 1~2개 대안전략을 생각해냄. 아내는 치료 후 Brian이 새로운 과제를 만났을 때 스스로 전략을 생각해내고, 큰소리로 이야기하거나 필기하는 전략을 사용했다고 함 전략 착수 및 빈도: 과제당 100% 확률로 적어도 2개 전략을 실행. 체크 리스트 사용을 점점 줄이고 시각 이미지화, 내적 전략(말로 외우기), 필요 시 노트필기를 더 많이 활용 기능적 수행: 아내의 도움 없이 일정을 관리. 매일 체크하고 필요 시 업데이트하며, 사회적 활동을 위한 계획 수립. 시각적 단서(물컵을 놓아두는 등) 없이도 스스로 정해진 수분섭취가 가능해지면서, 치료하면서 건강과 회복을 최적화함. 아내는 그가 장 보기, 은행업무 등을

사례 20.1 Brian(뇌종양 클라이언트)(계속)

표 20.3 Brian의 다중상황 접근 치료 세션 상세 내용(계속)

치료 시 고려사항	매우 유사 →	약간 유사	다름 →	매우 다름
	1~3 세션	4~6 세션	7~9 세션	10~12 세션
결과		자기인식 능력을 요하는 덜 직접적인 외적 단서로의 전환을 보여줌. 일부 행동에서 도움이 안될만한 전략 사용을 시도. 기능적 수행: 아내는 그가 종이에 목록을 적어서 하나씩 체크해가며 아침 루틴을 이행하게 되어 더 이상 말로 상기시키지 않아도 된다고 말했음. 약관리 시 미리 만들어 둔 투약 리스트를 사용하여, 즉각 오류를 정정할 수 있었음. 마지막 시도에서, 오류없이 과제 완료. 일상생활에서 수분 섭취 시, 시간의 75%에서 외부 기억장치를 사용할 때 중재가 필요하였음	시도. 자가 모니터링 방법으로 전에 루틴을 끝냈을 때만 목록을 체크함. 일상생활의 일정과 집안일을 스스로 점검하기 시작. 아내와 상의한 후 스스로 주간 계획 수립. 혼잣말을 하며 주간 일정표에 2~3개씩 과제를 넣었음. 목록을 안 보고 혼잣말하는 방법을 사용할 때 25%는 중재를 요하였으며, 그로 인해 소요 시간이 더 길어짐	할 때 더 이상 감독의 필요를 느끼지 않는다고 말함. 그가 스스로 효율적인 과제 수행을 위해 어려움을 예상하고 전략을 사용하여 과제를 효율적으로 수행할 수 있다고 확신했음

복잡한 과제에서 확장 및 적용되었다. 수평적 연속선상에서 진행되는 1~6 세션의 시작 과정은 다음과 같다.

- 인지 요구사항 정도가 비슷한 활동을 하면서 전이에 근접하였다.
- 다소 비슷한 요구사항의 과제들로 점차 단계가 올라갔다.
- 다양하고 좀 더 복잡한 요구사항으로 단계가 올라갔다.
- 활동한 인지 과제를 바탕으로 인지 요구사항이 전혀 다른 단계의 과제로의 전이가 가능하였다.

Brian이 1단계(1~6 세션)에서 수행한 과제에 전략을 사용하고, 자기 모니터링을 할 수 있게 되었을 때, 활동의 난이도가 수직선상으로 올라갔다. 예를 들어, 7~12 세션에서 보다 복잡한 과제를 수행할 때, 활동 목록을 사용하던 것에서 노트 필기를 하거나 시각적 이미지를 통해 기억하는 방법으로 전환하는 과정이 들어갔다. 이것은 자기조절과 자기 모니터링을 하는 보다 높은 단계로, 복잡한 전략을 사용하는 능력이 증가하였음을 의미한다.

9~12 세션에서 Brian은 이러한 복잡한 과제에 대하여 더 많은 문제들을 경험하였다. 그러나, 그는 잠재적 어려움을 더욱 잘 예상하였고 어떤 유형의 오류를 주시해서 관찰해야 하는지 알고 있었다. 이러한 인식능력으로 인해 그는 과제를 오류 없이 완료하기 위한 다양하고 효과적인 전략을 수립하고 사용할 수 있었다. Brian은 그가 이전에 성공적으로 사용했거나 대안으로 생각했던 전략을 선택하였다. 예를 들어, 밖에서 하룻밤 자고 오기 위해 짐을 싸려고 할 때, Brian은 전에 사용했던 전략(목록 만들기, 말로 반복해서 외우기 등)에서 보다 복잡하고 생소한 활동으로 옮겨가는데 어려움을 보였다. 치료사는 전에 사용하던 전략을 여러 가지 유형의 과제와 활동에 보편적으로 활용하는 방법으로서 장 보기, 식사 준비, 일상생활 루틴을 준비하는 것의 유사점을 찾아보도록 하였다.

요컨대, 치료사는 첫 6 세션은 수평적 과제로 구성하여 Brian이 여러 가지 활동을 수행하면서 정보를 오래 기억하는 능력이 부족함을 스스로 인지하고 전략의 필요성을 느끼도록 하였다. Brian이 문제를 미리 예상하고 유도 질문과 중재 없이 전략(목록 만들기, 말로 반복해보기 등)의 필요성을 스스로 깨닫게 되면서, 치료사는 7~12 세션에서는 활동의 난이도를 높였다. 후반 세션에서는 Brian이 내적 전략을 더 많이 사용하도록 하였다.

모든 치료 세션에서 치료사는 활동 전에 질문을 함으로써, Brian의 전반적인 인식능력과 예상능력을 높이고자 하였다. 활동 중에 치료사는 과제 수

사례 20.1 Brian(뇌종양 클라이언트)(계속)

행 오류 및 어려운 점을 관찰한 것을 근거로 과제 조정을 하였다. 치료사는 과제 후에 토론 및 인터뷰를 하여 과제 난이도와 사용된 전략에 대해 평가하였다. 토론에는 비슷한 유형의 과제에 대해 방법과 전략을 수립하는 것, 전략이 도움될 만한 일상적인 활동을 평가하는 것 등이 포함되어 있다.

평가 결과 사후 중재

Brian은 표 20.3에서 알 수 있듯이 중재 기간 중에 자기인식 능력, 전략 사용, 수행 결과가 매우 향상되었다. 치료가 끝날 무렵 Brian은 과제의 어려움을 적어도 1~2개 정도 미리 예측할 수 있었고, 과제를 세분화하여 대처하는 등의 방법으로 수행 오류를 예방하기 위한 전략을 사용할 수도 있었다. 그는 현장에서 또는 자기점검 시간을 통해 스스로 오류를 정정하였다. 또한 과제 이후의 논의에서 알 수 있었던 것은 Brian이 사용한 전략을 말로 할 수 있었고, 수행 오류를 인지하고 말할 수 있었으며, 향후 비슷한 활동에서 사용할 전략이 무엇인지 평가할 수 있었다.

이러한 관찰 내용은 SRSI, CMT, WCPA 등의 객관적인 평가 도구로 인식, 전략 사용, 수행을 평가하면서 상당한 변화를 보인 것으로 확인되었다. Brian과 아내의 주관적 진술도 뒷받침되었다.

전체적으로, Brian의 기능적 수행 및 독립성이 중재 이후에 개선되었다. 그는 일상생활에서 스스로 아침과 저녁에 복용할 약을 정리하여 스스로 관리 및 복용하고 있었다. 그는 또한 알람을 사용하여 약 먹는 시간을 스스로 체크하였다. 그러나 이것이 익숙해지면서 알람은 점점 사용하지 않게 되었다. Brian은 스마트폰 앱을 통해 수분 섭취량을 체크하여 스스로 일정량의 물을 섭취하고 있었다.

Brian의 아내는 그에게 설거지나 쓰레기 버리는 일 등의 집안일을 부탁했을 때, 자가단서 기술 및 시작하도록 유도하는 동기 유발적인 문장을 통해 할 수 있었다고 말했다. Brian은 여전히 생소한 과제의 경우, 시기적절하게 착수하는데 어려움이 있었다. 예를 들어, 과제가 5~7개의 과정을 거쳐야 하는 복잡한 난이도라면, 과제를 착수할 때까지 계획하고 정리하는 시간을 더 많이 필요로 하였다. 그러나, 이러한 어려움에도 불구하고 그는 도움 없이 여러 단계의 활동을 수행하기 위해 스스로 전략을 사용할 수 있었다.

Brian과 아내는 자신들의 결혼 관계도 전반적으로 개선되었으며, 부부 동반 모임에도 참석하는 등 사회생활도 시작하였다고 말했다. 다중상황 접근은 Brian이 과제를 스스로 탐구하고, 전략을 수립 및 사용하고, 모니터링할 수 있도록 결정적인 도움을 주었으며 그 결과 삶의 질과 독립성이 향상되었다.

요약

다중상황 접근은 클라이언트에게 다양한 일상적인 활동에서 방해가 되는 기능적 인지 문제를 해결하기 위해 전략 사용, 자기인식 능력, 자기 모니터링, 자기조절 기술을 훈련할 기회를 제공한다. 다중상황 접근은 급성, 입원 재활치료, 외래진료 등 다양한 환경에서 활용할 수 있다. 경도 인지 장애가 기능적 수행에 영향을 미칠 때는 다양한 진단 클라이언트 및 연령대에 적합하기도 하다.

다중상황 치료 세션에서 클라이언트의 참여를 최적화하기 위해서는 기능적으로 의미있고 관련 있는 활동을 사용하는 것이 중요하다. 이렇게 하면 점진적으로 간단하고 기본적인 ADL 및 IADL 과제에서 더욱 복잡한 IADL 과제 및 직업 관련 과제로 전략사용을 일반화시킬 수 있다. 전략사용이 일반화될 때까지 인지적 측면에서 비슷한 난이도의 활동을 계속 진행해야 한다.

일단 전략의 수평적 전이가 성공하면, 활동의 난이도를 올리는 수직적 변동을 시도하여 구조적으로 보다 복잡하고 다양한 과제에서 난이도를 증가시키고 전략의 일반화를 최적화한다. 다중상황 접근은 활동 전, 중간, 이후에 기술이나 유도 질문을 사용하여 피검자가 다양한 상황에서 자기인식 능력, 자기 모니터링, 전략 사용능력을 개선하도록 이끈다. 치료는 클라이언트가 인지적 어려움에 대처하고 스스로 전략을 만들어가는 과정이 중요함으로, 직접적 단서 제공은 피한다.

구조적 활동, 중재 가이드라인, 사전 사후 질문, 사전 조사를 준비하면 다중상황 접근 치료 세션이 자연스럽게 진행되는데 도움이 된다. 홈페이지(www.multicontext.net)에 나온 구조화된 활동들을 참고하면 효과적인 진행에 도움이 될 것이다. 이 밖에 역할 바꾸기, 영상 피드백, 목표성취척도(GAS) 등의 기술을 다중상황 접근에 적용하여 활용할 수 있다.

References

American Occupational Therapy Association. (2018). Guidelines for documentation of occupational therapy. *American Journal of Occupational Therapy, 72*(Suppl. 2), 7212410010. https://doi.org/10.5014/ajot. 2018.72S203

Birnboim, S., & Miller, A. (2004). Cognitive rehabilitation for multiple sclerosis patients with executive dysfunction. *Journal of Cognitive Rehabilitation, 22,* 11–18.

Cermak, S. A., & Toglia, J. (2018). Cognitive development across the lifespan: Development of cognition and executive functioning in children and adolescents. In N. Katz & J. Toglia (Eds.), *Cognition, occupation, participation across the lifespan: Neuroscience, neurorehabilitation, and models of intervention in occupational therapy* (4th ed., pp. 9–27). Bethesda, MD: AOTA Press.

Fleming, J. M., & Ownsworth, T. (2006). A review of awareness interventions in brain injury rehabilitation. *Neuropsychological Rehabilitation, 16,* 474–500. https://doi.org/10.1080/09602010500505518

Fleming, J. M., Strong, J., & Ashton, R. (1996). Self-awareness of deficits in adults with traumatic brain injury: How best to measure? *Brain Injury, 10,* 1–15.

Foster, E. R., Spence, D., & Toglia, J. (2018). Feasibility of a cognitive strategy training intervention for people with Parkinson's disease. *Disability and Rehabilitation, 40,* 1127–1134. https://doi.org/10.1080/ 09638288.2017.1288275

Giles, G. M. (2018). Neurofunctional Approach to rehabilitation after brain injury. In N. Katz & J. Toglia (Eds.), *Cognition, occupation, and participation across the lifespan: Neuroscience, neurorehabilitation, and models of intervention in occupational therapy* (4th ed., pp. 419–442). Bethesda, MD: AOTA Press.

Goverover, Y., Johnston, M. V., Toglia, J., & Deluca, J. (2007). Treatment to improve self-awareness in persons with acquired brain injury. *Brain Injury, 21,* 913–923. https://doi.org/10.1080/02699050701553205

Harrison, M. J., Morris, K. A., Horton, R., Toglia, J., Barsky, J., Chait, S., . . . Robbins, L. (2005). Results of intervention for lupus patients with selfperceived cognitive difficulties. *Neurology, 65,* 1325–1327. https:// doi.org/10.1212/01.wnl.0000180938.69146.5e

Josman, N., & Regev, S. (2018). Dynamic Interactional Model in severe mental illness: Metacognitive and strategy-based intervention. In N. Katz & J. Toglia (Eds.), *Cognition, occupation, and participation across the lifespan: Neuroscience, neurorehabilitation, and models of intervention in occupational therapy* (4th ed., pp. 387–403). Bethesda, MD: AOTA Press.

Katz, N., Fleming, J., Keren, N., Lightbody, S., & Hartman-Maeir, A. (2002). Unawareness and/or denial of disability: Implications for occupational therapy intervention. *Canadian Journal of Occupational Therapy, 69,* 281–292. https://doi.org/10.1177/000841740206900504

Levine, B., Schweizer, T. A., O'Connor, C., Turner, G., Gillingham, S., Stuss, D. T., . . . Robertson, I. H. (2011). Rehabilitation of executive functioning in patients with frontal lobe brain damage with goal management training. *Frontiers in Human Neuroscience, 5,* 9. https://doi. org/10.3389/fnhum.2011.00009

Nasreddine, Z. S., Phillips, N. A., Bedirian, V., Charbonneau, S., Whitehead, V., Collin, I., . . . Chertkow, H. (2005). The Montreal Cognitive Assessment, MoCA: A brief screening tool for mild cognitive impairment. *Journal of the American Geriatrics Society, 53,* 695–699. https://doi. org/10.1111/j.1532-5415.2005.53221.x

Ownsworth, T. L., McFarland, K. M., & Young, R. M. (2000). Development and standardization of the Self-Regulation Skills Interview (SRSI): A new clinical assessment tool for acquired brain injury. *Clinical Neuropsychologist, 14,* 76–92. https://doi.org/10.1076/1385- 4046(200002)14:1;1-8;FT076

Perez, F. M., Tunkel, R. S., Lachmann, E. A., & Nagler, W. (1996). Balint's syndrome arising from bilateral posterior cortical atrophy or infarction: Rehabilitation strategies and their limitation. *Disability and Rehabilitation, 18,* 300–304. https://doi.org/10.3109/09638289609165884

Robnett, R., & Toglia, J. (2015). Evidence-based interventions for older adults with mild cognitive impairment. *OT Practice, 20,* CE-1–CE-8.

Roebers, C. M. (2017). Executive function and metacognition: Towards a unifying framework of cognitive self-regulation. *Developmental Review, 45,* 31–51. https://doi.org/10.1016/j.dr.2017.04.001

Rosenblum, S., Josman, N., & Toglia, J. P. (2017). Development of the Daily Living Questionnaire (DLQ): A factor analysis study. Open Journal of Occupational Therapy, 5, 1–17. https://doi.org/10.15453/2168- 6408.1326

So, Y. P., Toglia, J., & Donohue, M. V. (1997). A study of memory functioning in chronic schizophrenic patients. *Occupational Therapy in Mental Health, 13*(2), 1–23. https://doi.org/10.1300/ J004v13n02_01

Sohlberg, M. M. (2000). Assessing and managing unawareness of self. *Seminars in Speech and Language, 21*(2), 135–152.

Toglia, J. P. (1989). Visual perception of objects: An approach to assessment and intervention. *American Journal of Occupational Therapy, 4,* 587–595. https://doi.org/10.5014/ajot.43.9.587

Toglia, J. P. (1991). Generalization of treatment: A Multicontext Approach to cognitive perceptual impairment in adults with brain injury. *American Journal of Occupational Therapy, 45,* 505–516. https://doi.org/ 10.5014/ajot.45.6.505

Toglia, J. (1992). A Dynamic Interactional Approach to cognitive rehabilitation. In N. Katz (Ed.), *Cognitive rehabilitation: Models of intervention in occupational therapy* (pp. 104–143). Boston: Andover Medical.

Toglia, J. P. (1993). *Contextual Memory Test.* San Antonio: Therapy Skill Builders.

Toglia, J. P. (2011). A Dynamic Interactive Model of cognition in cognitive rehabilitation. In N. Katz (Ed.), *Cognition, occupation, and participation across the lifespan: Neuroscience, neurorehabilitation, and models of intervention in occupational therapy* (3rd ed., pp. 161–202). Bethesda, MD: AOTA Press.

Toglia, J. (2015). *The Weekly Calendar Planning Activity: A performance measure of executive dysfunction.* Bethesda, MD: AOTA Press.

Toglia, J. (2017). *Schedule Activity Module: Functional cognitive rehabilitation activities and strategy-based intervention.* Hastings on Hudson, NY: MC CogRehab Resources.

Toglia, J. (2018). The Dynamic Interactional Model and the Multicontext Approach. In N. Katz & J. Toglia (Eds.), *Cognition, occupation, and participation across the lifespan: Neuroscience, neurorehabilitation, and models for intervention in occupational therapy* (4th ed., pp. 355–383). Bethesda, MD: AOTA Press.

Toglia, J., & Cermak, S. A. (2009). Dynamic assessment and prediction of learning potential in clients with unilateral neglect. *American Journal of Occupational Therapy, 63,* 569–579. https://doi.org/10.5014/ ajot.63.5.569

Toglia, J., & Foster, E. (in press). *The Multicontext Approach: A metacognitive strategy based intervention for functional cognition.* Hastings on Hudson, NY: MC CogRehab Resources.

Toglia, J., Goverover, Y., Johnston, M. V., & Dain, B. (2011). Application of the Multicontextual Approach in promoting learning and transfer of strategy use in an individual with TBI and executive dysfunction. *OTJR: Occupation, Participation and Health, 31*(Suppl. 1), S53–S60. https://doi.org/10.3928/15394492-20101108-09

Toglia, J., & Johnston, M. V. (2017). *Cognitive Self Efficacy Questionnaire II (CSEQ).* Hastings on Hudson, NY: MC CogRehab Resources.

Toglia, J., Johnston, M. V., Goverover, Y., & Dain, B. (2010). A Multicontext Approach to promoting transfer of strategy use and self regulation after brain injury: An exploratory study. *Brain Injury, 24,* 664–677. https://doi.org/10.3109/02699051003610474

Toglia, J., & Kirk, U. (2000). Understanding awareness deficits following brain injury. *NeuroRehabilitation, 15,* 57–70.

Toglia, J. P., Rodger, S. A., & Polatajko, H. J. (2012). Anatomy of cognitive strategies: A therapist's primer for enabling occupational performance. *Canadian Journal of Occupational Therapy, 79,* 225–236. https://doi.org/10.2182/cjot.2012.79.4.4

Waldman-Levi, A., & Obermeyer, I. S. (2018). Addressing executive function in schools. In N. Katz & J. Toglia (Eds.), *Cognition, occupation, and participation across the lifespan: Neuroscience, neurorehabilitation, and models of intervention in occupational therapy* (4th ed., pp. 259–271). Bethesda, MD: AOTA Press.

Zlotnik, S., Sachs, D., Rosenblum, S., Shpasser, R., & Josman, N. (2009). Use of the Dynamic Interactional Model in self-care and motor intervention after traumatic brain injury: Explanatory case studies. *American Journal of Occupational Therapy, 63,* 549–558. https://doi.org/ 10.5014/ajot.63.5.549

21

알렌 인지 장애 모델: 치매 클라이언트 대상 중재

Allen Cognitive Disabilities Model: Intervention for Clients with Dementia

KARI C. BURCH, OTD, OTR/L, PEGGY P. BARCO, OTD, OTR/L, SCDCM, CDRS, FAOTA

학습목표

- 클라이언트를 위한 적절한 전략과 기술을 선정 및 실행하기 위해 돌봄자를 평가 및 중재 과정에 포함시키는 것의 중요성을 이해한다.
- 치매의 기능적 인지 단계에 맞추어 적합한 중재와 적합하지 않은 중재의 차이점을 구별한다.
- 치매 클라이언트의 돌봄자가 클라이언트의 행동과 심리적 증상과 관련된 어려움에 대처할 수 있는 활동과 환경 설정을 위해 근거기반 치료 중재기술을 적용한다.

주요 용어 및 개념

- 치매 행동 및 심리 증상(Behavioral and Psychological Symptoms of Dementia, BPSD)
- 돌봄자(Care partner)
- 인지 장애 모델(Cognitive Disabilities Model, CDM)

서론

작업치료 재활은 치매와 같은 신경 퇴행성 질환을 관리하는데 매우 중요한 부분이다. 작업치료는 질병 기간 동안 유의미하고 필요한 작업에 참여하도록 하는 것에 초점을 두는 방법으로서, 치매를 관리하는데 있어 클라이언트나 돌봄자 모두에게 매우 적합한 방법이다[미국작업치료협회(American Occupational Therapy Association, AOTA, 2014)]. **돌봄자**는 급여를 받지 않는 비공식적 간병인으로서 주로 가족구성원으로 치매 클라이언트의 돌봄에서 가장 큰 역할을 수행한다. 돌봄활동으로 인해 돌봄자 자신의 건강이 악화되기도 한다(Alzheimer's association, 2018; Zhu et al., 2015). 작업치료사의 중재 초점은 클라이언트의 남아있는 능력을 최적화하고 활동 요구사항, 상황 및 환경을 조정하는 것이다(즉, 돌봄자는 의사소통과 단서제공, 행동 단순화 기술, 환경 조정, 돌봄자의 문제해결에 초점을 맞춘 전략으로 훈련함).

치료가 불가능한 인지 장애 클라이언트들을 위한 작업치료 중재는 초반에 매우 가치 있는 일로 여겨져, 이후에 1960년대 후반 Claudia Allen이 '**인지 장애 모델**(Cognitive Disabilities Model, CDM)'이라는 체계적인 형태로 발전시켰다. 인지 장애 모델(CDM) 중재 접근은 활동, 상황, 환경을 수정하고 돌봄자에게는 클라이언트의 치매 정도에 맞추어 훈련을 제공함으로써 치매 클라이언트들의 기능을 극대화하는데 초점을 맞추고 있다(Levy, 2018; McCraith & Earhart, 2018). 이 모델은 여러 가지 인지능력 단계에 대해 맞춤형 임상 추론과 중재를 지원하기 위해 개발되었다. 시간이 지나면서 현재 신경 인지 연구에 맞추어 더욱 발전하였다. 본 장에서는 신경 퇴행성 치매에 대한 CDM의 적용 사례에 대해 살펴보고자 한다(Levy, 1986).

CDM은 치매 진행의 전형적인 패턴을 전반적인 인지 기능에 초점을 맞춘 6단계 계층적 수준으로 특징 지어 설명한다(Levy, 2018). 클라이언트의 현재 기능 수준을 진단할 수 있기 때문에 작업치료사는 개인-환경-작업 수행의 측면에서 최적의 적합성(just right fit)을 촉진하기 위한 효과적인 중재 계획을 개발할 수 있다. 중재는 클라이언트의 기능적 수행을 최적화하고 클라이언트가 원하는 작업을 가능한 한 독립적이고 안전하게 수행하는 데 필요한 자원을 제공하도록 돌봄자를 교육하기 위한 적절한 활동, 언어적 힌트를 주는 기술과 환경 수정을 종합 관리해 줄 수 있다(Levy, 2018; Levy & Burns, 2011).

본 장에서는 작업치료사의 이해를 증진하고 신경 퇴행성 질환이 있는 사람들의 효과적인 치료법을 도모하고자 한다. 특히 치매의 경우, 잔여능력 평가, 돌봄자가 호소하는 어려움, 기능 수준에 맞는 과제, 환경 및 중재 요건 조정 등을 포함한 간접적 돌봄 모델을 사용하고자 한다. 치매 클라이언트들에게 간접적인 접근방식을 사용할 때의 목적은 클라이언트를 대신하여 학습을 제공하는 것이 아니라 환경의 조정, 활동의 단순화, 돌봄자의 외적 지원 등에 초점을 맞춘다.

주요 중재 원리

주요 중재 원리는 클라이언트의 기능적 인지 수준과 관계없이 교육, 돌봄자 훈련, 활동 단순화, 환경적 장벽 조정이 포함된다. 각 기능적 인지 수준, 중재의 목표, 클라이언트-돌봄자 관계, 우선순위 및 선호 항목에 구성요소들을 맞추어 중재를 진행해야 한다.

교육

돌봄자와 클라이언트의 교육은 항상 그들의 현재 이해 수준에서 시작한다. 돌봄자와 클라이언트는 기능적 인지 수준에 따라, 치매와 치매 진행 과정에 대한 교육의 효과를 볼 수 있다. 치매에 대한 교육과 이해는 돌봄 제공 방식을 변경하고, 환경 수정을 구현하며, 행동 관리 기술을 사용할 수 있는 돌봄자의 능력과 의지에 대한 중요한 선행조건이다.

돌봄자는 우선 **치매 행동 및 심리 증상**(Behavioral and Psychological Symptoms of Dementia, BPSD)이 의도하지 않은 것이며, 병의 진행 과정의 일부임을 이해해야 한다. BPSD란, 치매 클라이언트의 기능에 영향을 주는 치매의 행동, 심리적 증상들(돌봄 거부, 먹고 마시고 목욕하는 것을 잊어버림, 유의미한 활동을 하지 않으려고 함)을 말하는데, 클라이언트뿐만 아니라 돌봄자의 돌봄 능력에도 영향을 미친다. 연구에 따르면, BPSD를 위한 첫 번째 관리로 기능적-분석 기반 중재를 사용하라고 주장한다(Dyer et al., 2018).

CDM 접근을 사용한 작업치료 중재는 BPSD를 줄이는 데 효과가 있다. 교육 및 중재를 할 때 돌봄자의 학습 의지도 고려해야 한다(Gitlin & Rose, 2014). 예를 들어, 클라이언트가 인지 장애가 있음을 인정하지 않는 돌봄자라면, 행동 관리에 대한 교육 및 훈련을 받아들이지 않을 것이나, 클라이언트의 치매 증상을 인지하고 행동을 변화시킬 의향이 있는 돌봄자라면 보다 수용적인 태도를 보일 것이다.

돌봄자 훈련(돌봄 접근)

돌봄자는 적당한 단서 제공(언어적 · 시각적 · 촉각적 단서), 과제 유도 기술(활동 설정 및 의사소통)을 학습하고 실행할 필요가 있다. 많은 돌봄자들은 또한 클라이언트와의 소통방법에 대해 지속적으로 피드백을 받을 필요가 있다. 돌봄자는 클라이언트의 기능적 인지가 추론, 안전 인식 또는 합의 준수를 지원하지 않기 때문에 합리화, 논쟁 및 보상 사용이 클라이언트 행동을 수정하는 데 도움이 되지 않는다는 점을 상기시키는 등 클라이언트에 대한 의사소통 접근 방식에 대한 지속적인 피드백이 필요하다. 언어 교육, 실습기반 교육(예: 모델링, 역할극, 역으로 시연), 서면 유인물 및 자원과 같은 교육 방법은 교육 관리 파트너가 새로운 전략을 사용하는 데 도움이 될 수 있다(영상 21.1, https://aotaorg-my.sharepoint.com/:v:/g/personal/aricci_aota_org/EfSNGKPYS-19GmRxQk9blGdoBuALnKgSvwzmK087EQxpX-IQ?e=7hKwpc).

치매는 역동적인 질환이므로, 돌봄자는 당장의 문제점을 해결하는 것뿐 아니라, 향후에 도래할 문제에 대처할 준비를 위한 중재도 필요하다. 행동 관리에 대한 공식적인 돌봄자 훈련 중재는 치매 행동을 줄이고 돌봄자와 클라이언트의 결과를 시간이 지나면서 개선하는데 효과적이다.

행동 단순화

작업치료사들은 클라이언트들이 수행할 과제의 구성요소를 결정하기 위해 활동분석을 하는 것에 유능하다. 안전성이나 질적인 이유로 그들이 더 이상 전체 과제를 수행할 수 없을지라도 분석은 가능하다. 클라이언트들은 과제를 하기 위한 활동 설정(시각적 단서 제공)을 잘 하면 좋은 성과를 얻을 수 있는데, 특히 주의산만 요인을 없애면 성공률이 더 높아진다. 예를 들어, 돌봄자는 다음과 같은 전략을 따를 수 있다.

- 빨래를 개기 위해 테이블에 놓는다. 클라이언트는 세탁기를 돌리거나 순서대로 빨래를 못할지라도 빨래 개는 과제를 할 수 있는 환경이 마련되면 빨래를 갤 수 있을 것이다.
- 화장실에서의 과제를 하기 위해 꼭 필요한 재료들만 보이도록 하고 나머지는 정리한다. 클라이언트는 화장실에 들어가서 보이는 것이 칫솔, 치약, 컵만 있다면 양치질을 할 수 있을 것이다.
- 음식을 만들어 아무 말 없이 보이게 둔다. 많은 클라이언트들은 배가 고프지 않다고 말하지만, 식사가 놓여있다면 먹을 것이다.

돌봄자들은 클라이언트가 과제를 수행할 재료를 찾을 수 있고 환경이 갖추어져있으면 할 수 있는데도, 과제 수행능력이 없거나 거부하고 있다고 믿고 있을 수 있다. 게다가, 치매 클라이언트들에게 흔히 있는 증상인 무관심과 착수능력 부족은 유의미한 과제에 참여하기 어렵게 하며, 이로 인해 치매 행동이 더 악화된다(불안, 초조, 혼란, 불면증 등). 클라이언트에 맞추어 활동을 제공하거나 도와주는 돌봄자를 훈련함으로써 모두의 삶의 질이 크게 향상될 수 있다.

돌봄자가 알아야 할 중요한 점은 유의미하고 즐거운 활동을 하는 과정 자체가 결과와 관계 없이 중요하다는 것이다. 클라이언트가 잘 참여하고 즐기는 한 얼마나 정확한 활동 수행을 하는지는 중요하지 않다. 여러 가지 기능적 인지 수준의 클라이언트들은 규칙적인 수면과 식사, 투약 시간 맞추기뿐만 아니라 의미 있는 여가 활동을 위한 시간을 포함하여 일관성있는 일상의 루틴을 통해서 많은 도움을 받을 수 있다.

환경 조정

환경적 장애요인은 신체적 · 생체학적인 것도 있지만, 감각적 · 인지적 특성인 경우가 많다. 계단, 욕조, 샤워부스에 대비되는 색깔을 추가하거나, 몸 단장하는 장소, 먹는 장소를 따로 마련하는 작은 변화로도 클라이언트의 시지각적 요구를 줄여줌으로써 수행능력을 향상시킬 수 있다. 클라이언트가 있는 장소에서 주의산만 요소와 선택지를 줄이는 것만으로 주의집중을 위한 요구사항을 줄일 수 있다.

치매 초기라도 안전사고를 예방하기 위해서 가전제품(클라이언트가 스스로 사용할 수 없다면, 오븐이나 전자레인지 등에 접근 차단), 자동차(열쇠로 열지 못하게 하는 등), 무기(총, 칼 등), 화학약품 또는 세제(음식물이나 샤워용품으로 착각할 수 있으므로) 등에 접근하지 못하도록 하는 것이 좋다. 또한 혼자 마음대로 이동하지 못하도록 창문을 잠그거나 센서를 설치하는 방법은 돌봄자가 마음의 안정을 찾고 편안하게 잠드는데 도움이 된다.

대상 인구

CDM 중재 방법은 어떤 인지 장애 단계 클라이언트에도 적용 가능하므로, 다양한 클라이언트들을 대상으로 사용할 수 있다. 그러나 치매는 점진적으로 진행되는 질환으로서, 명확한 증상, 뇌기능 장애, 고유한 특성의 퇴행 패턴이 동반된다[모든 치매 유형(알츠하이머, 혈관성 치매, 루이체 치매, 전두측두엽 치매)에 해당함]. 이 패턴은 집행기능 장애, 일화 및 의미 기억 손상, 주의력 결핍, 예측 또는 응급상황 인식 부족(결국 지적 인식 부족) 등의 인지능력의 점진적인 손실을 포함한다. 이러한 패턴은 또한 작업, IADL, 여가, ADL부터 시작하여 점차적으로 작업수행 능력이 떨어지는 과정이기도 하다.

안타깝게도 현재 의료서비스 체계에서 치매 클라이언트들을 다룰 때에는, 지역사회기반의 작업치료(memory

care home solutions)를 제외하고는 치매 관련 어려움에 대해 작업치료를 권하지 않는 편이다. 그러나 연구에 따르면, 작업치료 중재를 통하여 치매로 인한 어려움에 대처함으로써 기능수행을 향상시키는 효과가 컸으며, 돌봄자 훈련과 환경 조정의 효과도 뛰어났음을 보여주었다.

일반적으로 작업치료사들은 인지 장애와 관련된 기저 원인과 간접적으로 관련된 다른 이유로 치매를 가진 개인들을 만나게 된다. 이러한 이유로는 골절이나 다른 부상으로 이어지는 낙상으로 인한 부상, 쇠약, 체중 감소, 요로감염, 심부전이나 만성폐쇄성폐질환과 같은 만성질환의 악화 또는 비계획적인 빈번한 의료 이용 등이 있다. 사실, 미국보험청에 따르면, 치매 클라이언트의 80%가 3개 이상의 다른 만성질환을 앓고 있으며, 치매가 없는 동년배 집단보다 의료서비스 이용률도 훨씬 높았다.

작업치료사들은 종종 치매 클라이언트 다음으로 인지 손상 클라이언트들과 많이 만난다. 급성기 돌봄, 입원 또는 외래 재활치료, 장기간의 돌봄, 전문 요양시설, 특수 주거공간, 가정 의료치료 등의 다양한 상황에서 작업치료를 진행한다. 환자가 인지 손상 때문에 작업치료를 추천받은 것이 아니라 할지라도 중재의 효과를 극대화하기 위해서는 클라이언트의 기능적 인지 수준을 평가하여 그 단계에 맞는 치료를 진행해야 한다.

또한, 작업치료사들은 아직 치매 진단을 받지 않았거나, 의료기록에 인지 손상에 관한 내용이 없는 클라이언트들도 만나게 될 것이다. 이러한 때 치료사들의 중요한 역할은 클라이언트의 기능적 인지 상태를 잘 평가하여 관련 전문가들이 적절한 돌봄을 하도록 해서 건강 상태를 개선하도록 돕는 것이다.

기능적 인지 접근에서 중요하게 다루어야 하지만, 눈에 잘 띄지 않는 손상요인은 다음과 같다.

- 감각기능 장애(후각, 체성감각, 청각, 시감각처리 등)와 운동기능 장애가 흔히 발생하며 기억력 저하나 기타 치매 증상이 발생하기 전에 나타날 수 있다.
- 치매 초기에 걸음걸이 및 균형감각이 저하될 수 있으며, 치매 클라이언트의 경우 체력 약화나 낙상 확률이 높아진다.
- 치매 클라이언트에게는 기분 장애(우울증, 불안 등)가 많이 나타난다.

돌봄자들은 일상적인 활동에서 발생하는 BPSD(치매 행동 심리 증상)에 대처 시 좌절감을 표할 때가 많은데, 여기에는 ADL 돌봄이나 IADL 오류(약관리, 재정관리, 운전, 식사준비 등)에 저항하거나 수면 장애, 배회, 유의미한 활동 회피, 무관심이나 초조한 감정 표출 등이 있다. 돌봄자를 대상으로 BPSD 평가를 진행하면 중재의 우선순위를 결정하기 위해 필요한 사항들을 알 수 있다. 평가 사례들로는 신경 정신 행동 검사(neuropsychiatric inventory), 기억 및 행동문제의 개정 점검표(revised memory and behavior problems checklist) 등이 있다.

초기의 평가나 중재 계획수립에서 돌봄자들을 포함시켜야 한다. CDM이 가장 적합한 사람들 가운데서 메타인지 인식능력이 부족한 사람들이 많다. 사회성은 좋은 클라이언트들은 기능적 인지능력이 과대 평가될 수 있어 문제가 된다. 또한 작업치료사들이 평가한 클라이언트의 기능적 인지 능력(객관적, 수행기반 평가)치와 돌봄자들이 평가한 능력치를 비교해 볼 필요가 있다. 돌봄자들은 어느 정도 실인증이 있는 클라이언트의 자가 보고서를 있는 그대로 받아들여서, 클라이언트가 IADL을 제대로 수행하지 못하거나 목욕을 규칙적으로 하지 못하는 것을 인지하지 못할 수도 있다.

작업치료사는 돌봄자가 치매 증상에 대해 교육을 받을 필요성이 있는지 알아야 한다. 중재 계획을 수립하기 위해 작업치료사는 다중상황 평가 과정의 결과를 고려하고 임상적 판단을 내린다.

CDM에서 작업치료사는 추가적 돌봄자 평가 정보를 포함한 모든 평가 정보를 활용하여 클라이언트의 기능적 인지 수준을 판단한다(표 21.1). 클라이언트의 기능적 인지 수준을 판단하는 것은 상호작용을 언제 시작할지 아는데 매우 중요하다. 어떤 경우에는 비표준화된 접근으로 전문적 임상 추론을 통한 기능 수준 판단, 의료기록, 돌봄자의 보고서로 충분할 때도 있다.

표준화되고 규격화된 방법으로 클라이언트의 기능적 인지 수준을 판단하기 위한 연구자료들의 견해도 있다

(표 21.1). 클라이언트의 기능적 인지 수준은 과제나 환경을 수정하는데 필요한 것과 관련하여, 기술을 학습하고 적용하는 능력에 대한 통찰을 제공한다. 즉, 작업치료사로 하여금 클라이언트가 일상생활의 기능을 수행하고 안전사고 요인을 평가하고, 돌봄자가 클라이언트의 기능 수준을 이해하고 적절한 도움을 제공하도록 교육하기 위해, 어느 정도의 외적 단서가 필요한지 판단할 수 있도록 도와준다.

작업치료사가 고려해 볼 만한 측정 도구들은 다음과 같다.

- 인지수행 검사(Cognitive Performance Test, CPT)는 CDM의 6단계 기능적 인지 프로파일과 연결된다. 중간 수준은 3.5와 4.5라고 볼 수 있다(Levy & Burns, 2011).
- 전반적 퇴행 단계(Global Deterioration Stages, GDS)와 기능 평가 단계측정(Functional Assessment Staging Instrument, FASI) 점수는 기능적 인지 단계와 역관계에 있으며, 질환의 진행을 따른다.
- 알렌 인지기능 평가(Allen Cognitive Level, ACL)는 알렌 인지기능 평가(Allen Cognitive Level Screen, ACLS)와 알렌 인지 평가 도구(Allen Diagnostic Module, ADM)에서 확인되었듯이 클라이언트의 기능적 인지 수준을 직접적으로 판단하는 데 사용될 수 있다.
- 인지능력 카드분류(Functional Capacity Card Sort, FCCS)는 돌봄자의 기능 평가와 표준 평가 결과를 비교하는 데 사용될 수 있다.

진행

CDM으로 중재를 진행하면서 고려할 사항들은 기능적 인지 단계별로 다양하여, 다양한 교과자료와 문헌에서 자세하게 설명되어 있다(본 장에서는 실질적 중재 사례와 함께 주요 내용 위주로 보고자 한다). 더 많은 정보를 원하면 관련 자료를 검색하기 바란다. 주요 중재 고려사항은 기능적 인지 단계별로 다르다. 또한 각 단계에서 보편적으로 나타나는 기능적 인지능력, 안전 권고사항, 돌봄자의 접근방식이 있다.

특정 중재 목표는 클라이언트의 기능적 인지 수준에 적합한 방식으로 클라이언트 또는 돌봄자에게 맞춤화 시키고 교육해야 한다(표 21.2). 본 장에서는 CDM의 작업치료사들이 치매 클라이언트들을 대상으로 하는 실습 과정에서의 주요 중재 원칙과 많이 사용되는 기술과 전략에 대해 알아보고자 한다.

기능적 인지 단계

6단계: 기능적 인지 장애 없음

이 단계에서는 기능적 인지능력이 보통 수준으로서 중재

표 21.1 기능적 인지 수준을 판단하는 방법

CDM 기능적 인지 수준	해당하는 평가 점수		
	ACL	GDS/FAST	CPT
6: 기능적 인지 장애 없음	6	1~2	5.6
5: 경도 인지 장애	5	3	5
4: 중도 이상의 기능 장애	4	4~5	4
3: 심각한 기능 장애	3	6	3
2: 매우 심각한 기능 장애	2	7	2
1: 매우 심각한 기능 장애	1	7	1

ACL = Allen Cognitive Level; CDM = Cognitive Disabilities Model; CPT = Cognitive Performance Test; FAST = Functional Assessment Staging Instrument; GDS = Global Deterioration Stages.

의 필요성은 없다고 볼 수 있다. 클라이언트들은 언어 지시, 직접 트레이닝, 목록 작성 및 유인물 지시 등 기존의 교육 방식들을 통해 배울 수 있다. 돌봄자가 교육을 받을 필요도 없는 단계이다.

5단계: 경도 인지 장애

주의력 손상, 탈억제, 작업기억력 장애 등과 함께 인지 기능에 장애가 발생함으로써 복잡하고 새로운 IADL 과제(운전, 식사 준비, 투약, 재정관리 등)를 수행하는데 어려움을 겪는 단계이다. 경도 인지 장애를 주관적으로 느

표 21.2 각 기능적 인지 단계에서의 투약 관리를 위한 중재 사례

기능적 인지 단계	환경 조정	행동 단순화	돌봄자 교육
6: 기능적 인지 장애 없음	필요 없음	필요 없음	필요 없음
5: 경도 인지 장애	• 약통 사용 • 투약품 체크 리스트 사용	남은 약병을 없애고 만료된 약을 버림	• 투약 시간 알려주기 • 약통에 약을 제대로 넣었는지, 투약했는지 더블체크하기
4: 중도 이상의 기능 장애	• 약통 사용 • 남은 약들을 손이 닿지 않는 곳에 보관	• 남은 약병을 없앰 • 약통을 정해서 매일 약통을 버림으로써 날짜 기억을 안해도 되도록 함 • 과다 약물 복용을 방지하기 위해 복용하지 않는 약은 잠금장치가 있는 박스를 사용	• 클라이언트가 안전하고 정확하게 행동하도록 단서 제공하기 • 복용할 약을 따로 컵에 담아 복용하도록 하고 물과 함께 제공하기 • 클라이언트가 약을 다른 곳에 두고 잊어버리지 않는지, 잘 삼켰는지 확인하기 • 돌봄자는 클라이언트가 불안해하는 경우, 같이 약을 복용할 수 있음. 말로 “우리 이 약을 함께 복용해요” 또는 “아이구, 이것을 좀 더 일찍 주었어야 했는데, 잊어버리고 있었네요. 죄송합니다!”로 변경함. 비난을 받고 있다고 느끼거나 해야 할 일을 지시받는다고 느끼면 수행이 저하되는 클라이언트를 위해 초점을 클라이언트 자신에게로 이동시킴
3: 심각한 기능 장애	• 모든 약품에 접근하지 못하도록 함 • 약품을 보이지 않는 곳에 둠	• 모든 약물은 돌봄자가 정리하고 관리해야 함 • 클라이언트가 거부하면 5~10분 간격을 두고 적은 양을 투약	• 돌봄자가 과제 전 과정에서 착수 및 단서 제공하기 • 작은 컵에 담은 약과 물을 함께 제공하기 • 클라이언트가 부담스러워하면 적은 양을 조금씩 제공하기 • 클라이언트가 약을 제대로 삼키는지, 다른데 두지 않는지 확인하기 • 의사에게 약을 잘게 부수거나 갈아서 먹기 좋게 할 수 있는지 문의하기
2: 매우 심각한 기능 장애	클라이언트가 직접 약에 손대지 못하게 해야 함	모든 약물은 돌봄자가 정리하고 관리해야 함	• 의사에게 약을 잘게 부수거나 갈아서 먹기 좋게 할 수 있는지 문의하기 • 클라이언트가 약을 손에서 입으로 가져가도록 도와주기
1: 매우 심각한 기능 장애	클라이언트가 직접 약에 손대지 못하게 해야 함	모든 투약은 돌봄자를 통해서 함	• 의사에게 약을 잘게 부수거나 갈아서 먹기 좋게 할 수 있는지 문의하기 • 클라이언트가 약을 손에서 입으로 가져가도록 도와주기 • 호스피스에 있는 클라이언트라면, 돌봄자가 직접 투약하고 관리하는 부담을 줄이는 서비스가 도움이 될 수 있음

끼거나 진단받는 단계이며, 치매 초기단계도 이에 해당된다.

안전 권고사항

클라이언트들은 적어도 매일 1회 이상 안전사고를 대비해 점검해 줄 사람이 필요하다. 클라이언트의 말만으로는 상황이 충분히 이해가 안되는 경우에는 가족들이 집에 CCTV를 설치하여 행동을 관찰하고 필요한 도움이 무엇인지 알아보는 방법도 있다.

돌봄자 조치방법

IADL과 기타 복잡한 과제들은 클라이언트의 결정능력, 상세내용의 기억능력, 멀티태스킹 능력을 요구하기에, 안전사고를 예방하기 위해서 잘 감독해야 한다. 돌봄자들은 IADL를 모니터링하고 지원하는 방법을 알기 위해 훈련이 필요하다. 배려심이 있는 의사소통 기술로 클라이언트의 불안감을 완화시킬 수 있다. 클라이언트는 자신의 병식력이 부족하여 도움을 잘 받아들이지 않을 수도 있기 때문에, 약통을 클라이언트가 보지 않을 때 제대로 고쳐주거나, 운전을 클라이언트 모르게 감독하는 등의 방법을 사용할 수 있다.

활동 단순화

클라이언트가 안전하지 않다고 판단되는 과제를 할 때, 돌봄자는 과제 전체를 대신해주지 않고 일부분만을 도와주는 방식으로 훈련할 수 있다. 활동분석을 하고 돌봄자와 연습하는 것이 유용한 기술이 될 수 있다(모델링, 역할극, 상대에게 시연하기 등).

환경 조정

IADL 과제 수행을 위해서 환경적인 안전조치 또한 필요하다. 다음과 같은 사례로 조치할 수 있다.

- 약관리: 약분류 통이나 디스펜서 형태의 약통은 약물 과소복용과 과다복용을 예방할 수 있다.
- 재정관리: 신용카드나 수표를 사용하지 못하게 함으로써 사기를 당하거나 좋지 않은 구매결정을 하는 것을 막을 수 있다. 클라이언트와 같이 살지 않는 돌봄자라면, 정기 납부 결제 시 메일을 통해 기한 내에 납부된 것을 확인할 수 있다.
- 식사 준비: 가능하면 연기 감지기기나 자동 불끄기 장치를 가스레인지 근처에 설치하는 것이 좋다. 유통기한이 만료되거나 상한 음식은 정기적으로 냉장고에서 정리해야 한다.
- 운전: 안전사고를 예방하기 위해 차량을 없애거나 이용을 감시할 필요가 있다. 위험한 운전을 했다면 의사에게 운전 중단을 하게 해달라고 요청할 수도 있다. 위험한 행동이 발생하지 않았더라도, 돌봄자와 클라이언트는 의사와 대화하거나 운전에 대한 평가를 통해 교육을 받을 필요가 있다.
- 기타 환경 조정: 클라이언트가 물건을 찾거나 일정을 기억하기 위해 외부 기억 보조 도구나 단서가 도움이 될 수 있다(그림 21.1)

4단계: 중도 이상의 기능 장애

기능적 인지 이전에 주의력 손상(관련 없는 단서를 무시하지 못함), 작업 기억 저하, 집행능력 저하 현상이 나타나는데, 그 결과 IADL(부분 또는 전체적 도움이 필요)와 ADL(과제 착수를 위한 상기 필요)을 수행하는데 어려움이 발생한다. 특히 클라이언트는 목욕, 개인위생 관리, 옷 입기, 먹기 등의 ADL 과제들을 적당한 횟수에 제대로 수행하기 위해 도움이 필요하다.

클라이언트는 배회, 물건 분실, 같은 질문 반복, 돌봄자 쫓아다니기, 환청 및 환시 경험, 편집증 등의 BPS-D(치매의 행동 및 정신적 특성)를 가질 수 있다. 클라이언트가 목욕이나 옷 갈아입기를 거부하거나 제때 먹고 마시는 것을 잊어버려서 요로감염, 영양실조 등의 결과를 초래하여 작업치료를 의뢰하기도 한다. 이러한 기능적 인지 수준은 초기 및 중기 치매 증상도 포함된다고 볼 수 있다.

안전 권고사항

이 단계의 클라이언트는 IADL을 도움 없이 안전하게 수행하기는 어렵다(5단계 정보 참조). IADL 안전 수칙은 다음과 같다.

- 약을 관리할 때 돌봄자의 감독이 필요하다.
- 운전은 하지 않거나 재평가를 받아야 한다.

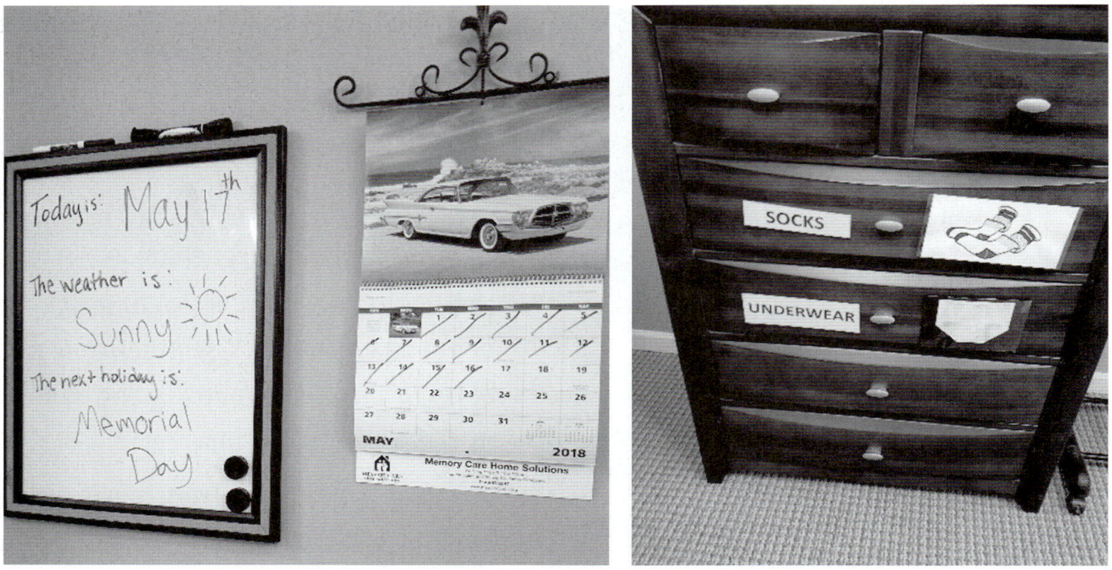
Today is: May 17th
The weather is: Sunny
The next holiday is: Memorial Day
MAY
2018
Memory Care Home Solutions
SOCKS
UNDERWEAR

그림 21.1 일정 및 물건의 위치를 알 수 있는 시각적 단서들

출처: Image copyright © Memory Care Home Solutions. Reprinted with permission.

- 돈관리를 제한해야 한다.
- 식사 준비는 단순화시키거나 감독하에 해야 한다.

또한 돌봄자는 건강에 필요한 모든 사항에서 안전을 기하고 구조화 및 감독해야 하며 24시간 관리를 권한다. 클라이언트가 혼자 산다면, 도움을 받을 수 있는 주거시설을 고려해야 한다. 이 단계의 클라이언트들은 일관성 있는 일상생활 루틴과 신체적 · 정신적 · 사회적 활동을 포함한 스케줄 구성이 도움이 된다. 가정 돌봄 및 요양시설 관리도 추천한다. 돌봄자는 서포트 그룹과 같은 공식적인 도움을 받는 것을 권한다.

돌봄자 조치사항

돌봄자들은 클라이언트에게 가장 적합한 방법으로 ADL과 IADL 과제 수행을 돕는 방법을 훈련해야 한다. 이때 안전뿐 아니라 클라이언트가 보호 조치에 저항하지 않도록 의사소통하고 단서를 제공하는 방법을 취해야 한다. 이 단계의 클라이언트는 도움 없이 활동을 시작할 수 없는데, 이것을 흥미나 동기가 없는 것으로 착각해서는 안 된다. 클라이언트는 돌봄자에게 활동 착수의 도움을 받지 않고는 ADL과 같은 익숙한 과제를 잘 하지 못하며(그림 21.2), 과제 수행의 질을 향상시키기 위해서 돌봄자가 과제 수행 중간 중간에 단서들를 제공해야 할 필요가 있다(예: 클라이언트가 씻고 있다고 말하고 돌봄자는 믿고 있을 경우에도, 수행기반 평가 결과를 보면 보이지 않는 곳은 제대로 안 씻거나 비누 등을 이용하고 있지 않는 경우가 있음).

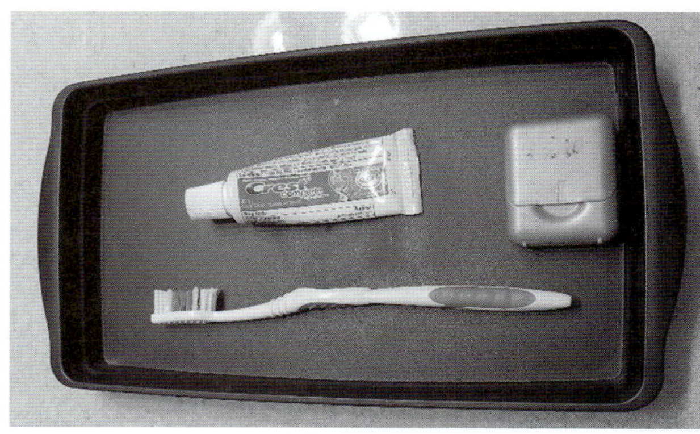

그림 21.2 주의력 및 문제 해결력이 낮은 경우, 과제에 필요한 도구들을 준비해 주는 법

출처: Image copyright © Memory Care Home Solutions. Reprinted with permission

돌봄자의 능력이나 의지와도 맞고 클라이언트에게도 '최적의 적합성' 접근방식을 찾는 것은 창의력과 시행착오가 필요하다. 돌봄자의 역시연 등의 짧은 단서 제공을

활용하는 것도 도움이 된다(영상 21.1).

활동 단순화

클라이언트들은 원인과 결과에 집중하여 매우 구체적인 행동을 하므로, 행동을 착수할 준비가 미리 되어있을 때만 익숙한 과제를 할 수 있다. 클라이언트들은 보이는 것에 주의를 기울이고 선택지가 너무 많으면 주의가 산만해진다. 돌봄자는 행동 착수, 단순화, 단서제공 등으로 도움을 줄 수 있도록 교육받아야 한다. ADL 수행을 도울 때 단계별로 지시하는 의사소통 방법과 시의적절하게 단서를 제공하는 방법을 훈련해야 한다.

아래의 사례를 참고한다.

- 돌봄자는 단계별로 단서를 주는 방법을 훈련해야 한다. 즉, "샤워하세요"라는 전체적 지시보다, "화장실로 가세요", "샤워기 앞에 서세요"라고 말하는 것이다. 또한, 샤워하는 날짜를 주간 계획표에 적어둠으로써 클라이언트가 '나에게 이것저것 시킨다'고 불평할 때 돌봄자보다 일정표를 탓할 수 있도록 한다.
- 돌봄자들은 일정표를 잘 활용해야 한다. "배가 고파요?", "뭐가 먹고 싶어요?"라고 선택지를 주기 보다 음식을 보여주며, "이제 맛있는 음식을 먹을 시간이에요"라고 말하는 것이다.
- 즐거운 여가 활동을 단순화하고 돌봄자를 교육하여 클라이언트가 활동을 시작할 수 있도록 돕는 것은 기분 향상, 삶의 질 향상 및 BPSD 감소를 위해 이 단계에서 필수적이다. 클라이언트들은 선택지를 주기보다 단순한 지시에 더 잘 반응한다. 예를 들어, "이거 하고 싶어요?", "뭘 하고 싶어요?"라고 묻기보다 "이것 보세요"라고 말하는 것이 좋다.

익숙하고 반복적인 활동(1단계)들이 가장 성공적일 수 있다. 클라이언트가 평소 즐겨하던 활동과 작업 프로파일을 참고하여 간단한 집안일(수건 개기, 수저 분류하기, 바닥 닦기 등)과 여가 활동(간단한 퍼즐놀이, 단어 찾기, 간단한 글자 찾기, 만들기 활동 등)을 하게 하는 것이 좋다.

환경 조정

환경의 단순화, 낙상 위험요소 제거, 주의산만 요인 제거 등으로 클라이언트가 주의집중 부담을 완화할 수 있다. 바닥 형태가 변하는 곳이나, 화장실(샤워기, 변기, 잡는 바 등), 기타 과제에 중요한 도구에는 눈에 띄는 색깔로 표시하면 클라이언트가 과제에 필요한 것을 잘 보는데 도움이 된다(그림 21.3). 클라이언트는 눈에 보이는 것을 주시하기 때문에 모든 약품, 화학약품, 세제, 무기류 등은 없애거나 수납장 등에 넣고 자물쇠 등으로 잠근다(클라이언트가 보이는 잠금쇠에 거부감을 느낀다면, 눈에 띄지 않는 자석 잠금장치가 좋다).

가스레인지(잠금장치 사용), 전자레인지(자물쇠 추가 또는 버튼 가리기), 온도조절장치(잠금장치)에 안전장치를 하여 손에 닿지 않게 하는 것도 필요하다. 미연의 사고를 방지하기 위해 클라이언트가 배회할 때의 조치도 마련해야 한다. 외적 보조 도구(날짜와 일정이 적힌 화이트보드 등)를 사용하면 클라이언트가 일정 관련해서 돌봄자와 소통할 수 있고 질문을 반복하는 것에도 대처할 수 있다.

시각적 단서와 라벨도 기능 향상에 도움이 된다. 예를

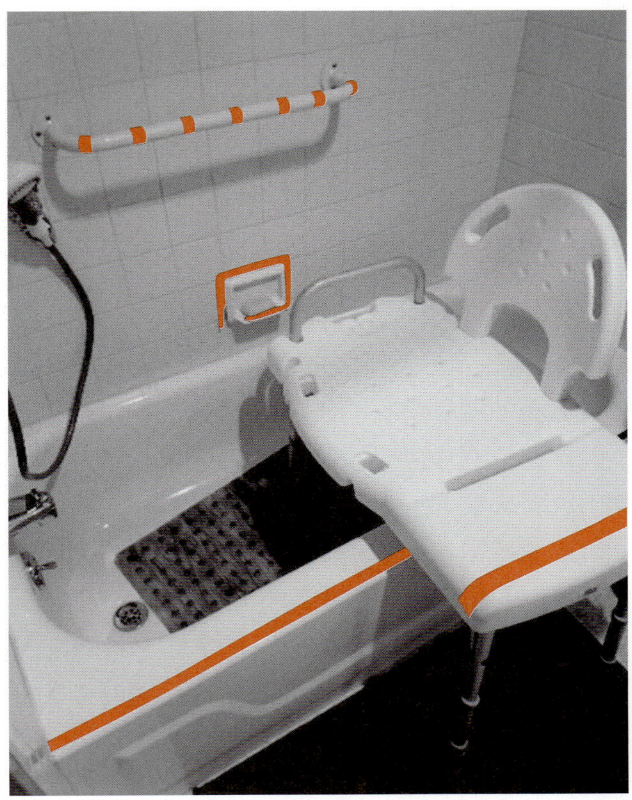

그림 21.3 시각-지각적 요구를 감소시키기 위한 색상 대비

출처: Image copyright © Memory Care Home Solutions. Reprinted with permission

들어, 수도꼭지에 온수와 냉수 표시를 하거나, 서랍장에 넣은 품목을 라벨지로 표시해두면('속옷' 등), 보다 적은 언어 단서로 물건의 위치를 평가하고 과제를 수행하는데 도움이 된다.

3단계: 심각한 기능 장애

이 단계의 클라이언트들은 기능적 인지 장애에 앞서 주의력 손상과 작업 기억 저하를 경험하는데, 이로 인해 목표 지향적 과제를 끝까지 완수하지 못한다. 이는 중증 치매 단계라고 볼 수 있어, 모든 ADL 과제 수행에 있어 매 단계를 시작하기 위해 지시를 하거나 필요한 재료 제공 등의 도움을 필요로 한다. 클라이언트의 행동은 환경과의 상호작용에서 더 많은 탐사 과정을 거친다.

시간, 장소, 가끔은 사람에 대한 인지능력이 손상되는 단계이다. 클라이언트는 모든 ADL 수행 시 도움이 필요하며, IADL 과제는 스스로 하지 못한다. 단, 적당한 활동 도구와 착수를 위한 장치가 도움이 될 수 있다. 배회, 무언가 찾기, '집에 가고 싶어하는' 정서적 반응 등이 이 단계에서 흔하게 나타난다.

안전 관련 권고사항

클라이언트는 24시간 감독이 필요하다. 모든 ADL 과제 수행 시 가까이서 모니터링하고, 위험요소를 차단함으로써 수행의 안전성과 질을 향상시킬 수 있다.

돌봄자 접근방식

클라이언트는 모든 과제를 수행함에 있어서 단계마다 단서와 도움이 필요하다. 이 단계 클라이언트의 돌봄자는 과제를 전부 다 해주려고도 하지만, 클라이언트가 가능한 참여하도록 하는 전략을 배우는 것이 돌봄자와 클라이언트 모두의 스트레스를 줄일 수 있다. 클라이언트의 BPSD로 인해 돌봄자가 도와주기 어려워지기도 한다. 돌봄자(가족 또는 전문가)는 교육을 통해 클라이언트의 행동을 해석하고 적절하게 반응하는 전략을 배워야 한다. 행동 관리 훈련 및 수행기반 문제 해결로 돌봄자가 어려운 BPSD에 대처하는 기술 및 능력(행동을 미리 예측하고 조정하는 능력)이 향상될 수 있다. 이 단계 클라이언트의 돌봄자들은 정신적 · 감정적 · 육체적으로 매우 지쳐 있기 때문에, 교육과 격려를 통해 스스로를 돌보는 방법, 심호흡 등의 스트레스 관리 전략을 배우고, 돌봄으로부터 휴식하기, 전문적 도움 등이 필요하다.

활동 단순화

4단계에서는 활동 착수를 도와주는 것으로 충분할 수 있었으나, 이 단계의 클라이언트들은 모든 ADL(먹기 포함) 및 활동에서 단계별 지시의 도움이 필요하다. 잡동사니나 여분의 재료를 치우는 것은 과제 준비하는 것과 마찬가지로 매우 중요하다(해야 할 활동에 필요한 항목만 진열하거나 닿을 수 있는 범위에 세팅해둔다). 반복적인 1단계 수준의 여가 활동이 가장 성공확률이 높다(옷 대신 수건이나 냅킨 접기).

이 단계에서는 의미 있는 활동을 제공하는 것이 중요하다. 왜냐하면 활동을 착수하는 능력이 없어진 단계이고, 낮잠을 자면 밤에 수면 장애로 이어질 수 있기 때문이다. 활동 참여(예: 헤드폰으로 음악 듣기, 수건 접기, 간단한 2가지로 분류 작업하기, 사진 앨범 보기 및 회상하기)는 클라이언트의 이전 관심사 및 작업 프로파일을 고려하여 선택하고 시도해야 한다. 돌봄자들은 활동을 어떻게 시작하고, 활동 중에 단서를 제공하는지 훈련할 필요가 있다.

환경 조정

4단계의 조치사항을 참고한다(모든 위험요소를 제거, 배회를 방지하는 장치 설치, 주의해야 할 장소나 활동 자료에 눈에 띄는 색으로 표시). 일부 클라이언트는 자신의 그림자를 인식하지 못할 수 있다. 천이나 종이로 거울이나 창문을 가리면 두려움이나 산만함을 완화시킬 수 있다. 문에 잘 보이는 표시를 해두면 집에서 이동할 때 도움이 된다(그림 21.4).

2단계: 매우 심각한 인지 장애

이 수준의 클라이언트의 기능적 인지는 주의력이 극도로 손상되어 있고 두 번째로 기억력이 손상되며 클라이언트는 더 내적으로 빠져 들어간다(예: 고유수용 단서들). 대부분의 행동과 움직임이 목적이 없거나 촉감, 소리, 기타 감각적 자극에 직접 반응하는 것 같다. 걷지 못하는 클라

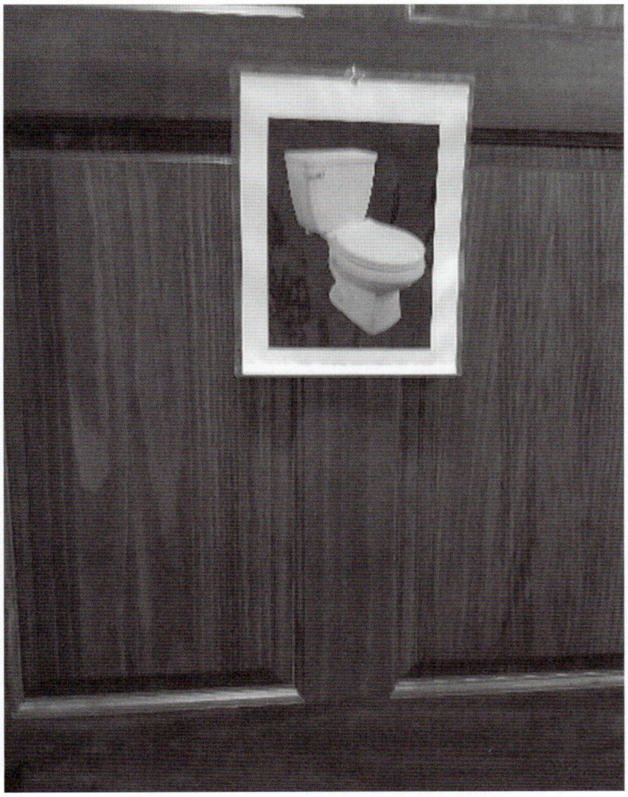

그림 21.4 화장실 위치를 알리기 위한 시각적 단서

출처: Image copyright © Memory Care Home Solutions. Reprinted with permission

이언트도 있다(도움의 유무와 관계 없이).

클라이언트가 환경에 지나치게 자극을 받을 때, 특히 불안 및 초조한 정서적 반응도 흔하게 나타난다. 클라이언트는 기본적인 요구사항도 처리하지 못하여 모든 ADL, IADL 과제를 수행할 때 전부는 아니더라도 상당한 도움을 필요로 한다. 이러한 단계는 중증 치매로 규정된다.

안전관리 권고사항

클라이언트는 24시간 감독과 도움이 필요하며, 전부 돌봐주어야 한다. 클라이언트는 실행증의 결과 또는 안전사고 위험을 감지하는 능력 부족으로 인해 낙상 위험이나 물건을 잘못 사용할 위험 등의 안전사고 위험이 높아진다. 식사 프로그램(영양 결핍, 탈수 등이 발생 가능), 낙상 예방, 운동 및 자세 훈련 등으로 클라이언트의 안전성을 높이고 돌봄자가 일상생활 돌봄을 하는 데 도움을 줄 수 있다. 클라이언트는 치매 중증으로 호스피스 서비스를 받기에 적합한 단계에 이르고 있다고 볼 수 있다(추가 정보를 보려면 1단계 참조).

돌봄자 접근방식

돌봄자는 토탈케어 기술을 배워야 한다. 행동관리 훈련(3단계 참조)으로 돌봄자는 어려운 과제나 행동에서 문제를 해결하는 방법을 배울 수 있다.

클라이언트들은 모든 ADL 과제를 수행 시, 한 번에 한 가지 단서(원스텝 단서)를 줄 때 가장 잘 반응한다. 예를 들어, 식사 시간에 돌봄자는 여러 단계 지시("밥 먹으러 식탁으로 갑시다")보다는 원스텝 지시어를 사용해야 한다("저랑 같이 가세요", "앉으세요", 음식을 손에 쥐어주고 "맛 보세요"). 화장실 과제에서도 "화장실 가서 볼일 보세요"라고 말하기보다, "저랑 갑시다", "바지를 내리세요", "앉으세요"라고 단계적으로 말한다.

돌봄자는 단서와 편안함을 제공하는 기술을 교육하고 실습해 줄 필요가 있다. 너무 많은 언어 지시를 받거나, 예상치 못한 접촉이 발생하거나, 클라이언트가 많은 자극에 압도되어 있을 때 ADL 과제 수행을 안하려고 하는 일도 흔하게 발생한다. 돌봄자는 이러한 단계에서 매우 지칠 수 있다. 사례 21.1(이번 장 마지막 부분)에 나오는 John과 그의 아내 Holly의 사례처럼 클라이언트가 여전히 움직임이 많아 계속적인 감시가 필요할 때는 더욱 그렇다. 돌봄자는 지역사회의 지원이나 가족구성원의 도움, 휴식의 기회 등이 제공되어야 한다.

활동 단순화

돌봄자는 단순히 언어 시각적 지시를 하기 보다 대신 활동을 해주어야 할 때도 있다. 클라이언트는 더 이상 목적이 있는 여가 활동은 하지 못한다. 돌봄자는 감각 자극을 동원한 활동(음악 감상, 춤, 단순한 운동, 컬러풀하고 촉감이 독특한 물건 만지기, 마사지 등)을 시도하여 클라이언트를 진정시키고 BPSD를 감소시키도록 노력해야 한다.

환경 조정

이 단계의 클라이언트들은 안전 위험요소를 잘 인식하지

못하기 때문에 환경 전체적으로 안전사고를 예방하도록 조치해야 한다. 위험한 물건은 보이지 않고 손에 닿지 않게 하는 것이 좋다.

1단계: 매우 심각한 기능 장애

이 단계에서는 기능적 인지 손상과 함께 주의력이 내적 단서에만 반응한다. 클라이언트는 외부 자극을 인식하지 못한다. 클라이언트는 모든 ADL과 IADL 과제를 스스로 하지 못한다. 이 단계는 치매 중증 또는 말기 단계라 볼 수 있다.

안전 권고사항

24시간 돌봄이 필요하다. 호흡곤란, 폐렴, 욕창, 영양실조, 패혈증, 요로감염 등이 흔하게 발생한다. 병의 마지막 단계이므로, 클라이언트는 호스피스 서비스를 받을 수 있다. 돌봄자가 호스피스에 대해 들어본 적이 없는 경우, 의사가 가족에게 이것을 말해주지 않았을 수 있으므로 가족들과 이에 대한 대화를 촉진하는 것이 중요하다. 호스피스 서비스는 통증관리, 욕창 예방, 삼킴 장애 관찰, 클라이언트의 편안함 유지, 약물관리, 가족들의 물품을 대신 제공해 줄 수 있어서 큰 도움이 될 수 있다.

돌봄자 접근방식

과도한 자극을 받으면(지나친 소음, 예상치 못한 접촉) 클라이언트가 불안해하거나, 밀쳐내거나, 폭력적으로 행동하는 등의 부정적 행동을 할 수 있다. 돌봄자는 침착하게 말하고 짧고 기본적인 단서만을 주어야 한다. 모든 행동이나 움직임은 자동적이며 1단계 단서로 이끌어 낼 수 있다("돌아서세요", "입을 벌리세요", "삼키세요"). 돌봄자는 ADL 수행에 관해 훈련하고 토탈케어 기술, 행동 관리, 감각 자극 프로그램 등을 배워야 한다(2단계와 같은 조치)

활동 단순화

돌봄자들은 클라이언트가 보이는 물건에 대해 집중을 오래 못하거나, 감각 자극(세수 수건, 부드러운 촉감이나 마사지, 봉제인형, 어린시절에 들었던 의미 있었던 음악)에 오래 반응하지 못하는 현상을 볼 수 있을 것이다. 익숙한 활동이나 의미 있는 물건을 통해 자극을 주면 안정감과 편안함을 줄 수 있다.

환경 조정

돌봄자는 오래 쓰는 의료장비(병원 침대, 침대 옆 변기겸용의자 및 식탁)를 사용하는 방법 및 여러 가지 돌봄 기술(기저귀 갈기, 옷 갈아입히기 등)을 배워야 한다. 클라이언트의 시야에 즐기는 항목을 배치하면 클라이언트의 시선이 가서 알아차리고 참여하는 데 도움이 될 수 있다. 환경적 자극은 한 번에 한 가지씩으로 최소화하는 것이 좋다(TV를 켜면 라디오는 끄기, 만지기 전에 미리 알리기, 대화는 클라이언트의 신경을 거슬리지 않게 작고 차분하게 하기).

목표와 문서화

CDM으로 제공되는 모든 중재는 아래를 포함하여 철저하게 기록되어야 한다.

- ADL과 IADL 수행기반 훈련
- 활동 증가와 BPSD 감소를 위한 여가 과제를 포함한 과제 중심의 치료 활동
- 클라이언트, 돌봄자 또는 모두에게 제공되는 권고사항 및 의사소통 방법(ADL, IADL 수행 중에 단서 제공 훈련, 활동 지원 기술, 환경 조정, 행동관리, 오래 쓰는 의료기구 및 보조기구 사용 훈련).

모든 중재 과정은 ADL, IADL 수행 개선, 안전성 향상, BPSD 관리와 관련하여 구체적으로 기록하는 것이 중요하다. 요구되는 단서 수준과 처리에 필요한 시간은 클라이언트를 위해 기록되어야 한다. 또한 모든 적응 과정에서 인지, 시-지각, 감각, 운동 또는 기타 이유에 관계없이 조정한 이유를 설명하는 것이 중요하다(예: 시-지각 장애를 돕기 위해 샤워기에 대비 색으로 표시한 후에 클라이언트가 이동하기 전에 이 대비 색의 의미를 설명해 주기).

작업치료사들은 돌봄자들에게 제공되는 교육 내용 및 주제(치매, 병의 진행, 의사소통 및 단서제공 훈련, 의료장비의 장점 및 목적, 환경 조정)를 문서에 포함시켜야

한다. 또한 문서는 돌봄자 훈련 구성요소(돌봄자의 수행, 단서 제공, 전이, ADL과 IADL 기술을 실행하기 위해 치료사가 제공할 지원의 정도)와 제공되는 돌봄자 훈련 유형(역할놀이, 브레인스토밍, 문제 해결 훈련 등)을 포함시켜야 한다. 요약하면, 치료사는 돌봄자가 권고된 전략을 사용하여 과제를 실행하고 수행하는 능력과 그러한 과정을 개선하기 위해 어떤 훈련 유형을 필요로 하는지를 문서화해야 한다.

이러한 클라이언트들의 치료 목적은 클라이언트와 돌봄자 모두를 참여시키고자 하는 것도 포함된다. 목표에 대해 문서로 기록할 때는 치료사의 입장에서 일반적으로 기술하기보다는 원하는 과제 수행 종류 및 그것을 위해 필요한 돌봄자의 단서 제공 및 신체적 도움 유형을 구체적으로 기록해야 한다. 또한 목표를 기록할 때, 돌봄자 훈련에 대해 지속적인 관심을 가져가기 위해서는 작업치료가 종료된 후에 돌봄자들이 경험할 도전 과제에 대해서 구체적으로 적어야 한다.

목표의 예들은 다음과 같다.

- 목욕하기
  - 단기 목표: 돌봄자의 감독 및 최소한 언어 단서, 환경 조정으로써 욕조 이용과 샤워
  - 단기 목표: 돌봄자로부터 중도의 신체적 지원과 언어 단서를 받아 목욕하기
  - 장기 목표: 최소한의 도움과 안전성 향상을 위한 적절한 환경 및 기구 조정으로 주 3회 목욕하기
- 의약품 관리하기
  - 단기 목표: 돌봄자로부터 최소한의 신체적 지원과 중도의 언어단서를 받아 투약하기
  - 장기 목표: 돌봄자의 최소한의 언어 단서와 적절한 환경설정으로 투약하기
- 관리를 위한 여가 활동 수행하기
  - 단기 목표: 돌봄자는 가정에 돌아와서 최소한의 도움으로 클라이언트와 집안일 수행(치매행동증상을 줄이고 의미있는 활동 참여 증진을 위함)
  - 장기 목표: 클라이언트와 돌봄자가 스스로 가정 활동 프로그램 수행

중재 고려사항

CDM은 회복이 불가능한 사람들을 위한 보완적 접근방식이다. 치매 클라이언트를 대상으로 CDM을 사용할 때, 작업치료 중재에서 하는 가정은 기존의 작업치료 모델과 다르다. 기존의 작업치료는 인지능력을 치료하고 작업치료를 종결시키고자 한다면, CDM 치료는 클라이언트의 잔류능력을 평가하여 그것을 바탕으로 의미 있는 활동에 참여시키고 환경을 조정하여 삶의 질 향상을 도모하는 것이다.

임상 사례를 보면, 매우 짧은 시간의 작업치료 중재라도 과제 단순화, 환경 조정, 돌봄자 기술 훈련에 집중한 중재 결과, 치매 클라이언트 및 돌봄자의 건강 증진에 크게 기여하는 결과를 보여주었다(Gitlin et al., 2017). 작업치료 중재는 퇴행성임에도 불구하고 치매를 가진 사람들의 기능을 개선한다는 것이 증명되어지고 있다(Jensen & Padilla, 2011; Pimouguet et al., 2017). 또한 무작위 대조군 연구에서는 작업치료 중재에서 치매 클라이언트의 돌봄자 훈련을 많이 해주는 것이 BPSD를 감소시키고 ADL 기능을 향상시키며 돌봄자의 기술과 웰빙을 향상시킬 수 있음을 보여주었다(예: Gitlin et al., 2009, 2010a, 2010b).

알츠하이머와 치매에 대한 효과적 중재 방안을 체계적으로 검토한 결과, 다음과 같은 내용을 우선순위로 평가하였다.

- 작업기반 ADL 훈련
- 수면 개선, ADL 및 신체기능 향상을 위한 신체 운동
- 수면 개선을 위한 사회적 활동
- ADL과 IADL 수행을 위한 무오류 학습과 단서 제공
- 삶의 질 향상과 사회화를 위한 인지 자극

효과적인 작업치료 중재의 핵심 구성요소에는 돌봄자와 학습 준비 상태에 초점을 맞추고(Gitlin & Rose, 2014), 돌봄자와의 브레인스토밍 및 문제 해결, 질병이 진행되고 변화함에 따라 치매 증상을 지속적으로 관리할 수 있는 도구 제공 등이 포함된다(Gitlin et al., 2010a, 2010b).

사례 21.1 John과 아내 Holly 중재 과정

John은 59세의 남성으로 5년 전에 치매 초기 진단을 받았다. 자주 낙상하고 건강이 악화되어 작업치료를 의뢰하였다.

평가 결과

작업치료사는 John이 목표 지향적인 행동을 수행할 수 없으며 시야에 있는 물체를 찾아 만지는 것 외에는 환경 자극에 최소한으로 반응하며, 열쇠, 카드, 주방 식탁의 자석 및 자신의 바지 지퍼 등과 같은 것을 손으로 만질 수 있다는 것을 관찰했다. John은 모든 ADL 수행에서 최대한의 도움을 필요로 했으며, IADL은 완전한 도움을 필요로 하였다. 작업치료사는 기능적 인지 평가와 전반적 퇴화 척도(Functional Assessment Staging Instrument and Global Deterioration Stages, FASI and GDS)를 사용하여 John이 현재 인지 단계 2단계라고 판단하고, 알렌 인지 기능 평가 배터리(Allen Cognitive Assessment Battery)를 통해 이를 확인하였다.

John의 아내 Holly는 아래와 같은 문제점들을 염려하고 있었다.

1. John의 배회 방지
2. John의 낙상 예방
3. 서랍에서 물건을 잘 못찾거나 물건을 화장실에 두는 것 방지
4. 휴지통이나 카페트에 용변을 보는 것 예방

작업치료사는 John에게 맞는 CDM 접근법이나 적절한 과제 및 환경 조정 방법을 찾아보고, Holly와 상의하여 그녀의 우선순위를 고려한 적합한 접근방식을 정하였다.

중재

목표 1: 배회 방지

환경 조정

작업치료사는 Holly가 정한 치료 목표를 염두에 두고 기능적 인지 2단계인 John이 배회하는 문제에 대처하기 위해 환경 조정을 제안하였다. Holly가 아래와 같은 조정 방안을 훈련하도록 도와주었다.

- John이 밤에 이동하는 것을 알 수 있도록 동작감지기를 설치하였다. 그가 일어나면 Holly의 방에 있는 알람이 그가 침대 끝으로 다리를 움직였다고 알려줄 것이다.
- John이 문을 열 때 소리가 나도록 문에 벨을 설치하였다.

활동 단순화와 돌봄자 접근

작업치료사는 John에게는 사고를 통하여 특정한 행동을 하도록 유도하기보다 여러 가지 단서를 제공하고 환경을 조정하는 것이 더 나을 것 같다고 알려주었다.

- John은 순간 순간을 살아가는 사람이므로 John에게 집을 떠나지 말라고 설득하는 것은 효과가 없다. 무엇을 하고 무엇을 하지 말 것을 미리 요청하는 것은 더 이상 효과가 없었다.
- John은 더 이상 자신의 행동을 조정하지 못하므로, 모니터링 기술이나 위험한 문이나 물건으로 접근을 금지하는 장치를 생각해보는 것이 최선의 방법이다.

목표 2: 낙상 예방

환경 조정

작업치료사는 Holly가 아래와 같이 낙상 예방 환경 수정을 구현하도록 도와주었다.

- 그들은 John이 넘어진 층의 문턱 변화에 검은색 테이프를 붙여서 대비 색을 추가해 주었다. 왜냐하면 John은 더 이상 황갈색 카펫과 황갈색 주방 바닥 그리고 욕실의 흰색 욕조와 흰색 타일 사이의 차이를 인식할 수 없었기 때문이다.
- John이 어두운 곳을 걸어갈 때, 동작감지기가 있는 전등이 켜지도록 설치하였다.

돌봄자 접근방식

작업치료사는 Holly에게 John의 낙상 확률을 줄이는 새로운 방법을 아래와 같이 가르쳐주었다.

- 단서 제공 기술을 변경할 필요가 있었다. John에게 집의 어떤 곳은 가지 말라고 말하는 것은 더 이상 도움이 되지 않았다. 왜냐하면 그는 이런 지시를 이해하거나 기억할 수 없어서 나중에 따를 수 없었기 때문이다.

사례 21.1 John과 아내 Holly 중재 과정(계속)

- 대신, 작업치료사는 그의 아내에게 이전에 설명했던 환경 보호 조치를 시행하고 John을 활동에 참여시키는 것에 집중하게 함으로써 John이 집의 특정 지역에 접근하는 것을 막을 수 있다고 알려주었다.

목표 3: 활동 참여

환경 조정

작업치료사는 Holly가 John의 안전을 보장하고 의미 있는 활동에 참여하도록 하는 방법을 아래와 같이 가르쳐주었다.

- 위험한 물건은 John의 손에 닿는 곳에서 치우거나 잠금장치가 있는 서랍에 넣어둔다.
- 작업치료사가 많은 시행착오 끝에 제작한 센서가 달린 '조끼'를 제공하여 John이 움직임을 평가할 수 있도록 하였다(그림 21.5)

활동 단순화

작업치료사는 Holly가 John을 안전한 활동에 참여하도록 하는 목적으로 활동 단순화 방안을 아래와 같이 가르쳐주었다.

- John은 복잡한 단계의 활동은 더 이상 할 수 없으며, 원스텝 활동(반복적인 단순 활동)이 가능하고, 목표 지향적 행동보다 탐사활동이 가능하다.
- 활동 영역에서 필요한 물건 외에 것들을 다 치워주면 혼란 및 주의산만을 방지할 수 있다.
- John이 과제를 되도록 정확하게 수행하려면, 단계별로 구성해주어야 했다(John에게 치약과 칫솔을 따로 주는 대신 칫솔에 치약을 발라서 제공).

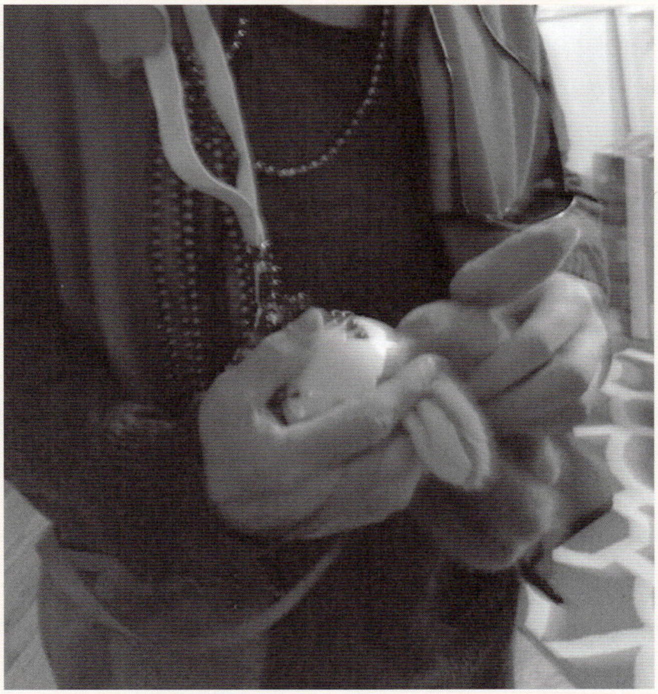

그림 21.5 센서 자극 솔루션

출처: Image copyright © Memory Care Home Solutions. Reprinted with permission.

돌봄자 접근방식

작업치료사는 John을 모든 사람들에게 스트레스를 덜 주는 활동에 참여시키는 방법을 아내에게 알려주었다.

- John과 끊임없이 대화하고 그를 활동에 끌어들이려고 하는 것은 아내를 지치게 하고 낙담하게 만들었다.
- 작업치료사는 아내에게 돌보는 일이 종일 근무제 직장인과 같은 것이므로 휴가를 위해 다른 사람들에게 도움을 요청하여 John이 함께 할 다른 활동을 시도해 보게끔 브레인스토밍하는 것을 도와주었다.

사례 21.1 John과 아내 Holly 중재 과정(계속)

목표 4: 적절하지 않은 장소에서 용변보는 것 방지

환경 조정

작업치료사는 John이 아무데나 소변을 보지 않도록 하기 위해 아래와 같이 환경을 조정하도록 도와주었다.

- 쓰레기통을 John의 눈에 띄지 않도록 치워서 장에 넣어두었다.
- 변기 그림을 화장실 문앞에 붙여서 John이 스스로 화장실을 찾아 가서 사용하도록 유도한다. 작업치료사는 도움이 되지 않을 수도 있다고 하였으나 Holly는 "위험할 일은 없고, 도움이 될 것 같다"라고 말했다.

활동 단순화

작업치료사는 John이 바르게 용변을 볼 수 있도록 활동을 단순화하도록 Holly를 훈련하였다.

- 작업치료사는 Holly가 센서조끼를 사용하면 용변보는 활동을 체크할 수 있음을 가르쳐주었다. 즉, John이 계속 다른 일을 하도록 유도하거나, John이 지퍼를 내려서 용변을 볼 것 같은 동작을 할 때 센서가 작동할 수 있다. 따라서, John에게 자동적인 신체 욕구를 상기시키는 감각들을 보거나 만지거나 느끼지 못하게 하는 것은 원하지 않는 일들이 일어나지 않도록 했다. 반대로, 원하는 과제에 대해 상기시켜주거나 '유사한 느낌'을 제공하는 것은 용변활동을 자극하는 데 도움이 된다.
- 센서조끼를 세탁 중이거나 사용하지 못할 때에는, John에게 지퍼가 없는 바지를 입도록 하면, 바지 지퍼를 내려서 소변을 보는 일을 줄일 수 있다.

돌봄자 조치사항

작업치료사는 John이 더 이상 언제 어디에서 용변을 보아야 하는지 합리적으로 결정하지 못함을 Holly에게 알려주었다.

- John은 기억력 및 문제 해결능력 저하로 화장실을 사용해야 한다는 생각을 하지 못하며, 화장실을 사용하고 싶어도 찾지 못하였다.
- Holly는 John의 신체 단서(바지로 손을 가져가는 등)를 알아차리고, 화장실을 가고 싶어할 때를 예상해야 한다. 미리 할 일을 말해주기보다 바로 그 순간에 그에게 지시해야 한다.
- Holly는 하루에 몇 시간 간격으로 정하는 등, 시간을 정해놓고 주요 시간에 John을 미리 화장실로 데리고 가서 용변을 보도록 하여 사고를 예방한다. 단서는 한 번에 한 가지씩만 주면서(예: "저랑 같이 가세요") 화장실로 John을 데려간다.

중재 결과

작업치료 중재 이후, Holly는 그동안 스트레스를 받았던 행동에서 염려가 줄어들게 되었다고 말했다(붙임 21.1, SOAP [Subjective, Objective, Assessment, Plan] 검사에서 John의 진행 상황 기술 부분). 그녀는 매일 밤 긴장하고 있었던 때와 달리 잠을 훨씬 잘 자게 되었고, 센서 도구 및 대조색 표시 등의 방법으로 John의 안전성이 훨씬 향상되었음을 확신하게 되었다. 게다가, 아내는 John이 센서 조끼에 더 자극을 받았기 때문에 덜 동요하는 것 같았고 기분이 더 좋아졌다고 보고했다.

붙임 21.1 John의 진행 상황(SOAP 보고사항)

S: 돌봄자의 보고에 따르면, 클라이언트가 센서조끼를 사용하고 휴지통을 치우고 나서 아무데나 용변을 보는 일이 줄어들었다. 그러나 돌봄자는 여전히 클라이언트가 밤중에 일어나는 점을 염려하고 있었다.

O: 클라이언트의 치매행동(밤에 배회하는 등)에 대처하기 위한 환경 조정 훈련을 돌봄자에게 제공하였다. 움직임 센서나 도어벨을 설치하여 클라이언트의 움직임을 감지하는 장비를 갖추었다. 클라이언트가 장비를 사용하도록 돌봄자가 세 차례 시연을 하며 가르쳐주었다. 클라이언트는 약간의 시각적 단서를 통해 침대에서 이동할 수 있었으며, 돌봄자의 도움으로 동작감지기를 정확하고 안전하게 사용할 수 있었다. 도어벨 설치를 도와주고 사용하는 목적과 좋은점에 대해 교육하였다. 돌봄자가 이해한 내용을 말로 되풀이하도록 하였다.

A: 클라이언트는 병의 본질적인 손상(인지, 운동, 감각, 이동 장애 등)으로 ADL, IADL 과제, 여가 활동, 기능적 동작, 전이능력이 제한적이지만, 환경 조정을 시행(시각적 단서, 시각적 대조 효과 사용)하고 돌봄자 훈련(치매 교육, 단서 및 행동 관리 기술, 행동 용이화 기술 등)을 함으로써 개선되고 있다. 클라이언트와 돌봄자는 권장 행동 관리 기술을 사용하여 과제 수행에 대한 지속적인 교육, 과제 및 기타 환경 수정에 대한 시각적 단서 추가, 일상생활활동 프로그램을 단계적으로 진행할 수 있는 도움을 받을 수 있다.

P: 클라이언트와 돌봄자는 모든 목표에 대해 점점 개선되는 모습을 보여주고 있다.

SOAP = Subjective, Objective, Assessment, Plan

CDM을 사용하는 것은 돌봄자가 참여 가능할 때 가장 최적의 결과를 얻을 수 있다. 혼자 살거나 부양가족이 없는 등 돌봄자가 없는 경우라면 클라이언트의 일상생활에서 중재할 사람이 없을 것이다. 이러한 상황에서 CDM은 작업치료사에게 클라이언트의 안전한 일상생활을 위해서 적합한 도움을 제공하는 권고사항에 대해 알려준다. 돌봄자가 없을 때, 더 많은 지원이나 가정 및 주변환경 조정의 필요성이 더 크다고 볼 수 있다.

기능적 인지 수준에 따라 클라이언트에게 맞는 여러 가지 접근방식이 있다. 신경 기능 접근(Neurofunctional Approach) 방식은 이 모델과 보완적으로 사용할 수 있다. 전략과 학습 접근은 클라이언트가 치매 조기일 때 사용 가능하다(5단계 이상). 그러나 치매가 진행성 질병이므로, 자주 사용되는 중재 방식은 아니다. CDM은 증상의 변화에 대처하여 신중하게 사용해야 한다. 요로감염이나 섬망으로 인한 인지 상태의 변화가 있을 경우, 그에 맞추어 수정해야 한다.

CDM을 사용할 때 가장 중요한 고려사항은 치매 클라이언트는 치매나 인지 손상으로 인해 작업치료를 의뢰하지 않을 수도 있다는 것이다. 그럼에도 불구하고, 인지 손상 정도를 평가하는 것은 효과적인 중재를 위해 필요한 과정이다. 기능적 인지 수준을 평가함으로써 작업치료사는 클라이언트의 잔여능력과 기술에 초점을 맞출 수 있는데, 그 목적은 다음과 같다.

- 그들의 현재 능력 수준에 맞는 지원
- 적절한 환경 및 과제 조정
- 돌봄자를 실질적이고 도움이 되는 방식으로 참여시켜 중재가 클라이언트의 일상생활에 영향을 미칠 수 있도록 함

클라이언트의 현재 능력과 돌봄자의 우선순위에 중재 초점을 맞추는 것은 현재 능력을 지지하고 ADL 기능을 유지하며, 의미 있는 활동에 참여를 강화하는 데 도움이 될 것이며, 질병이 진행되는 동안 클라이언트와 가족 또는 돌봄자 모두를 위해 가능한 최고의 삶의 질을 유지시켜 준다.

결론

작업치료사들은 치매와 같은 신경 퇴행성 질환 클라이언트를 치료하는 데 매우 중요한 역할을 수행할 수 있다. 작업치료사들은 클라이언트의 돌봄자가 경험하는 다양한 어려움을 간접적 인지 중재 접근을 사용하여 작업치료사만의 전문성을 발휘하여 해결할 수 있다. 클라이언트와 돌봄자 모두에게 필요한 의미 있는 작업에 참여하도록 하기 위해, 과제와 환경에 개입하여 창의적인 방법으로 지원할 수 있다.

References

Albers, M. W., Gilmore, G. C., Kaye, J., Murphy, C., Wingfield, A., Bennett, D. A., . . . Zhang, L. I. (2015). At the interface of sensory and motor dysfunctions and Alzheimer's disease. *Alzheimer's and Dementia, 11,* 70–98. https://doi.org/10.1016/j.jalz.2014.04.514

Allen, C. K., Austin, S. L., David, S. K., Earhart, C. A., McCraith, D. B., & Riska- Williams, L. (2007). *Manual for the Allen Cognitive Level Screen–5 (ACL–5) and Large Allen Cognitive Level Screen (LACLS–5).* Camarillo, CA: ACLS and LACLS Committee.

Allen, C. K., Blue, T., & Earhart, C. A. (1995). *Understanding the modes of performance.* Ormond Beach, CA: Allen Conferences.

Alzheimer's Association. (2018). 2018 Alzheimer's disease facts and figures. *Alzheimer's and Dementia, 14,* 367–429. https://doi.org/10.1016/ j.jalz.2018.02.001

American Occupational Therapy Association. (2014). Occupational therapy practice framework: Domain and process (3rd ed.). *American Journal of Occupational Therapy, 68*(Suppl. 1), S1–S48. https://doi.org/10.5014/ajot.2014.682006

Burns, T. (2006). *Cognitive Performance Test* (rev. ed.). Pequannock, NJ: Maddak.

Burns, T. (2011). *Cognitive Performance Test Revised draft manual.* Pequannock, NJ: Maddak.

Centers for Medicare & Medicaid Services. (2017). *State level chronic conditions table: Prevalence, Medicare utilization and spending, 2015.* Retrieved from https://www.cms.gov/Research–Statistics–Dataand– Systems/Statistics–Trends–and–Reports/Chronic–Conditions/ CC_Main.html

Choi, S. S. W., Budhathoki, C., & Gitlin, L. N. (2017). Co–occurrence and predictors of three commonly occurring behavioral symptoms in dementia: Agitation, aggression, and rejection of care. *American Journal of Geriatric Psychiatry, 25,* 459–468. https://doi.org/10.1016/j.jagp.2016.10.013

Crowe, J., & Gabriel, L. (2013). Errorless learning and spaced retrieval training for clients with Alzheimer's dementia. *Physical and Occupational Therapy in Geriatrics, 31,* 254–267. https://doi.org/10.3109/02703181.2013.796037

Cummings, J. L. (1997). The Neuropsychiatric Inventory: Assessing psychopathology in dementia patients. *Neurology, 48*(Suppl. 6), S10–S16. https://doi.org/10.1212/WNL.48.5_Suppl_6.10S

Dyer, S. M., Harrison, S. L., Laver, K., Whitehead, C., & Crotty, M. (2018). An overview of systematic reviews of pharmacological and non–pharmacological interventions for the treatment of behavioral and psychological symptoms of dementia. *International Psychogeriatrics, 30,* 295–309. https://doi.org/10.1017/S1041610217002344

Earhart, C. A. (2006). *Allen Diagnostic Module: Manual* (2nd ed.). Colchester, CT: S&S Worldwide.

Family Caregiver Alliance. (2011). *Ten real–life strategies for dementia caregiving.* Retrieved from https://www.caregiver.org/ten–reallife–strategies–dementia–caregiving

Fauth, E. B., Femia, E. E., & Zarit, S. H. (2016). Resistiveness to care during assistance with activities of daily living in non–institutionalized persons with dementia: Associations with informal caregivers' stress and well–being. *Aging and Mental Health, 20,* 888–898. https://doi.org/10.1080/13607863.2015.1049114

Gitlin, L. N., Cigliana, J., Cigliana, K., & Pappa, K. (2017). Supporting family caregivers of persons with dementia in the community: Description of the "Memory Care Home Solutions" Program and its impacts. *Innovation in Aging, 1,* igx013. https://doi.org/10.1093/geroni/igx013

Gitlin, L. N., & Hodgson, N. (2015). Caregivers as therapeutic agents in dementia care: The evidence base for interventions supporting their role. In J. Gaugler & R. Kane (Eds.), *Family caregiving in the new normal* (pp. 305–353). Philadelphia: Elsevier. https://doi.org/10.1016/B978–0–12–417046–9.00017–9

Gitlin, L. N., Hodgson, N. A., & Choi, S. S. W. (2016). Home–based interventions targeting persons with dementia: What is the evidence and where do we go from here? In M. Boltz & J. Galvin (Eds.), Dementia care: *An evidence–based approach* (pp. 167–188). New York: Springer. https://doi.org/10.1007/978–3–319–18377– 0_11

Gitlin, L. N., & Rose, K. (2014). Factors associated with caregiver readiness to use nonpharmacologic strategies to manage dementiarelated behavioral symptoms. *International Journal of Geriatric Psychiatry, 29,* 93–102. https://doi.org/10.1002/gps.3979

Gitlin, L. N., Winter, L., Dennis, M. P., Hodgson, N., & Hauck, W. W. (2010a). A biobehavioral home–based intervention and the wellbeing of patients with dementia and their caregivers: The COPE randomized trial. *JAMA, 304,* 983–991. https://doi.org/10.1001/jama.2010.1253

Gitlin, L. N., Winter, L., Dennis, M. P., Hodgson, N., & Hauck, W. W. (2010b). Targeting and managing behavioral symptoms in individuals with dementia: A randomized trial of a nonpharmacological intervention. *Journal of the American Geriatrics Society, 58,* 1465–1474. https://doi.org/10.1111/j.1532–5415.2010.02971.x

Gitlin, L. N., Winter, L., Earland, T. V., Herge, A., Chernett, N. L., Piersol, C. V., & Burke, J. P. (2009). The Tailored Activity Program to reduce behavioral symptoms in individuals with dementia: Feasibility, acceptability, and replication potential. *Gerontologist, 49*(3), 428–439. https://doi. org/10.1093/geront/gnp087

Jensen, L., & Padilla, R. (2011). Effectiveness of interventions to prevent falls in people with Alzheimer's disease and related disorders. *American Journal of Occupational Therapy, 65,* 532–540. https://doi.org/10.5014/ajot.2011.002626

Kojima, G., Liljas, A., Iliffe, S., & Walters, K. (2017). Prevalence of frailty in mild to moderate Alzheimer's disease: A systematic review and meta–analysis. *Current Alzheimer Research, 14,* 1256–1263. https:// doi.org/10.2174/1567205014666170417104236

Levy, L. L. (1986). A practical guide to the care of the Alzheimer's disease victim: The cognitive disability perspective. *Topics in Geriatric Rehabilitation, 1,* 16–26. https://doi.org/10.1097/00013614–198601000–00006

Levy, L. L. (2018). Neurocognition and function: Intervention in dementia based on the Cognitive Disabilities Model. In N. Katz & J. Toglia (Eds.), *Cognition, occupation, and participation across the lifespan: Neuroscience, neurorehabilitation, and models of intervention in occupational therapy* (4th ed., pp. 499–522). Bethesda, MD: AOTA Press.

Levy, L. L., & Burns, T. (2011). The Cognitive Disabilities Reconsidered Model: Rehabilitation of adults with dementia. In N. Katz (Ed.), *Cognition, occupation, and participation across the life span: Neuroscience, neurorehabilitation, and models of intervention in occupational therapy* (3rd ed., pp. 407–441). Bethesda, MD: AOTA Press.

McCraith, D. B., Austin, S. L., & Earhart, C. A. (2011). The Cognitive Disabilities Model in 2011. In N. Katz (Ed.), *Cognition, occupation, and participation across the life span: Neuroscience, neurorehabilitation, and models of intervention in occupational therapy* (3rd ed., pp. 383–406). Bethesda, MD: AOTA Press.

McCraith, D. B., & Earhart, C. A. (2018). Cognitive Disabilities Model: Creating fit between functional cognitive abilities and cognitive activity demands. In N. Katz & J. Toglia (Eds.), *Cognition, occupation, and participation across the lifespan: Neuroscience, neurorehabilitation, and models of intervention in occupational therapy* (4th ed., pp. 469–497). Bethesda, MD: AOTA Press.

Mukherjee, A., Biswas, A., Roy, A., Biswas, S., Gangopadhyay, G., & Das, S. K. (2017). Behavioural and psychological symptoms of dementia: Correlates and impact on caregiver distress. *Dementia and Geriatric Cognitive Disorders, 7,* 354–365. https://doi.org/10.1159/000481568

Piersol, C. V., Herge, E. A., Copolillo, A. E., Leiby, B. E., & Gitlin, L. N. (2016). Psychometric properties of the Functional Capacity Card Sort for caregivers of people with dementia. *OTJR: Occupation, Participation and Health, 36,* 126–133. https://doi.org/10.1177/1539449216666063

Pimouguet, C., Le Goff, M., Wittwer, J., Dartigues, J. F., & Helmer, C. (2017). Benefits of occupational therapy in dementia patients: Findings from a real-world observational study. *Journal of Alzheimer's Disease, 56,* 509–517. https://doi.org/10.3233/JAD-160820

Reisberg, B., Ferris, S. H., De Leon, M. J., & Crook, T. (1982). The Global Deterioration Scale for assessment of primary degenerative dementia. *American Journal of Psychiatry, 139,* 1136–1139. https://doi.org/10.1176/ajp.139.9.1136

Reisberg, B., Franssen, E. H., Souren, L. E., Auer, S. R., Akram, I., & Kenowsky, S. (2002). Evidence and mechanisms of retrogenesis in Alzheimer's and other dementias: Management and treatment import. *American Journal of Alzheimer's Disease and Other Dementias, 17,* 202–212. https://doi.org/10.1177/153331750201700411

Reisberg, B., Kenowsky, S., Franssen, E. H., Auer, S. R., & Souren, L. E. (1999). Towards a science of Alzheimer's disease management: A model based upon current knowledge of retrogenesis. *International Psychogeriatrics, 11,* 7–23. https://doi.org/10.1017/S1041610299005554

Ryu, S. H., Jung, H. Y., Lee, K. J., Moon, S. W., Lee, D. W., Hong, N., . . . Lee, C. U. (2017). Incidence and course of depression in patients with Alzheimer's disease. *Psychiatry Investigation, 14,* 271–280. https://doi.org/10.4306/pi.2017.14.3.271

Sclan, S. G., & Reisberg, B. (1992). Functional Assessment Staging (FAST) in Alzheimer's disease: Reliability, validity, and ordinality. *International Psychogeriatrics, 4*(Suppl. 1), 55–69. https://doi.org/10.1017/ S1041610292001157

Schaber, P., Klein, T., Hanrahan, E., Vencil, P., Afatika, K., & Burns, T. (2013). Using cognitive-functional assessment to predict selfcare performance of memory care tenants. *American Journal of Alzheimer's Disease and Other Dementias, 28,* 171–178. https://doi.org/10.1177/1533317512470206

Schaber, P., Stallings, E., Brogan, C., & Ali, F. (2016). Interrater reliability of the revised Cognitive Performance Test (CPT): Assessing cognition in people with neurocognitive disorders. *American Journal of Occupational Therapy, 70,* 70052900110. http://doi.org/10.5014/ajot.2016.019166

Smallfield, S., & Heckenlaible, C. (2017). Effectiveness of occupational therapy interventions to enhance occupational performance for adults with Alzheimer's disease and related major neurocognitive disorders: A systematic review. *American Journal of Occupational Therapy, 71,* 7105180010. https://doi.org/10.5014/ajot.2017.024752

Struckmeyer, L. R. & Pickens, N. D. (2016). Home modifications for people with Alzheimer's disease: A scoping review. *American Journal of Occupational Therapy, 70,* 7001270020. https://doi.org/10.5014/ ajot.2015.016089

Teri, L., Truax, P., Logsdon, R., Uomoto, J., Zarit, S., & Vitaliano, P. P. (1992). Assessment of behavioral problems in dementia: The Revised Memory and Behavior Problems Checklist. *Psychology and Aging, 7,* 622–631. https://doi.org/10.1037/0882-7974.7.4.622

Zhu, C. W., Scarmeas, N., Ornstein, K., Albert, M., Brandt, J., Blacker, D., . . . Stern, Y. (2015). Health-care use and cost in dementia caregivers: Longitudinal results from the Predictors Caregiver Study. *Alzheimer's and Dementia, 11,* 444–454. https://doi.org/10.1016/j.jalz.2013.12.018

부록: 사례들

미국작업치료협회의 '인지, 인지 재활, 작업수행'에서 허가를 받고 사례들을 발췌하였다(American Occupational Therapy Association, 2019, American Journal of Occupational Therapy. Copyright © 2019 by American Occupational Therapy Association).

서론

본 부록에서는 본문에 기술된 클라이언트들을 대상으로 기능적 인지 접근을 사용한 과정 전체를 보여주고 있는 두 가지 사례를 제시한다. 사례들은 미국작업치료협회(American Occupational Therapy Association, 2019)의 인지에 관한 공식 문서에서 발췌하였으며, 문서의 내용과 일치하고 있다. 두 가지 사례에 담긴 내용은 다음과 같다.

1. 경도 뇌졸중 클라이언트 대상 기록
2. 알츠하이머 관련 신경 퇴행성 질환 클라이언트 대상 기록

이러한 사례들을 선정한 이유는 본문에 나온 기능적 인지를 다루는 보편적인 접근 방식이 여러 가지 신경학적 손상 클라이언트들에게 어떻게 적용될 수 있는지 보여주기 위함이다. 각 사례는 기능적 인지의 관점에서 접근하고 있다. 그러나 작업치료사들은 각 사례의 고유한 상황적 요인(신경 손상 유형의 차이, 다양한 예후 증상, 작업치료 전력 등)을 고려한 사례별로 다양한 평가 방식과 중재 방안을 사용하여 클라이언트의 기능적 인지 능력을 향상시켰다.

사례 A.1 경도 뇌졸중 클라이언트: 문제 해결과 과제 중심적 접근의 조합

배경

65세 여성인 Martha는 오랫동안 순회법원 판사로 일을 해왔다. 그녀는 남편과 교외에 살고 있고 3명의 자녀와 5세 이하의 손주 3명이 있다. 한달 전, Martha는 집안 계단에서 넘어진 후 업무에 복귀하지 못했다. 낙상 전에는 손주들을 돌보거나 일이나 휴가 목적으로 여행도 자주 다녔었다.

증상과 어려움

낙상 이후 Martha는 현기증과 피로를 느꼈고, 신체적 · 인지적 · 감정적 어려움을 겪었다. 미소를 짓거나 얼굴표정을 바꾸는 데 더 많은 노력이 필요했으며, 피곤할 때는 정확한 발음으로 말하기 어렵다고 한다. 머리빗 같은 물건을 집어올려서 들고 있기 어렵다고 한다. 예전에는 손주들과 시간 보내기를 즐겼는데, 이제는 함께 있는 게 어렵고 견디기 힘들다고 한다. 최근에는 출장길에 공항에서 식사를 하다가 시간을 잊어버려서 비행기를 놓쳤다.

의학적 소견 및 작업치료 의뢰

Martha와 상담하던 신경학자는 MRI 촬영 결과, 그녀의 우측 전대뇌동맥의 혈전으로 인해 경도 뇌졸중이 발생했으며, 우측 전두엽의 중앙 부분이 손상됐다고 알려주었다. 그 결과 경도 안면손상, 구음장애, 왼손의 경도마비가 발생하였다.

사례 A.1 경도 뇌졸중 클라이언트: 문제 해결과 과제 중심적 접근의 조합(계속)

신경학자는 Martha가 업무에 복귀하기 전에 좀 더 휴식 시간을 가지라고 권고하였다. 또한 그는 외래 진료 작업치료를 의뢰하여, 평가를 진행하고 치료 계획을 수립하였다.

작업프로파일과 선별 검사

작업치료사는 Martha와 그녀의 남편과 간단한 인터뷰를 실시하였고 Martha가 자신의 손상을 인식하고 있다고 결론지었다. Martha는 자신이 통제하지 못하는 상황을 마주할 때가 가장 어렵다고 말했다. "무슨 일이 일어나고 있는지 잘 모른다는 게 싫어요. 침착성을 잃고, 그럴 때 실수를 하게 되죠." Martha와 가족들은 이러한 실수들이 생소하여, 그녀가 뇌졸중이 와서 겪는 일이라고 보고 있다.

작업치료사는 캐나다 작업치료 수행 측정(Canadian Occupational Performance Measure, COPM; Law et al., 2014)을 사용하여 Martha의 치료 우선순위를 평가하였다. 행동 카드분류(Activity Card Sort; Baum & Edwards, 2008) 검사를 통해 Martha가 뇌졸중 이후로 기존에 하던 활동의 80%만을 유지하고 있음을 알 수 있었다. 레스토랑에서 밥먹기, 골프, 춤, 파티나 소풍가기, 손주들과 놀기, 빨래하기, 정원일 등을 못하게 되었다. 표 A.1에 Martha의 COPM 점수가 나와있다. COPM 점수는 1~10점 범위로서 1점은 가장 낮은 점수, 10점은 가장 높은 점수이다.

몬트리올 인지 평가(Montreal Cognitive Assessment, MoCA; Nasreddine et al., 2005)에서 Martha는 30점 만점에서 30점을 기록하였다. 그녀의 현재 인지 상태 및 교육 수준에서 기대되는 수치였다. MoCA 결과와 작업프로파일 결과를 보면 Martha의 수행기반 검사는 염려하지 않아도 됨을 시사하고 있다.

표 A.1 Martha의 COPM 결과

작업	중요도 점수	수행도 점수	만족도 점수
손자 돌보기	10	6	2
복잡한 활동(예: 요리)	9	6	2
판사로 복직	10	7	3
집안일하기	8	7	4

COPM scores range from 1 to 10, with a score of 1 indicating least or worst, and 10 indicating highest or best. COPM = Canadian Occupational Performance Measure

수행기반 검사

Martha의 작업프로파일에 근거하여, 작업치료사는 멀티테스킹 작업평가인 복잡한 과제 수행 평가(Complex Task Performance Assessment, CTPA; Wolf et al., 2008; 10장 참조)를 수행기반 검사 방식으로 선택하였다. Martha의 치료 목적은 높은 수준의 멀티태스킹이고, 일 부분은 COPM에서 가장 높은 점수를 받은 활동들 중 하나이다. CTPA는 높은 수준의 멀티태스킹을 요구하며 이는 Martha의 목적과도 겹친다.

CTPA에서 Martha는 예측 기억 과제 중 2가지를 완료하지 못했다. 또한 그녀는 비효율성(계산 전에 카드를 분류하지 않는 등)과 규칙 위반(진행자와 계속 이야기하고 질문함)을 범했다. 또한 Martha는 소근육 운동 과제(평가를 하면서 종이에 마킹하는 것) 수행을 어려워했다. 그러나 Martha는 자신의 손상을 인식하고 있었으며 평가를 완료하고 무엇이 어려웠는지 정확하게 이야기하였다.

작업치료사는 또한 IADL 과제를 대상으로 한 수행기반 평가인 자기관리 기술 수행 평가(Performance Assessment of Self-care Skills, PASS; Rogers et al., 2016; 12장 참조)를 사용하여 Martha를 평가하였다. Martha의 치료 목적은 집안일을 수행하고 요리와 같은 멀티태스킹 활동을 수행하는 것이었다. 작업치료사는 Martha가 침대시트 교체(어려운 집안일), 바닥쓸기(집안정돈), 식사준비(오븐 사용, 가스레인지 사용, 날카로운 조리도구 사용)하는 일을 대상으로 PASS 평가를 진행하였다. 과제에는 신체적(침대시트 교체, 청소) · 인지적(식사준비) 요소가 있는 IADL과제들로 구성되었다.

Martha는 침대시트 교체와 청소 과제를 하면서 언어 지원(직접적 · 비직접적 지원 모두)을 받았으며, 청소 과제를 완료하면서 한 가지의 안전성 문제가 있었다. 그녀는 두 가지 과제를 수행하면서 모두 질적으로 떨어진 모습을 보였으며, 그 원인은 상지 근육 및 협응능력, 소근육기술이 저하로 볼 수 있었다. 그녀는 실수 없이 과제를 수행하지 못한 것에 대해 좌절감을 나타냈다.

사례 A.1 경도 뇌졸중 클라이언트: 문제 해결과 과제 중심적 접근의 조합(계속)

Martha는 언어 지원(직접적 · 비직접적 지시)을 받아 식사준비 과제를 수행할 수 있었으며, 과제 중 일부 세부항목을 수행할 때 제스처나 과제 구성 도움이 필요할 때도 있었다. 또한 그녀는 작업치료사가 관찰한 몇 가지 안전성 문제가 있었다: Martha는 오븐 장갑 없이 오븐에 손대려 하였으며, 국을 요리할 때 가스레인지에서 수건을 떨어뜨렸다. Martha는 왼손근육이 약해지고 과제 요구사항에 대해 수행 중에 좌절감을 표하는 등 적절성에 문제를 보였다.

목표 수립

Martha의 작업치료 평가에 근거하여, 작업치료사는 직접적 중재, 전략기반 접근방식이 그녀가 IADL 과제를 하기 위한 기능적 인지능력 향상을 위해 가장 적합한 방식이라고 판단하였다. 치료사는 작업기반 인지 중재법(Cognitive Orientation to daily Occupational Performance Approach, CO-OP; Polatajko & Mandich, 2004; 19장 참조)평가 방식을 선택하였는데, Martha의 장기적인 목표(한달)는 다음과 같았다.

- IADL 과제를 수행하기 위해 전반적인 GPDC 전략(Goal - Plan - Do - Check)을 적용
- GPDC로 3가지 전략을 수립하여 스스로 요리하는 활동 개선
- GPDC로 3가지 전략을 수립하여 작업 및 일정조율 활동을 스스로 완료하는 능력 향상

중재 접근

목표 설정 및 작업기반 인지 중재법(CO-OP)에서의 Martha의 목표는 특정 문제해결 프레임워크를 사용하여 작업치료사의 지도하에 자가훈련 프로그램을 개발하는 것이다. 문제해결 훈련을 위한 단계는 다음과 같다.

- 문제기반, 정의, 공식화
- 대안 수립
- 의사결정
- 해결책 검증

과제 중심적인 훈련은 클라이언트가 일련의 과제를 완료하면서 과제를 분석하고 단계적인 접근을 해야 한다.

두 가지 훈련방법을 사용하여 Martha는 그녀에게 스트레스를 주고 좌절감을 초래했던 요리의 구체적인 요인을 평가함으로써 자신의 요리 능력을 향상하고자 하는 목표를 달성했다. 치료사는Martha는 문제가 무엇인지 평가하도록 유도하였다("한 가지 과제를 못하고 다시 돌아오는 것을 잊어버리면, 불안하고 좌절감이 든다."). 그런 다음 그녀가 잘 기억할 수 있도록 전략을 수립해보았다(타이머 사용, 한 번에 요리하는 개수 제한, 단계별로 식사량 준비하기 등).

연습을 통해 Martha는 자가 모니터링 능력이 향상되었고, 남편의 도움도 덜 요구하게 되었다. 작업치료사의 격려와 안내로 Martha는 GPDC를 사용하여, 요리를 할 때 최우선의 전략으로 타이머를 사용하는 방법을 생각해낼 수 있었다. 또한 Martha는 GPDC를 사용하여 일 관련 과제를 위한 계획으로, 여러 가지 방법으로 계획 짜기, 회의내용을 기억하기 위해 노트에 기록하기 등의 계획을 수립하였다.

사례 A.2 알츠하이머 클라이언트: 과제, 환경 조정 접근

배경

79세의 남성인 Raymond는 아내 Dorothy와 교외 지역에서 살고 있다. Raymond와 Dorothy는 42년 간 같은 집에서 살았으며 5명의 자녀를 키웠다. 그들은 집을 거의 고치지 않아서, 모든 침실과 욕실은 2층에 있었다(독립형 욕조만).

의학적 소견 및 작업치료 의뢰

Raymond는 1년 전 근처에서 운전을 하다가 길을 잃어서 목적지보다 150마일 떨어진 곳까지 가게 되어 병원을 방문하게 되었다. 휘발유가 떨어져서 어려움을 겪던 중 지역 순경의 도움을 받아 걱정하는 아내 Dorothy에게 돌아올 수 있었다. 이후에 Raymond는 알츠하이머(Alzheimer's Disease, AD) 진단을 받았고, 다음 해에는 증상이 더 진행되어서, 작업치료를 권고받기에 이르렀다.

작업 프로파일과 선별 검사

첫 인터뷰 때 대부분의 질문을 아내 Dorothy가 답하였고, Raymond는 직접 질문을 받을 때에만 대답하였다. 그녀는 Raymond가 식사, 용변은 스스로 할 수 있지만, 자조관리 과제를 하는 데는 도움이 필요하다고 말했다. Dorothy는 클라이언트의 과제 수행, 사회활동 참여, 문제 해결에서의 손상된 요인들을 돌봄자가 보고하는 평가 방식인 기능적 행동 프로파일(Functional Behavior Profile; Baum et al., 1993)을 완료하였다. 이는 작업치료사가 치료 계획을 수립하고, 변동사항을 기록하여 사용가능한 지역사회의 자원을 평가하는 데 도움이 된다. Dorothy는 Raymond가 1단계 요청사항을 따를 수 있었으며, 소규모 가족 및 친구들로 이루어진 조용한 모임을 즐겨 참여한다고 말했다. Dorothy는 또한 행동카드 분류의 지인 작성 버전(Informant Version of the Activity Card Sort; Baum & Edwards, 2008)을 완료하였다. Raymond가 여러 가지 어려운 여가활동은 더 이상 할 수 없었으나, 이 평가를 통해서 Dorothy는 산책, 카드게임, 교회가기 등의 함께 할 수 있는 여가활동과 사회활동을 평가할 수 있었다(Baum, 1995).

기억 및 행동 문제 체크 리스트 수정본(Revised Memory and Behavior Problems Checklist, RMBPC; Teri et al., 1992)을 통해 Dorothy는 Raymond의 어떤 행동이 가장 좌절감을 주는지 평가할 수 있었다. 이 27개 항목의 평가는 전체점수와 3개 세부항목(기억관련 문제, 심리장애, 행동장애)에 대한 점수가 나온다. 각 항목에 대해서 클라이언트의 문제 유무에 대한 점수가 나오고 이어서 각 행동에 대한 돌봄자의 '반응'이 얼마나 '괴롭고', '스트레스'가 되는지에 대한 점수가 매겨진다.

RMBPC 검사에서 Dorothy는 Raymond가 밤에 종종 가만히 있지 못하여 잠을 잘 못자는 문제를 이야기하였다. 그녀는 또한 그가 질문을 반복하는 것에 좌절감을 느꼈다. 평가 결과, 치료사는 Dorothy에게 알츠하이머가 행동에 어떤 영향을 주는지, 그녀 역시 도움을 받을 필요성이 있고, 지역사회에 어떤 유형의 Respite 서비스가 있는지 알려줄 수 있었다.

Raymond는 은퇴하기 전에 자신의 가구 수리 사업을 운영했고, 약 3개월 전까지 집 주변이나 작업장에서 간단한 수리를 할 수 있었다. Dorothy는 현재 그가 감독 없이 일하는 것이 안전하다고 생각하지 않았다. Raymond는 더 이상 운전을 하거나 집안일을 하지 않았고 이러한 상실에 대해 화가 났다. Dorothy는 쉽게 화가 나고 지루하다고 말했다. 그녀는 그가 "하루 종일 집 주위에 앉아 아무것도 하지 않는다"라고 걱정했다. Dorothy는 남편을 돕기를 원했고, 그래서 그녀는 그녀가 즐기는 활동을 포기했다. 작업치료사는 Dorothy의 역할 과부하를 걱정했다.

수행기반 평가

작업장에서 Raymond를 직접 관찰하고 인지 수행 검사(Burns, 2018; 14장 참조)를 통해 평가한 결과, AD의 중간 단계의 증상과 세부 작업을 완료하는 데 어려움이 있는 것으로 나타났다. 대부분 IADL에 대한 지원과 ADL에 대한 감독 및 설정에 대한 Raymond의 필요성과 일치한다(Burns, 2018). 또한 작업치료사는 다음을 시행했다.

- 노인 우울증 척도(Yesavage & Sheikh, 1986): Raymond의 점수는 그가 주요 우울증에 대한 진단 검사를 위해 의사가 방문해야 한다고 나왔다.
- 기능 및 재활 환경의 안전성 평가-건강 결과 측정 및 평가(Chuu et al., 2006): 안전 문제는 중간 정도였고 주로 조명과 욕실 문제라고 나왔다.

사례 A.2 알츠하이머 클라이언트: 과제, 환경 조정 접근(계속)

목표 수립

Dorothy와 작업치료사는 Raymond의 의견을 받아 다음과 같은 목표에 합의했다.

- 환경적이고 언어적인 단서를 사용함으로써, Raymond는 다음과 같이 행동할 것이다.
  - 7일 중 5일에 독립적으로 옷을 입고 목욕하기
  - 떨어진 곳에서 감독하여 간단한 집안일을 완성하기
  - 떨어진 곳에서 감독하여 간단한 나무 키트를 조립하기
- Raymond는 일주일에 한 번 이상 동요된 폭발을 일으키지 않고 원하는 활동에 참여할 것이다.

중재 접근

중재는 자기관리, 여가 및 업무 활동 중 환경 수정 및 업무 단순화를 사용했다. 작업치료사는 부부가 일상생활을 설정하는 것을 돕고, 아내에게 Raymond와의 차분한 분위기를 제공할 수 있는 상호 작용하는 방법을 알려주었다.

작업치료사는 월 6회 방문(2주간 주 2회, 2주간 주 1회)과 재평가할 것을 제안했다. Dorothy와 공동으로, 치료사는 Raymond와 함께 그의 작업수행을 지원하는 데 가장 효과적인 단서 유형을 결정했다. 전반적인 접근 방식은 단서(예: 목록 또는 다양한 유형의 지침, 물건 배치, 구두 지침)로 그의 보존된 절차 기억을 지원하는 것이었다.

중재에는 다음과 같은 사항들이 포함되었다.

- 매일의 일과: 특정한 시간에 활동을 하는 일상생활활동을 개발시켜주는 것은 아내와 Raymond 모두에게 하루를 위한 구조를 제공했다.
- 언어 단서: 갈등을 피하기 위해, 직업치료사는 아내에게 환경을 설정하고 적절한 활동 선택을 함으로써 암묵적인 가이드를 사용하도록 가르쳤다. 명시적인 지침이 필요할 때, 아내는 자연스런 목소리로 한 번에 한 단계씩 지시를 제공하라고 배웠다.
- 작업 단순화: 아내와 Raymond는 간단한 활동을 선택하거나 기존 활동을 수정하는 방법을 배웠다. 따라서 몇 가지 단계를 수행하고 오류 발생 가능성을 낮췄다.

References

American Occupational Therapy Association. (2019). Cognition, cognitive rehabilitation, and occupational performance. *American Journal of Occupational Therapy*

Baum, C. (1995). The contribution of occupation to function in persons with Alzheimer's disease. *Journal of Occupational Science, 2*(2), 59–67. https://doi.org/10.1080/14427591.1995.9686396

Baum, C., & Edwards, D. F. (2008). *Activity Card Sort* (2nd ed.). Bethesda, MD: AOTA Press

Baum, C., Edwards, D. F., & Morrow-Howell, N. (1993). Identification and measurement of productive behaviors in senile dementia of the Alzheimer type. *Gerontologist, 33*, 403–408

Burns, T. (2018). *Cognitive Performance Test Revised manual*. Pequannock, NJ: Maddak

Chiu, T., Oliver, R., Ascott, P., Choo, L., Davis, T., Gaya, A., & Letts, L. (2006). *Safety Assessment of Function and the Environment for Rehabilitation– Health Outcome Measurement and Evaluation (SAFER–HOME), Version 3*. Toronto: COTA Health

Law, M., Baptiste, S., Carswell, A., McColl, M. A., Polatajko, H., & Pollock, N. (2014). *Canadian Occupational Performance Measure* (5th ed.). Ottawa: CAOT Publications

Nasreddine, Z. S., Phillips, N. A., Bédirian, V., Charbonneau, S., Whitehead, V., Collin, I., . . . Chertkow, H. (2005). The Montreal Cognitive Assessment, MoCA: A brief screening tool for mild cognitive impairment. *Journal of the American Geriatrics Society, 53*, 695– 699. https://doi.org/10.1111/j.1532-5415.2005.53221.x

Polatajko, H., & Mandich, A. (2004). *Enabling occupation in children: The Cognitive Orientation to daily Occupational Performance (CO–OP) Approach*. Ottawa: CAOT Publications

Rogers, J. C., Holm, M. B., & Chisholm, D. (2016). *Performance Assessment of Self-Care Skills–Version 4.1*. Pittsburgh: University of Pittsburgh

Teri, L., Truax, P., Logsdon, R., Uomoto, J., Zarit, S., & Vitaliano, P. P. (1992). Assessment of behavioral problems in dementia: The Revised Memory and Behavior Problems Checklist. *Psychology and Aging, 7*, 622–631

Wolf, T. J., Morrison, T., & Matheson, L. (2008). Initial development of a work-related assessment of dysexecutive syndrome: The Complex Task Performance Assessment. *Work, 31*, 221–228

Yesavage, J. A., & Sheikh, J. I. (1986). Geriatric Depression Scale (GDS): Recent evidence and development of a shorter version. *Clinical Gerontologist: Journal of Aging and Mental Health, 5*, 165–173. https://doi.org/10.1300/J018v05n01_09

찾아보기

A

B

C

D

E

F

G

H

I

J

K

L

M

N

O

P